高血圧診療ステップアップ
―高血圧治療ガイドラインを極める―

【編集】
日本高血圧学会

診断と治療社

高血圧診療ステップアップ―高血圧治療ガイドラインを極める―

序文

　2019年は新しい時代「令和」の始まりです．また，「健康寿命の延伸等を図るための脳卒中，心臓病その他の循環器病に係る対策に関する基本法」(脳卒中・循環器病対策基本法)が施行され，「脳卒中・循環器予防元年」でもあります．高血圧は，わが国の患者数が4,200万人とも推定されており，脳卒中，心筋梗塞や心不全，腎不全などの脳心血管病の最も重大な危険因子の一つです．したがって，高血圧の予防と治療が脳卒中・循環器病の一次予防・二次予防の最重要課題です．

　日本高血圧学会は，高血圧の標準的な診療方法を示す「高血圧治療ガイドライン」を2000年以来，約5年ごとに改訂していますが，2019年4月に第5版「高血圧治療ガイドライン2019(JSH2019)」が公表されました．JSH2019では，(1)わが国における血圧値以外の脳心血管病のリスクを評価して，血圧値とあわせて高血圧治療の道筋を決定する，(2)降圧療法の脳心血管病の発症と再発を予防するための降圧目標の再評価が行われ，独自のシステマティックレビュー・メタ解析を含めて，新たなエビデンスが蓄積したことにより，多くの病態や疾患での降圧目標を引き下げる，(3)降圧療法の進歩にもかかわらず治療中の患者において(JSH2014の)降圧目標に達成している割合は50%程度にすぎない"Hypertension Paradox"を解消するためには，医師自身のclinical inertia(臨床イナーシャ)の克服や多職種協働による非薬物療法が重要となることなどが謳われています．

　また，2008年(平成20年)に高血圧学会が専門医制度の運用を開始し約10年が経過し，すでに日本高血圧学会認定専門医は700名を越えています．高血圧専門医の役割は，(1)一般，総合医，および循環器・腎臓・内分泌内科・脳卒中などの特定領域の専門医では難渋する治療抵抗性高血圧について，多領域方面の知識と経験から，その成因と病態を明らかにし治療にあたる，(2)高血圧の約10%を占める二次性高血圧を適切に診断・治療する，(3)今後実用化が期待される腎交感神経デナベーションなどの高血圧のデバイス治療にあたり，適切な治療適応の検討と管理を行う，(4)本人が気づいていない高血圧の認知，高血圧の発症や予防に向けた教育・啓発活動，さらに国民全体に血圧値を下げるための政策提言や情報発信などを通じて，脳心血管病の抑制，健康状態の向上を図ることにより，国民の福祉に貢献することです．脳卒中・循環器病対策基本法が制定された今，脳心血管病の予防と治療における高血圧専門医の重要性はますます高まっています．

　本書「高血圧診療ステップアップ―高血圧治療ガイドラインを極める―」は，JSH2009発表にあわせて初版が出版され，その後第3版まで出版された「高血圧専門医ガイドブック」をさらに発展させたものです．高血圧専門医ならびに専門医をめざす医師のみならず，JSH2019をより深く理解し，さらなる高血圧診療のステップアップをはかりたい医師を対象にした教科書です．ガイドラインには十分記載できなかった病態や治療についてもくわしく述べてあります．高血圧専門医，専門医をめざす医師の自己研鑽に加えて，幅広い医師の高血圧診療に役立てていただくことを祈念しています．

2019年5月

特定非営利活動法人　日本高血圧学会　理事長
伊藤　裕

特定非営利活動法人　日本高血圧学会　専門医制度委員会　委員長
高血圧診療ステップアップ作成委員会　委員長
甲斐久史

高血圧診療ステップアップ作成委員会一覧 (50音順, 肩書略)

■委員長

甲斐 久史	久留米大学医療センター循環器内科

■委員

赤澤 宏	東京大学大学院医学系研究科循環器内科学
浅山 敬	帝京大学医学部衛生学公衆衛生学講座
有馬 秀二	近畿大学医学部腎臓内科
有馬 久富	福岡大学医学部衛生・公衆衛生学
池田 俊也	国際医療福祉大学医学部医学科
石上 友章	横浜市立大学医学部循環器・腎臓・高血圧内科学（大学院医学研究科病態制御内科学）
石田 隆史	福島県立医科大学医学部循環器内科学講座
石光 俊彦	獨協医科大学医学部腎臓・高血圧内科
市原 淳弘	東京女子医科大学高血圧・内分泌内科
伊藤 裕	慶應義塾大学医学部腎臓内分泌代謝内科
伊藤 正明	三重大学大学院医学系研究科循環器・腎臓内科学
岩嶋 義雄	獨協医科大学医学部腎臓・高血圧内科
植田 真一郎	琉球大学大学院医学研究科臨床薬理学
上原 吉就	福岡大学スポーツ科学部
浦田 秀則	福岡大学筑紫病院循環器内科
大石 充	鹿児島大学心臓血管・高血圧内科学
大久保 孝義	帝京大学医学部衛生学公衆衛生学講座
大蔵 隆文	愛媛大学大学院地域救急医療学講座
大屋 祐輔	琉球大学大学院医学研究科循環器・腎臓・神経内科学
甲斐 久史	久留米大学医療センター循環器内科
柏原 直樹	川崎医科大学腎臓・高血圧内科学
勝谷 友宏	勝谷医院
神出 計	大阪大学大学院医学系研究科保健学専攻総合ヘルスプロモーション科学
菅野 義彦	東京医科大学腎臓内科学分野
菊池 透	埼玉医科大学小児科
岸 拓弥	国際医療福祉大学福岡保健医療学部
北園 孝成	九州大学大学院医学研究院病態機能内科学
北 俊弘	宮崎大学医学部内科学講座循環体液制御学分野
北村 和雄	宮崎大学医学部内科学講座循環体液制御学分野
工藤 正孝	東北大学大学院医学系研究科腎・高血圧・内分泌学分野

熊谷裕生	防衛医科大学校腎臓内分泌内科
小原克彦	愛媛大学社会共創学部地域資源マネジメント学科
齋藤重幸	札幌医科大学保健医療学部基礎臨床医学
柴田洋孝	大分大学医学部内分泌代謝・膠原病・腎臓内科学講座
下澤達雄	国際医療福祉大学医学部臨床検査医学
鈴木洋通	沖縄徳洲会武蔵野徳洲会病院
髙橋昌里	板橋中央総合病院
田村功一	横浜市立大学医学部循環器・腎臓・高血圧内科学(大学院医学研究科病態制御内科学)
土橋卓也	製鉄記念八幡病院
土肥靖明	名古屋学院大学リハビリテーション学部内科学教室
冨山博史	東京医科大学循環器内科
中神啓徳	大阪大学大学院医学系研究科健康発達医学
中村敏子	関西福祉科学大学健康福祉学部福祉栄養学科
西山 成	香川大学医学部薬理学教室
野間玄督	野間クリニック
廣岡良隆	高木病院高血圧・心不全センター
深水 圭	久留米大学医学部内科学講座腎臓内科部門
星出 聡	自治医科大学医学部内科学部門循環器内科学講座
堀尾武史	石切生喜病院高血圧・総合内科
松浦秀夫	済生会呉病院
松村 潔	北九州若杉病院
三浦克之	滋賀医科大学社会医学講座公衆衛生学部門
三浦伸一郎	福岡大学医学部心臓・血管内科学講座
三島英換	東北大学大学院医学系研究科腎・高血圧・内分泌学分野
三戸麻子	国立成育医療研究センター周産期・母性診療センター母性内科
向山政志	熊本大学大学院生命科学研究部腎臓内科学
宗像正徳	東北ろうさい病院高血圧内科
森澤紀彦	香川大学医学部薬理学教室
森本 聡	東京女子医科大学高血圧・内分泌内科
山科 章	東京医科大学医学教育推進センター
楽木宏実	大阪大学大学院医学系研究科内科学講座老年・腎臓内科学
脇坂義信	九州大学大学院医学研究院病態機能内科学
涌井広道	横浜市立大学医学部循環器・腎臓・高血圧内科学(大学院医学研究科病態制御内科学)

Contents

I. 総論

A. 高血圧の疫学 ……………………………… 2
1. 高血圧と各種疾病との関連　2
2. 国民の血圧の現状と推移　3
3. 日本人の高血圧の特徴　3
4. 公衆衛生上の高血圧対策　5

B. 血圧調節機序 ……………………………… 8
1. 概論　8
2. 遺伝的要因　8
3. 環境要因　9
4. RAA系　10
5. 交感神経系　11
6. 腎臓と食塩　12
7. 血管機序　13
8. 心臓　13

II. 血圧測定

A. 血圧測定と臨床評価 …………………… 15
1. 診察室（医療環境下）血圧測定　15
2. 血圧値の分類　17
3. 高血圧の病型分類　18

B. 24時間血圧測定・家庭血圧 ………… 19
1. 24時間自由行動下血圧測定（ABPM）　19
2. 家庭血圧測定法　23
3. 血圧測定の精度管理　25

C. 白衣高血圧，仮面高血圧，血圧変動性 …………………………………… 26
1. 家庭血圧とABPMに基づく診療手順　26
2. 白衣高血圧　26
3. 仮面高血圧　27
4. 血圧変動性　31

D. 脈拍の変動 ……………………………… 33
1. 脈拍数の意義　33
2. 脈拍変動と自律神経　33
3. double product　34

III. 高血圧の診察

◇ 高血圧の診察 ……………………………… 35
1. 診断の組み立て　35
2. 病歴聴取　36
3. 身体所見　37

IV. 臨床検査

A. 一般必須検査 …………………………… 44
1. 臨床検査はどこまで信頼できるか？　44
2. 尿，血液検査　45
3. 血液生化学検査　46
4. 心電図　48
5. 胸部X線　48
6. 眼底検査　48

B. 特殊検査(1)—エコー・CT・MRI（頸部，心，腎血流）……………………………… 50
1. 頸部血管エコー　50
2. 心エコー　51
3. 腎エコー　54
4. 四肢動脈エコー　54
5. 腹部CT，MRI　55
6. 頭部CT，MRI　55
7. アルブミン尿，蛋白尿　55
8. 高感度CRP　56

C. 特殊検査(2)—動脈硬化指標 ……… 57
1. 足関節上腕血圧比（ABI）　57
2. 脈波伝播速度（PWV）　58
3. 心臓足首血管指数（CAVI）　59
4. 脈波解析・中心血圧　60
5. 血流依存性血管拡張反応（FMD）　61
6. おわりに　62

D. 内分泌検査 ……………………………… 64
1. 各種ホルモン検査　64
2. 副腎静脈サンプリング（AVS）　69

E. 核医学・造影・腎生検 ………………… 72
1. 核医学検査　72
2. 造影検査　75
3. 腎生検　76

V. 治療

A. 高血圧の管理および治療の基本方針 ………………………………… 78
1. 治療の目的　78
2. 高血圧治療および高血圧対策の対象者　78
3. 生活習慣の修正，非薬物療法，薬物療法　79
4. 予後評価と管理計画のためのリスク層別化　79
5. 初診時の高血圧管理計画　82

B. 治療対象と降圧目標，治療法の選択 … 85
1. 治療対象　85
2. 降圧目標　85
3. 生活習慣の修正　92
4. 降圧薬の開始時期　92
5. 降圧薬治療　92

C. 高血圧治療における留意事項 ………… 94
1. 初期治療　94
2. 長期治療（継続治療）　95
3. 抗血小板薬・抗凝固薬併用中の血圧管理　95
4. QOLへの配慮　96
5. アドヒアランス，コンコーダンス　96
6. 過降圧となる血圧レベル　97
7. 降圧療法の費用対効果　98
8. 降圧薬の中止　99

D. 生活習慣の修正 ………………………… 103
1. 食事・節酒　103
2. 運動　106
3. 禁煙　107
4. その他　109

E. 降圧薬治療の概論 ……………………… 113
1. 降圧薬の選択の基本　113
2. 降圧薬の使用方法　115
3. 相互作用と副作用　117

F. 降圧薬の特徴と薬理・副作用 ……… 119
1. Ca拮抗薬　119
2. レニン・アンジオテンシン（RA）系とARB/ACE阻害薬　121

3. 直接的レニン阻害薬（DRI）　125
4. 利尿薬　126
5. β遮断薬（含αβ遮断薬），α遮断薬　130
6. 中枢性交感神経抑制薬，古典的な血管拡張薬　131
7. ミネラルコルチコイド（MR）拮抗薬　132

VI. 高血圧性合併症の特徴と治療

A. 脳血管障害 ……………………………… 138
1. 脳卒中超急性期・急性期　138
2. 慢性期　142
3. 無症候性脳血管障害　145

B. 心疾患 …………………………………… 147
1. 高血圧と心疾患　147
2. 心肥大　148
3. 冠動脈疾患　148
4. 心不全　151
5. 心房細動・不整脈　154

C. 腎疾患 …………………………………… 158
1. 慢性腎臓病　158
2. 糖尿病性腎症，糖尿病性腎臓病　161
3. 人工透析・腎移植　163
4. 急性腎不全，急性腎障害　163

D. 血管疾患 ………………………………… 167
1. 大動脈解離　167
2. 胸部・腹部大動脈瘤　168
3. 閉塞性動脈硬化症　169

VII. 他疾患を合併した高血圧の治療

A. 糖尿病，脂質異常症，肥満，メタボリックシンドローム ……………………… 176
1. 糖尿病　176
2. 脂質異常症　180
3. 肥満　180
4. メタボリックシンドローム　181
5. 特定健康診査・特定保健指導　182

- B．睡眠時無呼吸症候群（SAS） ---------- 185
  - 1．頻度 185
  - 2．OSAS の診断と重症度 185
  - 3．循環器疾患のリスク 186
  - 4．高血圧の特徴と機序 187
  - 5．OSAS 合併高血圧の治療 188
  - 6．おわりに 189
- C．痛風・高尿酸血症，慢性閉塞性肺疾患・気管支喘息，肝疾患 ----------------- 190
  - 1．痛風・高尿酸血症 190
  - 2．慢性閉塞性肺疾患（COPD）・気管支喘息 191
  - 3．肝疾患 192

VIII．認知症を合併した高血圧への対応

- ◇認知症を合併した高血圧への対応 ---- 195
  - 1．高血圧と認知機能障害・認知症 195
  - 2．高齢期高血圧治療と認知機能 196
  - 3．認知症合併高血圧 197
  - 4．米国，欧州ガイドラインでの取り扱い 199

IX．高齢者高血圧

- ◇高齢者高血圧 ----------------------- 201
  - 1．高齢者高血圧の特徴 201
  - 2．高齢者高血圧の基準と疫学研究成績 202
  - 3．高齢者高血圧の診断 202
  - 4．高齢者高血圧の治療 204

X．小児の高血圧

- ◇小児の高血圧 ----------------------- 212
  - 1．小児の高血圧の頻度，経年変化 212
  - 2．小児の血圧測定と高血圧基準値 212
  - 3．小児高血圧の病態 213
  - 4．小児肥満と高血圧 213
  - 5．胎児期の栄養と高血圧 213
  - 6．小児・高校生の本態性高血圧の問題点 213
  - 7．小児期における生活習慣の修正 213
  - 8．高血圧の管理 215
  - 9．小児高血圧の診断・治療にかかわる課題 216

XI．女性の高血圧

- ◇女性の高血圧 ----------------------- 217
  - 1．若年女性にみられる二次性高血圧 217
  - 2．妊娠高血圧症候群（HDP） 218
  - 3．授乳に関する降圧薬 222
  - 4．更年期における高血圧 222

XII．特殊条件下の高血圧

- A．高血圧緊急症・切迫症 -------------- 226
  - 1．高血圧緊急症・切迫症 226
  - 2．おもな高血圧緊急症および切迫症 230
- B．高血圧緊急症以外の一過性血圧上昇 ------------------------------- 233
  - 1．高齢者や自律神経障害を有する者 233
  - 2．パニック発作（パニック障害），過換気 233
  - 3．偽性褐色細胞腫 234
- C．外科手術前後の血圧コントロール --- 235
  - 1．術前の高血圧および臓器障害の評価 235
  - 2．手術前後の血圧変化 235
  - 3．周術期の降圧薬の使用 235
  - 4．歯科手術と血圧管理 236

XIII．治療抵抗性高血圧

- ◇治療抵抗性高血圧 -------------------- 238
  - 1．治療抵抗性高血圧の定義と頻度，予後 238
  - 2．治療抵抗性高血圧の要因 239
  - 3．治療抵抗性高血圧への対策 240

XIV. 二次性高血圧

A. 二次性高血圧の概論 ... 245
1. 二次性高血圧とは　245
2. 二次性高血圧をきたす疾患　245
3. 二次性高血圧の頻度　247
4. 二次性高血圧のスクリーニング　247

B. 腎実質性高血圧 ... 249
1. 定義と頻度　249
2. 診断　249
3. 病態と特徴　250
4. 原疾患と降圧療法　250

C. 腎血管性高血圧 ... 252
1. 定義と頻度　252
2. 病態　252
3. 診断　253
4. 治療　255

D. 内分泌性高血圧 ... 258
1. 概念　258
2. 原発性アルドステロン症（PA）　258
3. その他のミネラルコルチコイド過剰症　264
4. クッシング症候群　264
5. 褐色細胞腫・パラガングリオーマ（PPGL）　266
6. その他の内分泌性高血圧　268

E. 血管性高血圧 ... 270
1. 高安動脈炎　270
2. その他の血管炎性高血圧　271
3. 大動脈縮窄症　271
4. 心拍出量増加を伴う血管性高血圧　272

F. 脳・中枢神経系疾患による高血圧 ... 273
1. 脳・中枢神経疾患における高血圧　273
2. 中枢性昇圧機序　273
3. 神経血管圧迫症候群　273

G. 遺伝性高血圧 ... 275
1. リドル症候群　275
2. ゴードン症候群　275
3. ミネラルコルチコイド過剰症症候群（AME）　276
4. グルココルチコイド奏効性アルドステロン症（GRA）　277
5. 家族性アルドステロン症3型（FH III）　277
6. 11β-水酸化酵素欠損症（11β-OHD）　277
7. 17α-水酸化酵素欠損症（17α-OHD）　278
8. 妊娠時増悪早期発症高血圧　278
9. 短指症を伴う遺伝性高血圧（HTNB）　278
10. 代謝異常クラスター（a cluster of metabolic defects）　278

H. 薬剤誘発性高血圧 ... 279
1. 非ステロイド性抗炎症薬（NSAIDs）　279
2. カンゾウ（甘草），グリチルリチン　280
3. グルココルチコイド　281
4. 免疫抑制薬　281
5. エリスロポエチン　281
6. エストロゲン　281
7. 交感神経刺激薬　281
8. がん分子標的薬　282

XV. 臨床研究を適切に行うために

◇ 臨床研究を適切に行うために ... 284
1. 臨床研究の変遷と研究者に求められるもの　284
2. 利益相反のハンドリングと研究倫理　高血圧専門医は正しいスキルとリテラシーを　285
3. 高血圧の臨床研究はどこへ向かうのか？　ビッグデータはバイアスの塊である　286

おもな略語一覧　288
索引　290

column

column 1	成人の本態性高血圧患者において，家庭血圧を指標とした降圧治療は，診察室血圧を指標とした治療に比べ，推奨できるか？	42
column 2	白衣高血圧者は経過観察を行うべきか？	43
column 3	降圧治療において，厳格治療は通常治療と比較して脳心血管イベントおよび死亡を改善するか？	101
column 4	高血圧患者における減塩目標 6 g/日未満は推奨されるか？	112
column 5	治療抵抗性高血圧に対して MR 拮抗薬の投与を推奨するか？	136
column 6	積極的適応がない高血圧に対して，β遮断薬であるカルベジロールやビソプロロールは第一選択薬として推奨できるか？	137
column 7	冠動脈疾患合併高血圧患者の降圧において，拡張期血圧は 80 mmHg 未満を避ける必要があるか？	172
column 8	心筋梗塞または心不全を合併する高血圧患者において，ACE 阻害薬は ARB に比して推奨されるか？	173
column 9	左室駆出率（LVEF）の保たれた心不全（HFpEF：heart failure with preserved ejection fraction）において収縮期血圧 130 mmHg 未満を目標とする降圧は推奨されるか？	174
column 10	［1］ 糖尿病非合併 CKD（尿蛋白あり）での降圧療法の第一選択薬は RA 系阻害薬か？ ［2］ 糖尿病非合併 CKD（尿蛋白なし）での降圧療法の第一選択薬は RA 系阻害薬か？	175
column 11	糖尿病合併高血圧の薬物療法では，脳心血管病の発症を低下させるために，収縮期血圧降圧目標として 140 mmHg 未満よりも 130 mmHg 未満を推奨するか？	193
column 12	糖尿病合併高血圧の降圧治療では，Ca 拮抗薬，サイアザイド利尿薬よりも，ARB，ACE 阻害薬を優先するべきか？	194
column 13	降圧薬治療は高齢高血圧患者の認知機能の保持に有効か？	211
column 14	妊娠高血圧で減塩は推奨されるか？	225
column 15	脳心血管病の高リスクを有する患者の非心臓手術において，周術期のβ遮断薬使用は推奨されるか？	237
column 16	原発性アルドステロン症の治療として，副腎摘出術を施行した場合と，MR 拮抗薬で治療を行った場合で，予後に差はあるか？	283

高血圧診療ステップアップ
―高血圧治療ガイドラインを極める―

I 総論

A 高血圧の疫学

Abstract

- 収縮期血圧 120 mmHg 未満かつ拡張期血圧 80 mmHg 未満を超えて血圧が高くなるほど，脳心血管病，慢性腎臓病などの罹患リスクおよび死亡リスクは高くなる．
- 日本における高血圧に起因する脳心血管病死亡者数は年間約 10 万人と推定され，脳心血管病死亡の要因として最大である．脳心血管病死亡の約 50％が，120/80 mmHg を超える血圧高値に起因するものと推定される．
- 血圧指標のなかでは収縮期血圧が脳心血管病リスクをより強く予測し，他の危険因子の合併により脳心血管病リスクはさらに高くなる．
- 日本の高血圧者数は約 4,300 万人と推定され，そのうち 3,100 万人が管理不良である．うち，自らの高血圧を認識していない者 1,400 万人，認識しているが未治療の者 450 万人，薬物治療を受けているが管理不良の者 1,250 万人と推計される．
- 日本の食塩摂取量は依然として多く，食塩摂取量を減らすことは国民の血圧水準を低下させるうえで重要である．また肥満に伴う高血圧が増加している．
- 健康日本 21（第 2 次）では，食生活・身体活動・飲酒などの対策推進により，国民の収縮期血圧平均値を 10 年間で 4 mmHg 低下させることを目標としている．これにより脳卒中死亡数が年間約 1 万人，冠動脈疾患死亡数が年間約 5 千人減少すると推計される．

1 高血圧と各種疾病との関連

ⓐ 高血圧による脳心血管病リスク上昇

1960 年代，日本は世界で最も脳卒中死亡率が高い国の一つであったが，依然として脳卒中死亡率・罹患率は急性心筋梗塞の死亡率・罹患率より高い[1,2]．血圧レベルと脳心血管病リスクの間には段階的，連続的な正の関連がある[3-10]．日本の主要なコホート研究の統合プロジェクト EPOCH-JAPAN では，すべての年代において血圧レベルと心血管病死亡ハザード比との間にほぼ対数直線的な関連を認めたが，その傾きは年齢が若いほど急であり，120/80 mmHg 未満の脳心血管死亡リスクが最も低かった（図 1）[4,11]．この関連は脳梗塞，脳出血，冠動脈疾患，心不全などの病型別死亡でみても同様に認められるが[4,5,12]，特に脳出血死亡でその関係は強かった．罹患をアウトカムとする国内のコホート研究からの結果でも同様の関連が認められている[3,6,7,13]．また，EPOCH-JAPAN からの試算では，全脳心血管病死亡の 50％，脳卒中死亡の 52％，冠動脈疾患死亡の 59％ が，120/80 mmHg を超える血圧高値に起因する死亡と評価され，I 度高血圧からの過剰死亡数が最も多かった[4]．

ⓑ 高血圧と腎臓病などの病態および総死亡

高血圧は，慢性腎臓病（CKD），さらには末期腎不全の発症リスクを上昇させる[14-17]．沖縄におけるコホート研究では，収縮期血圧 10 mmHg 上昇あたり，将来の末期腎不全リスクが 30％ 前後上昇することが明らかになっている[14]．また，久山町研究では，高血圧，とくに中年期の高血圧が，高年齢期の血管性認知症発症リスクを上昇させることが明らかになった[18]．中年期の高血圧は将来の日常生活動作（activities of daily living：ADL）低下リスクを上昇させることも報告されている[19]．高血圧は以上のような各種疾患罹患を通して総死亡リスクも上昇させ，年間約 10 万人が高血圧により死亡しているとされている[20]．

ⓒ 危険因子の集積，メタボリックシンドロームと心血管病リスク

高血圧にその他の確立した危険因子が集積すると，脳心血管病リスクはさらに上昇する[21-25]．ま

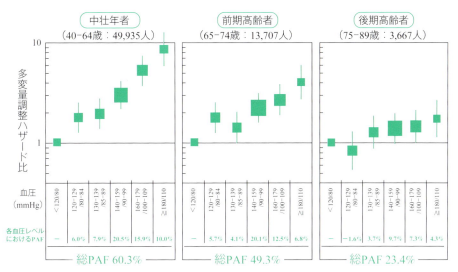

図1 血圧レベル別の脳心血管病死亡ハザード比と集団寄与危険割合(PAF)

EPOCH-JAPAN. 国内10コホート(男女計7万人)のメタ解析. 年齢階級別
注1 ハザード比は年齢, 性, コホート, BMI, 総コレステロール値, 喫煙, 飲酒にて調整.
注2 PAF(集団寄与危険割合)は集団すべてが120/80 mmHg未満だった場合に予防できたと推定される死亡者の割合を示す.
[JSH2019 より]

た, メタボリックシンドロームも血圧高値を要素の一つに含む病態であり, メタボリックシンドロームによる脳心血管病の罹患または死亡リスク上昇は1.5～2.4倍と報告されている[26-28]. 一方, 肥満の有無にかかわらず代謝性危険因子の集積が重要であるとする報告も多い[29].

d 種々の血圧指標と脳心血管病リスク

種々の血圧指標と脳心血管病リスクとの関連をみると, 収縮期血圧が最も関連の強い指標であることが, 国内16コホートのメタ解析においても確認されている[30]. また, 診察室血圧の受診間変動や家庭血圧の日間変動が, 死亡, 脳心血管病, 認知症のリスクを上昇させると報告されている[31-33].

2 国民の血圧の現状と推移

2016年国民健康・栄養調査によると, 日本の高血圧有病率は40～74歳の男性で60%, 女性で41%, 75歳以上では男性で74%, 女性で77%である. 1980～2016年までの36年間の高血圧有病率・治療率・管理率の推移解析では, 高血圧有病率は年齢が高いほど高く, 50歳代以上の男性と60歳代以上の女性では50%を超えている(図2-A)[13,34]. 高血圧有病率は, 女性では各年齢階級で低下傾向がみられるものの, 50歳代以上の男性では低下傾向が明確でない. 高血圧治療率は, 過去36年間で上昇を続けており, 60歳代男女で50%以上, 70歳以上男女で70%以上となった(図2-B)[13,34]. 高血圧管理率は過去36年間に上昇したものの, 男性では約40%前後, 女性では約50%前後にとどまっている(図2-C)[13,34]. 一方, 国民の収縮期血圧平均値は男女とも年齢が高いほど高いが, いずれの年齢階級においても過去約60年間で大きく低下した(図3)[13,34]. このような国民全体での血圧平均値の低下は, 健診などによる高血圧スクリーニングの普及, 降圧薬による高血圧治療の進歩と普及, 食塩摂取量低下など国民の生活習慣・生活環境の変化によるものと考えられる.

以上のデータから試算すると, 2017年の日本の高血圧者の推計数は計4,300万人, うち3,100万人が管理不良(140/90 mmHg以上)であり, そのうち自らの高血圧を認識していない者が1,400万人, 認識しているが未治療の者が450万人, 治療を受けているが管理不良の者が1,250万人と推計された.

3 日本人の高血圧の特徴

a 多い食塩摂取量

かつて日本において高血圧が多く脳卒中が多発

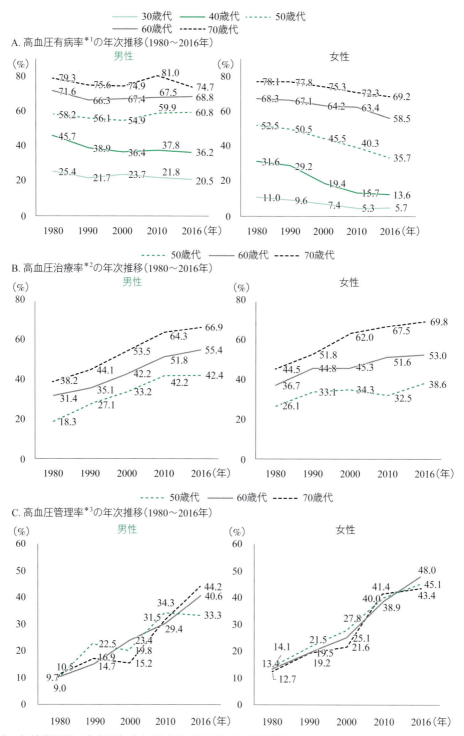

図2 ▶ 性・年齢階級別の高血圧有病率, 治療率, 管理率の年次推移(1980〜2016年)

第3次循環器疾患基礎調査(NIPPON DATA80), 第4次循環器疾患基礎調査(NIPPON DATA90), 第5次循環器疾患基礎調査, 平成22年国民健康・栄養調査, 平成28年国民健康・栄養調査(すべて1回目の血圧測定値を使用)
[1] 血圧値140/90 mmHg 以上または降圧薬服用者の割合
[2] 高血圧者のなかで降圧薬を服用している者の割合
[3] 降圧薬を服用している者のなかで収縮期血圧 140 mmHg 未満かつ拡張期血圧 90 mmHg 未満の者の割合

[三浦克之(研究代表者). 厚生労働行政推進調査事業費補助金・循環器疾患・糖尿病等生活習慣病対策総合研究事業「新旧(1980-2020年)のライフスタイルからみた国民代表集団大規模コホート研究：NIPPON DATA 80/90/2010/2020(H30-循環器等-指定-002)」平成30年度総括・分担研究報告書, 2019/JSH2019 より]

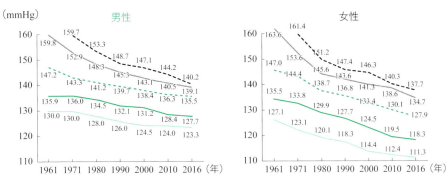

図3 性・年齢階級別の収縮期血圧平均値の年次推移（1961〜2016年）
第1次成人病基礎調査，第2次成人病基礎調査，第3次循環器疾患基礎調査（NIPPON DATA80），第4次循環器疾患基礎調査（NIPPON DATA90），第5次循環器疾患基礎調査，平成22年国民健康・栄養調査，平成28年国民健康・栄養調査（すべて1回目の血圧測定値を使用）

[三浦克之（研究代表者），厚生労働行政推進調査事業費補助金・循環器疾患・糖尿病等生活習慣病対策総合研究事業「新旧（1980-2020年）のライフスタイルからみた国民代表集団大規模コホート研究：NIPPON DATA 80/90/2010/2020（H30-循環器等-指定-002）」平成30年度総括・分担研究報告書，2019/JSH2019 より一部改変]

した理由の一つとして，食塩の過剰摂取が考えられる．1950年代の東北地方における調査では，24時間蓄尿による食塩摂取量推定値は1日25gにも達していた[35]．2016年国民健康・栄養調査結果では，国民1人1日当たりの食塩摂取量は平均9.9g（男性10.8g，女性9.2g）であり，日本の食塩摂取量は，徐々に低下傾向にあるといえる[36]．しかし，日本人の食事摂取基準（2015年版）では，成人において今後5年間に達成したい食塩摂取の目標量として男性8.0g/日未満，女性7.0g/日未満を設定している[37]．2012年に発表された世界保健機関（WHO）のNa摂取量に関するガイドラインでは，一般成人の食塩摂取量を5g/日未満にすべきとしており，日本の現状はこれに遠く及ばない．高血圧予防対策のためには，国民全体におけるさらなる減塩の推進が必要である．

ⓑ 肥満とメタボリックシンドロームの増加

日本は先進工業国のなかでは肥満者の少ない国である．しかし，body mass index（BMI，kg/m^2）の平均値は，男性では年々増加し，平成28年国民健康・栄養調査における20歳以上の男性の肥満者（BMI 25 kg/m^2以上）の割合は31%[36]とその割合は過去30年で約2倍になった[38,39]．日本の高血圧者の特徴として，かつては食塩摂取量が多くやせている高血圧者が多かったが，近年，男性では肥満を伴う高血圧者が増加している[39]．1980〜2010年にかけての30年間の推移分析では，高血圧有病に対する肥満の影響は次第に強くなってきている．すなわち，日本ではメタボリックシンドロームが増加していることをうかがわれ，メタボリックシンドロームが強く疑われるものの割合は60歳以上の男性では30%を越えている[34]．今後，生活習慣の欧米化により増加するおそれがあり，肥満予防対策を強める必要がある．

4 公衆衛生上の高血圧対策

血圧高値による脳心血管病過剰死亡・罹患の半数以上はⅠ度高血圧以下の比較的軽度の血圧高値の範囲から発生している．したがって，高血圧者を対象とするハイリスク戦略のみでは不十分であり，集団全体（国民全体）の血圧分布を低い方向にシフトさせるポピュレーション戦略が必要である．2012年に厚生労働大臣が告示した「21世紀における国民健康づくり運動（健康日本21（第2次））」では，2022年までの10年間に国民の収縮期血圧の平均値を4 mmHg低下させることを目標に掲げている．これは国民全体の血圧値の分布を低い方向にシフトさせることを目指したものである（図4）[13,40]．そのための方策として，食塩摂取量減少（8g/日へ）・野菜・果物摂取量増加（350g/日へ）・

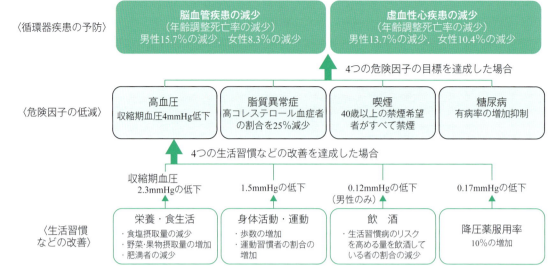

図4 健康日本21(第2次)における循環器の目標設定の考え方

[厚生科学審議会地域保健健康増進栄養部会，次期国民健康づくり運動プラン策定専門委員会：健康日本21(第2次)の推進に関する参考資料．厚生労働省，2012/JSH2019より]

肥満者減少，身体活動・運動面での対策(歩数約1,500歩増加)，飲酒対策(多量飲酒者の減少)，降圧薬服用の対策(服薬率10％増加)を目指している．国民の収縮期血圧平均値4 mmHg低下により，脳卒中死亡数は年間約1万人減少し，冠動脈疾患死亡数は年間約5千人減少すると推計されている．

これらを達成するためのポピュレーション戦略としては，マスメディアなどを通した普及啓発，食品製造業者による食塩などの含有量表示の推進，給食や外食産業におけるメニューの改善や栄養表示の推進，家庭血圧測定の普及，IoTの活用など，様々な側面を通した環境整備があげられる．また，医師・看護師・保健師・養護教諭・栄養士・薬剤師などすべての保健・医療専門家は，保健と医療の現場において，減塩・適正体重維持などの食生活改善，身体活動増加，適正飲酒の指導を，高血圧でない人も含むすべての人を対象に行う必要がある．

一方，ポピュレーション戦略と並行してハイリスク戦略も同時に進める必要があり，2008年から開始された特定健診・特定保健指導もその重要な柱である．また，医療保険者は，健診受診率の向上による高血圧者の発見，保健指導実施率の向上，医療機関未受診者・治療中断者・血圧管理不良者の減少(重症化予防)のための対策を進める必要がある．このため，2015年からは，各医療保険者がレセプト・健診データを分析して計画・評価を行う「データヘルス計画」が開始されている[41]．

以上のようなポピュレーション戦略とハイリスク戦略を組み合わせた総合的な対策を進め，脳心血管病などの発症率・死亡率の低下，医療費適正化，さらには国民の健康寿命延伸を達成する必要がある．

文献

1) Ueshima H: Explanation for the Japanese paradox: prevention of increase in coronary heart disease and reduction in stroke. J Atheroscler Thromb 2007; 14: 278-286.
2) 厚生労働統計協会：国民衛生の動向　2017/2018．厚生の指標 2017; 64.
3) Imano H, et al.: Trends for blood pressure and its contribution to stroke incidence in the middle-aged Japanese population: the Circulatory Risk in Communities Study (CIRCS). Stroke 2009; 40: 1571-1577.
4) Fujiyoshi A, et al.: Blood pressure categories and long-term risk of cardiovascular disease according to age group in Japanese men and women. Hypertens Res 2012; 35: 947-953.
5) Takashima N, et al.: Long-term risk of BP values above normal for cardiovascular mortality: a 24-year observation of Japanese aged 30 to 92 years. J Hypertens 2012; 30: 2299-2306.
6) Ikeda A, et al.: Blood pressure and the risk of stroke, cardiovascular disease, and all-cause mortality among Japanese: the JPHC Study. Am J Hypertens 2009; 22: 273-280.
7) Arima H, et al.: Impact of blood pressure levels on different types of stroke: the Hisayama Study. J Hypertens 2009; 27: 2437-2443.
8) Lawes CM, et al.: Blood pressure and cardiovascular disease in the Asia Pacific region. J Hypertens 2003; 21: 707-716.
9) Nippon Data 80 Research Group: Impact of elevated blood

pressure on mortality from all causes, cardiovascular diseases, heart disease and stroke among Japanese: 14 year follow-up of randomly selected population from Japanese- Nippon data 80. J Hum Hypertens 2003; 17: 851-857.
10) Tanizaki Y, et al.: Incidence and risk factors for subtypes of cerebral infarction in a general population: the Hisayama study. Stroke 2000; 31: 2616-2622.
11) Asayama K, et al.: Cardiovascular risk with and without antihypertensive drug treatment in the Japanese general population: participant-level meta-analysis. Hypertension 2014; 63: 1189-1197.
12) Fukuhara M, et al.: Impact of lower range of prehypertension on cardiovascular events in a general population: the Hisayama Study. J Hypertens 2012; 30: 893-900.
13) 日本高血圧学会高血圧治療ガイドライン作成委員会:高血圧治療ガイドライン2019. ライフサイエンス出版, 2019.
14) Tozawa M, et al: Blood pressure predicts risk of developing end-stage renal disease in men and women. Hypertension 2003; 41: 1341-1345.
15) Yamagata K, et al.: Risk factors for chronic kidney disease in a community-based population: a 10-year follow-up study. Kidney Int 2007; 71: 159-166.
16) Kanno A, et al.: Pre-hypertension as a significant predictor of chronic kidney disease in a general population: the Ohasama Study. Nephrol Dial Transplant 2012; 27: 3218-3223.
17) Hirayama A, et al.: Blood pressure, proteinuria, and renal function decline: associations in a large community-based population. Am J Hypertens 2015; 28: 1150-1156.
18) Ninomiya T, et al.: Midlife and late-life blood pressure and dementia in Japanese elderly: the Hisayama study. Hypertension 2011; 58: 22-28.
19) Hozawa A, et al.: High blood pressure in middle age is associated with a future decline in activities of daily living. NIPPON DATA80. J Hum Hypertens 2009; 23: 546-552.
20) Ikeda N, et al.: Adult mortality attributable to preventable risk factors for non-communicable diseases and injuries in Japan: a comparative risk assessment. PLoS Med 2012; 9: e1001160.
21) Nakamura Y, et al.: Combined cardiovascular risk factors and outcome: NIPPON DATA80, 1980-1994. Circ J 2006; 70: 960-964.
22) Nakamura K, et al.: Influence of smoking combined with another risk factor on the risk of mortality from coronary heart disease and stroke: pooled analysis of 10 Japanese cohort studies. Cerebrovasc Dis 2012; 33: 480-491.
23) Kokubo Y, et al.: The combined impact of blood pressure category and glucose abnormality on the incidence of cardiovascular diseases in a Japanese urban cohort: the Suita Study. Hypertens Res 2010; 33: 1238-1243.
24) Ninomiya T, et al.: Impact of kidney disease and blood pressure on the development of cardiovascular disease: an overview from the Japan Arteriosclerosis Longitudinal Study. Circulation 2008; 118: 2694-2701.
25) Kokubo Y, et al.: Relationship between blood pressure category and incidence of stroke and myocardial infarction in an urban Japanese population with and without chronic kidney disease: the Suita Study. Stroke 2009; 40: 2674-2679.
26) Takeuchi H, et al.: Metabolic syndrome and cardiac disease in Japanese men: applicability of the concept of metabolic syndrome defined by the national cholesterol education program- adult treatment panel III to Japanese men- the Tanno and Sobetsu study. Hypertens Res 2005; 28: 203-208.
27) Iso H, et al.: Metabolic syndrome and the risk of ischemic heart disease and stroke among Japanese men and women. Stroke 2007; 38: 1744-1751.
28) Ninomiya T, et al. Impact of metabolic syndrome on the development of cardiovascular disease in a general Japanese population: the Hisayama Study. Stroke 2007; 38: 2063-2069.
29) 大橋靖雄, 他:肥満を含む循環器リスクファクターの重積と脳卒中発症リスクの検討─日本動脈硬化縦断研究(JALS)0次統合研究─. 日公衛誌 2011; 58: 1007-1015.
30) Miura K, et al.: Four blood pressure indexes and the risk of stroke and myocardial infarction in Japanese men and women: a meta-analysis of 16 cohort studies. Circulation 2009; 119: 1892-1898.
31) Stevens SL, et al.: Blood pressure variability and cardiovascular disease: systematic review and meta-analysis. BMJ 2016; 354: i4098.
32) Yano Y, et al.: Long-term blood pressure variability, new-onset diabetes mellitus, and new-onset chronic kidney disease in the Japanese general population. Hypertension 2015; 66: 30-36.
33) Oishi E, et al.: Day-to-day blood pressure variability and risk of dementia in a general Japanese elderly population: the Hisayama study. Circulation 2017; 136: 516-525.
34) 三浦克之(研究代表者). 厚生労働行政推進調査事業費補助金・循環器疾患,糖尿病等生活習慣病対策総合研究事業「新旧(1980-2020年)のライフスタイルからみた国民代表集団大規模コホート研究:NIPPON DATA 80/90/2010/2020(H30-循環器等-指定-002)」平成30年度総括・分担研究報告書,2019.
35) 児島三郎, 他:最近10年～20年間にわたる生活環境の変化と循環器疾患の変貌 A. 秋田農村における食生活の変化と循環器疾患(その1)昭和20年代後半から昭和30年代後半までの実態. 小町喜男, 他, (編);循環器疾患の変貌・日本人の栄養と生活環境の関連. 保健同人社, 1987.
36) 厚生労働省健康局健康課栄養指導室:平成28年国民健康・栄養調査報告. 厚生労働省, 2017.
37) 厚生労働省:「日本人の食事摂取基準(2015年版)」策定検討会報告書. 厚生労働省, 2014.
38) Yoshiike N, et al.: Twenty-year changes in the prevalence of overweight in Japanese adults: the National Nutrition Survey 1976-95. Obes Rev 2002; 3: 183-190.
39) Nagai M, et al.: Secular trends of the impact of overweight and obesity on hypertension in Japan, 1980-2010. Hypertens Res 2015; 38: 790-795.
40) 厚生科学審議会地域保健健康増進栄養部会, 次期国民健康づくり運動プラン策定専門委員会:健康日本21(第2次)の推進に関する参考資料. 厚生労働省, 2012.
41) 厚生労働省保険局・健康保険組合連合会:データヘルス計画作成の手引き(改訂版). 厚生労働省保険局・健康保険組合連合会, 2017.

I 総論

B 血圧調節機序

Abstract

- 血圧は心拍出量と末梢血管抵抗の積で規定されるが，心拍出量および末梢血管抵抗には，食塩摂取量と排泄能で規定される体液量，心収縮力，心拍数，交感神経機能やレニン・アンジオテンシン・アルドステロン（RAA）系などを主体とする脈管作動物質など多くの要因が関与している．
- 血圧の調節はこれら多くの要因によってなされているが，これらの要因のなかでも食塩摂取量と腎臓からの食塩排泄能が特に重要である．
- 高血圧では末梢血管抵抗の上昇が生じている．血管壁のリモデリング・内皮機能異常が関与しており，血管収縮物質に対する昇圧反応が増強している．
- 二次性高血圧は単一の原因により高血圧を示す病態であるが，本態性高血圧の病態は多くの要因が関与した血圧調節の異常であると考えられており，遺伝的素因と環境要因（生活習慣）が複雑に作用しあって本態性高血圧は発症する．
- 本態性高血圧の成因には複数の遺伝子が関与していると考えられている．新たなゲノムワイド関連解析により200を超す高血圧・高血圧関連遺伝子座がみつかっている．また，最近エピジェネティック制御が遺伝的に規定されている可能性も示されている．
- わが国に多い，食塩感受性高血圧，増加している肥満あるいはメタボリックシンドロームに伴う高血圧の機序解明が進んでいる．
- 新たなトピックとして血圧変動性，慢性炎症・免疫系の異常も注目されている．

1 概論

血圧の調節には，中枢神経，末梢神経，心臓，腎臓，副腎，甲状腺，血管など多くの臓器・組織が関与しているが，血行動態的には，血圧は心拍出量と末梢血管抵抗の積で規定される．心拍出量は，前負荷，後負荷，心収縮力，心拍数で規定され，後負荷は末梢血管抵抗が大きく関与することも理解しておく必要がある．また，加齢や動脈硬化の進行による大動脈の弾性（コンプライアンス）の変化も収縮期血圧の上昇，拡張期血圧の低下に関与する[1-3]．

本態性高血圧の発症には心拍出量の増加と末梢抵抗血管の過剰な収縮が関与する．そして，遺伝的要因と環境要因が作用しあって40代後半頃から発症してくることが多い．血圧値そのものは，男性は年齢とともに上昇し，女性は特に閉経後から上昇の程度が大きく高齢者では男性と同じ程度になる．放置しておくと進行性であるが，降圧薬治療には一般的に反応しやすい．

一方，高齢者に多くみられる収縮期高血圧は，容量血管である大動脈の硬化を反映しており，大動脈の硬化には加齢に加えて種々の環境要因が関与するが，遺伝的要因は明確ではない．

血圧の調節に関与する心拍出量と末梢血管抵抗には図1に示すように多くの因子が関与している．いずれの因子の障害も高血圧をきたすが，本態性高血圧はこれらの調節因子の複合的な異常により発症すると考えられる．高血圧の引き金は何であれ，確立した高血圧では末梢血管抵抗が末梢血管の機能的な収縮，あるいは器質的な肥厚によって増大した病態であり，心拍出量は一般的には正常に保たれている[1-3]．

2 遺伝的要因

a 本態性高血圧

本態性高血圧が遺伝することは，遺伝的因子が

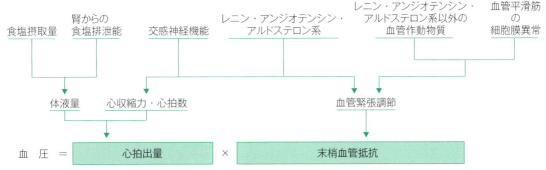

図1 ▶ 血圧調節に関与する諸因子

高血圧を規定する要因の20〜40%を占めるとの報告や，多数のきょうだい例を対象として24時間血圧を評価すると，遺伝的な影響が高血圧を規定する要因の61%を占めるという報告などから明らかである．

血圧調節には数多くの遺伝子が関与しているが，本態性高血圧の原因遺伝子はいまだに同定されていない．しかし，高血圧に関連する遺伝子多型は数多く示されている．個々の遺伝子の血圧への影響は少ないが，日本では食塩感受性候補遺伝子のリスクアレル頻度が高いと報告されている．また，高血圧・血圧関連遺伝子に関するゲノムワイド関連解析の結果，200を超す高血圧・血圧関連遺伝子座がみつかっている．複数の遺伝的効果が組み合わさっていると考えられている．さらに，エピジェネティック制御が遺伝的に規定されている可能性があることも示唆されている[4-6]．

b 単一遺伝子の異常による高血圧

単一遺伝子の変異によって発症する高血圧は原因が明らかであり，二次性高血圧と診断される．単一遺伝子の異常による高血圧の多くは腎臓の尿細管においてNaの再吸収が促進される．本症に関してはp.275「XIV-G. 遺伝性高血圧」を参照されたい．

c 降圧薬の反応性と遺伝子

Ca拮抗薬，アンジオテンシン受容体拮抗薬（ARB），ACE阻害薬，利尿薬，β遮断薬など単剤の降圧薬治療に対する降圧反応性は個々の高血圧症例によって異なるので，遺伝子の違いによって降圧薬治療に対する反応性が異なるという考えのもとに遺伝子の解析が行われている．β遮断薬に対する反応性はβ受容体遺伝子多型が関与することが報告されている．

3 環境要因

環境要因は生活習慣と密接な関連を有する．血圧上昇に関係する環境要因には食事性の要因，肥満（特に内臓肥満），運動不足，ストレスなどがある．

a 食事性要因

食塩（NaCl）が特に重要である．くだものを主食とする発展途上地域の住民では加齢による血圧の上昇はみられず，高血圧は存在しないとの報告がある．食塩の摂取量が1日3g以上になると血圧は上昇すると考えられているが，日本の平均の食塩摂取量は1日11〜12gと極めて多い．食塩の血圧上昇機序については p.12「6. 腎臓と食塩」で後述する．Kを多く含む野菜やくだものの摂取はNaを排泄する作用から推奨されている．また，コレステロールや飽和脂肪酸に富んだ食事も動脈硬化を促進するのに加え，血圧を上昇させると考えられている．

b 嗜好品

過剰な飲酒が血圧を上昇させることは疫学研究で明らかにされている．エタノール換算で1日30mL（女性はその半量）以上の飲酒は血圧を上昇させる．喫煙は急激な血圧上昇をきたすが，持続的な高血圧はきたさないとされている．しかし，最近の大規模コホート研究では高血圧の危険因子に

なるとの報告もある．喫煙中と喫煙後30分位までは血圧の上昇が認められるので，外来血圧が正常であっても24時間血圧では高血圧を示す場合もある．また，喫煙は仮面高血圧の原因の1つと考えられている．喫煙者では重度の高血圧や心血管系の臓器障害を伴いやすいことも報告されている．その他コーヒーなどのカフェイン飲料物も一過性の血圧上昇をきたす．

c 肥満

肥満が高血圧をもたらすことは多くの疫学研究で示されている．肥満，特にメタボリックシンドロームに認められる内臓肥満による血圧上昇の機序としては，インスリン抵抗性，レプチンの上昇，アディポネクチンの低下，レニン・アンジオテンシン・アルドステロン(RAA)系や交感神経系の亢進，食塩感受性，エンドセリンの上昇，NOの減少など多くの要因があげられているが，これらの要因には脂肪細胞から分泌されるアディポサイトカインが深く関与しており，体液量ならびに末梢血管抵抗が増加し血圧が上昇する．

d その他

車社会などによる運動不足も血圧上昇に関与している．メタアナリシスによると習慣的な有酸素運動により降圧効果が認められる[1]．ストレスの多い生活環境下では血圧が上昇することが数多く報告されている．ストレスは交感神経系に作用し，腎臓では食塩の排泄を抑制する．ストレスはまた，血管内皮障害をきたすことも報告されている．ストレスはこれら種々の要因により血圧を上昇させる．ストレス，交感神経過剰な活性化との関連で職場高血圧も注目されている．

4 RAA系

循環血液中および局所RAA系は高血圧の病態・血圧調節において重要な役割を果たす[7]．

レニンは腎臓の同じネフロンのマクラデンサに隣接する輸入細動脈壁の傍糸球体細胞から，圧受容体，交感神経や電解質を介する機序などにより分泌される酵素である．分泌されたレニンは肝臓で作られた蛋白であるレニン基質(アンジオテンシノーゲン)に作用してアミノ酸10個からなるアンジオテンシンI(AI)を産生する．AIは生理活性を有さないが，循環血中のアンジオテンシン変換酵素(ACE)の作用によりアミノ酸8個のアンジオテンシンII(AII)になる．ACEは降圧性に作用するブラジキニンの分解酵素であるキニネースIIと同じ酵素であり，ブラジキニンの分解を促進する．AIIは副腎皮質球状層細胞に存在するタイプ1受容体に結合してアルドステロンの産生，分泌を促進する一方，血管平滑筋細胞に存在するタイプ1受容体に結合して末梢血管を収縮させる．その他にもAIIはタイプ1受容体を介して多くの生理活性を示す．腎で産生された不活性なプロレニンは腎で酵素作用を受けて活性のあるレニンに変換される．一方，循環血中のプロレニンは心臓や腎臓に存在する(プロ)レニン受容体に結合して活性化され，TGF-βの産生を促進して線維化をもたらす(図2)[3]．AIIの受容体には複数のサブタイプが存在し，タイプ2受容体はタイプ1受容体の作用に拮抗するように作用することが示されている(表1)．また，アンジオテンシン1-7やACE2，Mas受容体の経路の減弱が高血圧との関連性が示唆されている．アルドステロンは腎臓の遠位尿細管から集合管に作用してNaイオンを再吸収して体液量を貯留するように働くが，KイオンとHイオンを排泄する方向に働く．このように全身性のRAA系の亢進は血圧を上昇させる方向に作用する．全身性のRAA系ではレニンが律速段階の役割を担っており，血漿レニン活性(PRA)がAIIの産生量を規定している．PRAはレニン基質とレニンを含む血漿が一定時間に産生するAIを測定することによって評価される．本態性高血圧では傍糸球体細胞が高い圧力を受けていることからPRAが低値を示すと考えられるが，PRAが正常値である症例や高値を示す症例もみられる．本態性高血圧でPRAが正常値や高値を示す説明としては，腎臓の個々のネフロンに不均一性があり，虚血性のネフロンでレニン分泌が亢進しているという考えと，交感神経系の亢進がレニン分泌を亢進させるという考えがある．表2にPRAが低値を示す病態と高値を示す病態を示す[3]．全身性のRAA系とは別に中枢神経系や心臓血管系には独自の局所性RAA系が存在し，血圧の調節や

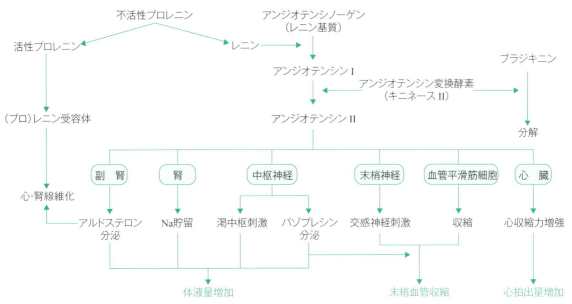

図2 レニン・アンジオテンシン・アルドステロン（RAA）系
［Kaplan NM：Kaplan's Clinical Hypertension. 11th ed, Lippincott Williams & Wilkins, 2015 より改変］

表1 アンジオテンシンIIのタイプ1受容体とタイプ2受容体を介する作用

タイプ1受容体	タイプ2受容体
血管収縮	血管拡張
細胞増殖	細胞増殖抑制
心血管肥大	心血管肥大抑制
レニン分泌抑制	レニン分泌
Na・水貯留	Na排泄
アルドステロン分泌	NO産生
交感神経刺激	

表2 PRA低値と高値の病態

低値	高値
体液量増加	体液量減少
鉱質コルチコイドの過剰	有効循環血液量の減少
交感神経抑制	腎灌流圧の低下
高K血症	交感神経亢進
腎組織の減少	低K血症
加齢	レニン基質の増加
	レニン産生腫瘍

［Kaplan NM：Kaplan's clinical Hypertension. 11th ed, Lippincott Williams & Wilkins, 2015 より改変］

臓器障害に関係していると考えられている．レニン・プロレニンの役割についても研究が進んできている．また，アルドステロンは腎臓への作用のほかに直接心血管系に作用し，線維化などの臓器障害をきたすと推測されている．アルドステロンの増加のみならずアルドステロンが作用するミネラルコルチコイド受容体（MR）の活性化についても高血圧の病態に関与している研究報告が増えている．MRが腎臓尿細管・集合管以外にも存在することも示唆されている．

5 交感神経系

交感神経系は図1に示したように多くの因子と作用しあって，心拍出量と末梢血管抵抗に影響を与えて血圧の調節に関与している[8-10]．交感神経系の亢進は，心臓では$β_1$受容体を介して心筋収縮力と心拍数を増加させて心拍出量を増大し，末梢血管においては$α_1$受容体を介して血管を収縮し，末梢血管抵抗を増加させて血圧を上昇させる．高血圧発症の初期には特に若年者では交感神経活性の亢進が認められることが報告されている．すなわち，高血圧初期に血漿ノルアドレナリンの増加や心臓や骨格筋への交感神経刺激の亢進などが示されている．また，放出されたノルアドレナリンの神経終末への再取り込みが障害されていることも報告されている．いずれにせよ，血漿ノルアドレナリンの増加が初期の血圧上昇に関与するとともに，血管肥厚をもたらして高血圧の維持にも関

与している可能性がある．肥満や睡眠時無呼吸症候群に伴う高血圧にも交感神経系の亢進が関与している．高血圧における交感神経活性化は中枢からの出力増加が大きな役割を果たしており，末梢からの抑制性のフィードバック機構の減弱や，興奮性入力増加も関与している．これらの異常に酸化ストレス増大や慢性炎症がかかわっている．また，交感神経中枢である頭側延髄外側野（rostral ventrolateral medulla：RVLM）の周辺動脈による圧迫が交感神経活性の亢進をもたらし，持続的な高血圧をきたすことも報告されているが，高血圧の結果として動脈の変形がもたらされたとの考えもある．交感神経系は延髄の血管運動中枢と脊髄から心臓，血管，腎臓に遠心経路を出して血圧を調節しているが，大動脈弓と頸動脈洞に動脈圧受容器が存在し，血圧が上昇すると動脈圧受容器から求心経路を介して脳幹部にある血管運動中枢にシグナルが送られ，交感神経系は抑制され副交感神経系が亢進し，心拍数の減少と末梢血管抵抗の低下がもたらされ，血圧の上昇に拮抗するように作用する．この調節機構は急性の血圧調節に重要な役割を果たしているが，慢性的な血圧上昇である高血圧ではこの動脈圧受容器反射機能が減弱していること，先に記載したようにRVLMの興奮性が高まっていることが知られている．最近では腎臓の交感神経や頸動脈洞の圧受容体動脈圧受容器が血圧調節に重要な役割を果たしていることが注目されており，治療抵抗性高血圧ではこれらを標的としたデバイス治療が臨床試験として試みられている．

6 腎臓と食塩

　腎臓はレニンの分泌と食塩の排泄および腎血流量の変化により血圧の調節に関与している．

ⓐ 圧利尿曲線

　健常者では血圧が上昇すると尿細管でのNa再吸収が抑制され，腎臓からのNaと水の排泄量が増加し，体液量が減少して血圧は元に戻る．この現象を圧利尿とよぶ．腎臓による体液量の調節は長期的な血圧コントロールに極めて重要な役割を果たしており，わずかな腎灌流圧の変化であって

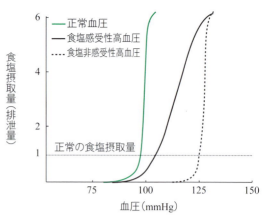

図3 圧利尿曲線
[Hall JE, et al.：Angiotensin II and long-term arterial blood pressure regulation. J Am Soc Nephrol 1999；10：s258-s265 より改変]

もNaと水の排泄量に大きな影響を与える．本態性高血圧ではこの圧利尿曲線のリセッティングが起こっており，一定のNaを排泄するためには健常者よりも高い腎の灌流圧を必要とする病態といえる（Guytonの腎臓説）[2]．食塩非感受性の高血圧は，圧利尿曲線が右に平行移動した状態であり，輸入細動脈の収縮が関与していると考えられている．一方，食塩感受性高血圧では糸球体におけるNa濾過量の減少あるいは尿細管でのNaの再吸収の亢進により圧利尿曲線の勾配が鈍化することが示されている（図3）[11]．腎臓における圧利尿曲線にはRAA系や交感神経系，Na利尿ペプチドなど多くの因子が関与しているが，RAA系が特に重要な役割を果たしていると考えられている．

ⓑ Naの排泄障害

　腎機能が障害されると，Naと水の貯留，あるいはレニンの分泌亢進により血圧が上昇するが，この場合は腎実質性高血圧（二次性高血圧）と診断される（p.249「XIV-B．腎実質性高血圧」参照）．
　一方，本態性高血圧は，腎機能が正常であっても，成因として遺伝的なNaの排泄障害があるとの考えがある．すなわち，一定量以上のNaを摂取するとNaの排泄のためにNa$^+$-K$^+$ ATPaseの阻害物質（内因性ウワバイン様物質ともよばれる）が血中に分泌され，腎臓からのNa排泄は促進されるが，血管床においてはNa$^+$-K$^+$ ATPaseの阻害により細胞内のNaが増加することによりNa$^+$-Ca^{2+}交換系が抑制されて細胞内Caが増加し末梢血管

抵抗を増加させ高血圧をきたすという考えである．

c ネフロン数の減少

本態性高血圧ではネフロン数の減少がみられ，十分に Na を排泄できないために血圧の上昇をもたらすとの考えがある．

d 食塩の過剰摂取

ヒトの食塩の必要量は 1 日 3 g 以下と考えられており，文明社会においてはそれよりもはるかに多くの食塩が摂取されていることになる．腎臓から Na が十分に排泄できないような病態においては食塩の過剰摂取が体液量を増加させ，ひいては心拍出量を増大させて高血圧をきたす．また，前述のように，Na^+-K^+ ATPase の阻害物質も高血圧の成因に関与すると考えられる．さらに，食塩の過剰摂取はそれ自身血管壁での細胞内の Ca を増加させ，A II のタイプ 1 受容体をアップレギュレートさせ，酸化ストレスを増大させるなどの機序によっても血圧を上昇させると考えられている．

e 自動調節

腎臓からの食塩の排泄障害は体液量を増加させ，心拍出量を増大させるが，長期的には血液量を一定に保つために末梢血管抵抗が増加し，心拍出量は正常に復するという概念が自動調節である．この考えに立てば，高血圧の初期には心拍出量は増大しているが，確立した高血圧は末梢血管抵抗のみが増加した病態ということになる[2]．

7 血管機序

生体には数多くの血管収縮性物質と血管拡張性物質が存在し（表 3），それぞれ血管に作用して血管の緊張性維持に関与している．初期には抵抗血管が機能的に収縮し，末梢血管抵抗を高めているが，長期的には血管の肥厚が生じ，高血圧を維持するように働く．機能的な段階では血管の収縮能が亢進し，弛緩能が障害されている．このような変化には血管内皮の障害が重要な役割を果たしている．高血圧状態が長期間持続すると構造的な変化をもたらす．構造的な変化としては細胞の肥大，細胞外基質の増加，炎症による組織リモデリ

表3 血管収縮性物質と血管拡張性物質

収縮性物質	拡張性物質
アンジオテンシン II エンドセリン トロンボキサン A_2 カテコールアミン 　（α_1 受容体） Na^+-K^+ ATPase 阻害物質	NO EDHF ANP，BNP，CNP カリクレイン・キニン系 プロスタサイクリン・プロスタグランジン E_2 アドレノメデュリン カテコールアミン 　（β_2 受容体） CGRP

ングなどが含まれる[1,3,10]．

a 血管内皮機能

血管内皮細胞は種々の弛緩物質（NO，EDHF など）や収縮物質（エンドセリン，トロンボキサン A_2 など）を放出して血管の反応性や緊張性を調節している．高血圧では血管内皮機能が障害されており，NO の産生障害が認められる．NO を介する内皮依存性血管拡張の障害が高血圧の原因か結果かについては議論があるが，急激な血圧の上昇が内皮機能を障害することも報告されている．高血圧の初期から異常が生じ，その異常の程度は進行する．血管機能異常のバロメーターになると考えられている[12]．

b 細胞膜の障害

高血圧の病態では血管床の細胞膜に障害があり，血管が収縮し血圧が上昇するとの考えがある．いずれも Na イオンの細胞内外への動きに関係するもので，Na^+-H^+ 交換系，Na^+-Ca^{2+} 交換系，Na^+-Li+ カウンタートランスポート，Na^+-K^+ ATPase，Na^+-K^+ コトランスポートなどの障害が報告されている．これらの障害の一部は高血圧の単なるマーカーであり，高血圧の原因ではないと考えられているが，細胞膜の障害により Na イオンが細胞内に流入し，細胞内の Ca イオンが増加して高血圧をきたすと考えられる．

8 心臓

血圧は心拍出量と末梢血管抵抗の積によって規定されるので，心臓も血圧の調節に重要な役割を

果たしている．若年者高血圧にみられるβ受容体機能亢進症(hyperkinetic hypertension)では，心拍数の増加を伴う心拍出量増大を示し，高血圧を呈するのが特徴である．一方，通常の高血圧では心拍出量は正常で，末梢血管抵抗が増加しており，心臓の果たす役割は大きくないと考えられる．しかし，高血圧の発症初期には腎臓におけるNaの排泄障害があり，体液量が増加して心拍出量は増大するが，自動調節により末梢血管抵抗が増大して心拍出量は正常化し，高血圧が維持されるという概念があり(Guytonらによるwhole body autoregulation説)，心臓は高血圧の発症初期に重要な役割を果たしている可能性がある[2]．心臓からはNa利尿ペプチドであるANPとBNPが分泌されており，いずれもNa利尿ならびに降圧性に作用する．ANPは主に心房の伸展により心房から分泌され，BNPは心不全時に心室から分泌され，それぞれの分泌機序は異なる．高血圧の病態ではこれらのペプチドが若干増加している場合がある．高血圧の成因には関与せず，代償性に増加していると考えられている．特に，心房細動や心肥大があると上昇が認められる．ANPのノックアウトマウスでは食塩感受性高血圧がみられるとの報告はあるが，これらのペプチドがヒトの本態性高血圧の発症に直接関与しているとは考えにくい．

引用文献

1) Izzo JL Jr, et al.：Hypertension primer, 4th ed. The essentials of high blood pressure. Basic science, population science, and clinical management. Wolters Kluwer, Lippincott Williams & Wilkins, 2007.
2) Hall JE：Guyton and Hall textbook of medical physiology, 13th ed. Saunders, 2015.
3) Kaplan NM：Kaplan's clinical hypertension, 11th ed. Lippincott Williams & Wilkins, 2015.
4) Katsuya T, et al.：Salt sensitivity of Japanese from the viewpoint of gene polymorphism. Hypertens Res 2003；26：521-525.
5) Kato N, et al.：Meta-analysis of genome-wide association studies identifies common variants associated with blood pressure variation in east Asians. Nat Genet 2011；43：531-538.
6) Kato N, et al.：Trans-ancestry genome-wide association study identifies 12 genetic loci influencing blood pressure and implicates a role for DNA methylation. Nat Genet 2015；47：1282-1293.
7) Te Riet L, et al.：Hypertension：renin-angiotensin-aldosterone system alterations. Circ Res 2015；116：960-975.
8) Grassi G, et al.：The sympathetic nervous system alteration in human hypertension. Circ Res 2015；116：976-990.
9) Hirooka Y, et al.：Potential clinical application of recently discovered brain mechanisms involved in hypertension. Hypertension 2013；62：995-1002.
10) Laurent S, et al.：The structural factor of hypertension：large and small artery alterations. Circ Res 2015；116：1007-1021.
11) Hall JE, et al.：Angiotensin II and long-term arterial blood pressure regulation. J Am Soc Nephrol 1999；10：s258-s265.
12) Konukogle D, et al.：Endothelial dysfunction and hypertension. Adv Exp Med Biol 2017；956：511-540.

II 血圧測定

A 血圧測定と臨床評価

Abstract

- 高血圧の診断は，血圧測定値に基づき，治療の判断は，血圧レベルと心血管病リスク因子，心血管病合併症，臓器障害の関係から得られるリスク層別化に基づく．
- 十分に測定条件を遵守した診察室血圧測定は，高い診断的価値を有する．
- 診察室血圧測定はカフを心臓の高さに保ち，安静座位の状態で測定する．1～2分の間隔をおいて複数回測定し，安定した値（測定値の差が5 mmHg 未満を目安）を示した2回の平均値を血圧値とする．高血圧の診断は，少なくとも2回以上の異なる機会における診察室血圧値に基づいて行う．
- 血圧値により，正常血圧，正常高値血圧，高値血圧，Ⅰ度高血圧，Ⅱ度高血圧，Ⅲ度高血圧，（孤立性）収縮期高血圧に分類し判断する．

1 診察室（医療環境下）血圧測定

a 聴診法による上腕血圧測定

高血圧と診断するには正しい血圧測定が必要である．水銀血圧計の製造販売が2021年から中止される現況をふまえ，血圧の測定は診察室（外来）においては，電子式のアナログ柱を用いた電子圧力柱（擬似水銀）血圧計またはアネロイド血圧計を用いた聴診法，または上腕式自動血圧計を用い，カフの位置を心臓の高さに保って測定する．標準的測定法を表1[1)]に示した．診察室血圧は今日なお，高血圧診療のスタンダードとされているが，様々な点でその臨床的価値に疑問が投げかけられている．表1[1)]の指針に従った厳密な診察室での測定は，この指針を無視して得られた診察室血圧より真の血圧を反映し，24時間自由行動下血圧や家庭血圧と少なくとも同等な臨床的価値を有することが知られている．しかしながら多くの場合，測定指針と測定および測定値の精度は軽視，あるいは無視されている．

今日では，診察室での測定に電子血圧計の使用が勧められている（表1）[1)]．また診察室外の血圧（家庭血圧，自由行動下血圧）測定を同時に行うことが推奨されている．診察室血圧と診察室外血圧の特性を表2[1)]に示す．

b 末端数字傾向

聴診による血圧測定では，水銀柱の読みが0に偏るという末端数字傾向（terminal digit preference）の問題や，聴診間隙の問題がある．

c 上腕カフサイズ

成人の血圧測定では，カフのゴム囊の大きさは日本工業規格（JIS）に準拠した幅13 cm，長さ22～24 cmのものが通常用いられているが，国際的にはゴム囊の幅は上腕周囲の40％以上あり，かつ，長さは少なくとも上腕周囲を80％以上取り囲むものが推奨されている．

d 下肢血圧測定

下肢動脈（大腿動脈，膝窩動脈，足背動脈）の拍動が微弱であるか触知しない場合，閉塞性動脈硬化症，大動脈縮窄症（特に若年者）などを除外するために下肢血圧を測定する．下肢血圧の測定は足首に上腕用カフを巻き，足背動脈や後脛骨動脈で聴診する方法と，大腿にカフを巻き（カフのゴム囊の幅は大腿直径より20％広いものとし，15～18 cmのものを用いる），膝窩動脈で聴診する方法がある．上腕-足首間脈波速度（branchial-ankle vascular index：baPWV）測定時のカフ・オシロメトリック法を用いた足首における下肢血圧測定も今日一般的に行われている．

表1 ▶ 診察室血圧測定法

1．装置	a．	電子圧力柱(擬似水銀)血圧計またはアネロイド血圧計を用いた聴診法による測定，および上腕式の自動血圧計による測定が用いられる[*1]．
	b．	聴診法ではカフ内ゴム嚢の幅13 cm，長さ22〜24 cmのカフを用いる．上腕周27 cm未満では小児用カフ，太い腕(腕周34 cm以上)で成人用大型カフを使用する．
2．測定時の条件	a．	静かで適当な室温の環境．
	b．	背もたれつきの椅子に脚を組まずに座って数分の安静後．
	c．	会話をかわさない．
	d．	測定前に喫煙，飲酒，カフェインの摂取を行わない．
3．測定法	a．	前腕を支え台などに置き，カフ下端を肘窩より2〜3 cm上に巻き[*2]，カフ中央を心臓の高さ(胸骨中央あるいは第4肋間)に維持する．
	b．	聴診法では橈骨動脈あるいは上腕動脈を触診しながら急速にカフを加圧し，脈拍が消失する血圧値より30 mmHg以上高くして聴診器をあてる．
	c．	カフ排気速度は2〜3 mmHg/拍あるいは秒．
	d．	聴診法ではコロトコフ第I相の開始を収縮期血圧，第V相の開始[*3]を拡張期血圧とする．
4．測定回数		1〜2分の間隔をあけて少なくとも2回測定．この2回の測定値が大きく異なっている場合[*4]には，追加測定を行う．
5．判定	a．	安定した値[*4]を示した2回の平均値を血圧値とする．
	b．	高血圧の診断は少なくとも2回以上の異なる機会における血圧値に基づいて行う．
6．その他の注意	a．	初診時には，上腕の血圧左右差を確認．以後は，測定側(右または左)を記載．
	b．	厚手のシャツ，上着の上からカフを巻いてはいけない．厚地のシャツをたくし上げて上腕を圧迫してはいけない．
	c．	糖尿病，高齢者など起立性低血圧の認められる病態では，立位1分および3分の血圧測定を行い，起立性低血圧の有無を確認．
	d．	聴診法では，聴診者は十分な聴力を有する者で，かつ測定のための十分な指導を受けた者でなくてはならない．
	e．	脈拍数も必ず測定し記録．

[*1]電子圧力柱(擬似水銀)血圧計とは，水銀計の代わりに電子式のアナログ柱を用いた血圧計である(模式図はJSH2019 Q1参照)．アネロイド血圧計とは，バネ式の針が円弧状に動く血圧計である(模式図はJSH2019 Q1参照)．自動血圧計は，定期的な点検，および各機器の添付文書に記載の耐用年数・測定回数を考慮した使用が必要である．アネロイド血圧計は原理的に衝撃や経年変化で誤差が生じやすいため，耐用年数を超えた使用後や劣化が疑われる場合は速やかに破棄・交換が必要である．
自動巻き付け式血圧計を待合室などで使用する場合，十分な指導と管理のもとで測定されなければ大きな誤差が生じる．
[*2]カフは緩くなく，またきつくないように巻く．緩く巻いた場合，血圧は高く測定される．添付文書に記載のある機器では，記載通りに巻く．
[*3]第V相の開始とは，コロトコフ音の消失時(disappearance)をいう．これは，欧米のガイドライン(ESH2018，ACC/AHA2017)と共通の定義である．
[*4]異なった値あるいは安定した値の目安は，およそ5 mmHgの測定値とする．
[JSH2019より]

e 不整脈と血圧測定

不整脈(期外収縮)のある患者では，聴診法による血圧測定は収縮期血圧で過大評価，拡張期血圧で過小評価をもたらす．3回以上繰り返しの測定により不整脈の影響を除外する必要がある．心房細動においては正確な血圧測定は困難である場合も多いが，徐脈傾向がなければカフ・オシロメトリック法により，連続的な圧波の滑らかさが失われない限り，比較的平均的な収縮期血圧，拡張期血圧の測定値が得られる．この場合も3回以上繰り返しの測定が必要である．すべての測定値の平均をその機会の血圧値として用いる．

f 妊婦の血圧測定

妊娠中の女性では，まれにコロトコフ音が0 mmHgまで聴取される場合がある．この場合，コ

表2 各血圧測定法の特性

	診察室血圧	家庭血圧	自由行動下血圧
測定頻度	低	高	高
測定標準化	可[*1]	可	不要
再現性	不良	最良	良
白衣現象	有	無	無
薬効評価	可	最適	適
薬効持続時間の評価	不可	最良	可
短期変動性の評価（15〜30分毎の変動）	不可	不可	可
日内変動性の評価（夜間血圧の評価）	不可	可[*2]	可
日間変動の評価	不可	可	不可
長期変動性の評価	可	最良	可

[*1]診察室血圧は標準化された測定によりその臨床的価値は上昇する．臨床現場では標準化された測定は多くの場合行われていない．標準化された診察室血圧の測定が強く推奨される．
[*2]夜間睡眠時測定可能な家庭血圧計が入手可能である．
[JSH2019より]

ロトコフ第IV相（音の減弱）をもって拡張期血圧と判定する．

ⓖ 運動負荷時血圧測定

運動負荷時の間接的血圧測定法で，高精度かつ安定したものはまだない．また一般的な高血圧診療において，運動負荷時血圧の評価に対する根拠は乏しい．

ⓗ 診察室血圧の評価

血圧は変動しやすいので，高血圧の診断は少なくとも2回以上の異なる機会における血圧値に基づいて行うべきである．成人における診察室血圧値の分類を表3[1)]に示す．

2 血圧値の分類

ⓐ 血圧値の分類

血圧値と心血管病発症のリスクには正の関連が認められるが，血圧値は連続的分布を示すもので，高血圧の定義は人為的になされたものである．しかしながら140/90 mmHg以上を高血圧とすることは2017ACC/AHAガイドラインを除き，いずれのガイドラインでも共通である．

久山町研究においても，収縮期血圧120 mmHg未満，拡張期血圧80 mmHg未満の心血管病の累積死亡率が最も低く，収縮期血圧140 mmHg以上は120 mmHg未満に比し，また拡張期血圧90 mmHg以上は80 mmHg未満に比して，高齢者を含めて心血管病のリスクが有意に高い[2)]．また，北海道における18年間にわたる前向き疫学研究である端野・壮瞥町研究においても，収縮期血圧140 mmHg以上あるいは拡張期血圧90 mmHg以上は心血管病死および総死亡の有意な危険因子となる[3)]．さらに，NIPPON DATA 80においても同様に，140/90 mmHg以上での全循環器病疾患死亡率の上昇を認めている[4)]．

JSH2019では高血圧の分類をⅠ度，Ⅱ度，Ⅲ度と表記している．Ⅰ度高血圧以上の高血圧の基準は従来どおり140/90 mmHg以上としている（表3）[1)]．

一方，日本の疫学データを含め世界の観察研究から得た100万人規模のデータをメタ分析した結果によると，血圧は110〜115/70〜75 mmHgより上で直線的に心血管病のリスクの増大が認められている[5)]．この現象は日本の報告でも確認されている[6,7)]．これよりJSH2019では120/80 mmHg未満を正常血圧としている．また，120〜129/80〜84 mmHgの血圧の対象では生涯のうちに高血圧へ移行する確率の高いことが明らかにされている[8)]．加えて，130〜139/85〜89 mmHgの血圧の対象では，正常血圧を有する対象に比して心血管疾患の発症率が高いことは欧米の観察研究[9)]のみならず，日本の研究成果からも示されている[7,10)]．これよりJSH2019では，JSH2014における正常血圧，正常高値血圧を，それぞれ正常高値血圧，高値血圧と表記している．なお，各々の拡張期血圧区分は，JSH2019における降圧薬開始基準との整合性を保つ観点から，80 mmHg未満，80〜89 mmHgとしている（表3）[1)]．

これらの血圧値の分類は観察研究に基づく診断の基準であり，必ずしも降圧薬治療開始血圧レベルや降圧目標レベルを意味するものではない．外来血圧による血圧分類は，降圧薬非服用下で，初診時以後に複数回来院し，各来院時に測定した複

表3 成人における血圧値の分類

分類	診察室血圧(mmHg)			家庭血圧(mmHg)		
	収縮期血圧		拡張期血圧	収縮期血圧		拡張期血圧
正常血圧	<120	かつ	<80	<115	かつ	<75
正常高値血圧	120〜129	かつ	<80	115〜124	かつ	<75
高値血圧	130〜139	かつ/または	80〜89	125〜134	かつ/または	75〜84
Ⅰ度高血圧	140〜159	かつ/または	90〜99	135〜144	かつ/または	85〜89
Ⅱ度高血圧	160〜179	かつ/または	100〜109	145〜159	かつ/または	90〜99
Ⅲ度高血圧	≧180	かつ/または	≧110	≧160	かつ/または	≧100
(孤立性)収縮期高血圧	≧140	かつ	<90	≧135	かつ	<85

［JSH2019 より］

数回の血圧値の平均値で決定される．収縮期血圧と拡張期血圧はそれぞれ独立したリスクであるので，収縮期血圧と拡張期血圧が異なる分類に属する場合には高いほうの分類に組み入れる．

3 高血圧の病型分類

高血圧の約90％は本態性高血圧であるが，その診断は二次性高血圧を除外することによってなされる．本態性高血圧のなかには，医療機関（診察室）でのみ高血圧を示す白衣高血圧（診察室高血圧）も含まれる．白衣高血圧は診察室での血圧測定だけではなく，家庭血圧測定や自由行動下血圧を実施することで診断がなされる．また，高齢者では動脈硬化により大動脈の伸展性が低下するために，収縮期血圧は上昇し拡張期血圧はむしろ低下するので，収縮期高血圧の頻度が高くなる．なお，高齢者では脳梗塞や心筋梗塞に対して収縮期血圧が強い危険因子であることが，フラミンガム研究[11]や久山町研究などでも示されている[12]．高齢者の収縮期高血圧は，本態性高血圧が加齢に伴って拡張期血圧が低下して生じるもの(burned out)と，老年期になって収縮期血圧が上昇し，新たに発症したもの(de novo)に分けられる．

▶▶ 引用文献

1) 日本高血圧学会治療ガイドライン作成委員会：高血圧治療ガイドライン2019．ライフサイエンス出版，2019．
2) Arima H, et al.：Validity of the JNC VI recommendations for the management of hypertension in a general population of Japan-ese elderly：the Hisayama study. Arch Intern Med 2003；163：361-366.
3) 島本和明：高血圧管理・治療の新しい動向(JNC-VIとわが国の現状)．日内会誌 1999；88：401-405.
4) Nippon Data 80 Research Group：Impact of elevated blood pressure on mortality from all causes, cardiovascular diseases, heart disease and stroke among Japanese：14 year follow-up of randomly selected population from Japanese-Nippon data 80. J Hum Hypertens 2003；17：851-857.
5) Lewington S, et al.：Prospective studies collaboration. Age-specific relevance of usual blood pressure to vascular mortality：a meta-analysis of individual data for one million adults in 61 prospective studies. Lancet 2002；360：1903-1913.
6) Murakami Y, et al.：Relation of blood pressure and all-cause mortality in 180,000 Japanese participants：pooled analysis of 13 cohort studies. Hypertension 2008；51：1483-1491.
7) Asayama K, et al.：Stroke risk and antihypertensive drug treatment in the general population：the Japan arteriosclerosis longitudinal study. J Hypertens 2009；27：357-364.
8) Vasan RS, et al.：Assessment of frequency of progression to hypertension in non-hypertensive participants in the Framingham Heart Study：a cohort study. Lancet 2001；358：1682-1686.
9) Vasan RS, et al.：Impact of high-normal blood pressure on the risk of cardiovascular disease. N Engl J Med 2001；345：1291-1297.
10) Okayama A, et al.：Age-specific effects of systolic and diastolic blood pressures on mortality due to cardiovascular diseases among Japanese men(NIPPON DATA80). J Hypertens 2006；24：459-462.
11) Franklin SS, et al.：Is pulse pressure useful in predicting risk for coronary heart disease? The Framingham heart study. Circulation 1999；100：354-360.
12) Ueda K, et al.：Prognosis and outcome of elderly hypertensives in a Japanese community：results from a long-term prospective study. J Hypertens 1988；6：991-997.

II 血圧測定

B 24時間血圧測定・家庭血圧

Abstract

- 近年に発表された多くのエビデンスから，診察室血圧に比較して，診察室以外で測定した血圧（診察室外血圧）のほうがより正確に臓器障害と関連し，将来の心血管イベントのリスクとなることが明確に示されている．
- これまでの高血圧の診断と降圧療法は診察室血圧に基づいており，現在の高血圧診療は診察室血圧と診察室外の血圧のダブルスタンダードが存在する．JSH2019では，JSH2014と同様に診察室血圧と診察室外血圧が異なる場合，診察室外血圧をより優先した高血圧診療を推奨している．
- 診察室外血圧の測定法には，家庭血圧測定と24時間自由行動下血圧測定（ABPM）があるが，両者の捉える血圧特性は異なる．ABPMで測定した血圧は自由行動下であることから，運動量や精神的ストレスなどの外部環境の影響を大きく受け，診察室血圧や家庭血圧に比較して，日常生活に最も近い血圧と考えられる．一方，家庭血圧は，朝・晩一定の時間帯に安静・座位という一定の条件下で測定した血圧である．高血圧の実地診療においては，家庭血圧とABPMの利点を活かして使い分けることが望ましい（図1）[1]．
- 高血圧治療で現在最も重視されているのは，厳格な24時間にわたる血圧コントロールである．具体的には，最初の第一歩は家庭血圧に基づく高血圧治療である．家庭血圧はコストがかからず，より簡便性に優れることから，すべての高血圧患者で家庭血圧に基づく降圧療法が推奨される．まず，家庭血圧の早朝血圧を135 mmHg未満へのコントロールを目指す．

1 24時間自由行動下血圧測定（ABPM）

日本では早くから24時間自由行動下血圧測定（ABPM）が開発され，これを用いた臨床研究が盛んである．2000年には世界に先駆けて「24時間血圧計の使用（ABPM）基準に関するガイドライン」が発表されており，2010年には改訂版が発表されている[1]．2008年4月からは保険適用が認められている．

ABPMで得られる血圧指標の算出方法を図2[2]にまとめる．このうち最も重要な情報は平均24時間の血圧レベル（24時間血圧）で，これにより，24時間にわたり心血管系にかかる圧負荷の程度がわかる．さらに，24時間血圧変動の情報から，「早朝高血圧」「夜間高血圧」「昼間（ストレス）高血圧」など特定時間帯に血圧が上昇している仮面高血圧も見逃すことはないようにする．これらの特定時間帯の昇圧は血圧日内変動の一部であり，その特徴から個々の患者の生活行動様式や背景病態の推測が可能である．これらの情報を活かして，個人の24時間血圧の特徴と病態を考慮した個別降圧療法が可能となる．

ⓐ 自由行動下血圧レベル

ABPMによる高血圧診断の閾値は，24時間血圧で130/80 mmHg，昼間血圧（昼間覚醒時の平均）で135/85 mmHg，夜間血圧（夜間睡眠中の平均）で120/70 mmHgである（表1）．ABPMでこの閾値を越えた場合，高血圧と診断する．

ABPMでは，診察室血圧に比較してより正確に真の高血圧を診断できる．これまでに行われた疫学・臨床研究により，診察室血圧と比較して，ABPMで測定した24時間血圧，昼間血圧，夜間血圧，さらに起床後2時間の早朝血圧は，左室肥大，微量アルブミン尿，動脈硬化などのすべての臓器障害や心血管イベント発生や死亡のリスクとより密接に関連することが報告されている[3-5]．

ⓑ 血圧サーカディアンリズム

ABPMで評価した血圧変動性のうち，最も臨床

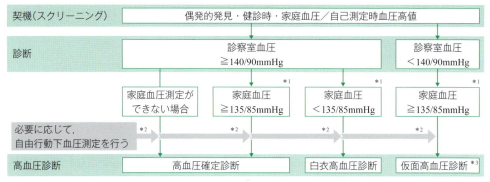

図1 ▶ 血圧測定と高血圧診断手順

*¹: 診察室血圧と家庭血圧の診断が異なる場合は家庭血圧の診断を優先する．自己測定血圧とは，公衆の施設にある自動血圧計や職域，薬局などにある自動血圧計で，自己測定された血圧を指す．

*²: 自由行動下血圧の高血圧基準は，24時間平均 130/80 mmHg 以上，昼間平均 135/85 mmHg 以上，夜間平均 120/70 mmHg 以上である．自由行動下血圧測定が実施可能であった場合，自由行動下血圧値のいずれかが基準値以上を示した場合，高血圧あるいは仮面高血圧と判定される．またすべてが基準値未満を示した場合は正常あるいは白衣高血圧と判定される．

*³: この診断手順は未治療高血圧対象にあてはまる手順であるが，仮面高血圧は治療中高血圧にも存在することに注意する必要がある．

[JSH2019 より]

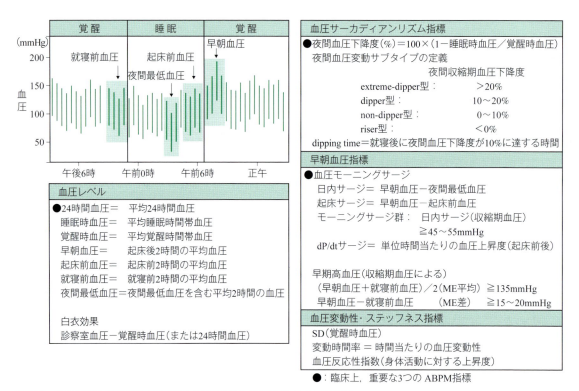

図2 ▶ 24時間自由行動下血圧測定(ABPM)から得られる血圧指標

[Kario K, et al.: Morning surge in blood pressure as a predictor of silent and clinical cerebrovascular disease in elderly hypertension. A prospective study. Circulation 2003; 107: 1401-1406 より改変]

表1 異なる測定法における高血圧基準

	収縮期血圧 (mmHg)		拡張期血圧 (mmHg)
診察室血圧	≧140	かつ/または	≧90
家庭血圧	≧135	かつ/または	≧85
自由行動下血圧			
24 時間	≧130	かつ/または	≧80
昼間	≧135	かつ/または	≧85
夜間	≧120	かつ/または	≧70

[JSH2019 より]

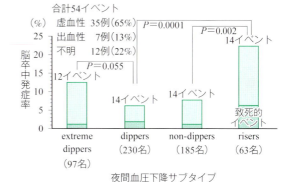

図3 夜間血圧下降サブタイプ別の脳卒中発生頻度
[Kario K, et al.：Stroke prognosis and abnormal nocturnal blood pressure falls in older hypertensives. Hypertension 2001；38：852-857 より]

的意義が明確なものがサーカディアンリズムの異常である．通常の血圧サーカディアンリズムは，就寝後，睡眠時午前2～4時頃に最低となった後，徐々に上昇し，覚醒とともに急峻に増加する変動を示す．健常者や合併症のない本態性高血圧患者の血圧サーカディアンリズムは，内因性血圧日内リズムよりも，体位，精神・身体活動度などの外的要因や睡眠状態によりその大部分が規定される．

正常の血圧サーカディアンリズムは，夜間血圧は昼間の覚醒時に比較して，10～20％低下する．この正常型を dipper とよび，夜間の血圧低下が少ない型（夜間血圧下降度0～10％）を non-dipper，逆に夜間に血圧上昇を示す型を riser と定義する．一方，夜間血圧が過度（20％以上）に降圧を示す型は extreme-dipper と定義する．non-dipper や riser では，正常の dipper と比較して，脳，心臓，腎臓のすべての臓器障害が進行しており，将来の心血管イベントならびに心血管死亡のリスクが高い．高齢者高血圧患者を対象とした自治医科大学 ABPM 研究 wave1 では，riser が最も脳卒中発症のリスクが高かった（図3）[6]．加えて夜間心拍数の低下が少ない non-dipper も血圧 non-dipper とは独立して，心血管イベントのリスクとなる．血圧と心拍数双方で non-dipper を示す場合に最もリスクが増加する．riser に睡眠時間の短縮が加わると，心血管リスクが相乗的に増加する．また，抑うつ状態，認知機能低下や身体機能の低下なども non-dipper/riser の夜間高血圧に関連している．さらに，診察室血圧や24時間血圧が全く正常血圧であっても，non-dipper/riser では心負荷や心血管死亡のリスクが増加している．

夜間血圧が下降しない non-dipper や riser を示す夜間高血圧のメカニズムは多様である．うっ血性心不全や腎不全，食塩過剰摂取，さらに原発性アルドステロン症や腎血管性高血圧などレニン・アンジオテンシン・アルドステロン系が亢進している状態では循環血液量が増加し non-dipper/riser 型高血圧になりやすい．また，糖尿病など自律神経障害により起立性低血圧をきたす病態も non-dipper/riser 型高血圧を示すことが多い．睡眠時無呼吸症候群は本態性高血圧患者のなかにも見過ごされていることが多く，non-dipper/riser 型を示し，さらに夜間血圧の変動性が増大しているのが特徴である．

自治医科大学 ABPM 研究 wave1 では，extreme-dipper 型高血圧も脳卒中リスクとなったが，extreme-dipper の夜間睡眠血圧レベルは正常血圧レベルよりも高く，リスクが夜間血圧の過度の低下によるのか，それとも血圧モーニングサージや昼間血圧の上昇によるのかは議論がある．高齢高血圧患者の extreme-dipper では無症候性脳疾患が進行しており，脳卒中発症のリスクも高い．また，extreme-dipper では認知機能や脳血流の低下，さらに脈波伝搬速度が増加しているとの報告がある．24時間血圧が正常な若年者においても，non-dipper/riser や extreme-dipper では，dipper よりも将来の冠動脈 Ca 沈着のリスクが4倍以上も増加している．これらの成績は，血圧・心拍数のサーカディアンリズムの障害が，血圧レベルとは独立，あるいは先行して臓器障害や心血管イベントのリスクとなることを示す．

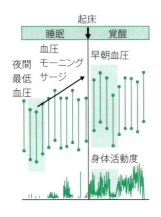
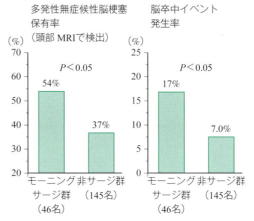

図4 高血圧患者の血圧モーニングサージと脳血管障害
自治医科大学 ABPM 研究：年齢と血圧を補正
血圧モーニングサージ＝早朝血圧－夜間最低血圧（収縮期）
モーニングサージ群：血圧モーニングサージが上位10%（55 mmHg 以上の上昇）

[Kario K, et al.：Morning surge in blood pressure as a predictor of silent and clinical cerebrovascular disease in elderly hypertension. A prospective study. Circulation 2003；107：1401-1406 より]

c 血圧変動性

　血圧変動性が最も増大するのが夜間から早朝にかけての時間帯である．この血圧の上昇をモーニングサージとよぶ．血圧モーニングサージは生理的現象であるが，その上昇が著しい場合に心血管リスクとなる（図4）[2]．血圧モーニングサージは高齢者高血圧患者で増強しており，無症候性脳梗塞とも関連し，脳梗塞や脳出血のリスクとなる．また，血圧モーニングサージには季節変動がみられ，冬季に増強し，心血管イベントを増加させる可能性がある．

　血圧モーニングサージは身体活動の影響を強く受ける．アクチグラフを用いて評価した身体活動に対する血圧上昇度から血圧反応性指数（ambulatory blood pressure reactivity index）が算出されるが，この指数には日内変動がみられ，早朝に増加する．これは，同程度の運動量に対する血圧上昇は早朝に増大し，血圧が変動しやすくなっていることを示している．この早朝の血圧反応性指数（血圧モーニングサージ反応）は左室肥大にも相関する．また，早朝の1時間あたりの血圧変動度は正常血圧者に比較して高血圧患者でより大きく，早朝の血圧レベルとは独立して頸動脈エコーの内膜・中膜肥厚と正の相関を示す．

表2 24時間自由行動下血圧（ABPM）の測定

1. 開始前に ABPM 装置と聴診法とを比較する．その差が5 mmHg 以内が望ましい．
2. 測定間隔は15～30分間隔とする．最初の1時間の測定値は用いず，以後の24時間以上の測定値を用いる．
3. 被験者の日常活動の記録（就眠と起床時間，熟睡度，食事，排便排尿，服薬など）をつける．
4. 被験者への説明
   1) カフ加圧時には測定側上腕を安静に保つ．
   2) カフ加圧時に上腕痛，しびれ感がある場合は測定を中止する．
   3) カフ装着後，必ず測定を行い体験させる．自動車の運転などの危険を伴う操作を行う場合は測定しない．
5. 測定エラーの評価としては，以下の方法を参考とする．成人の場合，次の条件を一つでも満たさない測定値は除外する．
   1) 70 mmHg≦SBP（収縮期血圧）≦250 mmHg
   2) 30 mmHg≦DBP（拡張期期血圧）≦130 mmHg
   3) 20 mmHg≦PP（脈圧）≦160 mmHg
   4) PP＞0.41×DBP（60～150 mmHg の範囲）－17 mmHg

[JCS Joint Working Group：Guidelines for the clinical use of 24 hour ambulatory blood pressure monitoring（ABPM）（JCS 2010）—digest version—．Circ J 2012；76：508-519 より]

d 測定方法

　表2に ABPM による血圧測定とその注意点をまとめる．被験者に対して，測定前に ABPM の意義や測定時の注意点を十分に説明する．あらかじめ上腕の位置は測定値への影響が大きいため，カフの位置がずれることのないように絆創膏などで

固定し，血圧測定時には，心臓の高さにし，上腕を安静にしておくことを指導する．カフ圧迫時に上腕痛，しびれ感を自覚した場合には測定を中止することをあらかじめ説明しておく．装着前に両側上腕で収縮期血圧を比較し，10 mmHg 以上の差がある場合は高値を示したほうに装着する．

血圧測定間隔は昼間15～30分間隔（夜間は30分間隔）とする．被検者には行動記録表を渡し，起床と就寝時間，食事，服薬時間，日常活動などの記録を指示する．最初の1時間は緊張のため血圧が上昇していることが多く，解析から除外し，以後24時間以上の測定データを用いる．さらに，表2に示す異常高値や低値が生じている場合は解析から除外することが望ましい．

ⓔ ABPM の適応

ABPM がよい適応と考えられる病態はまず第一に，白衣高血圧が疑われる例や，診察室血圧や家庭血圧の血圧変動性が著しく，降圧療法を開始すべきかどうか迷う例がよい適応となる．さらに，著明な早朝高血圧を伴う場合，夜間血圧を測定することにより，夜間血圧が持続して高い non-dipper/riser 型か，早朝に血圧が上昇するサージ型かの鑑別にも有用である．また，睡眠時無呼吸症候群，糖尿病，慢性腎臓病，心不全などの夜間高血圧が疑われる病態にも有用で，特に診察室血圧や家庭血圧が正常であるにもかかわらず，臓器障害を合併している場合には，夜間高血圧を見逃すことがないようにしてほしい．治療中の高血圧患者では，ふらつきなどの低血圧症状を伴う例や治療抵抗性高血圧の例に有用である．また，自律神経障害を伴う起立性低血圧では夜間高血圧，起立性高血圧では早朝高血圧を伴いやすい．したがって，起立性血圧変動異常がある場合にも ABPM を行うことにより，臨床的に有用な24時間血圧情報が得られる．

2 家庭血圧測定法

日本では，世界で最も家庭血圧計の普及率が高く，すでに4,000万台以上が各家庭にあると考えられている．日本高血圧学会では，世界に先駆け「家庭血圧測定条件設定の指針」をまとめている[7]．

表3 ▶ 家庭血圧の測定条件

測定条件	
朝	起床後1時間以内 排尿後 座位1～2分安静後 服薬前 朝食前
晩	就床前 座位1～2分安静後

1機会につき2回の測定を推奨

もし可能ならば，深夜（睡眠時）血圧，勤務時間帯血圧も測定する．夕食前，就寝前の服薬前の血圧は薬効評価上重要である．
〔JSH2019を参考にして作成〕

家庭血圧の測定方法は，朝と晩，1日2機会，それぞれ2回ずつ測定することを推奨する．診察室血圧と家庭血圧の値に乖離がある症例では，診察室血圧よりも家庭血圧に基づく高血圧診療を強く推奨する．

ⓐ 家庭血圧の特徴

これまで，多くの疫学・臨床研究において，診察室血圧よりも家庭血圧のほうが高血圧性臓器障害や心血管イベントのリスクとより密接に関連していることが示されている．また，家庭血圧は，医師ではなく患者自身が測定するため白衣効果を最小限にし，白衣高血圧の診断に役立つ．さらに，診察室血圧が正常で，診察室外で高血圧である仮面高血圧の診断にも有用である．

診察室血圧や ABPM で測定した血圧と比較して家庭血圧の最も有用な点は，測定法が簡便であるため長期にわたり継続測定が可能である点である．ストレスが少ない一定条件下で測定するため，家庭血圧の再現性は良好で，毎日測定することにより，降圧薬の薬効評価や季節変動など，より長期の血圧コントロール状態が評価できる．また，自分自身で血圧を測定することにより，降圧薬の服薬アドヒアランスも改善する．

ⓑ 家庭血圧レベルと降圧目標

家庭血圧による高血圧診断の閾値は，朝・晩の血圧の平均で135/85 mmHgで，この閾値を超えた場合に高血圧と診断する（図1）．また，降圧療法はこの血圧閾値未満を目指してほしい．

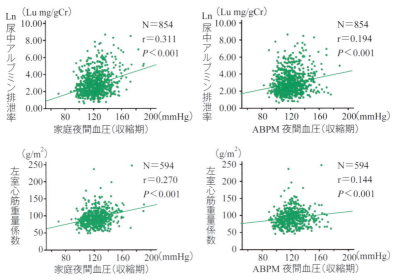

図5 夜間血圧と臓器障害：J-HOP研究
[Ishikawa J, et al.：Nighttime home blood pressure and the risk of hypertensive target organ damage. Hypertension 2012；60：921-928 より]

c 測定条件

家庭血圧の測定条件を表3にまとめる．上腕カフ・オシロメトリック法に基づく装置を用いて，朝と晩の1日2機会，安静・座位1～2分後の血圧を測定する．朝の測定は，起床後1時間以内，排尿後，朝食・服薬前に行い，晩の測定は就床前に行うことを基本とする．

家庭血圧の測定回数は原則として，1機会，原則2回の測定とし，その平均をその機会の血圧値として用いる．

降圧療法中の患者では，診察室血圧や晩の家庭血圧が正常でも，翌朝には降圧薬の効果が減弱していることが多く，特に服薬前の早朝血圧の評価が重要である．

早朝と就寝時血圧に影響を与える要因として早朝血圧では，前日の飲酒，前夜の睡眠状態，さらに測定時での気温や起床後の喫煙があり，就寝時血圧では，入浴や飲酒がある．したがって適宜，夕食前，就寝前の服薬前，入浴前，飲酒前など測定条件を変えて測定した血圧値も参考にする．昼間の血圧は，頭痛やふらつきなどの自覚症状の出現時や職場のストレス条件下で適宜測定する．

d 夜間家庭血圧モニタリング

近年，夜間睡眠時の血圧を自動測定可能な家庭血圧計も臨床使用が可能となり，これまでABPMでしかできなかった夜間高血圧の診断が家庭血圧計でも可能となった．適宜，より簡便に家庭血圧計で夜間血圧が直接測定できることから，夜間・早朝を含めた24時間血圧コントロールに役立つ．

ハイリスク患者を対象に夜間血圧測定を午前2時，3時，4時に行い，その平均値を家庭血圧の夜間血圧とし，家庭血圧とABPMを解析したJapan Morning Surge-Home Blood Pressure（J-HOP）研究では家庭血圧で評価した夜間血圧レベルはABPMで評価した夜間血圧レベルとほぼ同程度で，左室肥大や微量アルブミン尿との相関はより強いことが示された（図5）[8]．

夜間血圧を測定すべき高血圧ハイリスク群は，糖尿病，慢性腎臓病，睡眠時無呼吸症候群の夜間高血圧を伴いやすい3疾患，ならびに，心血管イベントの既往，左室肥大や蛋白尿，さらにB型ナトリウム利尿ペプチド（BNP）や脈圧の高値など臓器障害を伴う群である．これらは，夜間高血圧の頻度が高く，かつ夜間血圧を含めた徹底した24時間降圧が必要なハイリスク患者である．

e 記録

患者による血圧値の選択バイアスを小さくするために，測定した家庭血圧はすべて記録すべきで

ある．したがって，メモリー機能を内蔵し，さらに測定した多数の血圧値の平均を自動算出するプログラム機能を搭載した血圧計が望ましい．

今後の展望

これまで，家庭血圧の高血圧診療は，基本的に平均値を算出し，その平均値に基づき高血圧を診断し，治療目標にしてきた．今後，通信可能な血圧計やクラウドコンピュータを用いた情報技術（IT）により，個人の家庭血圧データの評価が可能となる．つまり，環境因子に対するストレス生体反応として，変化する個人のバイオマーカーとして血圧変動性のより詳細な解析が可能となる．

3 血圧測定の精度管理

すべての血圧測定において，血圧計の定期的な点検，および各機器の添付文書に記載の耐用年数・測定回数を考慮した使用が必要である．

診察室血圧測定において用いられるアネロイド血圧計は原理的に衝撃や経年変化で誤差が生じやすいため，耐用年数を超えた場合や劣化が疑われる場合は速やかに破棄・交換が必要である．

家庭血圧計の需要増加に伴い，多種多様な家庭血圧計が販売されているが，正確な血圧測定は上腕型血圧計に限る．指や手首型血圧計は推奨できない．

診察室測定用の医用自動血圧計，家庭血圧計は，開発メーカーによって異なるアルゴリズムを用いて収縮期血圧と拡張期血圧が計算されていることから，製品によって精度が異なる．いずれの精度も，日本で販売が承認されている装置である限り大きな問題はないと考えられる．各血圧計の精度検定の成績は，日本高血圧学会ホームページ（http://www.jpnsh.jp/com_ac_wg1.html）に記載されている．

しかし，個々の血圧計の出荷時の精度検証はなされていない．したがって，個々の患者診療においては，患者が有する家庭血圧計の精度を，一度は診察室で使用している血圧計と比較することが重要である．

▶ 引用文献

1) 日本高血圧学会治療ガイドライン作成委員会：高血圧治療ガイドライン2019．ライフサイエンス出版，2019．
2) Kario K, et al.：Morning surge in blood pressure as a predictor of silent and clinical cerebrovascular disease in elderly hypertensives：a prospective study. Circulation 2003；107：1401-1406.
3) Kario K：Clinician's manual on early morning risk management in hypertension. 1-68, Science Press, London, 2004.
4) Pickering TG, et al.：Ambulatory blood-pressure monitoring. N Engl J Med 2006；354：2368-2374.
5) Kario K：Morning surge in blood pressure and cardiovascular risk：evidence and perspectives. Hypertension 2010；56：765-773.
6) Kario K, et al.：Stroke prognosis and abnormal nocturnal blood pressure falls in older hypertensives. Hypertension 2001；38：852-857.
7) Imai Y, et al.：The Japanese Society of Hypertension guidelines for self-monitoring of blood pressure at home（Second Edition）. Hypertens Res 2012；35：777-795.
8) Ishikawa J, et al.：Nighttime home blood pressure and the risk of hypertensive target organ damage. Hypertension 2012；60：921-928.

▶ 参考文献

・大久保孝義，他：「水銀血圧計廃止に伴う，病棟等での血圧の測定」『よくわかる高血圧と循環器病の予防と管理―高血圧・循環器病予防療養指導士認定試験ガイドブック―』追補．社会保険研究所，2018．http://www.shaho.co.jp/shaho/download/docs/68660_300618.pdf

II 血圧測定

C 白衣高血圧，仮面高血圧，血圧変動性

> **Abstract**
> - 白衣高血圧は高血圧患者の15～30％にみられ，高齢者でその頻度が増加する．その定義は，診察室血圧の平均が140/90 mmHg以上，かつ家庭血圧が135/85 mmHg未満またはABPMでの平均24時間血圧が130/80 mmHg未満である．
> - 白衣高血圧は，将来，持続性高血圧に移行し，心血管イベントへつながるリスクが高いことが，JSH2019のシステマティックレビューでも示されている．治療の基本方針は，生活習慣の改善と定期的な経過観察であるが，臓器障害や他の心血管リスクが高い場合，降圧薬の投与も考慮する．
> - 仮面高血圧は正常血圧の一般住民の10～15％，140/90 mmHg未満にコントロールされている降圧治療中の高血圧患者の約30％にみられる．仮面高血圧の診断は，診察室血圧の平均が140/90 mmHg未満，かつ家庭血圧が135/85 mmHg以上，またはABPMでの平均24時間血圧が130/80 mmHg以上である．
> - 仮面高血圧の心血管リスクは正常血圧と比較して2～3倍で，持続性高血圧とほぼ同程度である．仮面高血圧には早朝高血圧（早朝血圧≧135/85 mmHg），夜間高血圧（夜間睡眠血圧≧120/70 mmHg），昼間高血圧（昼間血圧≧135/85 mmHg）が含まれる．仮面高血圧は降圧療法の対象となり，早朝家庭血圧レベルを135/85 mmHg未満にコントロールする．
> - 血圧の受診間変動，時間変動，短期変動は心血管病の予後を予測する．

1 家庭血圧とABPMに基づく診療手順

診察室血圧レベルと，家庭血圧計や24時間自由行動下血圧測定（ABPM）で測定した診察室以外の日常生活時の血圧レベルは必ずしも一致しない．高血圧診断は診察室血圧と診察室外血圧により，正常域血圧，白衣高血圧，仮面高血圧，持続性高血圧の4つに分類できる．

家庭血圧計やABPMを用いた白衣高血圧と仮面高血圧の診断手順を図1に示す[1]．

診察室血圧が140/90 mmHg以上でも，家庭血圧が135/85 mmHg未満の場合は白衣高血圧と診断する．24時間血圧が130/80 mmHg未満，昼間血圧が135/85 mmHg未満，かつ夜間血圧が120/70 mmHg未満であれば白衣高血圧と診断する．

仮面高血圧では，上昇している時間帯によって早朝高血圧（早朝血圧135/85 mmHg以上），昼間高血圧（昼間血圧が135/85 mmHg以上），夜間高血圧（夜間血圧が120/70 mmHg以上）の3つの表現型に分けられる．

家庭血圧が正常血圧でも，仮面高血圧は完全に除外できるわけではない．夜間血圧のみが高い仮面夜間高血圧や，昼間の血圧のみが高い仮面昼間高血圧が存在するからである．これらの診断には，ABPMが不可欠である．特に，家庭血圧が125～134/80～84 mmHgである場合には，ABPMを行うことが望ましい．ただし，仮面夜間高血圧の診断に関しては，最近開発が進む夜間血圧を自動測定する家庭血圧計を用いて，ABPMに代用することができる．

2 白衣高血圧

白衣高血圧は，未治療者において診察室で測定した血圧が高血圧であっても，診察室外血圧では正常域血圧を示す状態である（図1）[1]．白衣高血圧という用語は，本来，未治療患者において使用されるべきではあるが，治療中高血圧患者の白衣高血圧の状態は，治療中白衣高血圧と記載する．

白衣高血圧は診察室血圧で140/90 mmHg以上の高血圧と診断された患者の15～30％がこれに相当し，その頻度は高齢者で増加する．白衣高血

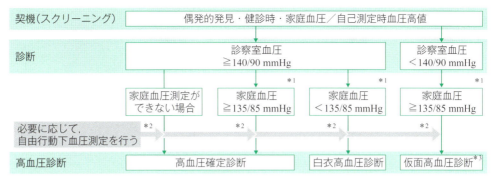

図1 ▶ 血圧測定と高血圧診断手順
*1：診察室血圧と家庭血圧の診断が異なる場合は家庭血圧の診断を優先する．自己測定血圧とは，公衆の施設にある自動血圧計や職域，薬局などにある自動血圧計で，自己測定された血圧を指す．
*2：自由行動下血圧の高血圧基準は，24 時間平均 130/80 mmHg 以上，昼間平均 135/85 mmHg 以上，夜間平均 120/70 mmHg 以上である．自由行動下血圧測定が実施可能であった場合，自由行動下血圧値のいずれかが基準値以上を示した場合，高血圧あるいは仮面高血圧と判定される．またすべてが基準値未満を示した場合は正常あるいは白衣高血圧と判定される．
*3：この診断手順は未治療高血圧対象にあてはまる手順であるが，仮面高血圧は治療中高血圧にも存在することに注意する必要がある．
［JSH2019 より］

圧は診察室外血圧も高い持続性高血圧と比較した場合，臓器障害は軽度で，心血管予後も良好である．しかし，JSH2019 のシステマティックレビューでは，白衣高血圧者は，正常血圧者と比べて脳心血管複合イベントリスクが高く，白衣高血圧者の持続性高血圧への高い移行リスクが明らかとなった（p.43 column 2 参照）．したがって，白衣高血圧者に対しては注意深い経過観察が必要である．リスクが高い群としては，収縮期血圧 125～134 mmHg，拡張期血圧 80～84 mmHg と診察室外血圧が正常域でも高値傾向にある群や，肥満・メタボリックシンドロームに関係する因子など他の心血管リスクならびに微量アルブミン尿などの臓器障害を合併する群であると考えられる．したがって，白衣高血圧の診療では，他の危険因子や臓器障害も評価する必要がある．

基本的には，白衣高血圧には薬物治療を行わず，生活習慣の改善を指導する．定期的に経過観察を行い，日常生活におけるストレス状態や生活習慣の変化に留意し，家庭血圧の自己測定を推奨する．家庭血圧が収縮期 125～134 mmHg，拡張期 80～84 mmHg と比較的高く，ABPM を施行できていない群では，完全にリスクを否定できないため，心血管疾患や臓器障害，糖尿病やメタボリックシンドロームなどの合併疾患を有する場合に

は，降圧薬の投与が必要となることもある．

また，白衣高血圧は耐糖能障害や脂質異常症を合併する頻度が高く，将来の糖尿病の新規発症リスクとなるため，定期的な血糖・脂質代謝の評価が必要である．

3 仮面高血圧

仮面高血圧は，診察室血圧が正常血圧であっても診察室外の血圧では高血圧である状態である（図1）[1]．仮面高血圧という用語は，未治療者および高血圧と診断されている者（治療中患者を含む）の両者を対象としている．治療中患者の仮面高血圧はコントロール不良仮面高血圧と記載される．

仮面高血圧は診察室血圧レベルと診察室以外の血圧レベルで定義されるが，その病態は多様である．早朝高血圧，昼間高血圧，夜間高血圧は，仮面高血圧を構成する病態で，診察室外血圧が上昇している時間帯が異なる．

仮面高血圧は，正常血圧を示す一般住民の 10～15％，140/90 mmHg 未満にコントロール良好な降圧治療中の高血圧患者の約 30％にみられる．仮面高血圧の臓器障害と心血管イベントのリスクは正常血圧や白衣高血圧と比較して有意に高く，持続

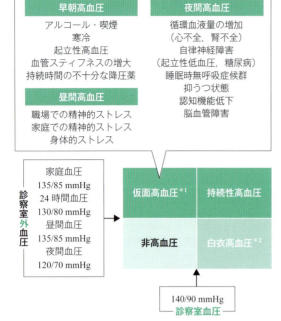

図2 仮面高血圧に含まれる病態とその因子

*1：治療中患者の仮面高血圧は治療中仮面高血圧と記載される．仮面コントロール不良高血圧と記載される場合もある．
*2：治療中の場合は，白衣現象または白衣効果を伴う高血圧と記載される．
［JSH2019より］

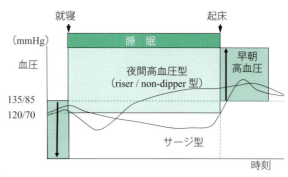

図3 早朝高血圧の2タイプとその関連病態
［Kario K：Time for Focus on Morning Hypertension：Pitfall of current antihypertensive medication. Am J Hypertension 2005；18：149-151 より］

性高血圧患者と同程度である．これまでの臨床研究では，仮面高血圧は正常血圧群に比べて代謝異常を伴いやすく，未治療か治療中高血圧患者かにかかわらず，左室肥大や頸動脈肥厚・無症候性脳血管障害などの高血圧性臓器障害が進行している．地域一般住民や治療中の高血圧患者を対象とした追跡研究においても，正常血圧に比較した仮面高血圧の心血管疾患の相対発症リスクは2〜3倍程度であり，持続性高血圧と同程度である[2]．

仮面高血圧の診療は，家庭血圧を測定することからはじめる．仮面高血圧の高リスク群は，降圧療法中にあるすべての高血圧患者，正常高値血圧（130〜139/85〜89 mmHg），喫煙者，アルコール多飲者，精神的ストレス（職場，家庭）が多い者，身体活動度が高い者，心拍数の多い者，起立性血圧変動異常者（起立性高血圧，起立性低血圧），肥満・メタボリックシンドロームや糖尿病を有する患者，臓器障害（特に左室肥大）や心血管疾患の合併例などである（図2）[1]．これらの対象者には診察室血圧にかかわらず，積極的に家庭血圧や

ABPMを測定することが重要である．

仮面高血圧の降圧治療の要点は，24時間にわたり正常血圧レベルに降圧することで，家庭血圧やABPMに基づく降圧療法を行い，家庭血圧レベルを降圧目標未満にコントロールする．ABPMの各血圧レベルを正常範囲にコントロールすることも重要である．

ⓐ 早朝高血圧

診察室血圧が140/90 mmHg未満の場合で早朝に測定した家庭血圧の平均値が135/85 mmHg以上を早朝高血圧とする．血圧は夜間から早朝にかけて上昇する日内変動を示す．

他の時間帯よりも早朝血圧が特異的に高く，診察室血圧が140/90 mmHg未満の場合に狭義の早朝高血圧とする．早朝に測定した家庭血圧の平均値が135/85 mmHg以上をすべて含めて広義の早朝高血圧とする考え方や，他の時間帯よりも早朝血圧が相対的に高い場合に早朝高血圧とする考え方もあるが，JSH2019は狭義の早朝高血圧の定義を用いている．早朝高血圧には夜間高血圧から移行するタイプと朝方に急峻に血圧が上昇するサージタイプがあり，この両者はともに心血管リスクとなる（図3）[3]．

早朝には心血管イベントが多く，同様に血圧も夜間から早朝にかけて上昇する日内変動を示す．早朝高血圧は，脳・心臓・腎臓，すべての心血管リスクと有意に関連しており，診察室血圧で定義した高血圧よりも，臓器障害が進行しており，将来の脳卒中や後期高齢者の要介護リスクが高くなる．早朝血圧は家庭血圧計で測定できるが，早朝

血圧が他の時間帯よりも特異的に高い早朝高血圧（就寝時血圧が正常で早朝血圧が高血圧の場合や，ME差（早朝血圧と就寝時血圧の差）が15 mmHg以上の場合など）は，朝晩の血圧平均値（ME平均）とは独立したリスクとなる[4-7]．

降圧療法中の高血圧患者では，診察室血圧は良好にコントロールされていても，薬剤服用直前の早朝に最も降圧効果が減少していることも臨床的には重要な問題となる．

夜間から早朝にかけては，圧受容体反射の影響を受けて自律神経や血圧の変動性が最も増大する時間帯で，早朝の血圧レベルの高値に加え血圧変動性の増大や夜間から早朝にかけて上昇する血圧モーニングサージも，24時間血圧レベルとは独立して心血管イベントや左室肥大，頸動脈硬化，無症候性脳梗塞など臓器障害のリスクとなる[8]．適度のモーニングサージは生理的現象であるが，過度のモーニングサージはリスクとなる．逆に，モーニングサージが消失している群でリスクが増加しているという報告もある．このモーニングサージの消失は，夜間血圧が上昇するriser型や，起立性低血圧など自律神経障害と関連している．

さらに，早朝には交感神経やレニン・アンジオテンシン（RA）系など神経内分泌系の亢進に加えて，血小板機能亢進や血栓傾向が加わり，それぞれの危険因子が相加的あるいは相乗的に臓器障害を進展させ，心血管イベントの発症リスクを増強すると考えられる．

血圧モーニングサージには，加齢に加え，起立性高血圧や血管スティフネスの増大が関連し，寒冷や精神・身体的ストレス，習慣飲酒や喫煙，閉塞性無呼吸症候群の夜間低酸素などが修飾する（図2）[1]．したがって，早朝高血圧の非薬物療法としては，冬季の早朝の気温調節や節酒を心がけ，良質の睡眠をとることが重要であると示唆される．

早朝高血圧では，他の時間帯の血圧レベルにかかわらず降圧療法を開始する．生活習慣の改善後も，家庭血圧測定で早朝血圧が常時135/85 mmHg以上ある早朝高血圧は，薬物治療を開始する．

通常の降圧療法に早朝高血圧をターゲットにした降圧療法を加えることにより，夜間血圧を含む24時間血圧が完全にコントロールされ，心血管イベントがさらに効果的に抑制されることが期待できる．降圧目標は早朝高血圧レベル135/85 mmHg未満で，糖尿病や慢性腎臓病を合併する高リスク高血圧群においては，さらに低いレベル（常時130/80 mmHg未満）へのコントロールが望まれる．

早朝高血圧では24時間持続する長時間作用型降圧薬を使用することが原則である．1日1回型の長時間作用型降圧薬においても，早朝血圧が高い場合，朝夕2分割処方するなどの工夫が必要である．Ca拮抗薬や，早朝に活性が亢進する神経・体液性因子に対する交感神経系抑制薬（α遮断薬，中枢性交感神経抑制薬）ならびにRA系阻害薬（ACE阻害薬，ARB）の就寝前投与は早朝血圧を有意に低下させ，臓器保護作用を示す．早朝高血圧の厳格なコントロールは通常単剤の降圧薬では難しく，併用療法が必要となることが多い．RA系阻害薬で治療中の血圧変動が著しい早朝高血圧に対する併用療法は，利尿薬よりもCa拮抗薬が適する．

しかし，ある特定時間帯の血圧ピークを降圧させるために降圧薬の用量を増量した場合，他の時間帯においては過度の降圧のため，全身倦怠感やふらつきなどの自覚症状が悪化することもある．その場合，異なるクラスの薬剤を複数，異なる時間帯に投与する時間降圧療法も必要となる．

b 夜間高血圧

ABPMまたは家庭血圧計で測定した夜間睡眠中血圧の平均が120/70 mmHg以上の場合に，夜間高血圧と定義する．加えて，血圧日内変動で，夜間血圧が昼間の血圧に比較して高値を示す夜間昇圧型（riser）は，心血管リスクが高く特異度の高い夜間高血圧になる．夜間血圧の測定，riserなどの血圧日内変動異常の判定には，通常，2008年4月より保険適用が認められたABPMが用いられるが，最近では家庭血圧計でも夜間睡眠血圧やその変動が測定できる．家庭血圧計で測定した夜間血圧は，ABPMの夜間血圧と同程度に臓器障害と関連する．夜間血圧高値が起床後まで持続している場合，家庭血圧測定により「早朝高血圧」として検出される．

夜間血圧は昼間血圧よりも変動幅が少なく，その平均値は，より強く心血管リスクや認知機能と

関連している．さらに，早朝・就寝時に測定した家庭血圧は正常レベルにあるが，夜間血圧のみが高い者でも血管障害が進行しており，心血管リスクも高い[9,10]．

夜間高血圧の対策としては，減塩や利尿薬が有用で，夜間血圧がより特異的に低下する．この特性は RA 系阻害薬との併用においても保たれており，夜間高血圧では RA 系阻害薬と少量の利尿薬の併用が効果的である．さらに，早朝高血圧を治療ターゲットにした就寝前の降圧薬投与も推奨される．複数の降圧薬を投与しても血圧コントロールがつかない治療抵抗性高血圧に，薬剤数を増量することなく，単剤のみを就寝前投与へ変更することにより，non-dipper が dipper に移行し，より良好な 24 時間血圧コントロールが達成できることもある．

ⓒ 昼間高血圧

診察室血圧や家庭血圧が正常でも，職場や家庭のストレスにさらされている昼間の時間帯の血圧平均値が，再現性よく 135/85 mmHg 以上の場合に，昼間高血圧と定義する．

精神的・身体的ストレスは ABPM で測定した自由行動下血圧に影響を与えることが知られている（図2）[1]．昼間高血圧の1つとして職場高血圧がある．健診時や診察室血圧は正常でも，ストレス状況にある職場で測定した血圧が高値を示す職場高血圧は，肥満や高血圧家族歴の人に多いという特徴がある．昼間高血圧は厳密には診察室血圧や家庭血圧の通常の早朝と就寝時の測定方法では見逃されることから，その検出には ABPM や職場での血圧測定が必要となる．その臨床的意義と診断・降圧治療に関するエビデンスはまだ十分ではないが，注意深い経過観察が必要である．

夜間交代勤務者（シフトワーカー）の血圧日内変動は，昼・夜の時刻よりも，覚醒・睡眠による個人の行動パターンで規定される．したがって，1日1回投与の降圧薬は，昼間に睡眠をとった場合，覚醒後の夕方に服用する．しかし，夜間の睡眠中に比較して，昼間の睡眠中には交感神経活動が十分に低下しないため，血圧低下が生じにくく，夜間交代勤務者は non-dipper 型血圧日内変動異常を示すことが多い．

表1 各種血圧測定法と血圧変動

	動脈内圧測定[*1]	自由行動下血圧	家庭血圧	診察室血圧
1拍内血圧変動	○	×	×	×
Mayer 波[*2]	○	×	×	×
15〜30分毎の血圧変動	○	○	×	×
日内(概日)変動	○	○(再現性不良)	△[*3]	×
朝晩較差	○	○	○	×
夜間降圧	○	○	○[*3]	×
早朝高血圧	○	○	○	×
週内変動	×	×	○	×
月周期	×	×	○	△
受診間変動	×	×	△	○
季節変動	×	×	○	△
白衣高血圧(現象)	○	○	○	×

[*1]：臨床的には行われない．
[*2]：約10秒周期のゆらぎ成分．圧・化学受容体反射に由来する自律神経出力の変動を反映するとされる．
[*3]：近年市販されている夜間睡眠時血圧を測定できる家庭血圧計を用いて捉え得る．

[JSH2019 より]

4 血圧変動性

ⓐ 血圧変動性の種類と指標

血圧の変動性には，一拍ごとの差異，呼吸や自律神経出力による比較的短期の変動から年変動（季節変動）に至る多様な変動がある（表1）[1]．このうち，ABPMで10〜30分ごとの変動が（日内変動），家庭血圧測定で日間変動が，そして外来血圧測定で受診間の変動などが捉えられる．また，家庭血圧や外来血圧の長期間の測定によって季節や年間の血圧変動も得られる．他に，白衣高血圧や仮面高血圧，夜間降圧，早朝高血圧，朝晩較差，モーニングサージも血圧変動の一表現型である．

変動性の指標としてSDが頻用されるが，SDは血圧レベルと強く相関する．SDを血圧で除した値である変動係数（CV）であれば，変動性を高精度に捉えることができる．連続する血圧値の差の絶対値を平均したaverage real variability（ARV）は，血圧レベルの影響を受けるものの血圧測定の順序を反映し，重みづけによって測定間隔の差も考慮できる．さらに，variability independent of the mean（VIM，あるいはSD independent of the mean［SDIM］）は，CVから血圧レベルの影響をさらに除外した指標で，対象者の血圧変動性をほぼ純粋に評価できる．ただし，VIMは対象集団ごとに異なる数値となるため，集団同士の変動性の比較が困難となる．臨床的にはCVであれば血圧変動性の評価に支障ない場合が多いであろう．

ⓑ 血圧変動性の予後予測能

受診間血圧変動と心血管病予後との有意な関係性や[11-13]，家庭血圧や自由行動下血圧による日内・日間変動の意義が報告されている[14-17]．しかし，血圧レベル自体の影響を除外したVIMを用いた評価では，血圧変動性の心血管病の予測能はさほど高くなく，まず血圧値自体をしっかりと把握・管理することの重要性が示されている[18-21]．一方で認知症の発症・進展と家庭血圧の日間変動性との関連性や[22,23]，家庭血圧の季節変動の有用性が報告されており[24]，心血管病以外のリスクやさまざまな変動性指標の意義の差異に関する今後の研究が待たれる．

血圧変動は測定条件の影響を大きく受け，測定条件の異なった血圧値の比較による夜間降圧（夜間 vs. 昼間）や仮面高血圧（診察室外 vs. 診察室）などについては高い臨床的意義が確立されている（前項p.27「3. 仮面高血圧」参照）．しかし，類似した測定条件下で得られる血圧の日間変動や受診間変動は総じて予後との関連性が弱い．また，降圧治療による変容も否定的[21,25]，あるいは限定的であるため[26,27]，血圧の日間・受診間変動は介入可能なリスク因子とはみなしがたく，現在はリスクマーカーの域を超えない．

▶ 引用文献

1) 日本高血圧学会治療ガイドライン作成委員会：高血圧治療ガイドライン2019．ライフサイエンス出版，2019．
2) Ohkubo, T, et al.：Prognosis of "masked" hypertension and "white-coat" hypertension detected by 24-h ambulatory blood pressure monitoring 10-year follow-up from the Ohasama study. J Am Coll Cardiol 2005；46：508-515.
3) Kario K：Time for focus on morning hypertension：pitfall of current antihypertensive medication. Am J Hypertens 2005；18：149-151.
4) Kario K, et al.：Morning hyper tension：the strongest independent risk factor for stroke in elderly hypertensive patients. Hypertens Res 2006；29：581-587.
5) Hoshide S, et al.：Morning and evening home blood pressure and risks of incident stroke and coronary artery disease in the Japanese general practice population：the Japan morning surge-home blood pressure study. Hypertension 2016；68：54-61.
6) Nishinaga M, et al.：High morning home blood pressure is associated with a loss of unctional independence in the community-dwelling elderly aged 75 years or older. Hypertens Res 2005；28：657-663.
7) Matsui Y, et al.：Morning hypertension assessed by home monitoring is a strong predictor of concentric left ventricular hypertrophy in patients with untreated hypertension. J Clin Hypertens（Greenwich）2010；12：776-783.
8) Kario K, et al.：Morning surge in blood pressure as a predictor of silent and clinical cerebrovascular disease in elderly hypertensives：a prospective study. Circulation 2003；107：1401-1406.
9) Hoshide S, et al.：Masked nocturnal hypertension and target organ damage in hypertensives with well-controlled self measured home blood pressure. Hypertens Res 2007；30：143-149.
10) Kario K, et al.：Sleep blood pressure self-measured at home as a novel determinant of organ damage：Japan morning surge home blood pressure（J-HOP）study. J Clin Hypertens（Greenwich）2015；17：340-348.
11) Hata Y, et al.：Office blood pressure variability as a predictor of brain infarction in elderly hypertensive patients. Hypertens Res 2000；23：553-560.
12) Rothwell PM, et al.：Prognostic significance of visit-to-visit

variability, maximum systolic blood pressure, and episodic hypertension. Lancet 2010；375：895-905.
13) Diaz KM, et al.：Visit-to-visit variability of blood pressure and cardiovascular disease and all-cause mortality：a systematic review and meta-analysis. Hypertension 2014；64：965-982.
14) Parati G, et al.：Relationship of 24-hour blood pressure mean and variability to severity of target-organ damage in hypertension. J Hypertens 1987；5：93-98.
15) Kikuya M, et al.：Day-by-day variability of blood pressure and heart rate at home as a novel predictor of prognosis：the Ohasama study. Hypertension 2008；52：1045-1050.
16) Hansen TW, et al.：Prognostic value of reading-to-reading blood pressure variability over 24 hours in 8938 subjects from 11 populations. Hypertension 2010；55：1049-1057.
17) Hoshide S, et al.：Day-by-day variability of home blood pressure and incident cardiovascular disease in clinical practice：The J-HOP Study（Japan Morning Surge-Home Blood Pressure）. Hypertension 2018；71：177-184.
18) Schutte R, et al.：Within-subject blood pressure level-not variability-predicts fatal and nonfatal outcomes in a general population. Hypertension 2012；60：1138-1147.
19) Asayama K, et al.：Home blood pressure variability as cardiovascular risk factor in the population of Ohasama. Hypertension 2013；61：61-69.
20) Juhanoja EP, et al.：Outcome-driven thresholds for increased home blood pressure variability. Hypertension 2017；69：599-607.
21) Hara A, et al.：Randomised double-blind comparison of placebo and active drugs for effects on risks associated with blood pressure variability in the systolic hypertension in europe trial. PloS One 2014；9：e103169.
22) Matsumoto A, et al.：Day-to-day variability in home blood pressure is associated with cognitive decline：the Ohasama study. Hypertension 2014；63：1333-1338.
23) Oishi E, et al.：Day-to-day blood pressure variability and risk of dementia in a general Japanese elderly population：the Hisayama study. Circulation 2017；136：516-525.
24) Hanazawa T, et al.：Seasonal variation in self-measured home blood pressure among patients on antihypertensive medications：HOMED-BP study. Hypertens Res 2017；40：284-290.
25) Asayama K, et al.：Does antihypertensive drug class affect day-to-day variability of self-measured home blood pressure? the HOMED-BP study. J Am Heart Assoc 2016；5：e002995.
26) Umemoto S, et al.：Effects of calcium channel blocker-based combinations on intra-individual blood pressure variability：post hoc analysis of the COPE trial. Hypertens Res 2016；39：46-53.
27) Webb AJ, et al.：Effects of antihypertensive-drug class on interindividual variation in blood pressure and risk of stroke：a systematic review and meta-analysis. Lancet 2010；375：906-915.

II 血圧測定

D 脈拍の変動

Abstract

- 心拍数・脈拍数の増加と心血管イベントの関連性が指摘されている.
- JSH2019では「至適脈拍数を設定しないが,高血圧患者にあっては少なくとも脈拍をルーチンに測定すべきである」と表記されている.
- 心拍間隔は変動していることが正常であり,この変動を解析することにより交感・副交感神経活性を表すことができる.
- double productの上昇が心血管病のリスクとなるが,JSH2019では「double productも至適域を設定するには至っていない」と記載されている.

1 脈拍数の意義

脈拍と心拍は同義語ではなく,心房細動や期外収縮などの不整脈では脈拍数と心拍数の間にずれが生じることがある.哺乳動物の心拍数は寿命とほぼ一直線上の逆相関(ヒトは例外)を示し,ハツカネズミが600〜700/分の心拍数で寿命が1.5〜2年,ゾウは20/分の心拍数で寿命が50〜70年とされている.また,一生の総心拍数が一定であり30億回くらいではないかという報告もあり,哺乳類の一員であるヒトにおいても心拍数が寿命と関連性があるのではないかと想像される.国内外の疫学研究において,人と脈拍数が心血管病や総死亡のリスクとの関連性が多く報告されている.イタリアからの報告では心拍数が増えれば増えるほど心疾患関連死が増加することが報告され[1],田主丸研究では心拍数60〜69/分の群で死亡リスクが最も低く,90/分を超えると死亡率が約40%増加することが示されている[2].また,大迫研究からは,朝の家庭血圧測定に基づく脈拍数が70拍/分を超えると心血管死亡が増加することが報告されている[3].このメカニズムとして交感神経活性の関与が考えられており,脈拍の増大そのものよりも交感神経活性の過剰亢進の結果として脈拍が増加しており,交感神経系の興奮が血管ストレス,インスリン抵抗性,血圧上昇,ヘマトクリットの増加などを介して心血管イベントを増加させるのではないかと考えられている[4].血圧と同様に,脈拍にも日内変動があり,夜間24時間自由行動下血圧測定(ABPM)による脈拍数が心血管病や総死亡を有意に予測するとの報告がある[5].さらに薬物介入による脈拍の減少が心血管病の予後の改善につながる報告もいくつかあるが[6],至適脈拍レベルを設定できるほどのエビデンスはまだない.したがって,JSH2019では「至適脈拍数を設定しないが,高血圧患者にあっては少なくとも脈拍をルーチンに測定すべきである」と表記されている.

2 脈拍変動と自律神経

前項の血圧変動同様に脈拍にも変動性が存在するが,血圧変動とは意味合いが少し異なる.不整脈がない場合には脈拍と心拍は理論的に一致し,心拍間隔は変動していることが正常であり,この変動は「心拍変動」「心拍ゆらぎ」と表現されて自律神経系の活性度を表すとされている.なかでも高速フーリエ変換を利用した周波数領域解析は数多くの研究に用いられている.0.15〜0.40 Hzの高周波数帯域(HF)は呼吸を契機として,主に迷走神経活性または副交感神経系から生じると考えられている.一方,0.04〜0.15 Hzの低周波数帯域は,圧受容器のループ遅延が表出したものであるという仮説が立てられており交感神経活性から生じる.LF/HFを用いた研究は数多く,システマ

ティックレビューでは，高血圧患者において心拍変動が低下している，難治性高血圧ではLF/HFが低下をしているなど様々な解析がなされている[7]．また時間領域解析としては，心電図測定時に算出されるCVR-R（coefficient of variation of R-R interval）が広く用いられており，自律神経機能の評価として特に糖尿病領域で使用されて，2%未満が心自律神経障害ありと判断される．

3 double product

脈拍数と収縮期血圧値との積はdouble product（rate-pressure product）とよばれ，心酸素消費量の指標[8]として，運動負荷心電図（エルゴメータやトレッドミル）の運動量の評価に用いられる．近年，家庭血圧測定に基づくdouble productの上昇は心血管死および総死亡のリスクとなるとする報告が行われたが[9]，その後行われたコホートの統合メタ解析では，ABPMに基づくdouble productの上昇が心血管病罹患，心血管死および総死亡のリスクとなるが，予後予測能は収縮期血圧には及ばないことが報告された[10]．以上よりJSH2019では「double productも至適域を設定するには至っていない」と記載されている．

引用文献

1) Palatini P, et al.：High heart rate：a risk factor for cardiovascular death in elderly men. Arch Intern Med 1999；159：585-592.
2) Fujiura Y, et al.：Heart rate and mortality in a Japanese general population：an 18-year follow-up study. J Clin Epidemiol 2001；54：495-500.
3) Hozawa A, et al.：Prognostic value of home heart rate for cardiovascular mortality in the general population：the Ohasama study. Am J Hypertens 2004；17：1005-1010.
4) Palatini P, et al.：Management of the hypertensive patient with elevated heart rate：statement of the Second Consensus Conference endorsed by the European Society of Hypertension. J Hypertens 2016；34：813-821.
5) Palatini P, et al.：Masked tachycardia. A predictor of adverse outcome in hypertension. J Hypertens 2017；35：487-492.
6) Swedberg K, et al.：Ivabradine and outcomes in chronic heart failure（SHIFT）：a randomised placebo-controlled study. Lancet 2010；376：875-885.
7) Carthy ER：Autonomic dysfunction in essential hypertension：a systematic review. Ann Med Surg（Lond）2013；3：2-7.
8) Nelson RR, et al.：Hemodynamic predictors of myocardial oxygen consumption during static and dynamic exercise. Circulation 1974；50：1179-1189.
9) Inoue R, et al.：Predictive value for mortality of the double product at rest obtained by home blood pressure measurement：the Ohasama study. Am J Hypertens 2012；25：568-575.
10) Schutte R, et al.：Double product reflects the predictive power of systolic pressure in the general population：evidence from 9,937 participants. Am J Hypertens 2013；26：665-672.

III 高血圧の診察

◆ 高血圧の診察

> **Abstract**
> ・診察前確率を上昇させる検査を的確に選択するために，感度，特異度，尤度比，陽性的中率，陰性的中率が有用である．
> ・臓器障害の評価，二次性高血圧の除外は初診時のみならず経過観察時にも適宜施行する．
> ・身体所見は全身をみることが重要である．
> ・高齢化社会に向け，認知症，脳血管障害の評価は今後さらに重要になる．

1 診断の組み立て

高血圧の診療における診断プロセスは他の疾患と基本的には同じであるが，高血圧診療においては二次性高血圧の鑑別，臓器障害の評価および合併症の評価が重要であり，病歴聴取，診察，検査計画を立てる際に留意する必要がある．

診療計画を立てる際には，診察前確率が上昇することを考慮すべきであることに異論はない．診断前確率が90%を超えると確定診断，66〜90%では疑い，33〜66%では不明，10〜33%ではほぼ否定，10%未満では否定というのが一般的に用いられる指標である[1]．診断前確率を推察するには疫学研究の結果などの罹患率，罹病率などの情報が必要であり，さらに，計画する診断方法の感度，特異度を熟知する必要があるが，必ずしもすべてのデータがあるわけではなく，エビデンスに基づいた計画を立てられないことも多い．

たとえば以下のような症例を例にとって考えてみたい．

> 1) 48歳女性．健康診断で高血圧を指摘され，精査加療目的に紹介．BMI 25，外来血圧158/88，脈78整．

このような患者の二次性高血圧の1つとして睡眠時無呼吸症候群（SAS）による高血圧を鑑別するにはどうすればよいか？ 日本人の平均BMI 24程度の高血圧患者のコホート研究ではSASは約10%にあるとされている[2]．また，本研究では肥満に伴いSASは増えるとされているので，この患者がSASである診察前確率は現段階では10%強と考えられ，ほぼSASは疑わしくないのではないかとなる．

> 2) 48歳女性．健康診断で高血圧を指摘され，精査加療目的に紹介．BMI 25，外来血圧158/88，脈78整．病歴を聴取したところ家族からイビキの指摘あり．

この症例では1)の症例に病歴聴取でイビキの情報が加わっている．このような所見が加わった場合のSASの罹患率のデータはないが，診察前確率は上昇すると思われる．

ここで，架空の検査A，Bを考えたい．いずれもSASの検査に用いられる検査であるが，感度が99%，特異度が80%のAを測定するのと，感度80%，特異度99%のBを行うのとどちらが望ましいか？ 検査の感度，特異度は図1に示すように計算され，感度は検査により疾患をどれくらい拾い上げられるかであり，特異度は検査により疾患をどれくらい排除できるかである．しかし，これのみでは不十分であり，尤度比（lateralized ratio：LR）を計算する．LRとは病気の患者に所見が存在する確率と病気でない人に所見が存在する確率の比として計算されるので，感度と特異度から簡単に計算できる．すなわち所見が陽性である場合は陽性LRを計算し，所見が陰性である場合は陰性LRを計算する（図2）．本例の検査A，Bに当てはめて考えると図にあるように検査Aが陽性であれ

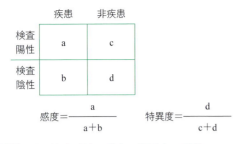

図1 診断検査手技の感度，特異度の計算

検査A	SAS(＋)	SAS(−)
検査陽性	99	20
検査陰性	1	80

positive LR$=\dfrac{0.99}{1-0.80}=4.95$

negative LR$=\dfrac{1-0.99}{0.80}=0.125$

PPV$=\dfrac{99}{99+20}=0.83$

NPV$=\dfrac{80}{1+80}=0.98$

検査B	SAS(＋)	SAS(−)
検査陽性	80	1
検査陰性	20	99

positive LR$=\dfrac{0.80}{1-0.99}=80$

negative LR$=\dfrac{1-0.80}{0.99}=0.202$

PPV$=\dfrac{80}{80+1}=0.98$

NPV$=\dfrac{99}{99+20}=0.83$

図2 検査A，Bを行った際のLR，PPVおよびNPV

ばSASがある確率は4.95倍に高くなり，陰性であれば確率は0.125倍に減ることになる．同様に検査Bでは陽性なら確率は80倍に高くなるが陰性であれば確率は0.202倍に減ることになる．とすると，検査Bは確診につながることがわかる．では，全例で検査Bを選ぶべきであろうか．

そうではない．検査で陽性と出た人のうち実際に病気に罹っている人の割合である陽性的中率（positive predictive value：PPV），陰性と出た人のうち実際に罹っていない人の割合である陰性的中率（negative predictive value：NPV）を計算する必要がある（図2）．

一般に，1つの検査がゴールドスタンダードであることは，病理検査などの特殊なものを除いてはなく，検査前確率を徐々に上げていくことを考える．とすると，1）の症例ではほぼSASはないと考えられるので検査Aを選択し，Aの結果が陰性であればSASはないと判断できる．しかし，Bを選択して陰性であっても，確率は100−83＝17％であり，検査前確率と変わらない．一方，これらの検査で陽性となった場合は診察前はほぼ否定的であったものが1ランク上昇しSASに関しては不明（33〜66％）となるため疑わしい．確診にするためにさらなるデータの収集が必要となる．

一方，2）の症例ではSASが疑わしい．ここでは検査Bを行い陽性となれば確診となるが，Aを行って陽性となっても検査前確率とあまり変わらず，SASである確率は83％のままで疑わしいレベルとなる．これらの検査で陰性となれば，疑わしいから不明にレベルダウンするので，今度はSASを否定するための情報を収集することになる．

本項目ではこのような診療計画の立て方をもとに，病歴聴取，身体所見について概説する．

2 病歴聴取

初診時には高血圧をいつ，どこで，どのように指摘されたかをまず聞く．すなわち健診，自己測定，あるいはほかの疾患で受診時，出産時などのタイミング，測定方法，および血圧値を聴取する．さらに，治療歴があれば服薬内容，副作用の有無ならびに効果を確認する．高血圧発症のリスクについて，高血圧，生活習慣病，心血管イベントの家族歴を詳細に聴き，生下時の体重および幼少時の肥満，妊娠歴のある女性では妊娠時の血圧，血糖，蛋白尿，浮腫の既往を聴取する．これらの病歴は今後の臓器障害の発展などの予測に役立ち，治療前確率を上昇させることに寄与する．

また，初診，経過観察中を通じて生活習慣について聴取する．生活習慣の改善項目にある運動，体重，食事内容，喫煙，飲酒に加え，精神，心理状態，睡眠状態を把握する．これらは生活習慣への介入の手助けとなるほか，治療アドヒアランスなどの目安となること，治療に伴う副作用の早期発見にも有用であることが期待できる．

二次性高血圧の診断前確率を上げるために特徴的な自覚症状の有無を聴取することも重要である．たとえば，クッシング症候群では，満月様顔貌の感度は98％，特異度41％，positive LR 1.6，negative LR 0.1，中心性肥満は感度72〜90％，特異度62〜97％，positive LR 3.0，negative LR 0.2であ

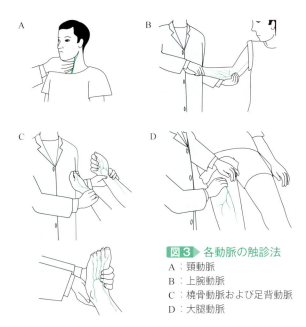

図3 各動脈の触診法
A：頸動脈
B：上腕動脈
C：橈骨動脈および足背動脈
D：大腿動脈

るのに対し，薄い皮膚という所見は感度78%，特異度99%でpositive LR 115.6，negative LR 0.2と極めて特徴的であることがわかる[3,4]．また，体重増減，メタボリックシンドロームの因子に加えて，筋力低下，発汗，頻脈発作，浮腫，夜間頻尿，夜間呼吸困難，早朝の頭痛，昼間の眠気，集中力の低下，抑うつの有無などを確認する．また，家族からイビキ，無呼吸の指摘がないかを確認する．

臓器障害の診断前確率を上げるため，脳血管障害としては一過性脳虚血発作，めまい，頭痛，視力障害，麻痺，筋力低下を，心臓疾患に関しては労作時呼吸困難，夜間呼吸困難，起坐呼吸，体重増加，浮腫，動悸，胸痛を，腎機能に関しては多尿，乏尿，夜間尿，血尿，浮腫，末梢動脈疾患としては跛行や下肢冷感を聴取する．

3 身体所見

経過を通じて身長，体重を測定し，生活習慣改善の治療の指標とする．

高血圧患者診察の基本である血圧測定の方法についてはp.15「II．血圧測定」を参照されたい．

ⓐ 脈

血圧測定と同時に脈拍も確認する．図3に脈を触知する部位を図示する．脈を確認する際には①脈拍数，②リズム，③大きさ，④血管壁の弾性をみる．特に心房細動では自覚症状がない患者も多く，橈骨動脈では脈拍数やリズムが不明であることも多いので，聴診にて心拍数を確認する必要がある．脈の大きさはほぼ血圧値と並行して変化する．従来より下記のような脈についての記載方法がある．

1. **水槌脈**：脈圧が大きく，拡張期血圧が低いことを示唆する．大動脈弁逆流症を疑うが，貧血，甲状腺機能亢進症，完全房室ブロック，発熱，肝不全，動静脈瘻でも認められる．
2. **小脈**：心拍出量が低下していることを示唆し，僧房弁閉鎖不全，収縮性心膜炎，心源性ショック，急性心筋梗塞で認める．
3. **交互脈**：大きい脈と小さい脈が交互に規則的に認められる．時に収縮期血圧の差が20 mmHgを超えることもあり，左心室不全を示唆する．
4. **奇脈**：心嚢液が貯留していることを示唆する．吸気時に収縮期血圧が下がることを反映している．コロトコフ音がまず呼気時にのみ聴こえ，徐々にカフ圧を下げるにつれて吸気時にも聴取するようになりその差が10 mmHg以上ある場合奇脈とする．
5. **その他**：大動脈弁の異常により遅脈（大動脈狭窄），二峰性脈（弁閉鎖不全）がある．

ⓑ 心音

心音でまず注目するのはI音とII音であり，前者は心房から心室への血流，後者は心室からの駆出に関連する．心音聴取では脈と同様，リズムを知ることができるほかに，雑音，III音，IV音といった過剰な心音がないかを確認する．

I音の亢進は左房圧が亢進していることを示唆し，減弱は心拍出量の低下を示唆する．つまり亢進は僧房弁狭窄や甲状腺機能亢進，あるいは貧血でも生じる．一方II音は呼吸性分裂があり，呼気時には1つの音として聞こえるが，吸気時には静脈還流量が増大することと肺静脈系に血液がたまることの2つのメカニズムで肺動脈弁，大動脈弁の閉鎖時間にずれが生じるためII音が分裂する．すなわち静脈還流量の増大は右心室拍出量の増加

と右心室収縮時間が延長を引き起こし肺動脈弁の閉鎖が遅れる．また，肺静脈に血液がたまるため左心室への還流が減少し，左心室の収縮時間が短縮し，大動脈弁閉鎖が早くなる．左室の収縮能が低下し収縮時間が延長すると，吸気時の分裂が認められなくなり，逆に呼気時に分裂が認められるようになる．

雑音は血流が乱流となることによって生じる．いつ，どこで，どのように聴こえるかに注意する．つまり，収縮期，拡張期，最強点，強さ(Levine分類，表1)，高さ，持続時間と性状（漸増，漸減など）を記載する．

III音は心室急速充満期に聴取する低周波音であり，左側臥位心尖部でベル型聴診器で聴取しやすく，心不全を示唆するが，僧房弁閉鎖不全においても聴取する．III音が左室駆出率＜0.5を検出する感度は11～51％，特異度は86～98％，positive LR 3.4，negative LR 0.7であるのに対し，BNP上昇を検出する感度は41～65％，特異度は93～97％，positive LR 10.1，negative LR 0.5である．IV音は収縮前期の心音で左心室肥大や心筋虚血にて聴取する．

c 血管雑音

心雑音と同様，血液の乱流により聴取される．高血圧患者においては，二次性高血圧の診断前確率を上昇させる腹部，特に腎動脈の血管雑音は重要である．膜型聴診器で聴取できる低い音である．屈伸運動により腎血流量を増加させてから聴取すると聴きやすくなる．また，甲状腺機能亢進症では，甲状腺部位に血管雑音を拡張期に聴取する．臓器障害の評価として，頸動脈の雑音はアテローム性動脈硬化を，腹部の雑音は腹部大動脈瘤を示唆する．

d 眼底

最近では眼底カメラを用いて簡便に観察ができるが，眼底所見と全身の動脈硬化との関連性には疑問が呈されている．詳細はp.48「IV-A．6．眼底検査」を参照されたい．

e 頭頸部

眼瞼粘膜，結膜の貧血，頸静脈の怒張の確認，

表1 Levineの分類

I度	極度に弱く辛うじて聴き取ることができる
II度	弱いが容易に聴き取ることができる
III度	中等度に強い．振戦を伴わない
IV度	非常に強い．振戦を伴うが聴診器を胸壁につけないと聴こえない
V度	極度に強く聴診器を胸壁に触れる程度で聴き取ることができる
VI度	胸壁に近づけるだけで離れていても聴くことができる

表2 意識障害の分類(Japan coma scale)

I．	刺激しないでも覚醒している状態(1桁で表現)
1	だいたい意識清明だが，今ひとつはっきりしない．
2	見当識障害がある．
3	自分の名前，生年月日が言えない．
II．	刺激すると覚醒する状態．刺激をやめると眠り込む(2桁で表現)．
10	普通の呼びかけで容易に開眼する．合目的な運動(たとえば，右手を握れ，離せ)をするし，言葉も出るが，間違いが多い．
20	大きな声または体を揺さぶることにより開眼する．簡単な命令に応ずる．たとえば握手．
30	痛み刺激を加えつつ呼びかけを繰り返すと辛うじて開眼する．
III．	刺激をしても覚醒しない状態(3桁で表現)
100	痛み刺激に対し，はらいのけるような動作をする．
200	痛み刺激で少し手足を動かしたり，顔をしかめる．
300	痛み刺激に反応しない．

甲状腺の触診などを行う．特に頸静脈の観察はうっ血性心不全，肺高血圧の指標として用いられる．正常では頸静脈は仰臥位で怒張しており，吸気で虚脱する．仰臥位から状態を起こしていき怒張が見えなくなる高さは頸静脈圧を示唆する．特に胸骨角からの高さが心房より5 cm高いことを利用し，胸骨角から内頸静脈上縁までの距離を測定し5 cmを加えると頸静脈圧となる．頸静脈の拍動のうち頸動脈に先んじるものが心房の収縮を反映し，この拍動が大きくなると肺高血圧など心房圧の上昇を示唆する．本法で中心静脈圧＞8 cmH$_2$Oを検出する感度は47～92％，特異度は93～96％，positive LR 9.0，negative LRは有意差なし，12 cmH$_2$Oとなると感度は78～95％となり，特異度は89～93％，positive LR 10.4，negative LR 0.1となる．

表3 ▶ 長谷川式簡易認知機能検査

1. お歳はいくつですか？

    2年までの誤差は正解
    正解　1点，不正解　0点

2. 今日は何年の何月何日ですか？　何曜日ですか？

    年・月・日・曜日
    各1点ずつ

3. 私たちが今いるところはどこですか？（正答がないときは5秒後にヒントを与える）

    自発的に答えられた　2点
    5秒おいて「家ですか？　病院ですか？　施設ですか？」の中から正しい選択ができた　1点
    不正解　0点

4. これから言う3つの言葉を言ってみてください．あとの設問でまた聞きますのでよく覚えておいてください．
    以下の系列のいずれか1つで，採用した系列に○印をしておく．
    系列1　a）桜　b）猫　c）電車
    系列2　a）梅　b）犬　c）自動車

    言葉ごとに各1点ずつ
    正答できなかったとき，正しい答えを覚えさせる．
    （3回以上言っても覚えられない言葉は横線で消す）
    3つ正解　3点，2つ正解　2点，1つ正解　1点，不正解　0点

5. 100から7を順番に引いてください．（aに正解のときのみbも行う）
    a）100-7は？
    b）それから7を引くと？

    a, b各1点ずつ
    a）正解（93）1点，b）正解（86）1点，不正解　0点

6. これから言う数字を逆から言ってください．（aに正解のときのみbも行う）
    a）6-8-2
    b）3-5-2-9

    a, b　各1点ずつ
    a）正解（2-8-6）1点，b）正解（9-2-5-3）1点，不正解　0点

7. 先ほど覚えてもらった言葉（問4の3つの言葉）をもう一度言ってみてください．
    正答が出なかった言葉にはヒントを与える．

    自発的に答えられた　2点
    ヒント　a）植物　b）動物　c）乗り物　を与えたら正解できた　1点
    不正解　0点

8. これから5つの品物を見せます．それを隠しますので何があったか言ってください．
    1つずつ名前を言いながら並べ覚えさせる．次に隠す．
    時計，くし，はさみ，タバコ，ペンなど必ず相互に無関係なものを使う．

    1つ正答するごとに1点，5つ正解　5点

9. 知っている野菜の名前をできるだけ多く言ってください．
    答えた野菜の名前を記入する．
    途中で詰まり，約10秒待っても出ない場合にはそこで打ち切る．

    正答数ごとに下記点数
    正答数10個以上　5点，正答数9個　4点，正答数8個　3点，正答数7個　3点，正答数6個　2点，正答数0～5個　0点

30点満点で，20点以下のとき，認知症の可能性が高いと判断される．
認知症の重症度別の平均点：
非認知症：24.3点，軽度認知症：19.1点，中等度認知症：15.4点，やや高度認知症：10.7点，高度認知症：4.0点

---

f 胸部

心音に加え，肺雑音を聴取し，肺うっ血の診断の助けとする．また，β遮断薬を内服中は喘息や気道抵抗の増大に留意する．

g 腹部

血管系として上述の雑音のほかに，拍動性の腫瘤の有無を確認する．腹部各臓器（肝臓，腎臓）の腫大および叩打痛の有無を確認する．

h 神経学的所見

脳血管障害の診断前確率を上げるため，あるいは診断のために行う．また，認知症の評価も行う．脳血管障害急性期には意識状態（表2），呼吸，失禁の有無，体温異常，頸部硬直，除脳硬直，脳神経反射，機能の異常，四肢の屈曲，伸展，深部反射，病的反射，痛み刺激反射をみる．通常の診療においては脳梗塞の症状としての運動および感覚麻痺や小脳症状の有無のほかに甲状腺機能亢進症などで認められる振戦にも注意する．また，高血圧患者では認知機能障害も多いため，認知能について長谷川式簡易認知機能検査（表3）やmini-mental state examination（表4），geriatric depression scale（表5）やBeck depression inventoryによる抑うつの評価も行う．

自律神経機能検査は起立性低血圧の診断のため

表4 ▶ mini-mental state examination（MMSE）

24点以上で正常と判断，10点未満では高度な知能低下，20点未満では中等度の知能低下と診断する．23点を閾値としたとき認知症の感度69〜100%，特異度78〜99%，Positive LR 8.1，Negative LR 0.2．

1. 日時（5点）

    今年は何年ですか．
    いまの季節は何ですか．
    今日は何曜日ですか．
    今日は何月何日ですか．

2. 現在地（5点）

    ここは何県ですか．
    ここは何市ですか．
    ここは何病院ですか．
    ここは何階ですか．
    ここは何地方ですか．

3. 記憶（3点）

    相互に無関係な物品名を3個聞かせ，それをそのまま復唱させる．1個答えられるごとに1点．すべて言えなければ6回まで繰り返す．

4. 7シリーズ（5点）

    100から順に7を引いていく．5回できれば5点．間違えた時点で打ち切り．
    あるいは「フジノヤマ」を逆唱させる．

5. 想起（3点）

    3で示した物品名を再度復唱させる．

6. 呼称（2点）

    時計と鉛筆を順に見せて，名称を答えさせる．

7. 読字（1点）

    次の文章を繰り返す．「みんなで，力を合わせて綱を引きます」

8. 言語理解（3点）

    次の3つの命令を口頭で伝え，すべて聞き終わってから実行する．
    「右手にこの紙を持ってください」
    「それを半分に折りたたんでください」
    「机の上に置いてください」

9. 文章理解（1点）

    次の文章を読んで実行する．「眼を閉じなさい」

10. 文章構成（1点）

    何か文章を書いてください．

11. 図形把握（1点）

    次の図形を書き写してください．

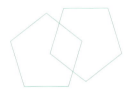

表5 ▶ geriatric depression scale（GDS）簡易版

1. 毎日の生活に満足していますか
2. 毎日の活動力や周囲に対する興味が低下したと思いますか
3. 生活が空虚だと思いますか
4. 毎日が退屈だと思うことが多いですか
5. たいていは機嫌良く過ごすことが多いですか
6. 将来の漠然とした不安に駆られることが多いですか
7. 多くの場合は自分が幸福だと思いますか
8. 自分が無力だなあと思うことが多いですか
9. 外出したり何か新しいことをするよりも家にいたいと思いますか
10. なによりもまず，物忘れが気になりますか
11. いま生きていることが素晴らしいと思いますか
12. 生きていても仕方がないと思う気持ちになることがありますか
13. 自分が活気にあふれていると思いますか
14. 希望がないと思うことがありますか
15. 周りの人があなたより幸せそうに見えますか

1，5，7，11，13には「はい」に0点「いいえ」に1点を，2，3，4，6，8，9，10，12，14，15にはその逆を配点し，合計する．5点以上がうつ傾向，10点以上がうつ状態とされている．

［松林公蔵，他：総合的日常生活機能評価表—1 評価の方法．Geriatr Med 1994；32：541-546 より］

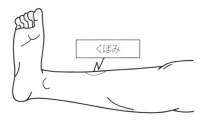
（＋）正常の外観であるが，強く圧迫するとくぼみがみられる．

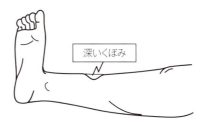
（＋2）正常の外観であるが，圧迫すると深いくぼみがみられる．

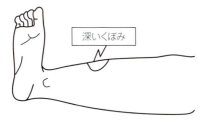
（＋3）全体に膨れてくぼみも深い．

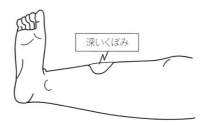
（＋4）腫脹し，深いくぼみがみられる．

図4 浮腫の程度
浮腫の程度はできた圧痕により＋から＋4まで分けられる．単に浮腫と記載するより，この方法で，より具体的に記載するのが望ましい．

に行うことが多いが，自律神経機能の異常は夜間血圧の異常の原因ともなることから，夜間血圧の異常を認める，あるいは疑われる場合にも検査を行う．起立性低血圧の診断には小児において診断基準が提唱されている．チルトテーブルを用いた受動的起立試験で脈圧低下が 16 mmHg 以上あるいは収縮期血圧低下が 21 mmHg 以上を陽性とする．簡便な方法では患者に自立させる起立試験を用いる．安静5分後の血圧と能動的起立後1，2分後の血圧および心拍数の変化および自覚症状を測定する．

四肢

四肢では脈，筋力，麻痺の有無に加え浮腫を確認する．脛骨に第二から第四指で20秒間の圧迫を加え図4に示す程度で評価する．

▶ 引用文献

1) Medow MA, et al.：A qualitative approach to Bayes' theorem. Evid Based Med 2011；16：163-167.
2) Kario K：Obstructive sleep apnea syndrome and hypertension：ambulatory blood pressure. Hypertens Res 2009；32：428-432.
3) Streeten DH, et al.：The diagnosis of hypercortisolism. Biochemical criteria differentiating patients from lean and obese normal subjects and from females on oral contraceptives. J Clin Endocrinol Metab 1969；29：1191-1211.
4) Corenblum B, et al.：Bedside assessment of skin-fold thickness. A useful measurement for distinguishing Cushing's disease from other causes of hirsutism and oligomenorrhea. Arch Intern Med 1994；154：777-781.

▶ 参考文献

・吉利　和：内科診断学．金芳堂，2004.
・McGee S：Evidence-based physical diagnosis. 3rd ed, Elsevier, 2012.

column 1　成人の本態性高血圧患者において，家庭血圧を指標とした降圧治療は，診察室血圧を指標とした治療に比べ，推奨できるか？

家庭血圧を指標とした降圧治療の実施を強く推奨する．

家庭血圧は，診察室血圧よりも信頼性・再現性が高く，脳心血管病ならびに標的臓器障害との関連が強いことが多くの研究から報告されている．これらのエビデンスから，日本高血圧学会高血圧治療ガイドライン2014(JSH2014)においては，「診察室血圧と家庭血圧の間に診断の差がある場合，家庭血圧による診断を優先する」ことが明記された．一方で，降圧治療の指標としては診察室血圧で十分とする一般医家も少数ではあるが存在する．この意識・見解の相違を解消するために，JSH 2019において本テーマのCQ1を立てシステマティックレビュー(SR)を行った．

当初アウトカムとしては，1)脳心血管病発症率の低下，2)脳心血管死亡率の低下，3)24時間自由行動下血圧平均値の低下，の3つを設定したが，1)，2)に該当するRCTは抽出されなかったため，3)についてのみSRを行った．

その結果，家庭血圧を指標とした降圧治療は，診察室血圧を指標とした治療と比べ，24時間自由行動下血圧平均値の低下に有用であることが示された．当初抽出された全13研究を用いたメタ解析では研究間で高い異質性が観察された．この要因として，家庭血圧と診察室血圧の降圧目標を同一とした研究の存在が考えられた．これらは，家庭血圧値と診察室血圧値との差が広く認識される以前の古い時代に実施されたものである．現在，脳心血管病発症率が同程度となる家庭血圧値も，診察室血圧値に比べ5 mmHg程度低いことが示されている．よって，これらの研究を除外したところ，異質性は消失し，家庭血圧指標群と診察室血圧指標群の24時間自由行動下血圧平均値の降圧度の差は，収縮期で−3.80 mmHg(95%信頼区間−5.19〜−2.42 mmHg)，拡張期で−2.32 mmHg(95%信頼区間−3.32〜−1.32 mmHg)となった．

これらの降圧度の差は，アジア人における24時間自由行動下血圧平均値を用いた観察研究のメタ分析からは，それぞれ脳心血管病発症リスク17.4%，17.5%の低下と関連することが示唆される．また，日本の本態性高血圧患者を対象として実施されたHOMED-BP研究では，降圧治療中の家庭血圧が診察室血圧に比べ脳心血管病発症・死亡リスクとの関連が強いことが報告されている．これより，家庭血圧を指標とし，本ガイドラインにおける家庭血圧の降圧目標達成を目指した降圧治療は，脳心血管病発症率・死亡率低下にも有用である可能性が強く示唆される．

これらのエビデンスを総合的に検討し，JSH 2019においては，「家庭血圧を指標とした降圧治療の実施を強く推奨する」との推奨に至った．ただし，その大前提は，本ガイドラインに従った適切な家庭血圧測定実施のための適切な患者教育と医師による血圧値の適格・厳格な評価であることはいうまでもない．

[JSH2019 ▶ CQ1参照]

column 2　白衣高血圧者は経過観察を行うべきか？

　白衣高血圧者とは，診察室血圧が高血圧を呈するが，診察室外血圧は正常血圧である者を指す．これまでの報告では，白衣高血圧は診察室外血圧も高い持続性高血圧と比べ，臓器障害も軽度で心血管予後も良好であるとされている．一方で，白衣高血圧の一部は将来，持続性高血圧に移行し，長期的には心血管イベントの高いリスクに寄与することが報告されている．なお，白衣高血圧という語は，狭義には高血圧未治療の症例に用いられるものである．また，欧米のガイドラインやステートメントでは，診察室外血圧の評価には主として自由行動下血圧計（ABPM）が推奨されているが，日本においては家庭血圧が重視されている．したがって本システマティックレビュー（SR）では，1）診察室外血圧の評価は，ABPMか家庭血圧のいずれかであること，2）治療中高血圧患者における白衣高血圧は除外する，こととした．アウトカムについては，最終的に1）脳心血管病の発症・死亡（脳心血管複合イベント），2）脳卒中の発症・死亡，3）心疾患の発症・死亡，4）全死亡，5）持続性高血圧の移行，の5つを設定した．最終的に，本テーマであるJSH2019のCQ2のアウトカムに適し，かつメタ解析可能である論文11件が抽出された．

　SRの結果，降圧薬未治療症例において，"持続性高血圧への移行"は白衣高血圧が正常血圧と比較し有意にリスクとなった．イベント発症に関して，脳心血管病の発症・死亡については白衣高血圧が正常血圧と比較し有意に高リスクとなったが，全死亡，心疾患発症・死亡に関しては，両者のリスクは統計学的に同程度であった．脳卒中発症に関しては，白衣高血圧がリスクである傾向は

認めた．一方で，白衣高血圧のイベントリスクを白衣高血圧そのものが有しているのか，それとも白衣高血圧が持続性高血圧に移行した結果として高いイベントリスクを有しているかは不明である．したがって，日本人の白衣高血圧患者に対しては，イベント発症だけではなく，持続性高血圧への高い移行確率を考慮したうえでの注意深い経過観察が必要と考えられる．

　今回，白衣高血圧の診断を行うための診察室外血圧の評価法としてABPMと家庭血圧の両者を採用した．結果的に本SRの対象論文では，診察室外血圧の評価をABPMで行ったものが多かったが，診察室外血圧の差異にも留意する必要があると考えられる．

　本SRの結果を解釈するうえで注意すべきことは，①研究間で白衣高血圧の定義が異なる，②ベースライン時の持続性高血圧の定義に降圧薬加療中であることが含まれている研究もあり，それらの中に白衣高血圧が含まれる可能性があることから，白衣高血圧者のリスクが過小評価された可能性がある，③診察室血圧の測定方法が統一されていない，④すべての研究において追跡期間中の降圧薬使用の影響が考慮されていない，などがあげられる．

　家庭血圧あるいはABPMは，高血圧の診断・治療の過程で入手すべき臨床情報であり，高血圧診療のアドヒアランス向上にも寄与し得る．したがって，白衣高血圧者の同定と注意深い経過観察は，患者側・医療側いずれにおいても有益性が高いと考えられる．

[JSH2019 ▶ CQ2 参照]

IV 臨床検査

A 一般必須検査

> **Abstract**
> ・臨床検査の限界を理解し，検査値の評価を行う．
> ・臓器障害の評価，二次性高血圧の診断のために適正な検査を選び，適正な時期に繰り返し評価を行う．
> ・検査を行う場合には保険診療の範囲にも留意する．

1 臨床検査はどこまで信頼できるか？

　診断における信頼度からすると，p.35「III．高血圧の診察」で述べた身体所見による診察は医師の力量にかかわる部分があるため，検体検査のほうが信頼度が高いと思われがちである．信頼度は図1に示すような計算方法でκ統計値を算出し，この値が1.0に近いと信頼度が高いとされる．実際これらを各種身体所見や検査で比べてみると，たとえば心雑音のLevineの分類が0.43～0.60[1]，収縮期血圧160 mmHg未満では0.75[2]であるのに対し，胸部X線での心肥大が0.48[3]，digital sub-traction angiography（DSA）による腎動脈狭窄が0.65[4]であり，大きな差はない．また，内分泌専門医に甲状腺機能データとその他の臨床検査値を見せて最終判断を下させたところ，40％が不一致であったとの報告もある[5]．このように臨床検査であってもその検査結果の有意性を判断する過程があるため完全一致はしない．さらに，検体検査においては検体採取の方法（採血のやり方），タイミング，検体取扱い方法により測定値に誤差が生じる．各々の誤差は小さくても，積み重なると大きな誤差となり得るので注意が必要である．たとえば性別による差，年齢による差，食事の影響，日内変動のほかにも，検体取扱い時に生じる異常として溶血でKが高くなること，尿蛋白は試験紙法ではアルカリ尿，逆性石けんの混入などで偽陽性となることは高血圧患者の診療において留意すべき点であろう．

　正しく測定された検査データを臨床的に判断する際に留意する点として，基準範囲と異常値の問題がある．すべての生体情報は個人間でばらつきがある．そこで，基準範囲と異常値は健常者に生理的に認められる変動幅から設定され，母集団によって変わる．基準範囲は測定施設独自に設定するため，測定施設ごとに異なる．一方，臨床判断のためには，症例対照研究により設定される診断閾値（カットオフ値），疫学的調査研究により設定される予防医学的閾値，および経験則，症例集積研究から決められる治療閾値を設定する必要がある．診断閾値として，"高血圧"と定義する血圧値を定めている．予防医学的閾値は血圧値では診断閾値と同義に扱われることが多いが，特定健診の

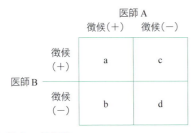

図1 ▶ 検査の信頼度

観察一致率 $P_O = \dfrac{a+d}{a+b+c+d}$，偶然一致率 P_E

医師Aは$(a+b)/(a+b+c+d)$の比率で徴候ありとした．
医師Bが徴候ありとしたa+c人の患者のうち，医師Aが偶然に徴候ありとする人数は$(a+c)\times(a+b)/(a+b+c+d)$人となる．この人数は医師A，Bの判断結果が偶然に一致する人数になるので，一致率はこの人数をサンプル全数の$(a+b+c+d)$で割った比率になる．
すなわち，$(a+c)\times(a+b)/(a+b+c+d)^2$　となる．
同様に徴候なしと偶然2人が判断する確率は
$(c+d)\times(b+d)/(a+b+c+d)^2$となる．
これらの和を偶然一致率とする．

κ統計値$= \dfrac{P_O - P_E}{1 - P_E}$

血糖，LDLコレステロール値が予防医学的閾値に該当する．一方，治療閾値としては，降圧目標値，すぐに是正する血糖値などが該当する．JSH2019でもこれらの設定値を記載しているが，診断閾値については，本来ならば対象疾患の有病率と偽陰性，偽陽性の過誤によって生じる医療コストを勘案して決める必要がある．二次性高血圧鑑別のための検査値も，内分泌専門外来では有病率が高いので偽陰性が減るように閾値を低めに設定するが，有病率が低い一般外来では閾値は高めに設定し，偽陽性を少なくする．検査計画を立てるために必要なエビデンスのとらえ方はp.35「Ⅲ．高血圧の診察」を参考にしてもらいたい．

本項目ではこのような検査に対する認識を共有したうえで，高血圧患者の病態把握，臓器障害評価，治療効果判定のための一般検査について解説する．

2 尿，血液検査

a 尿検査

まず試験紙法による尿定性試験を行う．腎実質性高血圧症の鑑別のみならず，腎障害の評価にも用いることができる．尿蛋白は慢性腎臓病（CKD）の診断基準にあるほかにも，末期腎不全や心血管病の危険因子として重要であり，また，高血圧治療の評価項目として蛋白尿を減少させることがあげられている．尿蛋白は定性反応で評価する．蛋白＋/－は概ね15 mg/dL，1＋は30 mg/dL，2＋は100 mg/dLに相当する．糖尿病性腎症を疑う場合はアルブミンを随時尿で定量し，より細かな管理を行う．高血圧患者では尿中アルブミンの測定は保険適用上認められていないが，最近は試験紙法でクレアチニン（Cr）補正が可能な試験紙も販売されており，尿定性試験として半定量することが可能である．

蛋白尿は一過性のものも多く，持続性に認められるものに意義があるので，複数回の検尿が必要である．一過性蛋白尿は過激な運動，発熱，ストレスなどによって引き起こされる．また，随時尿では蛋白陽性でも，早朝第一尿が陰性の持続性蛋白尿では，体位性蛋白尿の疑いがある．遊走腎が認められない場合は軽度の糸球体腎炎の可能性を考え，経過観察を行う．

蛋白尿の原因鑑別には血中の異常蛋白の漏出による腎前性，腎性，腎盂以下の尿路病変による腎後性の区分がわかりやすい．高血圧症と関連するものとしては心不全や甲状腺機能亢進症による腎前性蛋白尿，腎実質の障害による腎性がある．最も多く認められるものは腎性蛋白尿であり，尿沈渣での円柱や糸球体型赤血球の所見は腎実質性の障害を示唆する．腎性蛋白尿は糸球体由来のものと尿細管由来のものを鑑別する．糸球体性では糸球体基底膜の蛋白漏出によりアルブミンから分子量の大きい免疫グロブリンといった蛋白まで尿中に出ることがある．尿細管性では尿細管での蛋白の再吸収障害によって生じるβ_2ミクログロブリン，N-アセチルグルコサミニダーゼ（NAG）といった低分子量蛋白が主でその原因として尿細管壊死や間質性腎炎のほかに高血圧患者では薬剤性高血圧症の原因である非ステロイド性抗炎症薬（NSAIDs）やシクロスポリンによって生じるものを念頭におく．

蛋白尿の経過観察は軽度蛋白尿であれば1～3か月ごとに尿沈渣，蛋白尿の定量と3～6か月に一度eGFRの算出を行う．中等度以上であれば，さらに頻回に行う．尿細管障害のマーカーである尿中NAGを月2回以上測定する際は，保険診療上，症状・経過の説明が求められる．

潜血反応の判断には必ず沈渣法を併用し，顕微鏡的血尿かどうか確認する．潜血反応陽性で沈渣の赤血球が陰性の場合は，低張尿，細菌尿，アルカリ尿，まれな例としてミオグロビン尿やヘモグロビン尿を疑う．一方，沈渣で赤血球が認められるにもかかわらず潜血反応が陰性の場合は顕微鏡的血尿として扱い，アスコルビン酸の摂取や試験紙の劣化を疑う．高血圧罹患歴が短いにもかかわらず顕微鏡的血尿を認める場合には嚢胞腎を疑う．

尿糖は一般に血糖180 mg以上で認められ，糖尿病を疑うが，高血圧患者においてはクッシング症候群などの高血糖を呈する二次性高血圧を疑うきっかけとなる．

b 血球検査

高血圧発症と貧血の関連で留意するのは腎性貧血である．高血圧患者で貧血の場合は腎機能の確

表 1 ▶ メタボリックシンドロームの診断基準

内臓脂肪（腹腔内脂肪）の蓄積	
ウエスト周囲径　男性	≧85 cm
女性	≧90 cm
（内臓脂肪面積　男女とも≧100 cm²に相当）	

上記に加え以下のうち 2 項目以上	
高トリグリセリド血症 かつ/または	≧150 mg/dL
低 HDL コレステロール血症	<40 mg/dL 男女とも
収縮期血圧 かつ/または	≧130 mmHg
拡張期血圧	≧85 mmHg
空腹時血糖	≧110 mg/dL

［メタボリックシンドローム診断基準検討委員会：メタボリックシンドロームの定義と診断基準．日内会誌 2005；94：188-203 より］

表 2 ▶ CKD の定義

1. 尿異常，画像診断，血液，病理で腎障害の存在が明らか．特に 0.15 g/gCr 以上の蛋白尿（30 mg/gCr 以上のアルブミン尿）の存在が重要
2. GFR<60 mL/分/1.73 m²
1，2 のいずれかまたは両方が 3 か月以上持続する

［日本腎臓学会（編）：エビデンスに基づく CKD 診療ガイドライン 2018．東京医学社，2018 より］

認と網状赤血球数の確認を行う．一方，腎性貧血の治療に用いるエリスロポエチンは血圧上昇を起こすことが知られている．循環血液量・血液粘度の増加が原因と考えられる．高血圧患者で認める白血球数の異常は，クッシング症候群での好酸球・リンパ球の減少と好中球の増加のほか，急性心筋梗塞時の好中球の増加がある．

3 血液生化学検査

血液生化学検査では病態の把握，危険因子の同定，ならびに臓器障害の評価を考慮し，Cr［またはシスタチン C（Cys C）］，尿酸，ナトリウム，カリウム，空腹時トリグリセリド（TG），HDL コレステロール（HDL-C），総コレステロール（TC）［または LDL コレステロール（LDL-C）］，空腹時血糖，ALT，γ-GT を測定する．外来診療においては 10 項目を超える項目の測定は保険診療上費用の算定ができないので留意する．JSH2019 ではこの点を鑑みて，推奨する検査項目をあげていないが，肝機能の一般検査として ALT，γ-GT は高血圧症との関連が報告されている．

腎機能評価のために血清 Cr あるいは Cys C から eGFR を算出する（後述「a 腎機能」）．LDL-C の直接法による測定は従来標準化されていないため，Friedewald の式（後述「d 脂質」）を用いることが推奨されていたが，現在では標準化されたため直接で測定することで支障はない．メタボリックシンドロームの診断基準（表 1）を満たすか否かは，高血圧患者のリスク層別化に参考になり，経過観察中繰り返して測定することが望ましい．

a 腎機能

腎機能低下は高血圧の発症要因であるだけでなく危険因子として重要であるため，CKD の診断基準（表 2）でも蛋白尿とあわせて eGFR の評価を必須としている．腎障害の早期発見，早期介入は腎不全とともに心血管イベントの発症を予防することが期待される．それゆえ JSH2019 においてもリスクの層別化において CKD 患者は血圧値にかかわらず高リスクとされる．18 歳以上の eGFR は，Cr あるいは Cys C の検査値を用いて，日本人用の次の推算式で算出する．

<<Cr 値を用いる場合>>

男性
$eGFR_{Cr}(mL/分/1.73\,m^2)$
$= 194 \times Cr^{-1.094} \times 年齢^{-0.287}$
女性
$eGFR_{Cr}(mL/分/1.73\,m^2)$
$= 194 \times Cr^{-1.094} \times 年齢^{-0.287} \times 0.739$

<<Cys C 値を用いる場合>>

男性
$eGFRcys(mL/分/1.73\,m^2)$
$= (104 \times CysC^{-1.019} \times 0.996^{年齢}) - 8$
女性
$eGFRcys(mL/分/1.73\,m^2)$
$= (104 \times CysC^{-1.019} \times 0.996^{年齢} \times 0.929) - 8$

レニン・アンジオテンシン（RA）系阻害薬を用いると血清 Cr が上昇し，見かけ上 eGFR が低下する．Cr<3.0 で 70 歳未満では図 2 に示すような対応をとることが勧められる[6]．Cr 2.0 mg/dL 以上の患者では薬剤は少量から用い，Cr のみならず血

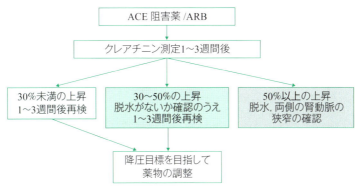

図2 ▶ RA系阻害薬投与時のクレアチニン上昇への対処方法

清K値の推移にも注意する．利尿薬の使用においてはeGFR＜30 mL/分/1.73 m²未満では長時間作用型のループ利尿薬を用いることが推奨される．また，RA系阻害薬と利尿薬併用例では，特に脱水になりやすい季節および高齢者の場合は低Na血症に注意する．

ⓑ 尿酸

尿酸は抗酸化作用をもつ一方で血管障害因子でもあり，日本痛風・核酸代謝学会の「高尿酸血症・痛風の治療ガイドライン第3版」でも高尿酸血症が高血圧の発症リスクであるとしている．血清尿酸値には著明な性差がある．女性ホルモンは尿酸排泄作用を有するために閉経前女性の尿酸値は男性に比べ明らかに低い．高血圧患者では，尿酸値が8.0 mg/dLを超える場合は男女問わず薬物療法を考慮し，6.0 mg/dL以下にコントロールすることが勧められている．高尿酸血症は，その発症機序から尿酸産生過剰型と排泄低下型および混合型に分類され，尿中尿酸排泄量あるいは尿酸クリアランスから，産生過剰型では＞0.51 mg/kg/時および≧7.3 mL/分，排泄低下型では＜0.48 mg/kg/時および＜7.3 mL/分，混合型は＞0.51 mg/kg/時および＜7.3 mL/分と診断する．高尿酸血症を呈する場合は病型分類のために尿中尿酸を測定する必要がある．また，利尿薬を使用している場合には尿酸排泄低下により高尿酸血症をきたす危険があるため，定期的な血中尿酸の測定が勧められる．

ⓒ 電解質

NaやClの異常に加え，静脈血でのHCO_3^-の測定も体液量，電解質異常を評価するうえで有用である．また，各種二次性高血圧ではKの異常を呈する．グリチルリチンのような薬剤性高血圧でもKの異常を認める．また，利尿薬による低K血症，RA系阻害薬やβ遮断薬，抗アルドステロン薬による高K血症には注意が必要である．

ⓓ 脂質

血清TC，特にLDL-Cの高値は冠動脈疾患の危険因子であるが，高血圧合併ではさらにその相対リスクが増大する．脂質異常の診断基準および管理目標は動脈硬化学会の「動脈硬化性疾患予防ガイドライン2017」を参照されたい．動脈硬化学会のガイドラインでは絶対リスクを導入しているため，高血圧の有無は管理区分に影響を与えない．糖尿病，CKDなどのほかのリスクとあわせて管理方針を決定する．

二次性高血圧のうち，甲状腺機能低下症では高脂血症を呈することがあり，甲状腺機能亢進症ではTC，LDL-C，HDL-Cの低下を呈することがある．

ⓔ 血糖

高血圧患者では，耐糖能異常も含め糖尿病の頻度は正常血圧者に比べて数倍高い．同時に，糖尿病患者における高血圧の頻度も約2倍高い．インスリン抵抗性を介した両者の関係については長く研究されてきた．また，両者の合併は血管病変をさらに悪化させるため，高血圧患者における血糖の管理は重要である．糖尿病の診断基準は糖尿病学会の「糖尿病治療ガイド」に詳しい(表3)．

表3 ▶ 糖尿病型の診断基準

1. 早朝空腹時血糖　126 mg/dL 以上
2. 75 g OGTT 2 時間値血糖　200 mg/dL 以上
3. 随時血糖　200 mg/dL 以上
4. HbA1c（NGSP）　6.5% 以上

1〜4 のいずれかが確認された場合は「糖尿病型」と判定する．糖尿病の診断については「糖尿病治療ガイド」を参照．
[日本糖尿病学会（編）：糖尿病治療ガイド 2018-2019．文光堂，2018 より]

HbA1c と血糖値での診断が可能であるが，HbA1c は高血圧症単独での HbA1c 測定は保険適用外であり，注意が必要である．早朝空腹時のインスリン値が 15 μU/mL 以上を示す場合は，明らかなインスリン抵抗性が示唆される．HOMA-R（空腹時インスリン値×空腹時血糖÷405）は，空腹時血糖値 140 mg/dL 以下ではインスリン抵抗性を知るよい指標であり，1.6 以下は正常，2.5 以上はインスリン抵抗性ありと診断する．

4 心電図

心電図は非侵襲的に簡便に心臓の形態的・機能的変化を知ることができる．高血圧患者においては心室肥大の有無，心筋虚血，心筋症，不整脈，電解質異常をスクリーニングするうえで有用な検査である．特に心肥大は予後予測因子であり，リスク層別化にも必須の項目である．左室肥大の診断基準は複数提唱されている（表4）．なかでも Cornell product は日本人においても有用性が認められ，心肥大のみならず拡張能障害とも関連することが指摘され，最近の大規模臨床研究でも採用されている[7,8]．そのほかにも，表5 に示すような心電図の代表的な波形変化に注意する．ストレイン型 ST-T 低下を伴う心肥大は治療抵抗性高血圧患者に認めることがあり，心血管病の発症リスクが高いといわれている．これら心電図変化は経時的変化の観察と心エコーでの確認が必要であり，高血圧患者では年に1回は行うことが推奨される．

5 胸部 X 線

高血圧患者の X 線写真では，心胸郭比（cardiothoracic ratio：CTR）の測定，心陰影の異常，大動脈陰影，胸水の有無，肺うっ血の有無を評価する．CTR は 50% 以上を異常とするが，息止めが不良であったり肥満などで横隔膜が拳上している場合には不正確となる．

心陰影では心房，心室の拡大，大動脈，肺動脈の拡張の有無をみる．左第四弓は左室を反映し，左室肥大では左下方および後方へ拡大するため，正面像のみならず側面像が有用である．大動脈では蛇行，拡張，石灰化の所見が動脈硬化の存在を示唆する．

表4 ▶ 心電図上での左心室肥大の診断方法

1. The Sokolow-Lyon index
   S V1＋V5 または V6 の R 波高（どちらか高い方）≧35 mm
   R V5 または RV6≧26 mm
2. Cornell voltage criteria
   S V3＋R aVL＞28 mm（男性）
   S V3＋R aVL＞20 mm（女性）
3. Cornell product
   Cornell voltage×QRS 幅＞2,440 mm・m 秒（男性）
   （Cornell voltage＋6）×QRS 幅＞2,440 mm・m 秒（女性）

表5 ▶ おもな心電図の波形変化

P 波		心房負荷，調律の異常
QRS		心室負荷，異常 Q 波（心筋梗塞），δ 波
ST	上昇：	左室肥大，急性心筋梗塞，異型狭心症，急性心筋炎，心室瘤など
	低下：	左室肥大，狭心症，心筋症，低 K 血症，脚ブロックなど
T 波		超急性 T（心筋梗塞超急性期），テント状 T 波（高 K 血症）
U 波	陽性：	低 K 血症
	陰性：	心筋虚血（狭心症など）
QT 時間	延長：	QT 延長症候群，低 Ca 血症，低 K 血症，薬剤による QT 延長
	短縮：	高 Ca 血症

6 眼底検査

眼底カメラの普及で簡単に眼底検査ができるようになったが，眼底検査で評価する血管は細動脈のみである．眼底検査の評価には Scheie の分類（表6），Keith-Wagener 分類（表7）が用いられる．蛍光眼底検査では，網膜微小循環の障害の有無や黄斑部の浮腫を確認できる．乳頭浮腫は高血圧緊急症の診断の1つの項目であり，見逃さないように注意する．

表6 ▶ Scheie の分類

程度	細動脈	網膜および乳頭
I 度	細動脈，特に第二分枝に狭細を認める しばしば見落とすことがある	所見なし
II 度	狭細がいっそう著明となり，かつ痙縮を示す 局所的口径不規則を認める	所見なし
III 度	狭細と口径不規則はいっそう著明となる	出血または滲出斑あるいはその両方を認める
IV 度	上記に同じ	上段の所見に加えて乳頭浮腫がある

表7 ▶ Keith-Wagener 分類

群	眼底所見
I	網膜動脈の軽度の狭細化または硬化
II	網膜動脈の狭細化または硬化がI群に比して著明になる
III	網膜動脈の硬化に痙縮性狭細が加わり，網膜に浮腫，白斑，出血が現れる
IV	III 群の所見に乳頭浮腫が加わる

▶ 引用文献

1) Keren R, et al.：Evaluation of a novel method for grading heart murmur intensity. Arch Pediatr Adolesc Med 2005；159：329-334.
2) Edmonds ZV, et al.：The reliability of vital sign measurements. Ann Emerg Med 2002；39：233-237.
3) Butman SM, et al.：Bedside cardiovascular examination in patients with severe chronic heart failure：importance of rest or inducible jugular venous distension. J Am Coll Cardiol 1993；22：968-974.
4) de Vries AR, et al.：Interobserver variability in assessing renal artery stenosis by digital subtraction angiography. Diagn Imaging Clin Med 1984；53：277-281.
5) Jarlov AE, et al.：Observer variation in the clinical and laboratory evaluation of patients with thyroid dysfunction and goiter. Thyroid 1998；8：393-398.
6) Bakris GL, et al.：Angiotensin-converting enzyme inhibitor-associated elevations in serum creatinine：is this a cause for concern？ Arch Intern Med 2000；160：685-693.
7) Shirai T, et al.：Evaluation of hypertensive cardiac abnormalities using the Cornell product. Circ J 2007；71：731-735.
8) Shibamiya T, et al.：Electrocardiographic abnormalities and home blood pressure in treated elderly hypertensive patients：Japan home versus office blood pressure measurement evaluation in the elderly(J-HOME-Elderly)study. Hypertens Res 2010；33：670-677.

▶ 参考文献

・日本臨床検査医学会：臨床検査のガイドライン2012．宇宙堂八木書店，2012．
・日本痛風・核酸代謝学会ガイドライン改訂委員会(編)：高尿酸血症・痛風の治療ガイドライン第3版．診断と治療社，2018．
・日本動脈硬化学会(編)：動脈硬化性疾患予防ガイドライン2017年版．日本動脈硬化学会，2017．
・日本糖尿病学会(編)：糖尿病診療ガイドライン2016．南江堂，2016．

IV 臨床検査

B 特殊検査(1)―エコー・CT・MRI(頸部,心,腎血流)

Abstract
- 高血圧性臓器障害は心血管病の予後規定因子であり,正しい評価が重要である.
- 高血圧性臓器障害のなかで,血管病変の有無,心機能評価,腎機能評価が重要である.
- 一般検査で高血圧性臓器障害や二次性高血圧が疑われる場合は,非侵襲的画像診断をまず行う.

1 頸部血管エコー

a 形態的評価

1. 内膜中膜厚

頸動脈エコーでは,血管壁は内側から高・低・高エコーの3層構造として描出される.エコーでは内膜と中膜を分離することが不可能であるため,内腔から高・低エコーの2層をあわせた幅を内膜中膜(複合体)厚(intima-media thickness:IMT)として測定している(図1).外層の高エコーは外膜に相当する.IMTの肥厚は動脈硬化の1指標としてだけでなく,将来の心血管病発症の予測因子でもある.しかし,IMTの測定法に決まったものはなく,測定される機器に依存しているため,ACC/AHAのガイドラインでは心血管病のリスク予測因子としてはその有用性が疑問視されている[1].一般的にはIMTの平均であるmeanIMTおよび最も厚い部分のIMTであるmaxIMTが測定される.maxIMTは測定範囲内のIMTの最大値を計測するため,描出良好で誤差が小さい.このため日本脳神経超音波学会ではmaxIMTを頸動脈硬化の指標とすることを推奨している[2].総頸動脈,頸動脈洞,内頸動脈でそれぞれのmaxIMTを測定する.JSH2019ではIMTが1.1 mm以上を臓器障害ありと判定している[3].

2. プラーク

血管壁の一部が内腔に突出した1.1 mm以上の隆起性病変をプラークとよぶ.プラークはアテローム性動脈硬化の所見であり,進行した動脈硬化の存在を示すものである.測定方法としては,左右頸動脈のプラークの総数であるプラーク数,左右頸動脈でそれぞれのプラークの最大壁厚の総和であるプラークスコアを測定する(図2).プラークの数が多いほど,また内部エコー輝度が低く不均一であるほど,脳梗塞との関連が強いと考えられている[4,5].

3. 狭窄度

短軸像で半周以上にIMTの肥厚を認めた場合を狭窄ありと判断する.血管断面積に対するプ

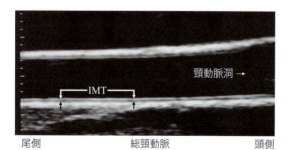

図1 総頸動脈と内膜中膜(複合体)厚(IMT)

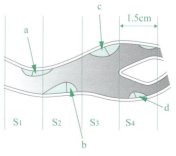

図2 プラークスコアの算出法
内頸動脈と外頸動脈の分岐点を起点に1.5 cm間隔で区切った各セグメント(S1~S4)における最大壁厚の総和(a+b+c+d)をプラークスコアと定義する.

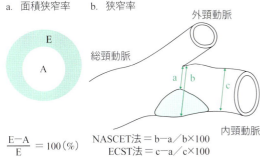

図3 狭窄率の算出法
NASCET：North American Symptomatic Carotid Endoarterectomy Trial，ECST：European Carotid Surgery Trial

ラークの占有面積から％狭窄度を算出する．また，血管径から狭窄度を測定する方法もあり（図3），測定方法によって狭窄度と重症度は変わってくる．一般に狭窄率が50％を超えると血流に影響が出る可能性があり，60％以上の狭窄病変は外科的内膜剥離術や頸動脈ステント拡張術の適応となることがある[6]．

b 血流の評価

1．カラードプラ・パワードプラ

カラードプラは，血管内腔を表示し，血流の方向および流速を定性的に示すことができる．したがって逆流成分がある場合や乱流が色の変化で判断ができ，狭窄部も局所的な血流速度の上昇があれば色の変化で狭窄病変を診断できる．しかし，カラードプラの欠点として，血流の遅い部分やプローブと平行に流れる部分ではカラー表示されないため，陰影欠損部分をプラークと誤ってしまうこともある．パワードプラでは血流方向を表示できないが，カラードプラの弱点である血流の遅い部分やプローブと平行に流れる部分も表示可能である．したがって，この2つのドプラを使用し正しく狭窄病変を評価することが重要である．

2．血流速度

血流速度は内頸動脈狭窄病変の診断に有用である．狭窄直後では血流速度が上昇し，収縮期最高血流速度（peak-systolic velocity：PSV）が150 cm/秒以上であれば有意な狭窄病変の存在が疑われ，200 cm/秒以上あれば70％以上の高度狭窄が疑われる（図4）．

血流波形からPSV，拡張末期血流速度（end-diastolic velocity：EDV），平均血流速度（time-averaged maximum flow velocity：TAMV）を測定し，算出される pulsatility index（PI：PSV-EDV/TAMV）や resistive index（RI：PSV-EDV）/PSV から，動脈硬化の判定も行われている[7]．しかし，PIやRIは末梢血管抵抗の指標であるが，心機能や脈拍数などの影響も受けることを理解しておく必要がある．

2 心エコー

a 左室肥大（図5）

心エコー法により左室肥大の診断が可能である．心筋重量の推定にさまざまな方法が提唱されている．下記にMモード法から拡張末期の心室中隔厚（interventricular septum：IVS），左室後壁厚（posterior wall：PW），左室拡張末期径（left ventricular end-diastolic dimension：LVDd）を測定し，左室心筋重量（係数）（left ventricular mass index：LVMI）を算出する方法を示す．

> 左室心筋重量
> $=0.8\times\{1.04\times[(LVDd+IVS+PW)^3-(LVDd)^3]\}+0.6$

左室心筋重量係数は左室心筋重量を体表面積で補正した値である．左心室は，圧負荷によって求心性肥大を，容量負荷によって遠心性肥大をきたす．アメリカ心エコー図学会は左室心筋重量係数および相対的左室壁厚（IVS＋PW/LVDd）を用いて肥大の形式を4型に分類することを提唱している（図6）[8]．相対的左室壁厚が＞0.42，左室心筋重量係数が男性＞115 g/m²を，女性では＞95 g/m²を求心性左室肥大ありと診断する．求心性心肥大＞遠心性心肥大＞求心性リモデリング＞正常形態の順にBNPが高くなることが報告されており，求心性肥大が最も心血管病の予後が悪い高血圧性左室肥大の形態変化である．

b 左室機能

1．左室拡張機能

高血圧に伴う心機能変化として最初に現れるのが，左室拡張機能の低下である．左室拡張機能低下が高度になれば，左室収縮機能が保たれていても心不全を発症し得る．また，左室肥大だけでなく，左室の線維化や心筋虚血などからも左室拡張

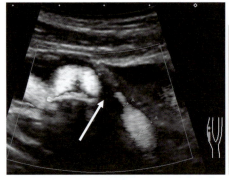
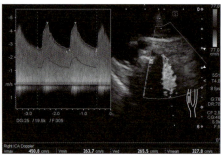

図4 内頸動脈狭窄病変
カラードプラにおいて内頸動脈に高度狭窄を認める．
狭窄部の血流速度は約 450 cm/秒と著明に上昇している．

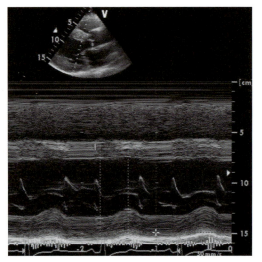

図5 高血圧による著明な左室肥大
本症例の IVS＝14, PW＝14, LVDd＝52 で LVMI＝251,
相対的左室壁厚＝0.53 と求心性肥大を認める．

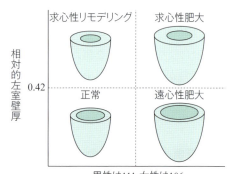

図6 高血圧に伴う左室形態のリモデリング様式

機能の低下は認められ，高血圧症例では左室肥大に加え，左室拡張機能を評価しておくことも重要である．左室拡張機能としてはパルスドプラ法を用いた左室流入血流速波形もしくは組織ドプラ法を用いた僧帽弁輪運動速波形で計測する[9]．

1）左室流入血流速波形（図7a）

左室流入血流速波形は，洞調律の場合拡張早期波（E波）と心房収縮期波（A波）の二峰性を呈する．このE/A比とE波の減速時間（DcT）から拡張機能を評価する．

（1）正常

拡張期に入ると，左室心筋の弛緩により左室圧は急速に低下し，左室圧が左房圧以下に低下すると僧帽弁が開放しE波が形成される．その後左室圧は上昇を開始し，やがて左室圧と左房圧が一致し，E波が減弱する．拡張中期は左室圧と左房圧は平衡状態になるが，左房収縮期には再び左房圧が左室圧を超え，左室流入血流の再加速が起こりA波を形成する．

（2）弛緩異常

左室弛緩異常が存在するとE波が減高する．さらに心筋弛緩時間の延長によりDcTは延長する．心房収縮は左室の血液充満を代償するように血液はより早い速度で左室に流入するためA波が増高する．

（3）偽正常（pseudo normal）

弛緩異常がさらに進行すると左房圧が上昇し，左室流入が増大する．その結果低値であったE波速度は増高して正常化する．左室のコンプライアンスも低下するため左室圧も急速に上昇しDcT

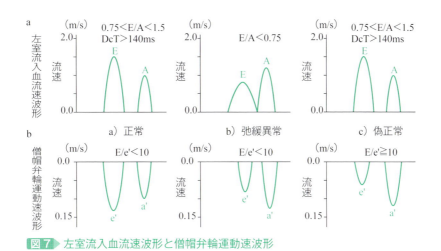

図7 左室流入血流速波形と僧帽弁輪運動速波形

表1 左室拡張機能障害の各グレードで予想される所見

	正常	グレードI	グレードII	グレードIII
左室弛緩能	正常	障害	障害	障害
左房圧	正常	低下または正常	上昇	上昇
僧帽弁口 E/A 比	≥ 0.8	≤ 0.8	$0.8 > < 2$	>2
平均 E/e'比	<10	<10	$10 \sim 14$	>14
三尖弁逆流速度(m/s)	<2.8	<2.8	>2.8	>2.8
左房容積係数	正常	正常または増大	増大	増大

も短縮する．左室拡張期圧も上昇しているため，心房収縮に伴うA波も減高する．このような変化から，左室拡張機能が高度に低下している場合は左室流入血流速波形が正常パターンを呈することがあり，これを偽正常化(pseudo normalization)とよぶ．このように左室流入血流速波形だけでは左室拡張能を正確に反映できないため，組織ドプラ法を用いた僧帽弁輪運動速波形を同時に計測する．

2) 僧帽弁輪運動速波形(図7b)

パルス組織ドプラ法を用いて心尖部四腔像で心室中隔側の僧帽弁輪部にサンプルボリュームを設定し，僧帽弁輪運動速度を測定する．拡張期の僧帽弁輪運動速波形は，拡張早期波(e'波)と心房収縮波(a'波)で形成される．拡張機能が正常であれば，e'波はa'波より大きい．しかし拡張機能が障害され，左房圧が上昇するほどe'波は減高する．すでに述べたようにパルスドプラ法で測定した左室流入血流速波形は，左室拡張能が高度に低下するとE波が増高してくるため，e'波との比(E/e')は左房圧が上昇するほど高値となる．E/e'が>15であれば左室拡張期圧が上昇し，<8であれば上昇していない場合が多く，拡張機能の推定が可能である．

2016年にAmerican Society of Echocardiography/European Society of Cardiovascular Imaging (ASE/EACVI)から左室拡張機能障害の各グレードで予想される所見(表1)および左室駆出率が正常な患者および左室駆出率が低下した患者における左室拡張期障害の診断アルゴリズムが発表されているので参照していただきたい[10]．

2. 左室収縮機能(左室駆出分画)

Mモード法により左室収縮期径および拡張期径を測定し，左室容量を算出し駆出率を求める簡便な方法が行われていたが，現在では断層心エコー法を用いたmodified Simpson法が一般的である．心尖四腔像および二腔断面像の2断面から左室長軸に対して直角20枚のディスクの総和を左室容積として計算するものである．実際は多く

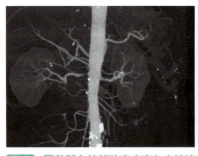
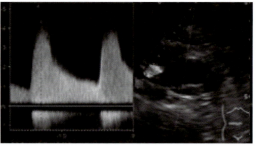

図8 腎動脈主幹部狭窄病変と血流速度
右腎動脈分岐部の血流速度は400 cm/秒と高度に亢進し，造影CTで同部位の高度の狭窄病変を認めた．

の超音波診断装置に自動解析装置が内蔵されており，拡張末期と収縮末期の心内膜をトレースすることにより自動的に左室容積，心拍出量，駆出率の測定が可能である[11]．

ⓒ 左房径

左室拡張能の低下と左房圧の上昇により左房は拡大する．左房径の拡大は将来の心房細動のリスクになる．左房はMモード法により測定する．一般的に40 mm以上を拡大としている．

3 腎エコー

腎エコー検査は造影剤を必要とせず，腎機能低下症例でも繰り返し施行可能であり，腎機能障害時や腎血管性高血圧の診断に有効である．

ⓐ 腎サイズ

腎エコー検査でまず行うべきことは腎臓のサイズの計測である．腎硬化症による慢性腎不全であれば両腎は萎縮し，急性腎炎や急性腎不全では腫大する．また，腎サイズの左右差は腎血管性高血圧を疑わせる．また，多発性嚢胞腎の診断が可能である．

ⓑ 腎動脈血流速度

腎動脈の主幹部に狭窄を認める場合，狭窄側の腎臓は萎縮する．また，狭窄部より末梢での血流速度の上昇が認められ，PSV＞180 cm/秒，または対照動脈（大動脈）と比較してその比が＞3.5であれば腎血管性高血圧が強く疑われる（図8）．腎動脈主幹部の描出が不可能な場合は，腎内の葉間動脈の血流測定を行う．腎動脈に狭窄病変を有する腎では収縮期加速時間（acceleration time）の低下が認められる．頸動脈エコーと同様にPIおよびRIを計測することで，腎臓の実質性障害の程度を判断することができる[12]．高血圧に伴う腎硬化症でも重症化とともにPIおよびRIは上昇する．

4 四肢動脈エコー

末梢血管の狭窄は四肢の血圧差から疑われる．特に下肢の末梢血管疾患（peripheral artery disease）（閉塞性動脈硬化症，arteriosclerosis obliterans）は，足関節上腕血圧比（ankle branchial pressure index：ABI）が0.9以下であれば，その存在が強く疑われる．ABIが1.4以上の高値を示す場合には，下腿動脈が高度に石灰化しているために，カフでは動脈に十分な圧迫が得られず，高い値を示す結果となる．閉塞部位の診断にも，非侵襲的検査としてエコーは重要である．

ⓐ 血管形態

腹部大動脈，総腸骨動脈から大腿動脈，膝窩動脈，前脛骨動脈，後脛骨動脈や足背動脈を観察する．断層法とカラードプラ法を用いて血管形態を観察する．閉塞，狭窄，潰瘍形成などの評価を行う．

ⓑ 血流

スクリーニングとして大腿動脈と膝窩動脈でパルスドプラ法により血流波形を観察する．正常であれば収縮期の急峻な立ち上がりが明瞭であり，拡張期には逆流成分がみられ，いわゆる三相波を

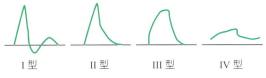

Ⅰ型　　Ⅱ型　　Ⅲ型　　Ⅳ型

図9▶下肢動脈ドプラ波形
Ⅰ型：急峻な収縮期の立ち上がりと，それに続く拡張期の逆流成分
Ⅱ型：Ⅰ型に類似するが，拡張期の逆流を欠く
Ⅲ型：収縮期の立ち上がりが遅く，逆流もない
Ⅳ型：弱い拍動のみ

呈する（Ⅰ型）（図9）．狭窄後の血流パターンはⅡ～Ⅳ型であり（図9），それより中枢側に狭窄病変が存在することを示唆する．型の数字が大きくなるに従い重症となる．

5 腹部CT，MRI

腹部CT，MRIから副腎腫瘍の有無，内臓脂肪量，腎臓の形態・サイズ，腹部大動脈の拡張・石灰化などが観察可能である．特に原発性アルドステロン症や褐色細胞腫などではMRIにより質的診断も可能であり，その有用性は高い．副腎腺腫による原発性アルドステロン症では，MRIで脂肪抑制効果が認められる．また褐色細胞腫では，MRIにおいてT1強調画像でlow intensity, T2強調画像でhigh intensityを呈する．造影CTでは冠動脈病変，腎動脈狭窄の診断が行われている．

6 頭部CT，MRI

a 脳実質病変

急性脳出血および脳梗塞の診断には，頭部CT・MRIともに有用性が高いが，脳実質の虚血性変化の診断にはMRIがより有用である．無症候性脳梗塞病変はT1強調画像でlow intensity, T2強調画像でhigh intensityを呈する径3mm以上の病変である．また慢性脳虚血性病変としてT1強調画像でlow intensity, T2もしくはFLAIR強調画像でhigh intensityを呈する脳室周囲白質病変（periventricular hyperintensity：PVH）（図10a）および深部白質病変（deep and subcortical white matter hyperintensity：DSWMH）（図10b）などがある．T2*強調画像では微小脳出血（microbleeds）が確認され，高血

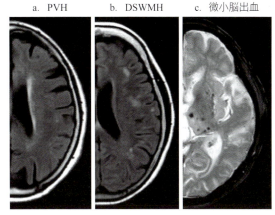

a. PVH　　b. DSWMH　　c. 微小脳出血

図10▶脳実質性病変

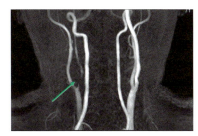

図11▶MRAによる内頸動脈狭窄像
右内頸動脈の狭窄を認める．

圧・動脈硬化との関連が報告されている（図10c）．

b 血管病変

造影CTによって頸動脈および脳内動脈を鮮明に描出することが可能である．このため狭窄病変，脳内動脈瘤の有無が診断できる．スクリーニングでは磁気共鳴血管造影（MRA）でも診断は可能である（図11）．

7 アルブミン尿，蛋白尿

アルブミン尿は高血圧に伴う臓器障害のうち最も早期に認められる異常の1つである．アルブミン尿の測定は24時間の蓄尿で行うのが最も正確であるが，外来で繰り返し行うには煩雑であり，現在では随時尿で尿中クレアチニンを同時に測定し，クレアチニン比で評価することが一般的になっている（表2）．アルブミン尿の存在は，腎機能低下のリスクであり，また心血管病のリスクであることも明らかとなっている[13]．アルブミン尿

表2 アルブミン尿，蛋白尿の分類

	正常	微量アルブミン尿	顕性アルブミン尿
尿アルブミン定量(mg/日) 尿アルブミン/クレアチニン比(mg/gCr)	30 未満	30〜299	300 以上
	正常(−)	軽度蛋白尿(±)	高度蛋白尿(＋以上)
尿蛋白定量(g/日) 尿蛋白/クレアチニン比(g/gCr)	0.15 未満	0.15〜0.49	0.50 以上

Cr：尿中クレアチニン

の測定は高血圧に保険適用がないため，検尿で蛋白尿(±)以上であれば，尿蛋白尿/クレアチニン比を測定する．

8 高感度 CRP

　動脈硬化が慢性の炎症であるという概念が確立されているが，この概念の基となっているマーカーの1つが高感度CRPである[14]．CRPは高血圧発症，進展の危険因子であり，また心血管病の危険因子でもある．最近の研究でCRPの上流に存在するIL-1βの中和抗体がCRP高値である心筋梗塞患者の心血管病の発症を抑制したことが報告されている[15]．

文献

1) Goff DC, et al.：2013 ACC/AHA guideline on the assessment of cardiovascular risk：a report of the American College of Cardiology/American Heart Association task force on practice guideline. J Am Coll Cardiol 2014；63：2935-2959.
2) 半田伸夫：頸動脈 B モード断層画像(カラードプラ法)．日本脳神経超音波学会(編)：脳神経超音波学会マニュアル．29-37，報光社，2006．
3) 日本高血圧学会高血圧治療ガイドライン作成委員会：日本高血圧治療ガイドライン 2019(JSH2019)．ライフサイエンス出版，2019．
4) Takiuchi S, et al.：Quantitative ultrasonic tissue characterization can identify high-risk atherosclerosis alteration in human carotid arteries. Circulation 2000；102：766-770.
5) De Vecchis R, et al.：The relation between carotid atherosclerotic plaques and ischemic stroke is critically conditioned by the role of arterial hypertension as an effect modifier. Can J Cardiol 2011；27：152-158.
6) 脳卒中合同ガイドライン委員会：脳卒中治療ガイド 2009.217，協和企画，2009．
7) Kurata M, et al.：Association between carotid hemodynamics and asymptomatic white and gray matter lesions in patients with essential hypertension. Hypertens Res 2005；28：797-803.
8) Lang RM, et al.：Recommendations for cardiac chamber quantification by echocardiography in adults：an update from the American Society of Echocardiography and the European Association of Cardiovascular Imaging. J Am Soc Echocardiogr 2015；28：1-39.
9) Redfield MM, et al.：Burden of systolic and diastolic ventricular dysfunction in the community：appreciating the scope of the heart failure epidemic. JAMA 2003；289：194-202.
10) Nagueh S, et al.：Recommendation for the evaluation of left ventricular diastolic function by echocardiography：an update from the ASE/EACVI. J Am Soc Echocardiogr 2016；29：277-314.
11) 増田喜一：2．計測．日本超音波学会(編)：心臓超音波テキスト．21-33，医歯薬出版，2001．
12) Okura T, et al.：Intrarenal and carotid hemodynamics in patients with essential hypertension. Am J hypertens 2004；17：240-244.
13) Gerstein HC, et al.：Albuminuria and risk of cardiovascular events, death, and heart failure in diabetic and non-diabetic individuals. JAMA 2001；286：421-426.
14) Ridker PM, et al.：Inflammation, aspirin, and the risk of cardiovascular disease in apparently healthy men. N Engl J Med 1997；336：973-979.
15) Ridker PM, et al.：Antiinflammatory therapy with canakinumab for atherosclerosis disease. N Engl J Med 2017；377：1119-1131.

IV 臨床検査

C 特殊検査(2)—動脈硬化指標

Abstract

高血圧の管理において血管障害の評価は重要である．要点は，①血管障害の進展程度を知り，②心血管疾患発病リスク評価を行い，③リスクに応じて介入を行い，④介入すればその効果を評価することである．ただし，介入の効果判定における血管障害指標の有用性は十分確立されていない．

代表的な評価法とその特徴を紹介すると，
- 足関節上腕血圧比(ABI)低下は末梢動脈疾患(PAD)の診断だけでなく，全身の動脈硬化疾患診断への窓口となる．
- 脈波伝播速度(PWV)は動脈スティフネスを反映する独立した心血管リスク指標である．
- CAVIはPWVを血圧で補正した動脈スティフネスの関連指標である．
- 中心血圧は心血管疾患の独立したリスクであり，上腕血圧と増大係数(AI)から算出される．
- 血流依存性血管拡張反応(FMD)などにより評価される内皮機能障害は動脈硬化性血管障害の最上流にあり，その後の進展を示唆する指標となる．

1 足関節上腕血圧比(ABI)

a ABIの概念

足関節上腕血圧比(ABI)は上腕動脈の収縮期血圧に対する足関節部の収縮期血圧の比であり，末梢動脈疾患(peripheral artery disease：PAD)の診断・重症度評価の指標である．収縮期血圧はピーキング現象と反射圧脈波の戻りによる重合により，動脈内では末梢ほど高値となる．ゆえに，足関節血圧のほうが上腕血圧より高値である．ABIは足関節より中枢の主幹動脈の狭窄または閉塞病変の存在と側副血行路による代償の程度を示しており，腹部大動脈を含めてPADがなければ，ABIは1.0以上である．血流低下を生ずるほどの病変があるとABIは0.90以下となる．0.9以上でも狭窄病変は存在しており，0.91～1.00は境界的異常として扱う．無症状であってもABIが低値であるほど心血管イベントの発生率が高く，全身の動脈硬化性疾患診断の窓口としてABIが利用されている．一方，血管壁の強い石灰化などにより動脈壁硬化が進行するとカフによる動脈圧迫が不十分となり，ABIが高値となる．後述するDoppler法で1.40以上，オシロメトリック法で1.30以上でもイベント発生率が高い[1,2]．

b ABIの測定方法

2011年版ACC/AHAガイドラインではDoppler法によるマニュアル計測を推奨している[3]．Doppler血流計を用いて左右の上腕動脈，足背動脈，後脛骨動脈の収縮期血圧を測定し，下肢の足背動脈と後脛骨動脈の高いほうの収縮期血圧を，左右の上腕動脈の高いほうの収縮期血圧で除して両下肢のABIを求める．

$$\text{右側 ABI} = \frac{\text{高いほうの右側足関節収縮期血圧（後脛骨動脈または足背動脈）}}{\text{高いほうの上腕収縮期血圧（左側または右側）}}$$

$$\text{左側 ABI} = \frac{\text{高いほうの左側足関節収縮期血圧（後脛骨動脈または足背動脈）}}{\text{高いほうの上腕収縮期血圧（左側または右側）}}$$

しかしながら，Doppler法によるマニュアル計測は煩雑であり，日本ではオシロメトリックセンサーを内蔵したカフによる自動計測法が普及している．足関節用にダブルカフ(加圧カフとセンサーカフ)を用いれば，簡便に高い精度と再現性の高い計測ができる．

ABI測定の際の注意点として，食事および身体活動の有無などの測定条件を一定にして，血圧，血管トーヌス，心拍数などの影響をできるだけ除

ⓒ ABIの臨床的意義

ABIが低値ほど下肢の動脈硬化病変は高度で，ABIが0.8以下だと閉塞病変が1か所以上，0.5以下になると閉塞病変が2か所以上あるとされる．ABIのカットオフ値を0.90以下とするときの，血管造影での動脈閉塞ないし高度狭窄の診断精度は95％以上と極めて良好である[3]．ABIが低値であるほど，心筋梗塞，脳梗塞を含めた心血管イベントの発症が多く[1,4]，全身の動脈硬化性疾患評価の窓口としてABIを利用できる．中等度以上の心血管リスクのある対象では，心血管疾患のスクリーニングとしてABI測定が勧められる[5]．健常者を含めたABI別の予後も検討されており，ABIが1.01～1.10でも1.11～1.20と比べて死亡率が有意に高く，下肢虚血が生ずる以前の段階から生命予後の不良が示されている[1]．一方，若年女性など，低リスク者でABIが1.0以下となることもあるため，対象者のリスクを考えて解釈を行う．

J-BAVEL研究は，後述する上腕－足首間脈波速度（baPWV）の予後予測指標としての有用性を検証するため，既報論文データを集約した直接データ解析〔individual participants data（IPD）meta-analysis：日本で実施された前向き観察研究14コホート14,673例のデータを解析〕を実施した[6]．Doppler測定ABIとオシロメトリック法測定ABIの相関は良好であることが報告されているが[7]，本IPDメタ解析では，日本人健常者10,679例において同時にオシロメトリック法で測定されたABIの予後予測能も検証している．同解析では，ABI≦0.90，ABI≧1.30が独立した予後指標であることを報告している[2]．

2 脈波伝播速度（PWV）

ⓐ PWVの概念

心臓の血液駆出によって発生する脈波は動脈内を末梢へと伝播するが，その速度は，動脈が硬いほど，内腔が細いほど，壁が厚いほど速くなるので（Moens-Kortewegの式），動脈壁硬化（器質的動脈の硬さ）の進行に伴って脈波伝播速度（PWV）は加速度的に速くなる．血圧上昇も壁張力を増し伸展性を低下させる（機能的動脈の硬さ）のでPWVは速くなる[8]．

ⓑ PWVの計測方法

PWVは人体のどの部位でも計測できるが，欧米では頸動脈と大腿動脈間で計測するCarotid-Femoral法（cfPWV）が主に用いられている．cfPWVは動脈のWindkessel機能の大部分の役割を果たす大動脈を主な測定部位とするため，生理学的意義が高いが，計測が煩雑であり，手技の再現性，鼠径部の露出，血圧を同時に測定できないなどの問題点がある．四肢（両上腕，両足首）に巻いた血圧測定カフの容積脈波からPWVを自動計測する方法〔brachial-ankle法；baPWV〕が日本で開発され，簡便性，再現性，四肢血圧も同時に測定できるという利便性から，日本で広く普及している．この方法は血圧測定カフを用いており，上腕と足首に巻いたカフから得られる脈波の立ち上がりの時間差で，心臓からの距離の差を除して求める．距離の差は身長から作成された推定式から得ている（図1）．心臓-上腕間と心臓-足首間の脈波速度が同じと仮定していることと，身長から推定する換算式の妥当性に課題がある．大きなメリットは，同時に四肢血圧およびABIを計測できることであり，baPWVに影響するPADを診断することもできる．実際，ABI 0.95以下のPADがあると，下肢の脈波伝播が障害されPWVは低値となる[8]．測定上の注意はABIと同様である．

ⓒ PWVの臨床的意義

動脈スティフネス亢進は高血圧だけでなく，メタボリックシンドローム，糖尿病，高CRP，睡眠時無呼吸症候群，慢性腎臓病，冠動脈疾患，骨粗鬆症，慢性肺疾患，閉経後，HCV感染，高心拍数など多くの動脈硬化関連病態にかかわっている[8]．最近のindividual participants dataメタ解析にてcfPWV，baPWV（前述のJ-BAVEL研究）とも従来のリスク評価モデルであるFramingham risk scoreとは独立して予後評価に有用であることが報告された[6,9]．ESHガイドラインでは，cfPWV＞10 m/秒を臓器障害の指標としている[10]．一方，baPWVに関しては高血圧症例では18 m/secがカットオフ値として提唱されている[11]．しかし，

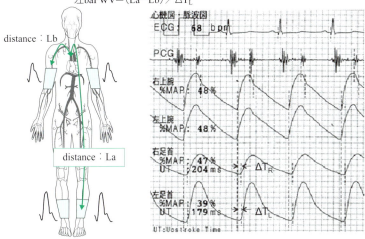

図1 ▶ 上腕-足首間脈波伝播速度(baPWV)の求め方

症例は右足間欠性跛行のある63歳女性．右足首の脈には小脈・遅脈がある．
身長148 cmからLa 132.6 cm, Lb 30.4 cm, La−Lb 102.2 cmで，脈波の立ち上がりの時間差(ΔT)は，ΔT_R 61ミリ秒，ΔT_L 68ミリ秒で，右baPWV 1,680 cm/秒，左baPWV 1,500 cm/秒と計測された．また，上腕動脈の血圧は右145/85 mmHg，左138/78 mmHg，足首血圧は右111/76 mmHg，左148/76 mmHgで，ABIは右0.77，左1.02で，右足にPADを認める．ABI低下があるとbaPWVは低下するが，本症例ではbaPWVの低下は認めなかった．

カットオフ値はリスクを二分するものでなく，PWVと心血管疾患発症の関連は概ね直線的であることは留意する必要がある．PWVは機能的および器質的動脈スティフネスの総和を示す「総合的な動脈の硬さの指標」としてとらえ，高血圧や心血管疾患患者の管理に利用することが重要である．

3 心臓足首血管指数(CAVI)

ⓐ CAVIの概念

PWVが測定時の血圧の影響を受けることから，測定時の血圧に依存しないスティフネスパラメータβの血管径変化は脈波速度と関係するとのBramwell-Hillの式から求められることに注目して開発された指標が心臓足首血管指数(cardio-ankle vascular index：CAVI)である．大動脈から足首までの動脈の硬さを反映し，動脈壁硬化が進行するほど高い値となる．血圧による影響が少ない[12]．

ⓑ CAVIの計測法

スティフネスパラメータβ
　$=\ln(Ps/Pd)/[(Ds-Dd)/Dd]$
ln：eを底とする自然対数，Ps：収縮期血圧，Pd：拡張期血圧，Ds：収縮期血圧時の血管径，Dd：拡張期血圧時の血管径

$PWV^2=(\Delta P/\rho)\cdot(V/\Delta V)$
ΔP：脈圧，ρ：血液密度，V：血管容量，ΔV：血管容量の変化

の2式を展開して，下記の式を導き出し，そこに計測値を入れてCAVIを算出する．

$CAVI=[2\rho/\Delta P]\times\ln(Ps/Pd)\times PWV^2$

ここでのPWVは心臓-足首間脈波速度(heart-ankle pulse wave velocity：haPWV)であり，haPWVは実測する心-足首間距離を時間差(上腕脈波と足首脈波の時間差にⅡ音-上腕動脈重複切痕の時間を加えたもの)で除して求める[12]．Ps, Pdは上腕動脈の収縮期血圧と拡張期血圧で代用する．計算式が複雑であり，計測するポイントが多く誤差を生みやすいこと，勾配のある心臓-足首間の血圧を上腕血圧で代用することの妥当性などが問題となっている．

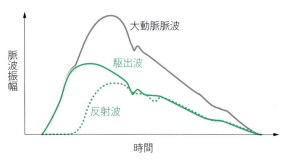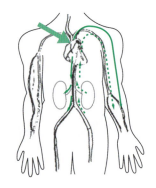

図2▶ 脈波の成立ちと中心血圧
中心血圧波形（大動脈脈波）は駆出波に反射波が重畳して形成された合成波.

ⓒ CAVI の臨床的意義

CAVI は加齢とともに高値となり，男性は女性よりも高い．CAVI は高血圧，糖尿病，慢性腎臓病，メタボリックシンドローム，冠動脈疾患，脳血管障害などで高値である[12]．カットオフ値として 9.0 が提唱されている[12]．臓器障害との関連や脳心血管予後のリスク指標であることがメタ解析でも確認された[13]．

4 脈波解析・中心血圧

ⓐ 中心血行動態の概念

心臓からの血液駆出によって発生する駆出圧脈波は動脈内を末梢へと伝播するが，動脈分岐部など血管抵抗が急峻に上昇する部位にぶつかると中枢側に逆伝播する反射圧脈波となる．駆出圧脈波に反射圧脈波が重なると，圧脈波は増幅（augment）されて，より大きな波となる（図2）．健常状態では，こうした圧脈波増幅は動脈樹の末梢で生じるため，日常診療で測定される上腕血圧（末梢血圧）に比べて左室近傍血圧（中心血圧）は低値となる．しかし，血管障害が進展すると圧脈波伝播速度が上昇し，圧脈波増幅が左室近傍で生じ中心血圧が上昇する．日常診療では，左室後負荷の指標として上腕収縮期血圧が用いられるが，上述のごとく同じ上腕収縮期血圧でも血管障害進展例において中心血圧が高く，後負荷が大きいことが理解できる．ゆえに，左室後負荷評価には中心血圧測定が有力な情報となる．さらに，圧脈波増幅は拡張期の冠灌流圧の低下を招き，心機能に悪影響をもたらす．また，中心脈圧の増大は脳動脈，冠動脈あるいは腎動脈などの主要臓器を含む末梢の動脈への wall stress となり，動脈硬化を促進する．したがって，中心血圧を評価することは心血管障害の進展を考えるうえで重要である[8,14]．

ⓑ 脈波解析・中心血圧の測定方法

上述の駆出圧脈波と反射圧脈波の重なりの指標が増幅係数（augmentation index：AI）である．AI はトノメトリーによる測定法が一般的で，頸動脈や橈骨動脈などで計測する．トノメトリーとは微小な圧センサーを動脈に押し当て，動脈内圧と外圧を均衡させて内圧の変化を測定する方法で，その背側が骨や靱帯などによって支持され可動性の少ない動脈を用いる．AI は収縮後期血圧増大分の脈圧に占める割合と定義されるが，末梢動脈の波形評価においては第2ピークの振幅（P2）と第1ピーク（変曲点）の振幅（P1）の比を用いることが多い（図3）．

中心血圧は非侵襲的に橈骨動脈の脈波解析と上腕動脈血圧から推測する方法が一般的である．橈骨動脈波形を伝達関数で大動脈波形に変換する方法と，橈骨動脈波形の収縮期第2ピークを用いる方法があるが，日本では，後者が普及している．一般的に橈骨動脈波形には2つのピークがあるが，橈骨収縮期第2ピーク圧は，直接法で測定した中心収縮期血圧と強い相関があることから[10]（図3），橈骨第2ピークを利用して中心血圧を推定する．橈骨動脈収縮期第1ピーク圧（SBP1）を同時に計測する上腕動脈収縮期血圧で代用し，第2ピーク圧（SBP2）は図4のように，SBP2＝脈圧×AI＋拡張期血圧として算出している．実測値と

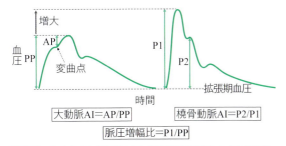

図3 大(中心)動脈(左)と橈骨動脈(右)の血圧波形
中心動脈のピークは橈骨動脈の第2ピークと相関する.
PP:脈圧,AP:増大血圧,AI:増大係数

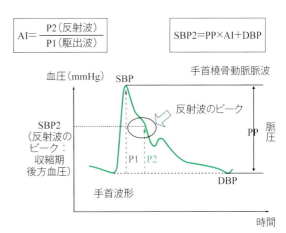

図4 橈骨動脈におけるAIとSBP2(収縮期後方血圧)
SBP:収縮期血圧,DBP:拡張期血圧,PP:脈圧

SBP2から求める推定中心収縮期血圧との間には12 mmHg程度の差があるが,上腕カフ血圧を校正に用いるためとされている.

最近,カフ内臓オシロメトリックセンサーにて圧脈波形が正確に記録可能となった.このため,中心血圧やAIが,トノメトリーを使用せず上腕装着オシロメトリーカフにてさらに簡便に測定されるようになっている[15].

AI・中心血圧測定の際の注意点として,安静条件,測定姿勢,身体活動の有無などの測定条件を一定にして,血圧,血管トーヌス,心拍数などの影響を除外することが必要であり,測定前3時間は食事,カフェイン,喫煙は控える.心拍数(駆出時間)の影響は受けやすいので注意が必要である.

ⓒ 脈波解析・中心血圧の臨床的意義

AIは心血管疾患の有無にかかわらず,年齢,血圧,喫煙歴,コレステロール,BMIと相関するが,AIは反射点までの距離の影響を受けるため低身長者や女性では高値となる[8,14].冠疾患リスクの増加とともに有意にAIは増加し,AIは左室肥大,頸動脈肥厚,動脈硬化性臓器障害の程度に相関している.

中心血圧は,左心室からの血液駆出によって生じる駆出圧とAIの影響を受ける.中心血圧におもに影響するのはPWVの上昇であるが,そのほかにも左室収縮能,末梢での反射効率などの影響を受けるため,上腕血圧あるいはPWVとは異なったリスクマーカーになると考えられている[16].

2007年に中心血圧に関するconsensus documentが発表され,上腕血圧より心血管疾患や臓器障害の指標として有用であると結論されている[16].中心血圧の予後予測指標としての有用性はaggravate dataメタ解析では確認されているが[17],individual participant dataを用いたメタ解析での検証は実施されていない.高血圧診療における中心血圧の有用性を最も世に知らしめたのは,ASCOT-CAFE試験である.ASCOT試験で中心血圧を測定した対象におけるサブ研究であり,血管拡張薬(アムロジピン+ペリンドプリル)群とβ遮断薬(アテノロール+サイアザイド)群について,上腕血圧は両群に有意差はないが,中心血圧は血管拡張薬群で有意に低く,心血管イベント発症が少ない理由を中心血圧の差で説明している[18].また,4万5000人のデータベースを用いて中心血圧の基準も血圧レベルごとに示されている[19].

5 血流依存性血管拡張反応(FMD)

ⓐ FMDの概念

動脈硬化は最も内層にある内皮細胞の障害ではじまる.内皮機能を評価する方法にはいくつかあるが,血流依存性血管拡張反応(flow-mediated vasodilation:FMD)は反応性充血(reactive hyperemia)前後の上腕動脈血管径変化を超音波検査にて評価する血流依存性血管拡張反応をみる方法である.反応性充血では,アデノシン,過分極因子(EHDF)などによる前腕筋肉内微小血管の拡張から,前腕血流量が増加する.血流増加は上腕動脈内面のshear stressとなり,上腕動脈内皮細胞での

NO産生を増大させ，cGMPを介して血管を拡張させる．この血管拡張がFMDである．内皮障害が進むとFMDが低下する．血管平滑筋機能障害や血管構造の変化によってもFMDが低下するが，その場合はニトログリセリンを用いて血管平滑筋自体の拡張反応をみるニトログリセリン誘発性内皮非依存性血管拡張反応（nitroglycerine-mediated dilation：NMD）も低下する[8]．

b FMDの計測方法

収縮期圧よりも高い圧で一定時間（5分）駆血し，阻血解放するときの上腕動脈血管径の変化率が％FMDである．阻血解除後の最大血管内径（通常阻血解除後60秒前後）と阻血前の血管内径の差を阻血前の血管内径で除して求める．超音波検査器の解像度および機能が進歩し，上腕動脈をほぼ固定した状態で，血管径を半自動的に計測できる解析機器が市販されており，簡便かつ再現性の高いFMD検査が施行可能となった（図5）．血管平滑筋機能障害を除外するためにはNMDが必要であるが，手技が煩雑となり，臨床現場では一般的に行われていない．

FMDは測定時の様々な影響を受けやすく，一定の時間帯（可能な限り早朝空腹時），室温，安静時間，服薬，食事や嗜好品摂取の有無などの測定条件を一定の条件下で行うことが必要である．

c FMDの臨床的意義

男女とも加齢とともにFMDが低下するが，男性は女性よりあらゆる年代で低い．高血圧，脂質異常，糖尿病，肥満，喫煙などの心血管危険因子の影響を受けて低下し，Framingham risk score（FRS）との比較でも，FRSが高くなるについてFMDが低下している[20]．頸動脈内膜中膜壁厚（IMT）を追跡したHalcoxらの研究では，FMDの低下した群でIMTの進行が速いことが実証されている[21]．わが国で実施されたFMDの診療指標としての有用性を検証する多施設共同前向き観察研究（FMD-J研究）では，FMDは高血圧症例における動脈の硬さ進展，また，冠動脈疾患症例に予後予測の独立した指標であることが示された[22,23]．FMDと心血管疾患発症を検討した報告も多く，Lehmanらのメタ解析[24]でも心血管予測因

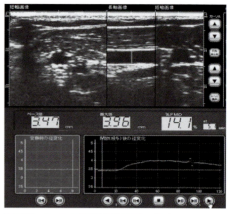

図5 FMD計測結果画面（ユネクスEFにより計測したもの）

上段左は上腕動脈の短軸像，上段中央は上腕動脈の長軸像，上段右は上腕動脈の短軸像．阻血前の上腕動脈内径が3.47 mm，阻血解放後の最大内径が3.96 mmで，FMDは（3.96-3.47）/3.47＝14.1％と計測される．右下は阻血解放後のオートトラッキングにより計測した上腕動脈内径の時間経過（120秒まで）

子となることが実証されている．

心血管疾患の大部分は動脈硬化の進行ないしその破綻により発症する．その過程において血管機能不全は重要な役割を果たしており，ごく初期の内皮機能障害から高度の重症狭窄病変を呈するステージまで様々である．1つの血管機能検査であらゆるステージの血管障害を評価できるものではないが，目的を考慮したうえで適切な血管機能評価を行い，形態的（画像）評価と組み合わせて，動脈硬化の進行を的確に評価し，適切な介入を行い，心血管病の発症を予防することが重要である．上述のFMD-J研究では，年齢別・性別のFMDの標準値が示された[25]．こうしたデータベースをもとにFMDの境界値7.0，異常値4.0が日本血管不全学会から提唱されている．

最近，左右指先にトノメトリーセンサーを装着し，阻血前後の指先血流変化から内皮機能を評価する検査方法（RH-PAT）も臨床応用されている．RH-PATも予後予測指標であるが[26]，FMDとRH-PATの相関は密接でなく，内皮機能障害の異なった側面を両検査は反映すると考えられる．

6 おわりに

なお，各検査の詳細に関しては，日本循環器学

会から「2011-2012年度合同研究班報告：血管機能の非侵襲的評価法に関するガイドライン」が2013年度に発行されて日本循環器学会ホームページに公開されているので参考にしていただきたい（日本循環器病学会：循環器病の診断と治療に関するガイドライン2013．3-145，2013）．

▶ 引用文献

1) Ankle Brachial Index collaboration group：Ankle brachial index combined with Framingham risk score to predict cardiovascular events and mortality. JAMA 2008；300：197-208.
2) Ohkuma T, et al.：Ankle-brachial index measured by oscillometry is predictive for cardiovascular disease and premature death in the Japanese population：an individual participant data meta-analysis. Atherosclerosis 2018；275：141-148.
3) Aboyans V, et al.：Measurement and interpretation of the ankle-brachial index：a scientific statement from the American Heart Association. Circulation 2012；126：2890-2909.
4) Diehm C, et al.：Mortality and vascular morbidity in older adults with asymptomatic versus symptomatic peripheral artery disease. Circulation 2009；120：2053-2061.
5) Greenland P, et al.：2010 ACCF/AHA guideline for assessment of cardiovascular risk in asymptomatic adults：a report of the American College of Cardiology Foundation/American Heart Association task force on practice guidelines. Circulation 2010；122：e584-e636.
6) Ohkuma T, et al.：Brachial-ankle pulse wave velocity and the risk prediction of cardiovascular disease：an individual participant data meta-analysis. Hypertension 2017；69：1045-1052.
7) Koji Y, et al.：Comparison of ankle brachial pressure index and pulse wave velocity as markers of coronary artery disease in subjects with a high risk for atherosclerotic cardiovascular disease. Am J Cardiol 2004；94：868-872.
8) Tomiyama H, et al.：Non-invasive vascular function tests：Their pathophysiological background and clinical application. Circ J 2010；74：24-33.
9) Ben-Shlomo Y, et al.：Aortic pulse wave velocity improves cardiovascular event prediction：an individual participant meta-analysis of prospective observational data from 17,635 subjects. J Am Coll Cardiol 2014；63：636-646.
10) Mancia G, et al.：2013 ESH/ESC guidelines for the management of arterial hypertension：The task force for the management of arterial hypertension of the European Society of Hypertension（ESH）and of the European Society of Cardiology（ESC）. J Hypertens 2013；31：1281-1357.
11) Ohkuma T, et al.：Proposed cutoff value of brachial-ankle pulse wave velocity for the management of hypertension. Circ J 2017；81：1540-1542.
12) Shirai K, et al.：Cardio-ankle vascular index（CAVI）as a novel indicator of arterial stiffness：theory, evidence and perspectives. J Atheroscler Thromb 2011；18：924-938.
13) Matsushita K, et al.：Cardio-ankle vascular index and cardiovascular disease：systematic review and meta-analysis of prospective and cross-sectional studies. J Clin Hypertens（Greenwich）2019；21：16-24.
14) O'Rourke MF, et al.：Mechanical factors in arterial aging：a clinical perspective. J Am Coll Cardiol 2007；50：1-13.
15) Sharman JE, et al.：Validation of non-invasive central blood pressure devices：ARTERY Society task force consensus statement on protocol standardization. Eur Heart J 2017；38：2805-2812.
16) Agabiti-Rosei E, et al.：Central blood pressure measurements and antihypertensive therapy：a consensus document. Hypertension 2007；50：154-160.
17) Vlachopouloc C, et al.：Prediction of cardiovascular events and all-cause mortality with central haemodynamics：a systematic review and meta-analysis. Eur Heart J 2010；31：1865-1871.
18) Williams B, et al.：Differential impact of blood pressure-lowering drugs on central aortic pressure and clinical outcomes：principal results of the Conduit Artery Function Evaluation（CAFE）study. Circulation 2006；113：1213-1225.
19) Hebert A, et al.：Establishing reference values for central blood pressure and its amplification in a general healthy population and according to cardiovascular risk factors. Eur Heart J 2014；35：3122-3133.
20) Deanfield JE, et al.：Endothelial function and dysfunction：testing and clinical relevance. Circulation 2007；115：1285-1295.
21) Halcox JPJ, et al.：Endothelial function predicts progression of carotid intima-media thickness. Circulation 2009；119：1005-1012.
22) Tomiyama H, et al.：Longitudinal association among endothelial function, arterial stiffness and subclinical organ damage in hypertension. Int J Cardiol 2018；253：161-166.
23) Maruhashi T, et al.：Endothelial dysfunction, increased arterial stiffness, and cardiovascular risk prediction in patients with coronary artery disease：FMD-J（Flow-Mediated Dilation Japan）Study A. J Am Heart Assoc 2018；7：e008588.
24) Lerman A, et al.：Endothelial function：cardiac events. Circulation 2005；111：363-368.
25) Tomiyama H, et al.：Reliability of measurement of endothelial function across multiple institutions and establishment of reference values in Japanese. Atherosclerosis 2015；242：433-442.
26) Matsuzawa Y, et al.：Prognostic value of flow-mediated vasodilation in brachial artery and fingertip artery for cardiovascular events：a systematic review and meta-analysis. J Am Heart Assoc 2015；4：e002270.

IV 臨床検査

D 内分泌検査

> **Abstract**
> - 内分泌性高血圧の原因疾患の診断には，ホルモンの基礎値と内分泌検査を実施する．
> - 原発性アルドステロン症ではアルドステロン/レニン比とアルドステロン濃度を用いたスクリーニングを行い，陽性であれば機能確認検査を行う．
> - クッシング症候群では，クッシング徴候で疑い，血中コルチゾール・ACTH 値，尿中コルチゾールの測定およびデキサメタゾン抑制試験を行う．
> - 褐色細胞腫では 24 時間尿中メタネフリン，ノルメタネフリン高値，血漿遊離メタネフリン，ノルメタネフリン高値でカテコールアミンの過剰分泌を証明する．

1 各種ホルモン検査

a 原発性アルドステロン症（PA）

原発性アルドステロン症（primary hyperaldosteronism：PA）の診療は，①スクリーニング，②機能確認検査，③局在・病型診断，④治療方針の決定が基本的な 4 ステップである．内分泌検査によりスクリーニングと機能確認検査を行い，アルドステロンが自律性かつ過剰に分泌されていることを確認する[1-5]．

1. スクリーニング検査

高血圧患者のなかから PA 患者が以前より明らかに高率に発見されるようになった契機は，低K血症ではなく，アルドステロン/レニン比（aldosterone-to-renin ratio：ARR）を導入するようになったためである．

第一に，PA のスクリーニングでは，血漿レニン活性（PRA）または血漿活性型レニン濃度（active renin concentration：ARC）と血漿アルドステロン濃度（plasma aldosterone concentration：PAC）を早朝〜午前中に同時採血により測定して，PAC（pg/mL）/PRA（ng/mL/時）比（ARR）>200[1-5] または PAC（pg/mL）/ARC（pg/mL）比>40〜50[6] がカットオフ値に用いられる．

第二に，ARR は，できるだけ午前中に随時採血を行うことが推奨される．PAC の日内変動で早朝〜午前中に高値を示す例が多いためで，安静臥

表1 PAC，PRA および ARR に及ぼす各種降圧薬の影響

	PAC	PRA	ARR
ACE 阻害薬/ARB	↓	↑↑	↓*1
Ca 拮抗薬	→〜↓	↑	↓*1,3
MR 拮抗薬 サイアザイド系利尿薬	↑	↑↑	↓*1
β遮断薬	↓	↓↓	↑*2
直接的レニン阻害薬	↓	↓↓	↑*2

*1：偽陰性の可能性，*2：偽陽性の可能性，*3：ACE 阻害薬，ARB と比較して影響は軽度
［JSH2019 より］

床 30 分後の条件は望ましいが，まず随時採血（座位）でスクリーニング検査を 1 回行うことが推奨された．

第三に，PAC の単位に注意が必要である．多くの施設では PAC の単位は pg/mL であるが，米国などでは ng/dL も使われており，数値が pg/mL 表示のほうが ng/dL 表示の 10 倍大きくなる．

第四に，ARR は分母の低レニンにより容易に高値を示すことから，低レニン性低アルドステロン症による偽陽性の対策として，JSH2019 では，ARR>200 に加えて PAC>120 pg/mL も規定している．しかし，PAC≦120 pg/mL でも PA の可能性を否定できない．

第五に，PAC は降圧薬の服用により変動するた

表2 ▶ PA機能確認検査の種類と概要

	方法	陽性判定基準	副作用
カプトプリル試験	カプトプリル50 mg経口投与	ARR（60分または90分）≧200[*1]	血圧低下
フロセミド立位試験	フロセミド40 mg静注・2時間立位	PRAmax≦2.0 ng/mL/時	起立性低血圧，血清K低下
生理食塩水負荷試験[*4]	生理食塩水2 L/4時間点滴静注	PAC（4時間）≧60 pg/mL	血圧上昇，血清K低下
経口食塩負荷試験[*4]	外来にて24時間蓄尿[*2]	尿中アルドステロン≧8 μg/日（ただし，尿中Na≧170 mEq/日[*3]）	血圧上昇，血清K低下

[*1]：PAC単位：pg/mLで計算．[*2]：入院では食塩10〜12 g/日，3日間連続．[*3]：食塩負荷が十分なことを確認．[*4]：生理食塩水負荷試験，経口食塩負荷試験は心・腎機能低下例では実施しない．生理食塩水負荷試験の陽性判定基準は仰臥位施行時の数値
〔JSH2019より〕

め，併用薬剤の影響を考慮する必要がある[1]（表1）．ARB，ACE阻害薬，利尿薬，MR拮抗薬などの多くの降圧薬はPRAを上昇させるために偽陰性となることがあり，一方，β遮断薬や直接的レニン阻害薬はPRAを抑制するために偽陽性となることがある．そのため，ガイドラインではCa拮抗薬，α遮断薬に変更して2週間後以降（MR拮抗薬の場合は2か月以上）経過した後に，スクリーニング検査を推奨している．しかし，PA以外の症例ではβ遮断薬や直接的レニン阻害薬によりPRAが抑制されれば，PACも低下するために偽陽性はそれほど問題にならない．また，実地診療では多くの降圧薬を内服中の症例が多く，安全面からCa拮抗薬とα遮断薬のみに変更できない例も多いので，まず初診時の内服状況下でスクリーニング検査（medication-contaminated screening）を行い，PRAが上昇していなくて，PAC/PRA比＞200のときは薬剤の変更を行う必要はなく，スクリーニング陽性とみなし，その状況でPAC/PRA比が境界域や陰性のときに，降圧薬の変更を考慮するのが実践的である．降圧薬の変更を推奨している理由はPRAが上昇するからであり，PRA＜1 ng/mL/時であれば必要ない．

米国内分泌学会では，ARRの実数を明記することを避けて，200〜400以上とした．ARR＞200を用いるとスクリーニング陽性率は10％（大半が両側性副腎過形成），ARR＞400を用いると5％（大半が片側性腺腫）の可能性が高いことが付記された[2]．

2．機能確認検査

機能確認検査は，スクリーニング陽性者の確定診断または除外診断の目的で行うアルドステロン抑制試験（カプトプリル試験，生理食塩水負荷試験，経口食塩負荷試験）が中心であるが，日本ではフロセミド立位試験によるレニン刺激試験も行われる[1-5]（表2）．これらのなかの少なくとも1種類以上の検査陽性でPAと確定診断される．ガイドラインにより採用されている機能確認検査や判定基準は異なっており，各検査の性能の優劣についてのエビデンスはない．米国内分泌学会ガイドラインでは，機能確認検査は必ずしも全例で必要ではなく，PAC/PRA著明高値（特に＞1,000），PAC＞200 pg/mL，低K血症などの明らかなPA所見が認められる例では省略可能とされている．生理食塩水負荷試験は，急性容量負荷によるレニン・アンジオテンシン系の抑制が強く，偽陰性を約20％認める．

1）カプトプリル試験（captopril challenge test）

正常では，ACE阻害薬カプトプリルの負荷によりPACが抑制され，PRAが上昇するためARRは低下するが，PAではPACは低下せずPRAも上昇しないためARRは一定レベル以上に維持されることを確認する検査である．方法としては早朝空腹時（8〜9時頃），安静臥床30分以上経過したところで負荷前の採血を行い，カプトプリル50 mg（粉砕の必要はない）の内服60分後または90分後に採血し，PACとPRAを測定する．60分後ないし90分後のARR＞200（PAC：pg/mL）で陽性とする．本試験は特異性が若干低いが感度はすぐれており，また副作用も少なく簡便な検査のため外来でも実施可能で，現在，最も汎用されている．

2) 生理食塩水負荷試験(saline suppression test)

　正常では，生理食塩水の容量負荷によりPRA・PAC分泌が抑制されるが，PAではPACの自律分泌によりPACは十分抑制されないことを確認する検査である．方法としては早朝空腹時(8〜9時頃)，安静臥床30分以上経過したところで負荷前の採血を行い，生理食塩水2Lを4時間で点滴静注した後に採血し，PACを測定する．4時間後のPAC>60 pg/mLで陽性とする．メリットは，生理食塩水の負荷が行えれば負荷後のPAC採血で確実に結果の判定ができ，検査試薬のコストも安いことがある．一方，デメリットは，①副作用として血圧上昇や血清Kの低下がみられるため，実施前の血圧コントロールと低K血症の是正が必要である．高齢者や腎機能低下症例では心不全を引き起こす可能性があるため，施行の是非を慎重に判断する．また検査時間が4時間と長時間で，血圧上昇のリスクもあることから入院での施行が望ましい．また，本検査は急性容量負荷によるレニン・アンジオテンシン・アルドステロン系の抑制が強いために偽陰性を約20%認める．それに対する対策として，最近は座位生理食塩水負荷試験(seated saline suppression test)の有用性が報告されている．座位で行うことにより，レニン・アンジオテンシン・アルドステロン系の抑制が中等度となり偽陰性が減るのが主な理由と考えられるが，座位での適切なカットオフ値を設定して行う必要がある[7]．

3) 経口食塩負荷試験(oral salt loading test)

　正常では食塩負荷により循環血漿量が増加しPRA・PAC分泌が抑制されるが，PAではアルドステロンの自律的分泌により24時間尿中アルドステロン排泄量が十分抑制されないことを確認する検査である．方法としては食塩負荷食(10〜12 g/日)を3日間摂取後に24時間蓄尿を行い，24時間尿中アルドステロン≧8 μg/日を陽性とする．ただし塩分負荷が十分であることが必要であり，24時間尿中Na≧170 mEq/日の条件下で判定とする．メリットは外来でも実施可能であるが，デメリットは，①副作用として血圧上昇や血清K濃度の低下があるため，重症高血圧症例や心不全などの合併例では入院での施行が望ましい．②24時間尿中Na<170 mEqのときは食塩負荷が不十分であるために判定保留となる．③腎機能低下例では尿中アルドステロン排泄量が減少して偽陰性となることがある，などがある．

4) フロセミド立位試験(furosemide upright posture test)

　正常ではフロセミドの利尿作用による循環血漿量・腎循環血漿量の減少，および立位による交感神経系の活性化によりPRAが上昇するが，PAでは循環血漿量が増加しているためPRAは上昇しないことを確認する検査である．方法としては早朝空腹時(8〜9時頃)，安静臥床30分以上経過したところで負荷前の採血を行い，フロセミド40 mg静注し立位を保ったまま120分後に採血し，PRAを測定する．120分後のPRA<2 ng/mL/時で陽性とする．欧米ではアルドステロン抑制試験ではないことから診療ガイドラインに採用されていないが，本邦では伝統的に行われてきた．副作用として血清Kの低下がみられることや検査中の起立性低血圧にも注意が必要である．実施前に経口K製剤で是正が必要であるが，高度の低K血症(<3 mEq/L)の症例では低K血症が増悪し不整脈などのリスクが高い．

b クッシング症候群

　コルチゾールの自律性かつ過剰分泌によるクッシング徴候(中心性肥満，満月様顔貌，野牛様脂肪沈着，赤色皮膚線条，皮膚の菲薄化，痤瘡，多毛など)，高血圧，糖尿病などを呈する．診断のための内分泌検査として，コルチゾールの自律性かつ過剰分泌を確認し，次いで病型診断(ACTH依存性：クッシング病・異所性ACTH産生腫瘍，ACTH非依存性：副腎性クッシング症候群)を行う．コルチゾールの自律性分泌を認めるがクッシング症候群に特徴的な身体所見を欠くサブクリニカルクッシング症候群(subclinical Cushing's syndrome：SCS)もある．

1. コルチゾール，ACTH

　クッシング症候群を疑った場合には，血中コルチゾール・ACTHの測定を行う．クッシング症候群ではコルチゾールの自律性かつ過剰分泌により血中コルチゾール濃度・尿中遊離コルチゾールの増加，日内変動の消失(夜間23〜24時の血中コル

チゾール濃度が 5 μg/dL 以上)を認める[8-10].

血中 ACTH 濃度は ACTH 依存性クッシング症候群では抑制を認めず(ACTH≧5 pg/mL), ACTH 非依存性クッシング症候群では抑制(ACTH＜5 pg/mL)となる. SCS ではクッシング症候群と比較し, コルチゾールの自律性分泌が軽度であるため, 血中コルチゾールは正常範囲内となり, ACTH 値は低値〜正常となる.

血中コルチゾール濃度・尿中遊離コルチゾール濃度は多種の薬剤による影響を受ける. エストロゲンやミトタンは corticosteroid binding globulin (CBG)を増加させることにより血中コルチゾール濃度の偽高値をきたす. カルバマゼピンやフェノフィブラートなどは尿中遊離コルチゾール濃度を増加させる. また外因性のステロイド投与(経口, 静注, 外用, 吸入など)は医原性クッシング症候群をきたすことがあり, コルチゾール・ACTH 値に影響するため, 投与の既往歴を確認する.

降圧薬内服中でも, 降圧薬が ACTH やコルチゾールの測定に影響を与えるという報告はなく, 降圧薬を内服したまま測定は可能である.

コルチゾールの測定に用いるイムノアッセイでは, コルチゾール以外の他のステロイドホルモンやその代謝産物が抗コルチゾール抗体と交叉反応するため, コルチゾールとして測定されてしまうことに注意を要する. 多くのコルチゾール測定キットはハイドロコーチゾンとの交叉率は 100% で, デキサメタゾンとは交叉しない. プレドニゾロンとは 6〜84%, メチルプレドニゾロンとは 0.3〜100% とキットによって交叉率がさまざまである. またステロイド服用後の血中濃度は一定ではなく, 採血時間にも留意する必要がある.

2. 機能試験

1) デキサメタゾン抑制試験(一晩法)

正常ではデキサメタゾン投与により, 視床下部からの CRH 分泌, 下垂体前葉からの ACTH 分泌が抑制されるために, 副腎からのコルチゾール分泌は抑制されるが, クッシング症候群ではコルチゾールの自律性分泌のため, コルチゾールは抑制されない. 方法としては夜間 23〜24 時にデキサメタゾンを内服し, 翌朝 8〜9 時に採血し血中コルチゾール濃度を測定する一晩法が行われる. まず少量(1 mg)デキサメタゾン試験でコルチゾールの自律性分泌を確認し, 大量(8 mg)デキサメタゾン試験で確定診断または ACTH 依存性の病型診断の参考とする. クッシング症候群では, デキサメタゾン 1 mg 抑制試験で, 翌朝の血清コルチゾール濃度 ≧5 μg/dL を示す[8-10]. SCS では, 副腎腫瘍(副腎偶発腫瘍)が存在し, クッシング臨床徴候を認めず, 血中コルチゾールが正常である症例で疑い, デキサメタゾン 1 mg 抑制試験を行う. その結果, 血中コルチゾールが①1.8 μg/dL 未満であれば非機能性腺腫, ②1.8 μg/dL 以上, 3 μg/dL 未満のときには, ACTH 分泌抑制かつコルチゾール日内リズム消失(夜間血清コルチゾール≧5 μg/dL)のとき, SCS, ③3 μg/dL 以上, 5 μg/dL 未満のときには, ACTH 分泌抑制, コルチゾール日内リズム消失(夜間血清コルチゾール≧5 μg/dL), 副腎シンチグラムで健常側抑制, 血中 DHEA-S 低値の中でいずれか 1 つ以上を満たせば SCS, ④5 μg/dL 以上のときはただちに SCS と診断される[11] (図 1).

副作用としてデキサメタゾン(特に大量)投与により高血糖を引き起こすことがあるため, 適宜インスリンなどにより血糖コントロールを行う. ただし, デキサメタゾンは肝代謝 CYP3A4 の影響をうけるため, CYP3A4 酵素活性を抑制する薬剤(ジルチアゼム)服用中は, デキサメタゾンの効果が強くなり偽陰性の可能性があり, 逆に CYP3A4 酵素活性が上昇する薬剤(ニフェジピン)内服中は, デキサメタゾンの効果が弱くなり偽陽性の可能性がある.

2) CRH 試験

視床下部ホルモンである corticotropin-releasing hormone(CRH)を投与し CRH 受容体を介して ACTH 産生細胞を直接刺激し, 下垂体の ACTH 分泌能を評価する検査である. 正常では CRH 負荷に対して ACTH は基礎値の 1.5 倍以上の増加反応を示す. 方法としては早朝空腹時(8〜9 時頃), 安静臥床 30 分以上経過したところで負荷前の採血を行い, CRH(ヒト CRH 100 μg)を 30 秒以上かけて緩徐に静注し, 30 分後, 60 分後, 90 分後に採血し, ACTH・コルチゾールを測定する. 副腎性クッシング症候群ではコルチゾールの自律性過剰分泌によるネガティブフィードバックのため ACTH 分泌が抑制されており, CRH 負荷に対して ACTH は無反応となる. クッシング病では 90% 以

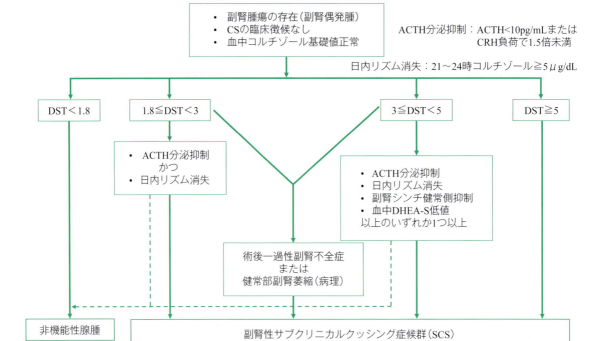

図1 副腎性サブクリニカルクッシング症候群（SCS）の新診断基準
[Yanase T, et al：New diagnostic criteria of adrenal subclinical Cushing's syndrome. Endocr J 2018；65：383-393 より]

上の症例でCRHに対して1.5倍以上の増加反応を示すが，異所性ACTH症候群では通常1.5倍以上の増加反応を示さない．副作用としてはCRH投与後に顔面紅潮，動悸などが出現することがあるが，一過性で数分～10分程度で自然軽快する．

ⓒ 褐色細胞腫

褐色細胞腫では通常，腫瘍からのカテコールアミンの過剰分泌を認めるため，診断のため血中・尿中カテコールアミンとその代謝産物を測定する．

1. 血中カテコールアミン，尿中カテコールアミン

血漿カテコールアミン濃度（アドレナリン＋ノルアドレナリン）≧2,000 pg/mLであれば本症が疑われるが，生理的な変動幅が大きく，健常者でも同レベルに上昇することがある．発作型の症例では非発作時には血中カテコールアミンが正常値を示すため，値が正常であっても褐色細胞腫を否定できない．24時間蓄尿中カテコールアミンも有用であり，通常正常上限値の3倍以上の高値を示す．

2. カテコールアミン代謝産物

メタネフリン・ノルメタネフリンはアドレナリン・ノルアドレナリンの代謝産物で，安定しており随時尿でも高値となるため，スクリーニングや発作型の診断に用いられる．24時間尿中メタネフリン・ノルメタネフリンの増加（正常の3倍以上），随時尿中メタネフリン・ノルメタネフリン（いずれもクレアチニン濃度で補正）の増加（500 ng/mg・Cr 以上）は診断に有用である[12,13]．欧米では血漿遊離メタネフリン，遊離ノルメタネフリン濃度が一般的に用いられるが，日本でもスクリーニング検査に用いることが可能となった（2019年1月より保険適用）．血漿遊離メタネフリン，遊離ノルメタネフリン濃度は，煩雑な24時間蓄尿を行わずに1回の血液検査で実施可能で高感度（96～100％）であるが，特異度がやや低い（85～89％）のが欠点である．

降圧薬の影響としては，β遮断薬（ソタロール），αβ遮断薬（ラベタロール），αメチルドパ内服中のときには，測定方法によっては尿中メタネフリン，ノルメタネフリンが上昇する可能性がある．しかし，わが国の主たる測定方法の高速液体クロマトグラフィ，液体クロマトグラフィ質量分析による測定値には影響しないと考えられてお

り，降圧薬を内服したままカテコラミンやその代謝産物を測定することは可能である．

d その他の内分泌性高血圧

1．先端巨大症

四肢先端の肥大，前額部突出などの特徴的な身体所見から疑い，成長ホルモン（GH）とIGF-1を測定する．GHは脈動的に分泌されるため単回の測定では健常者でも高値や低値となることがあり注意を要する．GH抑制試験として経口ブドウ糖負荷試験を行い，健常者では負荷後GHは0.4 ng/mL未満に抑制されるが，本疾患では抑制されない．慢性的なGH分泌過剰があると，肝臓でIGF-1合成が亢進するために，IGF-1（ソマトメジンC）も測定する．IGF-1は年齢・性別ごとの基準値に照らしあわせて判定する．栄養障害・高血糖・肝疾患・腎疾患などでは低値となることがある．

2．甲状腺機能亢進症（バセドウ病）

甲状腺刺激ホルモン（TSH），遊離T4（FT4），遊離T3（FT3）を測定する．甲状腺機能亢進症ではFT4，FT3が高値となり，TSHは抑制される．また原因疾患の鑑別のため甲状腺自己抗体（抗TSH受容体抗体：TRAb・TBII，または甲状腺刺激抗体：TSAb）を測定し，バセドウ病では陽性となる．

3．甲状腺機能低下症（橋本病）

TSH，FT4，FT3を測定する．原発性甲状腺機能低下症ではFT4，FT3が低値となり，TSH高値となる．また橋本病が原因の場合には，甲状腺ペルオキシダーゼ抗体（TPOAb）または抗サイログロブリン抗体（TgAb）が陽性となる．

4．原発性副甲状腺機能亢進症

高Ca血症であることを確認するが，低アルブミン血症が存在する場合には補正が必要である．補正Ca濃度が10.2 mg/dLを超えるものを高Ca血症とする．そのうえでintact PTHを測定し高値であることを確認する．

補正Ca濃度mg/dL＝実測Ca濃度mg/dL＋（4－血清アルブミン濃度g/dL）

2 副腎静脈サンプリング（AVS）

PAの機能確認検査陽性例では手術の適否選択の観点から，一側性か両側性かが問題となる．手

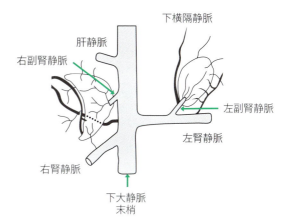

図2 AVSの採血部位
右副腎静脈，左副腎静脈，下大静脈末梢の3か所で採血を行う．

術治療の選択には正確な局在診断が必要で，副腎のアルドステロン分泌能の左右差を直接的に評価するために選択的副腎静脈サンプリング（adrenal venos sampling：AVS）の実施が推奨される．局在診断にAVSが必要になる理由は，①アルドステロン産生腺腫の多くは腫瘍径10 mm以下の小さな病変が多く，5 mm以下ではCTで描出されない，②CTで肉眼的に見える副腎腫瘍は，40歳を超えると加齢に並行して非機能性副腎腺腫の頻度が高くなることが挙げられる．

a 対象

原則として，PAと確定診断された症例で，患者に根治手術の希望がある症例において，手術適応を判定する目的で行われる．ただし，本検査は侵襲的であること，両側性が多いこと，対象となる患者数が相当数となることなどの点から，実施適応を十分に吟味する必要がある．また右副腎静脈での成功率が低いなどの技術的課題があることなどから，熟練した専門施設での実施が推奨される[1-4]．

b 実施方法

AVSの成功率を上昇させるため，造影CT（特にMDCT）により事前に副腎静脈の走行を確認しておく．特に右副腎静脈は形態的バリエーションがあるため十分な確認が必要である．大腿静脈からカテーテルを挿入し，左右副腎静脈と下大静脈末梢で採血する[14]（図2）．ACTH負荷を行う場合に

表3　AVSの判定基準

1. カテーテル挿入成功の確認
   ■ selectivity index＝副腎静脈コルチゾール濃度/下大静脈コルチゾール濃度
   　＞2〜3（基礎値），＞5（ACTH負荷）のときに，カテーテル挿入が成功と判定される

2. アルドステロン過剰産生の局在診断
   ■ lateralized ratio（LR）＝副腎静脈A/C比（高値側）/副腎静脈A/C比（低値側）＞4
   ■ contralateral ratio（CR）＝副腎静脈A/C比（低値側）/下大静脈A/C比＜1
   のときに，副腎静脈A/C比（高値側）の片側性PAと判定される

は負荷後も同様の部位で採血する．

　ACTH負荷はカテーテル挿入の成否の判定や，検査中のストレスの影響の除外に有用であるとしてACTH負荷AVSが一般的となっている．しかし，ACTH負荷は健常副腎組織からのアルドステロン分泌も促進するため，局在診断がかえって不明確になるとの報告もあり，ACTH負荷なしで実施している施設もある．ACTH負荷の方法には静注法と点滴法の2種類がある．静注法は合成ACTH1-24製剤である静注用テトラコサクチド酢酸塩（静注用コートロシン®0.25 mg）250 μgを急速静注し，20〜30分後に採血を行う．点滴法は合成ACTH1-24をブドウ糖などに溶解し50〜250 μg/時の速度で点滴静注し，30〜60分後に採血を行う．静注法では点滴法に比べてAVSの所要時間は短くなるが，負荷後のアルドステロン値やコルチゾール値に差はなかった報告されている．

c 判定指標

　AVSの判定指標には①カテーテルの成否の判定指標，②局在判定の指標がある[14,15]．

1. カテーテル成否の判定指標（表3）

　カテーテルの成否の判定には，下大静脈から副腎静脈へのコルチゾール濃度のステップアップの指標としてselectivity index（SI）（副腎静脈コルチゾール/下大静脈コルチゾール比）が最も一般的である．Rossiらが世界の主要施設の状況を調査したAVIS研究[15]では，ACTH負荷前でSI＞1.1〜3（2を用いた施設が半数以上），負荷後でSI＞2〜10（3または5を用いた施設が半数以上）と報告されている．副腎静脈コルチゾール濃度の絶対値は日本でのみ用いられており，ACTH負荷前でコルチゾール値40 μg/dL以上，負荷後でコルチゾール値200 μg/dL以上のカットオフ値が示されているが，カットオフ値の根拠は示されていない．クッシング症候群やSCS合併例ではこれらの指標は判定に用いることはできない．

2. 局在判定の指標（表3）

　AVSによるPA局在診断（片側性か両側性か）には，lateralized ratio（LR）（高値側アルドステロン/コルチゾール÷低値側アルドステロン/コルチゾール），次いでcontralateral ratio（CR）（低値側アルドステロン/コルチゾール÷下大静脈末梢側アルドステロン/コルチゾール）が国際的には最も一般的で，LR＞4かつCR＜1をカットオフ値（片側性病変と診断）として手術適応を決定することが推奨されている．Rossiら[14,15]は負荷前LR＞2〜5（＞2を用いた施設が半数以上），負荷後LR＞2〜4（＞4を用いた施設が40％）と報告している．日本内分泌学会のPAガイドラインでは負荷後LR＞2.6が示された．PACの絶対値は日本でのみ用いられており，負荷後PAC＞14,000 pg/mLを用いている．CRは非腫瘍側のアルドステロン分泌が抑制されていることを示すものでCR＜1を用いている．LRとCRについてはコルチゾールを指標の計算に用いるため，一側性のコルチゾール過剰分泌を示すクッシング症候群やSCSの合併を否定しておく必要がある．

　用いる判定指標により局在診断が異なる場合は少なくなく，画像診断も含めた総合的な判断が必要となる．

　上記のように，AVSの問題点として，①左右の副腎静脈にカテーテル挿入法（同時挿入，片側ずつ挿入），②ACTH負荷の有無，③ACTH投与方法（急速静注，点滴静注），④局在判定の指標など施設による様々な違いがあり，異なる施設で施行されたAVS結果を単純に比較するのは難しい．

引用文献

1) 日本高血圧学会高血圧治療ガイドライン作成委員会（編）：高血圧治療ガイドライン 2019. ライフサイエンス出版，2019.
2) Funder JW, et al.：The management of primary aldosteronism：case detection, diagnosis, and treatment：an Endocrine Society clinical practice guideline. J Clin Endocrinol Metab 2016；101：1889-1916.
3) 西川哲男，他：原発性アルドステロン症の診断治療ガイドライン-2009-. 日内分泌会誌 2010；86(suppl.)：1-19.
4) 日本内分泌学会，他：わが国の原発性アルドステロン症の診療に関するコンセンサスステートメント. 日内分泌会誌 2016；92(suppl.)：ii-49.
5) Amar L, et al.：SFE/SFHTA/AFCT primary aldosteronism consensus：introduction and handbook. Ann Endocrinol 2016；77：179-186.
6) Morimoto R, et al.：Rapid screening of primary aldosteronism by a novel chemiluminescent immunoassay. Hypertension 2017；70：331-341.
7) Ahmed AH, et al.：Seated saline suppression testing for the diagnosis of primary aldosteronism：a preliminary study. J Clin Endocrinol Metab 2014；99：2745-2753.
8) Lacroix A, et al.：Diagnosis and differenatial diagnosis of Cushing's syndrome. Lancet 2015；386：913-927.
9) Nieman LK, et al.：Diagnosis and differential diagnosis of Cushing's syndrome：an Endocrine Society clincial practice guideline. J Clin Endocrinol Metab 2008；93：1526-1540.
10) Nieman LK, et al.：Treatment of Cushing's syndrome：an Endocrine Society clinical practice guideline. J Clin Endocrinol Metab 2015；100：2807-2831.
11) Yanase T, et al.：New diagnostic criteria of adrenal subclinical Cushing's syndrome：opinion from the Japan Endocrine Society. Endocr J 2018；65：383-393.
12) Lenders JW, et al.：Pheochromocytoma and paraganglioma：an Endocrine Society clinical practice guideline. J Clin Endocrinol Metab 2014；99：1915-1942.
13) 日本内分泌学会(監修)，日本内分泌学会「悪性褐色細胞腫の実体調査と診療指針の作成」委員会(編)：褐色細胞腫，パラガングリオーマ診療ガイドライン 2018. 診断と治療社，2018.
14) Rossi GP, et al.：Adrenal vein sampling for primary aldosteronism：the assessment of selectivity and lateralization of aldosterone excess baseline and after adrenocorticotropic hormone (ACTH) stimulation. J Hypertens 2008；26：989-997.
15) Rossi GP, et al.：The Adrenal Vein Sampling International Study (AVIS) for identifying the major subtypes of primary aldosteronism. J Clin Endocrinol Metab 2012；97：1606-1614.

IV 臨床検査

E 核医学・造影・腎生検

Abstract

- 高血圧診療において，核医学検査（腎臓，副腎など）や造影検査（腎動脈，副腎静脈）は，二次性高血圧の診断や治療を目的として用いられることが多い．
- 核医学検査の必要性は相対的に低いものの，腎動脈狭窄症や原発性アルドステロン症の診断や，分腎機能の定量的評価として有効である．ただし，核医学を用いた腎動脈狭窄症の診断（カプトプリル負荷レノグラム）では，高尿素窒素血症，両側腎動脈狭窄，片腎での感度・特異度は低いことや，原発性アルドステロン症の診断（[131]I-アドステロール）では，小さな腺種や取り込みの低い腺種では検出されにくいことに留意する．
- 腎動脈造影は，腎動脈狭窄の診断としてゴールドスタンダードであり，検査で得られる狭窄率や狭窄部位の圧較差は，血行再建を検討するうえで有用である．副腎静脈サンプリングは，原発性アルドステロン症の局在性診断では必要となる．ただし，これらの造影検査は侵襲的な検査であるため，対象者の選択には注意する．
- 腎生検は，高血圧に伴う腎障害の病理診断として行われることは少ないものの，腎機能低下や蛋白尿の原因精査のためには重要な検査である．

1 核医学検査

a 腎シンチグラフィ，レノグラム

腎動脈狭窄の診断だけでなく，腎実質機能，尿路の通過状態，左右の腎機能を個別に評価できる．腎シンチグラフィでは，腎に集積し，尿路系に排泄される様相の評価を経時的に行うことができる．レノグラムでは，腎の時間-放射能曲線を描くことで，腎臓の放射線の集積や排泄の状態を左右腎それぞれ個別に評価することができる．特記すべき副作用はなく，比較的非侵襲的な検査であり，腎障害症例においても安全に施行できる特徴がある．

1. 使用する放射線医薬品

^{99m}Tc-DMSA，^{99m}Tc-DTPA，^{99m}Tc-MAG$_3$などが用いられる．

^{99m}Tc-DMSAや^{99m}Tc-DTPAは腎の形態評価や腎皮質の機能評価を目的とした静態検査（腎静態イメージング）に適しており，^{99m}Tc-MAG$_3$では，腎の形態評価に加えて，腎血流や腎実質・尿路系の機能評価（腎動態イメージング）が可能となる．

2. 実施方法

検査前食を絶食とし，検査施行30分前に300 mLの水を摂取し，検査前に排尿してから行う．仰臥位で，肘静脈より注射し，20～30分間撮影する．^{99m}Tc-MAG$_3$を用いたカプトプリル負荷レノグラム・レノシンチグラフィでは，短時間作用型アンジオテンシン変換酵素阻害薬であるカプトプリル50 mg（もしくは25 mg）を内服したのち60分後に撮影する．

3. 所見・診断

1）腎シンチグラフィ

腎形態およびRI分布で評価する．正常例では腹部大動脈から腸骨動脈までが明瞭に描出される．腎動脈の描出はみられないが，両腎のアクティビティは腹部大動脈の描出とほぼ同時に認められ，RIは左右対称に分布する（図1）[1]．腎動脈狭窄や閉塞では患側の腎萎縮および健側の代償性腫大を認める．また，腹部大動脈の描出に比べて，腎の描出の遅れやRI分布に左右差を認める（図2）[1]．

2）レノグラム

レノグラム解析のポイントを図3に示す．正常例では，血流相の急峻な立ち上がりを示す．

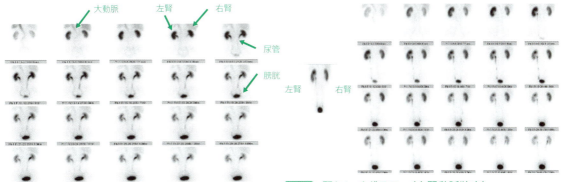

図1 腎シンチグラフィ（正常例）
腹部大動脈から腸骨動脈までが描出され，両腎のアクティビティは腹部大動脈の描出とほぼ同時に認められ，RIは左右対称に分布している．
［岩嶋義雄，他：腎血管性高血圧．成瀬光栄，他（編）：内分泌画像検査・診断マニュアル．184-199，診断と治療社，2011 より］

図2 腎シンチグラフィ（右腎動脈狭窄）
左腎に比べて右腎の萎縮．RI分布の左右差を認める．
［岩嶋義雄，他：腎血管性高血圧．成瀬光栄，他（編）：内分泌画像検査・診断マニュアル．184-199，診断と治療社，2011 より］

^{99m}Tc-MAG$_3$ でのTmaxとT$_{1/2}$の正常値を**表1**に示す[2]．カプトプリル負荷での腎動脈狭窄の検出率は，感度45〜94％，特異度81〜100％と報告されている（**図4**[1]，**表2**[3]）．高度の腎動脈狭窄の場合には，カプトプリル負荷なしでTmaxが延長する．一般に，カプトプリル負荷は腎障害例（血清クレアチニン≧2.5〜3.0 mg/dL）では施行しない．また，高尿素窒素血症，両側腎動脈狭窄，片腎では，感度・特異度ともに低下する．

カプトプリル負荷陽性の場合には，経皮的腎動脈形成術（percutaneous transluminal renal angioplasty：PTRA）後に良好な降圧効果が得られるとされる．また，PTRA後に再度カプトプリル負荷レノグラムを試行することで，治療効果の判定を行うこともできる．

4．注意点

超音波検査以上の形態的評価はできないことや，分腎機能評価についても微小な差異は評価困難であることに留意する．

カプトプリル負荷レノグラムは，磁気共鳴血管造影（magnetic resonance angiography：MRA）やCT血管造影（CT angiography：CTA）と比較すると感度・特異度がやや劣ることから[4]，補助的に使用することが望ましいと考えられる[3]．

b ガリウムシンチグラフィ

^{67}Gaは腫瘍や炎症性病変の確認および活動性の評価を目的として使用されている．高血圧の診断

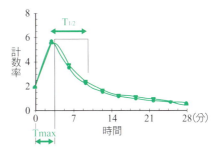

図3 レノグラム（正常例）
血流相は急峻な立ち上がりを示す．
Tmax：ピークに到達するまでの時間．腎血流や腎機能の低下を反映して延長する．
T$_{1/2}$：腎皮質におけるRI分布がピークカウントの半分になるまでの時間．排泄障害により延長する．排泄相を反映する．

表1 レノグラムの正常値

Tmax	左	175.0±16.3 秒
	右	168.3±20.5 秒
T$_{1/2}$	左	226.7±12.5 秒
	右	226.7±17.0 秒

［池窪勝治，他：腎動態イメージング剤^{99m}Tc-MAG3 注射液の第Ⅰ相試験―健常成人男子における安全性および体内動態の検討―．核医学 1993；30：507-516 より］

目的として使用されることは少ないものの，炎症性病変に高い集積を示すことから，腎炎や腎膿瘍の診断として補助的に用いられることがある．

c 副腎シンチグラフィ

左右の副腎の機能を左右それぞれ個別に評価することができる．アイソトープの種類によって集積される箇所が異なることから，疾患の診断や部

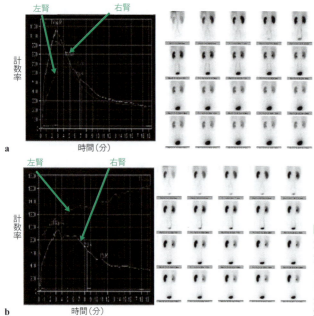

表2 カプトプリル負荷レノグラムでの腎動脈狭窄の診断基準

Tmax の延長（≧11 分）
Tmax の明らかな左右差
腎皮質への著明な RI の貯留
患側腎の GFR の低下

［Hirsch AT, et al.：ACC/AHA 2005 Practice Guidelines for the management of patients with peripheral arterial disease（lower extremity, renal, mesenteric, and abdominal aortic）. Circulation 2006；113：e463-654 より］

図4 左腎動脈狭窄
負荷前では左右差を認めなかったが(a)，カプトプリル負荷で左側の Tmax の延長，左腎の RI の貯留を認める(b)．
［岩嶋義雄，他：腎血管性高血圧．成瀬光栄，他（編）：内分泌画像検査・診断マニュアル．184-199，診断と治療社，2011 より］

位を特定することが可能となる．侵襲的ではないものの，ラジオアイソトープを使用し，またデキサメタゾンやヨード剤による前処置を要することから，検査はやや煩雑で時間を要する．

1．使用する放射線医薬品

^{131}I-アドステロールや^{123}I-MIBG が用いられることが多い．^{131}I-アドステロールは副腎皮質の，^{123}I-MIBG は副腎髄質の機能と代謝が評価できる．

2．実施方法

1）^{131}I-アドステロール

^{131}I-アドステロール投与2日前から1週間まで毎日ルゴール液もしくはヨウ化カリウム末を投与する．また，撮像日の1〜3日前より緩下剤や下剤を投与する．デキサメタゾン抑制下で施行する場合には，投与の3日前から撮像日までデキサメタゾン2〜4 mg/日を経口投与する．仰臥位で，希釈した^{131}I-アドステロールを30秒以上かけてゆっくりと静注する．投与後7日目前後で背面から撮像する．ただし，これらの実施方法は各施設で異なる．

2）^{123}I-MIBG

通常，成人には，111 MBq を静脈よりゆっくり投与し，1日後に撮像する．小児，幼児または乳児への投与量は年齢，体重により適宜増減する．

3．所見・診断

1）^{131}I-アドステロール

クッシング症候群，クッシング病，副腎皮質癌，原発性アルドステロン症などの診断ができる．特に，クッシング症候群や原発性アルドステロンにおいて，局在性診断（過剰分泌が片側性か両側性かの鑑別）に有効である．

（1）原発性アルドステロン症

デキサメタゾン抑制下において，アルドステロン産生腺腫（aldosterone-producing adenoma：APA）では，過剰分泌側の副腎に一致して円形高集積像を認める（図5）のに対して，過形成による特発性アルドステロン症（idiopathic hyperaldosteronism：IHA）では，両側に集積を認める．

（2）クッシング症候群，クッシング病

クッシング病では両側副腎に高集積像を認めるのに対して，クッシング症候群で，かつコルチゾールの過剰産生が片側の場合では，過剰分泌側に一致して高集積像を認める．

2）^{123}I-MIBG

カテコールアミン産生腫瘍（褐色細胞腫，神経芽細胞腫，甲状腺髄様癌など）の診断の確定や腫瘍の局在を確認するうえで有用である（図6）[5]．褐色細胞腫の腫瘍は比較的大きく，CT や超音波検査で検出できることが多いが，局在が不明ある

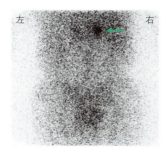

図5 原発性アルドステロン症でのデキサメタゾン抑制下 ^{131}I-アドステロール副腎シンチグラフィ

右副腎(←)にRIの強い取り込みを認める.

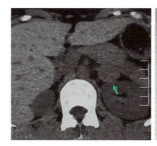
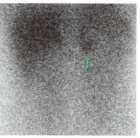

腹部CT　　　　　　　　MIBG

図6 褐色細胞腫での腹部CTならびにMIBG

腹部CTで左副腎に不均一な3 cmの腫瘍病変を認め，同部位に一致してRIの高集積像を認める.

［岩嶋義雄，他：褐色細胞腫．小室一成(編)：高血圧-患者抄録で究める　循環器病シリーズ，311-318，羊土社，2009より］

いは副腎外原発の場合，シンチグラフィを用いることで全身検索が可能となる.

4. 注意点

1) ^{131}I-アドステロール

原発性アルドステロン症の診断において，その検出感度は腺種のサイズに依存しており[6]，微小腺種や機能性が低い例では陽性率が低く，偽陰性となる可能性がある．特に，APAかIHAかの鑑別は副腎静脈サンプリング(AVS)で診断するのが原則であり，補助的な検査であることに留意する.

2) ^{123}I-MIBG

褐色細胞種において，特に，悪性例での転移巣検出に有用であるが，小病変や機能が弱い例では偽陰性を示すことがあり注意を要する．MIBG陰性例ではPET検査が有用とされる.

2 造影検査

ⓐ 腎動脈造影・分腎静脈サンプリング

腎動脈狭窄の形態的診断・治療を目的としており，特に，経皮的腎動脈形成術(PTRA)を施行する際には必須である.

1. 実施方法

検査前食を絶食としての施行が望ましい．腎動脈狭窄の診断として，血管内超音波検査(intravascular ultrasound：IVUS)を用いた狭窄率の測定や，血行動態的評価を目的として，プレッシャーワイヤーを用いて圧勾配(pressure gradient)を測定することもある．腎動脈造影・PTRAとともに，分腎静脈サンプリングを行うことも多い．分腎静脈サンプリングでは，下大静脈への左右腎静脈開口部

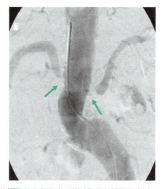

図7 両側腎動脈狭窄(粥状動脈硬化性)

両側の腎動脈起始部に狭窄病変を認める(→).

［岩嶋義雄，他：腎血管性高血圧．成瀬光栄，他(編)：内分泌画像検査・診断マニュアル．184-199，診断と治療社，2011より］

の近位側と遠位側，左右腎静脈の4か所から採血し，レニン活性を測定する．採血後の試験管は速やかに氷冷下で保存する.

2. 所見・診断

1) 腎動脈造影

左右に複数本の腎動脈を有する症例が約25%存在している．粥状動脈硬化症では，動脈内腔に粥腫が突出した壁不整像を認め，狭窄部位は大動脈分岐から2 cm以内が多く，両側性に生じることも多い(図7)[1]．線維筋性異形成(fibromuscular dysplasia：FMD)は，20〜30歳代の女性に多く，狭窄部位は腎動脈の中間部や遠位2/3に多い．連続する狭窄像と瘤状拡張像を呈することがあるが(string of breads)，これはmedial fibroplasiaによる変化と考えられている(図8)[1].

一般に，70%以上の狭窄ではPTRAの適応を検

討できる[7]．また，狭窄部位での pressure gradient と PTRA の治療効果との関連を示す報告もある[8]．

2）分腎静脈サンプリング

狭窄側のレニン活性が健側より 1.5 倍以上高値であればレニン依存性の高血圧と考えられ，PTRA の効果が期待できる．左右差を明らかにするために，カプトプリル投与下で行うこともある．

3．注意点

腎動脈造影検査は腎動脈狭窄の診断としてゴールドスタンダードであり，腎動脈の末梢までの評価や側副血行路の有無などの評価が可能となる．しかしながら，侵襲的な検査であり，手技に伴う合併症として，造影剤による急性腎不全，アレルギー，腎塞栓，出血，血腫などがあり，その頻度は，糖尿病や腎障害を伴うと高くなる[9]．予防として，施行前に補液を行い，排尿を促す方法がある．そのほかには，炭酸ガスやガドリニウムといった非ヨード造影剤や，非イオン性等浸透圧造影剤の使用や，施行前後での血液ろ過，アセチルコリンの内服，などが提唱されているが[3]，有効性については確立されていない．PTRA による長期的な腎保護効果については明らかでない[10]．特に，これまでの大規模臨床試験において，腎血管性高血圧症への PTRA の併用は，降圧薬のみの治療と比べてすぐれた治療効果は証明されていないことから，対象者の選択には注意する．

b 副腎静脈サンプリング（AVS）

左右の副腎からのアルドステロン分泌を選択的かつ特異的に評価できることから，原発性アルドステロン症の局在診断として推奨されている．機能確認検査（カプトプリル試験，フロセミド立位試験，生理食塩水負荷試験，経口食塩負荷試験）で原発性アルドステロン症を診断された症例が対象になる．詳細については p.64「IV-D．内分泌検査」に記載があるため参照されたい．

3 腎生検

腎疾患の病像や経過を病理学的に診断することができる．一般に，両側のびまん性の腎疾患が疑われ，組織診断が治療方針や生活指導に有用となる可能性がある場合に適応となる．具体的には，

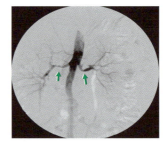

図8 ▶ 腎動脈狭窄症（線維筋性異形成）
右腎動脈中間に連続する狭窄像と瘤状拡張像（string of breads）を，左腎動脈の中間に軽度狭窄を認める．
［岩嶋義雄，他：腎血管性高血圧．成瀬光栄，他（編）：内分泌画像検査・診断マニュアル．184-199，診断と治療社，2011 より］

ネフローゼ症候群，急速進行性腎炎症候群/急性腎不全，慢性腎炎症候群，無症候性蛋白尿，血尿，全身性エリテマトーデスを含む膠原病・血管炎，移植腎などがある．高血圧では，腎機能の急激な悪化や，原因不明の持続する蛋白尿の場合に行われることがある．また，高血圧に糖尿病を合併することは多いが，糖尿病において，糖尿病性腎症以外の腎疾患を除外できない場合には適応となることがある．

a 実施方法

検査前食を絶食としての施行が望ましい．施行前に，超音波検査にて，腎萎縮や，腎サイズに左右差がないことを確認する．腹臥位で，超音波ガイド下で腎臓の位置を確認しながら，軽く息止めしたのちに腎の下極に穿刺する．原則として，施行後は，24 時間床上仰臥位安静とするとともに，肉眼的血尿がないことを確認する．

b 所見・診断

高血圧に伴う腎障害として，腎硬化症がある．高血圧の長期間の持続により生じた小葉間動脈から輸入細動脈の硬化性変化のために，腎血流が低下して，腎間質の線維化，糸球体の硬化が進行して，腎実質の硬化に至る．腎硬化症は，良性腎硬化症と悪性腎硬化症に大別される．

1．良性腎硬化症

長期にわたる高血圧の罹患により，小葉間動脈と輸入細動脈の硬化病変が生じて，血管内腔の狭窄とその灌流域のネフロンの萎縮が生じる．糸球体の変化に比べて血管の変化が強いことが特徴で

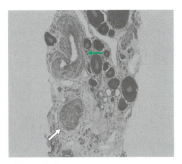

図9 ▶ 良性腎硬化症
PAS染色．糸球体の虚脱・硬化(⇨)や小動脈・細動脈壁の線維性肥厚(←)を認める．

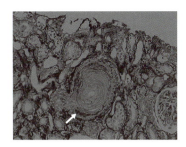

図10 ▶ 悪性腎硬化症
PAM染色．細小動脈基底膜の断裂，内膜の肥厚(⇨)を認める（onion skin lesion）．

ある．輸入細動脈の硝子化と小葉間動脈などの線維性内膜肥厚を認める(図9)．糸球体は正常から硝子化・萎縮まで様々である．一部の尿細管は拡張し，中にPAS陽性の蛋白物質を認める．

2．悪性腎硬化症

悪性高血圧症(高血圧の重症型)では，急速に進行する腎機能障害を呈する．腎の細小動脈のフィブリノイド壊死と，増殖性動脈内膜炎が起こり，細小動脈基底膜の断裂，内膜の肥厚(onion skin lesion)を認める(図10)．

ⓒ 注意点

良性腎硬化症や悪性腎硬化症は，腎生検で確定診断されるものの，高血圧そのものが腎生検後の出血の危険因子となることもあり，これまでの高血圧歴と尿検査所見が矛盾しない場合や，他の疾患の可能性が否定できた場合には施行されないことが多い．

また，管理困難な高血圧，腎機能障害がすでに進行している場合，腎臓の著明な萎縮を認める場合には，原則的に適応外となる．ほかに，出血傾向，腹臥位の維持が困難な場合や，検査後の安静が困難な場合にも適応外となる．

▶引用文献

1) 岩嶋義雄, 他：腎血管性高血圧. 成瀬光栄, 他(編)：内分泌画像検査・診断マニュアル. 184-199, 診断と治療社, 2011.
2) 池窪勝治, 他：腎動態イメージング剤^{99m}Tc-MAG3注射液の第1相試験―健常成人男子における安全性および体内動態の検討―. 核医学 1993；30：507-516.
3) Hirsch AT, et al.：ACC/AHA 2005 practice guidelines for the management of patients with peripheral arterial disease(lower extremity, renal, mesenteric, and abdominal aortic). Circulation 2006；113：e463-e654.
4) Vasbinder GB, et al.：Diagnostic tests for renal artery stenosis in patients suspected of having renovascular hypertension：a meta-analysis. Ann Intern Med 2001；135：401-411.
5) 岩嶋義雄, 他：褐色細胞種. 小室一成(編)：高血圧-患者抄録で究める 循環器病シリーズ. 311-318, 羊土社, 2009.
6) Nomura K, et al.：Iodomethylnorcholesterol uptake in an aldosteronoma shown by dexamethasone-suppression scintigraphy：relationship to adenoma size and functional activity. J Clin Endocrinol Metab 1990；71：825-830.
7) Rundback JH, et al.：Guidelines for the reporting of renal artery revascularization in clinical trials. American Heart Association. Circulation 2002；106：1572-1585.
8) Leesar MA, et al.：Prediction of hypertension improvement after stenting of renal artery stenosis：comparative accuracy of translesional pressure gradients, intravascular ultrasound, and angiography. J Am Coll Cardiol 2009；53：2363-2371.
9) Parfrey PS, et al.：Contrast material-induced renal failure in patients with diabetes mellitus, renal insufficiency, or both. A prospective controlled study. N Engl J Med 1989；320：143-149.
10) van Jaarsveld BC, et al：The effect of balloon angioplasty on hypertension in atherosclerotic renal-artery stenosis. Dutch Renal Artery Stenosis Intervention Cooperative Study Group. N Engl J Med 2000；342：1007-1014.

V 治療

A 高血圧の管理および治療の基本方針

Abstract

- 降圧治療は脳心血管病の発症・進展・再発による死亡やQOLの低下を抑制する．
- 降圧治療には，生活習慣の修正を含む非薬物療法と薬物療法がある．
- 初診の高血圧に対して，血圧が持続して高いことの確認とそのレベルの評価，二次性高血圧の除外，予後影響因子（危険因子，臓器障害/脳心血管病）存在の評価を行う．
- 高値血圧レベル以上（130/80 mmHg以上）では，血圧レベルおよびその他の予後影響因子から，高リスク，中等リスク，低リスクの3群にリスクを層別化する．
- 高リスク患者では絶対リスクが高いために，降圧治療による絶対リスクの減少は大きい．降圧治療による相対リスクの減少は，患者背景のリスクの高さや低さによらないため，低・中等リスク患者においても降圧治療の必要性は示唆される．
- 正常高値血圧レベル以上（120/80 mmHg以上）のすべての者に対して生活習慣の修正を行う．高リスク高値血圧者および高血圧者（140/90 mmHg以上）では，生活習慣の修正を積極的に行い（生活習慣の修正/非薬物療法），必要に応じて降圧薬治療を開始する．
- 高リスクの高血圧者では生活習慣に修正に加えて，早期から薬物治療を開始する．低・中等リスク患者では，生活習慣の修正を中心に行い，患者の個別性を評価しつつ，経過のなかで薬物治療の必要性を検討する．

1 治療の目的

高血圧治療の目的は，高血圧の持続によってもたらされる脳心血管病の発症・進展・再発の抑制とともに，それらによる死亡を減少させること，また，高血圧者がより健康で高いQOLを保った日常生活ができるように支援することである．降圧薬治療のメタ解析によると，収縮期血圧10 mmHgまたは拡張期血圧5 mmHgの低下により，発症リスクは，主要心血管イベントで約20％，脳卒中で約30～40％，冠動脈疾患で約20％，心不全で約40％，全死亡で10～15％，それぞれ減少することが明らかにされている[1-3]．このような降圧薬治療による脳心血管病の相対リスクの低下の程度は，原則として年齢，男女，ほかの併存疾患の有無によらずほぼ同程度である[3-12]．一方，降圧薬治療による腎機能低下の抑制効果は，介入研究においては必ずしも一定していない[3,13]．

降圧治療による相対リスクの減少がリスクの高い場合や低い場合に同じであっても，高リスク患者では低リスク患者に比べて，絶対リスクの減少（リスク差）が大きい．そのため，多くの臨床試験がおもに高リスク患者を対象としてきた[14,15]．一方，若年者や中・壮年のうち低・中等度リスクの患者では，絶対リスクの減少が少ないため，短期間では治療による脳心血管病の抑制効果は現れにくい．臨床試験では，より多くの対象者やより長期間にわたる観察が必要となるため，低・中等度リスク高血圧に対するエビデンスは限られる．今後も，このような研究が行われる可能性は低い．しかし，低・中等リスクの対象者においても，降圧により脳心血管病の相対リスクは高リスク群と同様に減少することを考慮すると[3-5,12]，これらの低・中等リスクにおいても降圧治療の必要性があると考えてよい．したがって，高値血圧者や若年の高血圧者などの低・中等リスク高血圧においても，高リスク患者を対象としたエビデンスから治療効果を推測して，適切に治療計画を検討する．

2 高血圧治療および高血圧対策の対象者

すべての年齢層の高血圧者が高血圧治療の対象

となる．80歳以上の超高齢者に降圧薬治療を行った HYVET[16] でも，脳卒中死亡，心不全などの脳心血管病や全死亡が減少する成績が得られている．また，正常血圧者以外のすべての血圧高値者（血圧120/80 mmHg以上）において，血圧レベルに対する何らかの対応が必要である．しかし，低リスク者における降圧治療においては，医療経済，副作用などの薬物治療のマイナス面を考慮する必要があるため，生活習慣の修正/非薬物療法を基本として，その経過や個別性を考えて薬物療法を考慮する．一方，よりリスクが高い場合は薬物療法が必要であることが多く，そのリスクの高さにより薬物治療開始時期が決定される．

白衣高血圧には，基本的には血圧に対する薬物治療を行わず，将来高血圧に進展する可能性が高いことを説明し，家庭血圧測定と生活習慣修正を指導して定期的に経過観察を行う（p.15「II-A. 血圧測定と臨床評価」参照）．

3 生活習慣の修正，非薬物療法，薬物療法

降圧治療は非薬物療法と薬物療法に大別される．非薬物療法には，減塩を中心とした食事療法，運動，アルコール制限，肥満の改善などの生活習慣の修正，および睡眠時無呼吸症候群に対する持続性陽圧呼吸や二次性高血圧に対する腎動脈形成術や副腎腫瘍摘出術などのような機器を用いたような治療や侵襲的な治療が含まれる．一方，生活習慣の修正は，高血圧者に限らず，正常血圧者以外のすべての人に推奨される．

生活習慣の修正は，それ自体で有意な降圧を生じさせるため，正常高値血圧者や低・中等リスクの高値血圧者などの薬物療法を開始しない対象者の対策として重要である．また，生活習慣の修正は降圧薬の作用を増強するため，薬物療法を受けている患者においても，血圧のコントロール改善のために有用である．さらに，生活習慣の修正は高血圧の発症予防や進展抑制にも有効であるため，ポピュレーション戦略として正常血圧者や正常高値血圧者を含む集団/社会全体に対する健康増進の方策としても実施される．本書では，情報提供を中心とする生活習慣の改善と区別をして，医療者（医師，看護師，保健師，薬剤師，管理栄養士など）のかかわりのなかで，生活習慣に対して計画的に介入を行う場合を生活習慣の修正/非薬物療法と記載する．

正常血圧者には，適切な生活習慣を身につける，または，それを継続することが推奨される．正常高値血圧者や低・中等リスクの高値血圧者には，生活習慣修正の指導を行い，改善しない場合には繰り返し指導を行う．また，高リスク高値血圧者や高血圧者の場合は，医療者のかかわりのなかで，計画的に生活習慣に介入し，その効果の評価を行う．これらは，継続的に行い，改善が認められない場合は，介入を強化する必要がある．

4 予後評価と管理計画のためのリスク層別化

a 脳心血管病，臓器障害，危険因子

高血圧は脳心血管病の主要な危険因子であり，特に脳卒中に対する寄与度が大きい（p.2「I-A. 高血圧の疫学」参照）．高血圧者の予後（脳心血管病の発症やそれによる死亡）は，高血圧のみならず，高血圧以外の危険因子と高血圧に基づく臓器障害の程度や脳心血管病既往が関与する（表1）．したがって，高血圧の診療においては，血圧レベルのみならず，脳心血管病の発症に影響を与える危険因子と臓器障害/脳心血管病の有無を評価する．

わが国のエビデンスから，血圧レベル以外の脳心血管病の危険因子として，年齢，性別（男性），喫煙，糖尿病，脂質異常症，慢性腎臓病〔蛋白尿，推算糸球体濾過量（eGFR）低下〕，肥満，などがあげられており[17-23]，これまでの日本高血圧学会のガイドラインにおいても紹介されている．また，併存疾患として心房細動の存在も脳卒中の発症に大きく寄与する[23,24]．心房細動に高血圧発症が関与することもあり，今回のガイドラインよりリスク関連の因子として加えている．

臓器障害としては，診察や検査により得られる様々な指標がある．しかし，検査実施の費用対効果を考えると，高血圧患者に複数の精密な臓器障害の検査が必要なわけではない．本書では，評価が簡便であること，予後への影響についてわが国のコホートで明確なエビデンスがあること，実地医家を含めた日常診療で実施可能であるものとし

表1 ▶ 脳心血管病に対する予後影響因子

A．血圧レベル以外の脳心血管病の危険因子	
高齢（65歳以上）	
男性	
喫煙	
脂質異常症[*1]	低HDLコレステロール血症（＜40 mg/dL） 高LDLコレステロール血症（≧140 mg/dL） 高トリグリセライド血症（≧150 mg/dL）
肥満（BMI≧25 kg/m^2）（特に内臓脂肪型肥満）	
若年（50歳未満）発症の脳心血管病の家族歴	
糖尿病	空腹時血糖≧126 mg/dL 負荷後血糖2時間値≧200 mg/dL 随時血糖≧200 mg/dL HbA1c≧6.5%（NGSP）

B．臓器障害/脳心血管病	
脳	脳出血，脳梗塞 一過性脳虚血発作
心臓	左室肥大（心電図，心エコー） 狭心症，心筋梗塞，冠動脈再建術後 心不全 非弁膜症性心房細動[*2]
腎臓	蛋白尿 eGFR低値[*3]（＜60 mL/分/1.73 m^2） 慢性腎臓病（CKD）
血管	大血管疾患 末梢動脈疾患（足関節上腕血圧比低値：ABI≦0.9） 動脈硬化性プラーク 脈波伝播速度上昇（baPWV≧1.8 m/秒，cfPWV＞10 m/秒） 心臓足首血管指数（CAVI）上昇（≧9）
眼底	高血圧性網膜症

緑字：リスク層別化に用いる予後影響因子

[*1]：トリグリセライド400 mg/dL以上や食後採血の場合にはnon HDLコレステロール（総コレステロール－HDLコレステロール）を使用し，その基準はLDLコレステロール＋30 mg/dLとする．
[*2]：非弁膜症性心房細動は高血圧の臓器障害として取り上げている．
[*3]：eGFR（推算糸球体濾過量）は下記の血清クレアチニンを用いた推算式（eGFRcreat）で算出するが，筋肉量が極端に少ない場合は，血清シスタチンを用いた推算式（eGFRcys）がより適切である．
eGFRcreat（mL/分/1.73 m^2）＝194×Cr$^{-1.094}$×年齢$^{-0.287}$（女性は×0.739）
eGFRcys（mL/分/1.73 m^2）＝（104×Cys$^{-1.019}$×0.996^{年齢}（女性は×0.929））－8

〔JSH2019より〕

て，左室肥大（心電図），蛋白尿（糖尿病患者のアルブミン尿を含む），eGFRの低下の利用を推奨する．なお，他の臓器障害の指標として，動脈スティフネスの増加（脈波伝播速度の亢進，CAVIの上昇），閉塞性動脈硬化症，頸動脈のプラークや狭窄についても，必要に応じて評価してリスク評価の参考にする（p.138「Ⅵ．高血圧性合併症の特徴と治療」参照）．脳心血管病としては，脳卒中（脳出血，脳梗塞），虚血性心疾患（心筋梗塞，狭心症，冠動脈再建術後），心不全のように診断が確認できるものを利用する．なお，慢性腎臓病（CKD）については，年齢および背景となる糸球体疾患や合併症の存在は脳心血管病の発症にかかわる．

ⓑ わが国における脳心血管病発症の絶対リスクの評価と脳心血管病リスク層別化

相対リスクを考慮した降圧治療に比べ，絶対リスクを考慮した降圧治療がより有効であると考えられている．欧米のガイドラインにおける脳心血管病全体のリスク評価は，欧米のコホート研究の結果より得られた絶対リスクに基づいている〔atherosclerotic cardiovascular disease（ASCVD）リスクスコア[25,26]，systematic coronary risk estimation（SCORE）[27,28]〕．すなわち，これらのリスク評価では脳卒中発症に比べて冠動脈疾患発症の影響が大きい．したがって，脳卒中が多いわが国においては，わが国独自の脳心血管病全体の絶対リスク評価を行うことが望ましい．

JSH2019の脳心血管病リスク評価では，わが国のエビデンスを利用すること，危険因子から絶対リスクを算出し，それを参考にリスク層別化を行うことを基本方針とした．その際，JALS研究[23]の結果から，リスクの層別化に用いる予後影響因子は，脳心血管病，高齢（65歳以上），男性，喫煙，脂質異常症，糖尿病，脳出血，脳梗塞，心筋梗塞，非弁膜症性心房細動，蛋白尿としている（表1 色文字）．肥満やeGFRについては，JALS研究[23]および久山町研究[29]において，複合脳心血管病のイベント発症に対して有意に検出されておらず，リスク層別化には用いていない．また，JALS研究お

表2 診察室血圧に基づいた脳心血管病リスク層別化

リスク層 \ 血圧分類	高値血圧 130〜139/ 80〜89 mmHg	I度高血圧 140〜159/ 90〜99 mmHg	II度高血圧 160〜179/ 100〜109 mmHg	III度高血圧 ≧180/≧110 mmHg
リスク第一層 予後影響因子がない	低リスク	低リスク	中等リスク	高リスク
リスク第二層 年齢(65歳以上),男性,脂質異常症,喫煙のいずれかがある	中等リスク	中等リスク	高リスク	高リスク
リスク第三層 脳心血管病既往,非弁膜症性心房細動,糖尿病,蛋白尿のあるCKDのいずれか,または,リスク第二層の危険因子が3つ以上ある	高リスク	高リスク	高リスク	高リスク

JALSスコアと久山スコアより得られる絶対リスクを参考に,予後影響因子の組合せによる脳心血管病リスク層別化を行った.層別化で用いられている予後影響因子は,血圧,年齢(65歳以上),男性,脂質異常症,喫煙,脳心血管病(脳出血,脳梗塞,心筋梗塞)の既往,非弁膜症性心房細動,糖尿病,蛋白尿のあるCKDである.
〔JSH2019より〕

および久山研究では年齢レベルは10歳刻みで検討されているが,これまでのJSHガイドラインでは高齢を65歳以上としているため,それに習った.

リスクの層別化の具体的な方針としては,ⓐ脳心血管病をすでに有する場合は,二次予防対象者として高リスクとする.ⓑ心房細動を有する場合も高リスクとする.ⓒ蛋白尿を有するCKDや糖尿病は,これまでのわが国のエビデンスから高リスクとする.末期腎不全の場合は,高リスクであるが,高血圧への対応が他の病態と異なるため(p.158「VI-C.腎疾患」参照),ここでは取り上げない.ⓓその他の患者については,JALS研究[23)]および久山町研究[29)]に基づく危険因子を用いたリスクスコアの計算により複合脳心血管イベント発症の絶対リスクを算出し,リスク評価の参考とする.ⓔⓓのようなリスクスコアを用いた絶対リスクの算出は実地医家の日常診療では必ずしも容易でないため,ⓐ〜ⓓを反映させたリスク層別の表を作成して,高リスク,中等リスク,低リスクに分類する(表2).

このリスク層別化表では,リスクの第一層は,血圧以外の予後影響因子がない場合(65歳未満の女性であり,糖尿病,脂質異常症,喫煙,非弁膜症性心房細動,蛋白尿を有するCKD,脳心血管病の発症のいずれもない場合),リスクの第二層は,65歳以上,男性,脂質異常症,喫煙のいずれかがあるが,脳心血管病の発症,非弁膜症性心房細動,糖尿病,蛋白尿を有するCKDのいずれもない場合,リスクの第三層は,脳心血管病の既往,非弁膜症性心房細動,糖尿病,蛋白尿を有するCKDのいずれかがある,またはリスク第二層の危険因子が3つ以上ある場合とした.それぞれのリスクの層において,診察室血圧レベルを加味して,低リスク,中等リスク,高リスクの3群に分類する.

このリスク層別化表の各カラムについては,層別化の定義によって決定した脳心血管病リスクレベルとリスクスコアより算出した発症率から決定した脳心血管病リスクレベルに大きな乖離がないことを,JALS研究の実データを用いて検証している[23)].しかし,このようなリスクスコアからの絶対リスク算出やリスク層別化はいずれも仮定を含んだものであるため,実臨床におけるおのおのの患者のリスクの判定では,主治医が血圧レベルや他の予後影響因子の有無も含めて最終的に判断する必要がある.

絶対リスクには年齢の寄与が大きいため,若・中年では危険因子があったとしても絶対リスクは必ずしも高くならない[23,29)].したがって,低・中等度リスク患者では,3〜5年前後が経過した時点で,改めてリスクについて評価することが望ましい.また,低・中等リスク患者において,生活習慣の修正による降圧が優先して行われるが,患者の生活習慣の修正への意識向上のためにも,5年間や10年間の発症リスクだけではなく,生涯の発

症リスク[30,31]）や相対リスクについても評価して説明することが有用かもしれない．しかし，わが国における生涯リスク算出のエビデンスは限られるため，JSH2019では取りあげていない．

5 初診時の高血圧管理計画

初診時の高血圧の管理計画には，①血圧高値が継続的であることの確認とそのレベルの評価，②二次性高血圧の除外，③危険因子，臓器合併症，脳心血管病などの予後影響因子の評価，④生活習慣の修正の指導，⑤薬物療法の必要性の評価，⑥降圧目標値の決定を含み，それらを，順次，または必要に応じて並行して行う．

ⓐ 血圧高値が継続的であることの確認とそのレベルの評価

日常診療（高血圧緊急症や切迫症を除いて）において，初診時に診察室血圧が高いときは，日を改めての外来での血圧測定，最近の健診の血圧データなどの利用，家庭血圧測定により，継続的に血圧が高値かどうか確認する．また，家庭血圧測定では，白衣高血圧，白衣現象，仮面高血圧の有無も確認する．白衣高血圧や仮面高血圧の存在が疑わしい場合や血圧変動が大きいことが予測される場合は24時間自由行動下血圧測定（ABPM）による評価も考慮する．リスク評価や高血圧管理計画には，診察室血圧が用いられるが，診察室血圧値と家庭血圧値あるいはABPMによる血圧測定値との乖離が大きい場合には，家庭血圧やABPM値を重視して決定することが妥当である．しかし，脳心血管病発症率や死亡に関して，家庭血圧やABPMの利用が診察室血圧の利用に比べて，より有益であるかどうかを比較検討したエビデンスは十分ではなく（p.42 column 1 参照），今後の研究が待たれる．なお，正確な家庭血圧の把握のために，測定値が自動的にメモリ記録される家庭血圧計やインターネットを介して記録される家庭血圧計を用いることも有用である．

ⓑ 二次性高血圧の除外

ある特定の原因による高血圧は二次性高血圧と定義される．二次性高血圧のなかで，頻度の高いものとして，腎実質性高血圧，原発性アルドステロン症，腎血管性高血圧，睡眠時無呼吸症候群などが挙げられる．病歴，診察所見，一般臨床検査から，それらの存在を疑うスクリーニング検査を行う．さらに，必要に応じて専門医に紹介または診断に必要な検査を行う．詳細はp.245「XIV．二次性高血圧」を参照のこと．

ⓒ 危険因子，臓器合併症，脳心血管病などの予後影響因子の評価

高血圧以外の脳心血管病の危険因子の有無，臓器障害/脳心血管病の有無を検索する（前項p.79「4．予後評価と管理計画のためのリスク層別化」参照）．高値血圧レベルと高血圧レベルでは，診察室血圧値，危険因子，臓器障害/脳心血管病より，脳心血管病のリスク層別化を行う．診察室血圧レベルおよび脳心血管病リスクに応じて高血圧管理計画（図1）を作成する．

ⓓ 生活習慣の修正の指導

正常血圧者以外のすべての人に，生活習慣の修正を推奨する．一定期間後に再び血圧評価を行い，血圧レベルやリスクに応じて，生活習慣修正の指導の強化（非薬物療法）や薬物療法を検討する．降圧治療開始後も継続的に生活習慣の修正は継続するように指導をすることが重要である．

ⓔ 生活習慣修正の継続と薬物療法の必要性の評価

降圧目標についての原則（p.87「V-B．治療対象と降圧目標，治療法の選択」表1）に加えて，その患者の個別性を考慮し，降圧目標値および降圧薬治療開始時期を決定する．それらの治療方針について，患者に具体的に説明し，患者の理解を深め，患者と共有したうえで実施する．

図1は脳心血管病の未発症者における初診時の高血圧管理計画である．正常血圧レベル（120/80 mmHg未満）には，適切な生活習慣を継続的に行うことを推奨する．正常高値血圧レベル（120～129/80 mmHg未満）では3～6か月間，高値血圧レベル（130～139/80～89 mmHg）のうち低・中等リスクではおおむね3か月間の生活習慣の修正を行い，それによっても改善が認められない場合は，

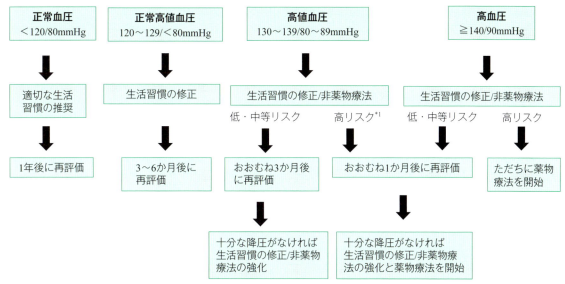

図1 ▶ 初診時の血圧レベル別の高血圧管理計画
*1：高値血圧レベルでは，後期高齢者（75歳以上），両側頸動脈狭窄や脳主幹動脈閉塞がある，または未評価の脳血管障害，蛋白尿のないCKD，非弁膜症性心房細動の場合は，高リスクであっても中等リスクと同様に対応する．その後の経過で症例毎に薬物療法の必要性を検討する．
［JSH2019 より］

生活習慣修正のさらなる強化（生活習慣の修正/非薬物療法）を行う．

　高値血圧レベル（130〜139/80〜89 mmHg）の高リスク者および高血圧レベル（140/90 mmHg以上）の低・中等リスク者では，当初から生活習慣への計画的な介入（生活習慣の修正/非薬物療法）を行う．おおむね1か月後をめどに血圧レベルを再評価し，改善が認められない場合は，さらなる非薬物療法の強化（介入の強化）に加え，降圧薬治療の開始を考慮する．これらの患者においての薬物治療は，医療経済的な観点を十分に考慮する．

　高血圧レベル（140/90 mmHg以上）にある高リスク者では，生活習慣への計画的な介入（生活習慣の修正/非薬物療法）の開始に遅れることなく降圧薬治療（薬物療法）を開始する．なお，個別症例においては，降圧薬を開始した初期には，有害事象の出現に注意し，降圧のスピードなどを考慮しながら目標血圧を目指す．

　なお，高値血圧の高リスク者のうち，後期高齢者（75歳以上），両側頸動脈狭窄や脳主幹動脈閉塞がある，または，それらが未評価の脳血管障害患者，蛋白尿のないCKD，非弁膜症性心房細動患者については，いずれも，目標降圧レベルが140/90 mmHg未満とされていること，また，副作用が生じる可能性が他の病態より高いことより，初期には低・中等リスクと同様に対応し，経過のなかで降圧薬治療の必要性やその開始時期を個別症例ごとに検討する．

　脳心血管病の既往者は高リスクであり，いずれの血圧レベルであっても，生活習慣への計画的な介入（生活習慣の修正/非薬物療法）を行う．また，それぞれの疾患に対応する降圧目標を参考にし，早期に降圧薬治療を開始する．加えて，発症した脳心血管病に対応する二次予防のための降圧以外の治療（たとえば，脂質治療，糖尿病治療，禁煙，抗血栓治療など）も確実に行う．

▶ 文献

1) Law MR, et al.：Use of blood pressure lowering drugs in the prevention of cardiovascular disease：meta-analysis of 147 randomised trials in the context of expectations from prospective epidemiological studies. BMJ 2009；338：b1665.
2) Thomopoulos C, et al.：Effects of blood pressure lowering on outcome incidence in hypertension. 1. Overview, meta-analyses, and meta-regression analyses of randomized trials. J Hypertens 2014；32：2285-2295.
3) Ettehad D, et al.：Blood pressure lowering for prevention of cardiovascular disease and death：a systematic review and meta-analysis. Lancet 2016；387：957-967.
4) van Dieren S, et al.：Effects of blood pressure lowering on cardiovascular outcomes in different cardiovascular risk groups

5) Blood Pressure Lowering Treatment Trialists' Collaboration：Blood pressure-lowering treatment based on cardiovascular risk：a meta-analysis of individual patient data. Lancet 2014；384：591-598.

6) Turnbull F, et al.：Effects of different blood pressure-lowering regimens on major cardiovascular events in individuals with and without diabetes mellitus：results of prospectively designed overviews of randomized trials. Arch Intern Med 2005；165：1410-1419.

7) Turnbull F, et al.：Do men and women respond differently to blood pressure-lowering treatment? Results of prospectively designed overviews of randomized trials. Eur Heart J 2008；29：2669-2680.

8) Turnbull F, et al.：Effects of different regimens to lower blood pressure on major cardiovascular events in older and younger adults：meta-analysis of randomised trials. BMJ 2008；336：1121-1123.

9) Czernichow S, et al.：Impact of blood pressure lowering on cardiovascular outcomes in normal weight, overweight, and obese individuals：the Perindopril Protection Against Recurrent Stroke Study trial. Hypertension 2010；55：1193-1198.

10) Collier DJ, et al.：Impact of amlodipine-based therapy among older and younger patients in the Anglo-Scandinavian Cardiac Outcomes Trial-Blood Pressure Lowering Arm（ASCOT-BPLA）. J Hypertens 2011；29：583-591.

11) Ninomiya T, et al.：Blood pressure lowering and major cardiovascular events in people with and without chronic kidney disease：meta-analysis of randomised controlled trials. BMJ 2013；347：f5680.

12) Brunstrom M, et al.：Association of blood pressure lowering with mortality and cardiovascular disease across blood pressure levels：a systematic review and meta-analysis. JAMA Intern Med 2018；178：28-36.

13) Lv J, et al.：Effects of intensive blood pressure lowering on the progression of chronic kidney disease：a systematic review and meta-analysis. CMAJ 2013；185：949-957.

14) Staessen JA, et al.：Risks of untreated and treated isolated systolic hypertension in the elderly：meta-analysis of outcome trials. Lancet 2000；355：865-872.

15) Bejan-Angoulvant T, et al.：Treatment of hypertension in patients 80 years and older：the lower the better? A meta-analysis of randomized controlled trials. J Hypertens 2010；28：1366-1372.

16) Beckett NS, et al.；HYVET Study Group：Treatment of hypertension in patients 80 years of age or older. N Engl J Med 2008；358：1887-1898.

17) Kokubo Y, et al.：The combined impact of blood pressure category and glucose abnormality on the incidence of cardiovascular diseases in a Japanese urban cohort：the Suita Study. Hypertens Res 2010；33：1238-1243.

18) Ninomiya T, et al.：Impact of kidney disease and blood pressure on the development of cardiovascular disease：an overview from the Japan Arteriosclerosis Longitudinal Study. Circulation 2008；118：2694-2701.

19) Kokubo Y, et al.：Relationship between blood pressure category and incidence of stroke and myocardial infarction in an urban Japanese population with and without chronic kidney disease：the Suita Study. Stroke 2009；40：2674-2679.

20) Takeuchi H, et al.：Metabolic syndrome and cardiac disease in Japanese men：applicability of the concept of metabolic syndrome defined by the National Cholesterol Education Program-Adult Treatment Panel III to Japanese men-the Tanno and Sobetsu Study. Hypertens Res 2005；28：203-208.

21) Iso H, et al.：Metabolic syndrome and the risk of ischemic heart disease and stroke among Japanese men and women. Stroke 2007；38：1744-1751.

22) Ninomiya T, et al.：Impact of metabolic syndrome on the development of cardiovascular disease in a general Japanese population：the Hisayama Study. Stroke 2007；38：2063-2069.

23) Harada A, et al.；Japan Arteriosclerosis Longitudinal Study Group：Absolute risk score for stroke, myocardial infarction, and all cardiovascular disease：Japan Arteriosclerosis Longitudinal Study. Hypertens Res 2019；42：567-579.

24) Tanizaki Y, et al.：Incidence and risk factors for subtypes of cerebral infarction in a general population：the Hisayama study. Stroke 2000；31：2616-2622.

25) Goff DC Jr, et al.；American College of Cardiology/American Heart Association task force on practice guidelines：2013 ACC/AHA guideline on the assessment of cardiovascular risk：a report of the American College of Cardiology/American Heart Association task force on practice guidelines. Circulation 2014；129（25 Suppl 2）：S49-S73.

26) Stone NJ, et al.：American College of Cardiology/American Heart Association task force on practice guidelines：2013 ACC/AHA guideline on the treatment of blood cholesterol to reduce atherosclerotic cardiovascular risk in adults：a report of the American College of Cardiology/American Heart Associationtask force on practice guidelines. Circulation 2014；129（25 Suppl 2）：S1-S45.

27) Conroy RM, et al.：Estimation often-year risk of fatal cardiovascular disease in Europe：the SCORE project. Eur Heart J 2003；24：987-1003.

28) Piepoli MF, et al.；ESC Scientific Document Group：2016 European guidelines on cardiovascular disease prevention in clinical practice：The Sixth Joint Task Force of the European Society of Cardiology and other societies on cardiovascular disease prevention in clinical practice（constituted by representatives of 10 societies and by invited experts）developed with the special contribution of the European Association for Cardiovascular Prevention & Rehabilitation（EACPR）. Eur Heart J 2016；37：2315-2381.

29) Arima H, et al.：Developmentand validation of a cardiovascular risk prediction model for Japanese：the Hisayama study. Hypertens Res 2009；32：1119-1122.

30) Turin TC, et al.：Hypertension and lifetime risk of stroke. J Hypertens 2016；34：116-122.

31) Turin TC, et al.：Impact of hypertension on the lifetime risk of coronary heart disease. Hypertens Res 2016；39：548-551.

V 治療

B 治療対象と降圧目標，治療法の選択

> **Abstract**
> - 疫学的な観察研究では，血圧と脳心血管病のリスクとの関係は正常血圧範囲においても115/75 mmHgまでは血圧が低いほどリスクが小さくなる．
> - 75歳以上の高齢者も含め，すべての年齢層の高血圧患者が降圧治療の対象となる．
> - 75歳未満，両側頸動脈狭窄や脳主幹動脈閉塞がない脳血管障害，冠動脈疾患，CKD（蛋白尿陽性），糖尿病，抗血栓薬服用中の患者では130/80 mmHg未満を降圧目標とする．
> - 75歳以上，脳血管障害（両側頸動脈狭窄や脳主幹動脈閉塞あり，または未評価），CKD（蛋白尿陰性）では140/90 mmHg未満を降圧目標とする．
> - 降圧薬投与の有無にかかわらず，高血圧の治療においては生活習慣の修正を指導する．
> - 降圧治療においては，高血圧の重症度や合併症，背景因子などの危険因子を評価し，高リスク群では直ちに降圧薬治療を行い，低・中等リスクでは1か月の生活習慣指導の後，降圧が不十分であれば，降圧薬投与を開始する．
> - 降圧薬治療の第一選択薬は，サイアザイド系利尿薬，Ca拮抗薬，ACE阻害薬，アンジオテンシンII受容体拮抗薬（ARB）である．β遮断薬も主要降圧薬であるが，脳卒中の抑制や高齢者の予後改善効果が劣る．
> - 1日1回投与の降圧薬を優先し，利尿薬は低用量から開始する．
> - 降圧薬の併用に際しては，作用機序や副作用の重複を避け，合併する病態を考慮する．

1 治療対象

すべての年齢層の高血圧患者が降圧治療の対象となる．診察室血圧による高血圧の診断基準は140/90 mmHg以上であるが，これより低いレベルにおいても生活習慣の修正による血圧および心血管病リスクの低下を図ることが推奨される．80歳以上の高齢者を対象としたHYVET[1]では降圧薬治療により心血管イベントや死亡が減少しているので，75歳以上の高齢者の高血圧患者も降圧治療の対象となる．

診察室血圧は正常であっても，早朝高血圧，ストレス下高血圧や夜間高血圧など，血圧の日内変動の異常は仮面高血圧と総称されるが，臓器障害や心血管病のリスクが高いので積極的な降圧薬治療の対象とする．白衣高血圧は，基本的には降圧薬治療の対象としないが，将来的に高血圧に移行する症例が多いことから，継続的な家庭血圧のモニターと生活習慣の改善を指導してフォローする．

2 降圧目標

高血圧の診断は140/90 mmHg以上であるが，これは恣意的な基準であり，広い範囲にわたり血圧が高ければ高い程脳卒中や冠動脈疾患などの脳心血管病のリスクは増加する．図1は61の疫学的研究における約100万人の対象者の追跡調査のデータから心血管疾患による死亡リスクと血圧の関係を検討したメタアナリシスの成績であるが，脳血管障害および虚血性心疾患のいずれにおいても各年齢層において血圧が高いほどリスクが増加する関係が認められている[2]．この血圧と心血管リスクとの関係は140/90 mmHg未満，すなわち正常血圧の範囲においても延長され，疫学的には115/75 mmHgまでは血圧が低値であるほど脳心血管病のリスクが減少し，The lower, the betterの考え方が支持される．腎障害についても，図2は沖縄県で血圧と腎不全のリスクとの関係を追跡調査した成績であるが，140/90 mmHg以上の高血圧のみならず130〜139/85〜89 mmHgの血圧レベル

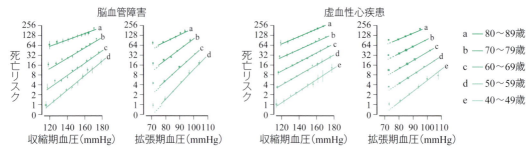

図1 脳血管障害および虚血性心疾患のリスクと血圧の関係を検討したメタアナリシスの成績
[Lewington S, et al.：Age-specific relevance of usual blood pressure to vascular mortality：a meta-analysis of individual data for one million adults in 61 prospective studies. Lancet 2002；360：1903-1913 より]

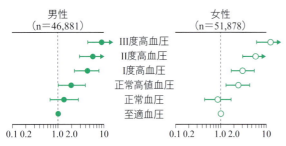

図2 沖縄県の追跡調査における末期腎不全の発症リスクと血圧の関係
[Tozawa M, et al.：Blood pressure predicts risk of developing end-stage renal disease in men and women. Hypertension 2003；41：1341-1345 より]

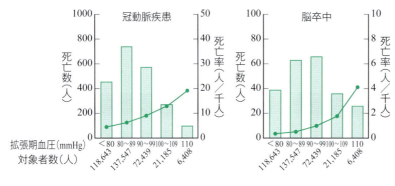

図3 MRFITにおける冠動脈疾患，脳卒中の死亡数（棒グラフ）および死亡率（線グラフ）と血圧との関係
[Stamler J, et al.：Blood pressure（systolic and diastolic）and risk of fatal coronary heart disease. Hypertension 1989；13（5 Suppl）：I2-I12 より作成]

も腎不全発症のリスクとなっていることが示されている[3]．さらに図3はMRFITにおける血圧と冠動脈疾患，脳卒中による死亡との関係であるが[4]，当然ながら線グラフで示されるように血圧が高いほどこれらの脳心血管病のリスクは高くなる．しかし，棒グラフで示される死亡数をみると，拡張期血圧が90 mmHg未満の群は総数が大きいため死亡率は低くても死亡数が多くなっている．すなわち，冠動脈疾患による死亡の56％，脳卒中による死亡の44％は拡張期血圧からいえば正常範囲の群から発生しており，疫学的には正常血圧の範囲においてもより低いレベルにコントロールすることが脳心血管病の発症数を減少させる可能性が考えられる．

しかし，各々の症例における具体的な降圧目標の設定に際しては，患者の背景因子や併存する病態，危険因子などを考慮して，実際の介入試験によるエビデンスが重視されねばならない．このようなことからJSH2019[5]では，患者の年齢やリスク，合併症により，表1に示すような目標血圧が示されている．診察室で測定される血圧よりも脳心血管病や臓器障害と密接な関係を示す家庭血圧の目標値は，収縮期，拡張期とも5 mmHgずつ低い値となっている．図4に示すように，特に脳卒中の発生頻度が高いアジア人においては，若い年齢層において降圧による脳卒中の相対リスクの減少が大きい[6]．図5[7]は降圧治療による脳卒中抑制効果が検討された様々な臨床試験の成績である

表1 降圧目標

	診察室血圧	家庭血圧
75歳未満の成人[*1] 脳血管障害患者 　（両側頸動脈狭窄や脳主幹動脈閉塞なし） 冠動脈疾患患者 CKD患者（蛋白尿陽性）[*2] 糖尿病患者 抗血栓薬服用中	＜130/80 mmHg	＜125/75 mmHg
75歳以上の高齢者 脳血管障害患者 　（両側頸動脈狭窄や脳主幹動脈閉塞あり，または未評価） CKD患者（蛋白尿陰性）[*2]	＜140/90 mmHg	＜135/85 mmHg

[*1] 未治療で診察室血圧 130〜139/80〜89 mmHg の場合は，低・中等リスク患者では生活習慣の修正を開始または強化し，高リスク患者ではおおむね1か月以上の生活習慣修正にて降圧しなければ，降圧薬治療の開始を含めて，最終的に 130/80 mmHg 未満を目指す．すでに降圧薬治療中で 130〜139/80〜89 mmHg の場合は，低・中等リスク患者では生活習慣の修正を強化し，高リスク患者では降圧薬治療の強化を含めて，最終的に 130/80 mmHg 未満を目指す．
[*2] 随時尿で 0.15 g/gCr 以上を蛋白尿陽性とする．
[*3] 併存疾患などによって一般に降圧目標が 130/80 mmHg 未満とされる場合，75歳以上でも忍容性があれば個別に判断して 130/80 mmHg 未満を目指す．
　降圧目標を達成する過程ならびに達成後も過降圧の危険性に注意する．過降圧は，到達血圧のレベルだけでなく，降圧幅や降圧速度，個人の病態によっても異なるので個別に判断する．
［JSH2019 より］

が，積極的な降圧治療により脳卒中の相対リスクは40%程度減少する．これに対し，絶対リスクの低下については，高血圧の重症度や年齢などリスクの高い症例を対象とした場合に脳卒中発症症例数の減少が大きい．そして，図6に示すように，わが国における疫学調査である NIPPON DATA 80[8]では若・中年齢層の正常高値および高値血圧者における心血管疾患による死亡リスクは年 0.1% 未満であることを考慮すると，合併症のない 140/90 mmHg 未満の若・中年者に積極的な降圧薬治療を行うことは医療経済的に許容されがたい．高リスク高血圧患者を対象とした SPRINT 研究では収縮期血圧 120 mmHg 未満の降圧目標群において死亡や心不全が減少しているが[9]（表2），合併症のない高血圧患者を対象として降圧薬治療の効果を検討した臨床試験においては，表3に示すように，概ね収縮期血圧が 140 mmHg 程度まで降圧された場合に有意な脳心血管イベントの抑制が認められているものの，130 mmHg まで下げられた Oslo研究[10]においては脳心血管イベントの減少が有意ではなかった．この Oslo 研究では，利尿薬投与により，脳卒中の発症は有意に減少している

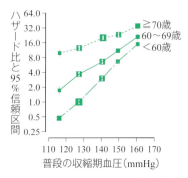

図4 アジア太平洋地域における収縮期血圧と脳卒中リスクの関係
［Lawes CM, et al.：Blood pressure and cardiovascular disease in the Asia Pacific region. J Hypertens 2003；21：707-716 より］

が，冠動脈疾患の発症はむしろ増加する傾向が観察されている（表4）．したがって，75歳未満の成人における降圧目標は 130/80 mmHg 未満とするが，降圧薬治療の開始は診察室血圧 140/90 mmHg 以上とし，130〜139/80〜89 mmHg の症例では，生活習慣の修正を強化する．

日本で，高リスク高血圧患者に対し ARB あるいは Ca 拮抗薬による治療成績を比較した CASE-J の高齢者についてサブ解析を行った結果では，

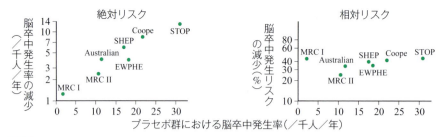

図5 高血圧患者を対象とした臨床試験における降圧治療による脳卒中のリスクの減少

[Lever AF, et al.: Treatment of hypertension in the elderly. J Hypertens 1995；13：571-579 より]

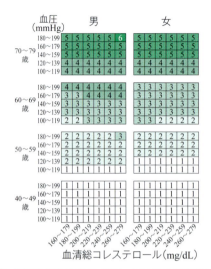

図6 NIPPON DATA 80における非糖尿病，非喫煙者の性別，年齢別，収縮期血圧別，血清総コレステロール別の脳心血管病による10年間の死亡率

1：<1%，2：1～3%，3：3～7%，4：7～15%，5：15～30%，6：≧30%

[NIPPON DATA80 Research Group：Risk assessment chart for death from cardiovascular disease based on a 19-year follow-up study of a Japanese representative population. Circ J 2006；70：1249-1255 より]

130/75 mmHg未満に降圧された群においても心血管イベントの増加は認められず，65～74歳では140/85 mmHg以上，75歳以上では150/85 mmHg以上において心血管イベントの発生が有意に増加していた（図7）[11]．80歳以上の超高齢者を対象としたHYVET[1]では，プラセボ群159/84 mmHgに対し，利尿薬にACE阻害薬を追加する降圧薬治療を行った実薬群では144/78 mmHgまで降圧された結果，心血管イベントの発生が34%（$P<0.001$），死亡が21%（$P=0.02$）減少した．日本において，60～85歳の高血圧患者にCa拮抗薬を用い，目標血圧を140 mmHg未満とする厳格降圧群と140～

160 mmHgとする緩和降圧群を比較したJATOS[12]で達成された血圧は，それぞれ平均で136/75 mmHgおよび146/78 mmHgであったが，脳心腎イベントの発生に両群の間で有意差はなかった．同じく，日本において75～84歳で収縮期血圧160 mmHg以上の孤立性収縮期高血圧患者に対しARBを第一次薬とした降圧治療を行い，収縮期血圧の降圧目標を140 mmHg未満とした厳格群と150 mmHg未満とした緩和群を比較したVAL-ISH[13]では，厳格群137/75 mmHg，緩和群142/77 mmHgに降圧されたが，心血管イベントの発生率に両群で有意差はなかった．そして，JATOSおよびVALISHのいずれにおいても，厳格降圧群において有害事象の増加などの不利益は観察されなかった．これらの臨床試験の成績から，自力で外来通院可能な健康状態にある75歳以上の高齢者では，140/90 mmHg未満の血圧レベルを降圧目標とすることが推奨される．

糖尿病については，必ずしも血圧が高くない糖尿病患者を対象としたMICRO-HOPE[14]で，ACE阻害薬を投与し収縮期血圧が2～3 mmHg降圧した結果，脳心血管病の発生が減少し生命予後が改善している（図8）．その後，収縮期血圧120 mmHg未満の厳格な降圧目標を設定したACCORD[15]では，脳卒中の発生は抑制されたものの，腎機能の低下などの有害事象が増加している（表5, 6）．しかし，日本においては，欧米に比べ脳心血管病のなかで脳卒中の発症が多いため，JSH2019では脳卒中リスクの高い糖尿病合併患者における降圧目標は130/80 mmHg未満となった．米国の高血圧管理ガイドラインであるACC/AHA2017[16]でも糖尿病合併患者における降圧目標は130/80 mmHg未満，ヨーロッパのESC/ESH2018[17]でも収縮期

表2 SPRINT研究の厳格降圧群と通常治療群におけるイベント,有害事象の発生

	厳格降圧群 (n=4,678) 症例数(%)	通常降圧群 (n=4,683) 症例数(%)	ハザード比(98%CI)	P値
一次エンドポイント	243(5.2)	319(6.8)	0.75(0.64〜0.89)	<0.001
心筋梗塞	97(2.1)	116(2.5)	0.83(0.64〜1.09)	0.19
ACS	40(0.9)	40(0.9)	1.00(0.64〜1.55)	0.99
脳卒中	62(1.3)	70(1.5)	0.89(0.63〜1.25)	0.50
心不全	62(1.3)	100(2.1)	0.62(0.45〜0.84)	0.002
心血管死	37(0.8)	65(1.4)	0.57(0.38〜0.85)	0.005
全死亡	155(3.3)	210(4.5)	0.73(0.60〜0.90)	0.003
有害事象				
低血圧	158(3.4)	93(2.0)	1.70	<0.001
失神	163(3.5)	113(2.4)	1.44	0.003
徐脈	104(2.2)	83(1.8)	1.25	0.13
電解質異常	177(3.8)	129(2.8)	1.38	0.006
転倒	334(7.1)	332(7.1)	1.00	0.97
急性腎不全	204(4.4)	120(2.6)	1.71	<0.001
低血圧	158(3.4)	93(2.0)	1.70	<0.001

[SPRINT research group：A randomized trial of intensive versus standard blood-pressure control. N Engl J Med 2015；373：2103-2116 より作成]

表3 合併症のない高血圧患者を対象とした臨床試験の成績

	収縮期血圧(mmHg)		心血管イベントの減少	P値
	プラセボ群	治療群		
FEVER	142	137	−27.4%	<0.001
MRC	149	138	−18.3%	<0.05
Australian	150	146	−19.6%	<0.05
Oslo	148	130	−26.5%	n.s.

表4 Oslo研究の利尿薬治療群と無治療群における脳心血管イベントの発生

脳心血管イベント	プラセボ群 (n=379)	利尿薬治療群 (n=406)	P値
冠動脈疾患	13	20	n.s.
脳血管障害	7	0	P<0.02
他の心血管疾患	14	5	P<0.05
計	34	25	n.s.

[Helgeland A：Treatment of mild hypertension：a five year controlled drug trial. The Oslo study. Am J Med 1980；69：725-732 より作成]

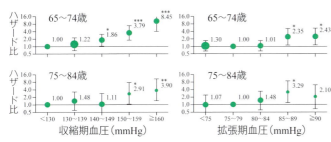

図7 CASE-Jにおける年齢層別,到達血圧レベル別の脳心血管イベント発症率

＊：P＜0.05, ＊＊：P＜0.01, ＊＊＊：P＜0.001 vs. 収縮期血圧＜130 mmHg, 拡張期血圧 75〜79 mmHg

[Ogihara T, et al.：The optimal target blood pressure for antihypertensive treatment in Japanese elderly patients with high-risk hypertension：a subanalysis of the candesartan antihypertensive survival evaluation in Japan(CASE-J) trial. Hypertens Res 2008；31：1595-1601 より]

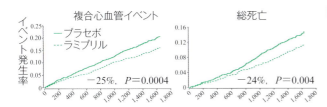

図8 糖尿病患者を対象としたHOPE研究のサブ解析(MICRO-HOPE)におけるACE阻害薬(ラミプリル)による治療効果

[Heart Outcomes Prevention Evaluation Study Investigators：Effects of ramipril on cardiovascular and microvascular outcomes in people with diabetes mellitus：results of the HOPE study and MICRO-HOPE substudy. Lancet 2000；355：253-259 より]

表5 ACCORD研究の厳格降圧群と通常治療群におけるイベントの発生

イベント	厳格降圧群(2,363例)		通常治療群(2,371例)		ハザード比(95%CI)	P値
	例数	%/年	例数	%/年		
一次エンドポイント	208	1.87	237	2.09	0.88 (0.73〜1.06)	0.20
非致死性心筋梗塞	126	1.13	146	1.28	0.87 (0.68〜1.10)	0.25
全脳卒中	36	0.32	62	0.53	0.59 (0.39〜0.89)	0.01
非致死性脳卒中	34	0.30	55	0.47	0.63 (0.41〜0.96)	0.03
全死亡	150	1.28	144	1.19	1.07 (0.85〜1.35)	0.55
心血管疾患による死亡	60	0.52	58	0.49	1.06 (0.74〜1.52)	0.74
一次エンドポイント＋血行再建＋非致死性心不全	521	5.10	551	5.31	0.95 (0.84〜1.07)	0.40
主要冠動脈イベント	253	2.31	270	2.41	0.94 (0.79〜1.12)	0.50
致死性，非致死性心不全	83	0.73	99	0.78	0.94 (0.70〜1.26)	0.67

［ACCORD Study Group：Effects of intensive blood-pressure control in type 2 diabetes mellitus. N Engl J Med 2010；362：1575-1585 より作成］

表6 ACCORD研究の厳格降圧群と通常治療群における有害事象の発生

有害事象	厳格降圧群(2,363例)	通常治療群(2,371例)	P値
低血圧	17 (0.72%)	1 (0.04%)	<0.001
失神	12 (0.51%)	5 (0.21%)	0.10
不整脈	12 (0.51%)	3 (0.13%)	0.02
血管浮腫	6 (0.25%)	4 (0.17%)	0.55
低K血症	49 (2.1%)	27 (1.1%)	0.01
高K血症	73 (3.1%)	72 (3.0%)	0.93
血清クレアチニン上昇	561 (23.7%)	367 (15.5%)	<0.001
空腹時血糖	147.1±56.6	148.1±57.5	0.58
HbA1c (%)	7.6±1.3	7.5±1.2	0.13
LDL-C (mg/dL)	98.7±40.3	96.8±37.8	0.10
HDL-C (mg/dL)	46.7±14.0	47.8±14.9	0.02
顕性アルブミン尿	143 (6.6%)	192 (8.7%)	0.009

平均±標準偏差
［ACCORD Study Group：Effects of intensive blood-pressure control in type 2 diabetes mellitus. N Engl J Med 2010；362：1575-1585 より作成］

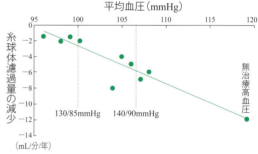

図9 腎疾患患者を対象とした臨床試験における達成された平均血圧レベルと腎機能低下の進行との関係

［Bakris GL, et al.：Preserving renal function in adults with hypertension and diabetes：a consensus approach. National kidney foundation hypertension and diabetes executive committees working group. Am J Kidney Dis 2000；36：646-661 より］

血圧120〜129 mmHgが降圧目標とされている．
　疫学的には140/90 mmHg未満でもより低い血圧レベルのほうが腎不全のリスクが小さいことは前述したが，わが国における慢性腎臓病(CKD)患者の観察研究でも，130〜139/85〜89 mmHgでは，より低い血圧レベルより心血管疾患の発生が多い[18]．CKDを合併する場合の降圧レベルに関しても，Bakrisらのメタアナリシス[19]では，臨床試験において140/90 mmHgよりも130/85 mmHg未満の血圧を達成したほうがGFRの低下，すなわち腎障害の進行が少ないことが示されている(図9)．
そして，PROGRESSやARICなどの臨床試験でCKDを合併した症例を対象としたサブ解析では，130 mmHg未満の収縮期血圧において有意に脳卒中の発症が少なかったことが示されている[20,21]．

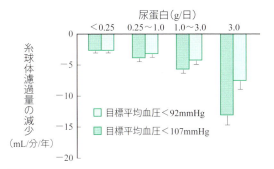

図10 The Modification of Diet in Renal Disease Study(MDRD)の通常降圧群と厳格降圧群における尿蛋白排泄量と腎機能低下の進行速度

[Peterson JC, et al.：Blood pressure control, proteinuria, and the progression of renal disease. The modification of diet in renal disease study. Ann Intern Med 1995；123：754-762 より作成]

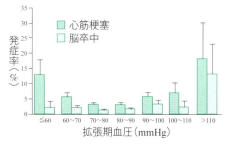

図11 冠動脈疾患を合併する高血圧患者を対象としたINVESTにおける拡張期血圧と心血管イベントの発症率の関係

[Messerli FH, et al.：Dogma disputed：Can aggressively lowering blood pressure in hypertensive patients with coronary artery disease be dangerous? Ann Intern Med 2006；144：884-893 より]

表7 冠動脈疾患患者を対象とした臨床試験における降圧薬治療による心血管イベントの抑制

試験名（降圧薬）	プラセボ群の血圧(mmHg)	実薬群の血圧(mmHg)	心血管イベントの減少	P値
EUROPA（ペリンドプリル）	133/80	128/78	－20％	＜0.001
ACTION（ニフェジピン GITS）	144/81	137/77	－11％	0.001
CAMELOT（アムロジピン）	130/77	124/76	－31％	0.003
PEACE（トランドラプリル）	132/76	129/74	－4％	0.43

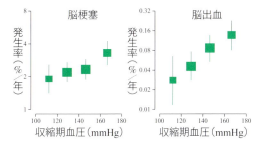

図12 脳卒中患者を対象としたPROGRESSにおける治療期の血圧値と脳卒中発症率の関係

[Arima H, et al.：Lower target blood pressures are safe and effective for the prevention of recurrent stroke：the PROGRESS trial. J Hypertens 2006；24：1201-1208 より]

しかし，MDRD[22]やREIN-2[23]など糖尿病を合併しないCKD患者を対象とした臨床試験の成績では140/90 mmHg未満より厳格な降圧を行うことによって明らかな腎障害進行の抑制が認められていない．一方，図10に示すように，MDRDのサブ解析では，蛋白尿を呈する症例群では厳格な降圧により腎機能低下の抑制が認められており[24]，11の無作為試験のメタアナリシスにおいても同様の成績が示されている[25]．これらのことから，CKDを合併する高血圧患者の目標血圧は，蛋白尿が脳卒中の独立した危険因子であることも考慮して，0.15 g/gCr以上の蛋白尿がある場合には130/80 mmHg未満とし，蛋白尿なしの場合は140/90 mmHg未満とすることが推奨される．

冠動脈疾患については拡張期血圧の低下によるリスクの増加，すなわちJカーブ現象の存在が議論される．冠動脈疾患患者にCa拮抗薬あるいはβ遮断薬を用いたINVEST[26]のサブ解析においては，拡張期血圧が70 mmHg未満になると心筋梗塞のリスクが増加している（図11）が，これには冠動脈に狭窄病変が存在することが関係する可能性が指摘されている[27]．しかし，拡張期血圧の低下は降圧治療の結果というよりも動脈壁コンプライアンスの低下による脈圧の増大など心血管系のリスクを反映するものであり，冠動脈疾患患者を対象とした近年のいくつかの大規模臨床介入試験の結果からも125/75 mmHg程度までは冠動脈疾患のリスクを増加させることはないと考えられる（表7）．

これらのことから，冠動脈疾患を合併する高血圧患者では130/80 mmHg 未満を目標血圧とする．

脳血管疾患合併症例でも過度の血圧低下による脳梗塞のリスクなどが懸念されるが，日本も参加して行われたPROGRESS[28]では，血圧が正常であった脳卒中患者でも降圧薬治療により有意に脳卒中の再発が抑制されており，正常血圧の範囲でも血圧が低いほど脳出血のみならず脳梗塞の発症が少なかった(図12)．高度な頸動脈狭窄などの病態に留意すれば，より低いレベルまで降圧することが有益であると思われる．しかし，欧米の臨床試験の解析では，両側の頸動脈に高度の狭窄を有する症例では，降圧により脳卒中の再発が増加するという結果が示されており[29]，脳動脈主幹部に狭窄病変が存在する場合には過度の降圧によりリスクが増加する可能性が懸念される．したがって，脳血管疾患を合併する高血圧患者では130/80 mmHg 未満を目標血圧とするが，両側頸動脈や脳主幹動脈の狭窄病変が存在する可能性がある場合には140/90 mmHg 未満とする．

3 生活習慣の修正

高血圧の成因には遺伝的素因や環境要因など複数の因子が関与する．生活習慣病である高血圧の治療には必ず非薬物療法として生活習慣の修正が含まれる．高血圧のみならず，正常血圧であっても，高血圧予防と健康増進のため非薬物療法の対象となる．また，肥満，メタボリックシンドローム，脂質異常症，糖尿病など他の生活習慣病を合併する場合には，総合的な生活習慣の改善によりリスクの軽減をはかることが重要である．主な生活習慣の改善項目は，減塩，動物性脂肪摂取の減少と野菜の積極的摂取，減量，運動，節酒，禁煙などであるが，これらのなかで降圧効果の点では減塩と減量が効果的である．降圧薬治療を行う場合でも，降圧薬の効果を高め，薬剤数や用量を減らすために，併行して生活習慣の指導を行う．

4 降圧薬の開始時期

高血圧治療を開始するにあたっては，まず，高血圧の重症度とともに，患者に併存する危険因子や臓器障害，合併症などを把握し，患者が脳心血管病を発症する危険性がどれくらいであるかということを評価し，リスクの層別化を行うことが必要である．高血圧患者における脳心血管病リスクの層別化については別項で述べられるが，当然のことながら高血圧の重症度，すなわち血圧レベルがⅠ，Ⅱ，Ⅲ度と高くなるほどリスクが増加する．これに加え，心血管系の危険因子そして循環器系の臓器障害や合併症などの併存する状態が考慮される．脳心血管病の危険因子としては，高血圧のほかに，高齢，喫煙，糖尿病，脂質異常症，肥満(特に腹部肥満)，メタボリックシンドローム，若年(＜50歳)発症の脳心血管病の家族歴などがあげられる．

リスクの程度に応じて，高血圧が重症であるほど，そしてリスクが高いほど，速やかに降圧薬治療を開始する．高リスク群ではただちに降圧薬治療を開始し，低・中等リスクの場合は1か月の生活習慣指導により血圧が正常化しなければ，降圧薬治療の対象とする．

5 降圧薬治療

生活習慣の修正だけで十分な降圧効果が得られる症例は一部であり，多くの場合には降圧目標を達成するのに降圧薬の投与が必要とされる．第一選択薬としては，サイアザイド系利尿薬，Ca拮抗薬，ACE阻害薬，アンジオテンシンⅡ受容体拮抗薬(ARB)などが用いられる．降圧効果が確実で副作用が少ないという点から，日本ではARBと長時間作用型Ca拮抗薬が多く用いられている．利尿薬は多くの他の降圧薬の効果を増強し，併用薬として有用性が高く，食塩摂取量が多く食塩感受性の病態では効果的である．β遮断薬も主要降圧薬として位置づけられ，心不全の予後改善にも有効であるが，他の降圧薬に比べ脳卒中の抑制効果が劣り，高齢者には用い難い．実際の降圧薬治療においては，1日1回投与の降圧薬を優先して用いる．特に利尿薬は低用量から開始して漸増する．降圧目標の達成に20/10 mmHg 以上の降圧が必要な場合は併用療法により開始することを考慮する．降圧薬を併用する場合には作用機序や副作用が重複しない組み合わせを行う．降圧効果が認

められず忍容性が悪い場合は作用機序の異なるほかのクラスの降圧薬に変更する，合併する病態や疾患を考慮して積極的な適応のある降圧薬を優先し禁忌・慎重投与に留意する，などを考える．

引用文献

1) Beckett NS, et al.：Treatment of hypertension in patients 80 years of age or older. N Engl J Med 2008；358：1887-1898.
2) Lewington S, et al.：Age-specific relevance of usual blood pressure to vascular mortality：a meta-analysis of individual data for one million adults in 61 prospective studies. Lancet 2002；360：1903-1913.
3) Tozawa M, et al.：Blood pressure predicts risk of developing end-stage renal disease in men and women. Hypertension 2003；41：1341-1345.
4) Stamler J, et al.：Blood pressure(systolic and diastolic)and risk of fatal coronary heart disease. Hypertension 1989；13(5 Suppl)：I2-I12.
5) 日本高血圧学会高血圧治療ガイドライン作成委員会：高血圧治療ガイドライン 2019．ライフサイエンス出版，2019.
6) Lawes CM, et al.：Blood pressure and cardiovascular disease in the Asia Pacific region. J Hypertens 2003；21：707-716.
7) Lever AF, et al.：Treatment of hypertension in the elderly. J Hypertens 1995；13：571-579.
8) NIPPON DATA80 Research Group：Risk assessment chart for death from cardiovascular disease based on a 19-year follow-up study of a Japanese representative population. Circ J 2006；70：1249-1255.
9) SPRINT Research Group：A randomized trial of intensive versus standard blood-pressure control. N Engl J Med 2015；373：2103-2116.
10) Helgeland A：Treatment of mild hypertension：a five year controlled drug trial. The Oslo study. Am J Med 1980；69：725-732.
11) Ogihara T, et al.：The optimal target blood pressure for antihypertensive treatment in Japanese elderly patients with high-risk hypertension：a subanalysis of the Candesartan antihypertensive survival evaluation in Japan(CASE-J)trial. Hypertens Res 2008；31：1595-1601.
12) JATOS Study Group：Principal results of the Japanese trial to assess optimal systolic blood pressure in elderly hypertensive patients(JATOS). Hypertens Res 2008；31：2115-2127.
13) Ogihara T, et al.：Target blood pressure for treatment of isolated systolic hypertension in the elderly：valsartan in elderly isolated systolic hypertension study. Hypertension 2010；56：196-202.
14) Heart Outcomes Prevention Evaluation Study Investigators：Effects of ramipril on cardiovascular and microvascular outcomes in people with diabetes mellitus：results of the HOPE study and MICRO-HOPE substudy. Lancet 2000；355：253-259.
15) ACCORD Study Group：Effects of intensive blood-pressure control in type 2 diabetes mellitus. N Engl J Med 2010；362：1575-1585.
16) Whelton PK, et al.：2017 ACC/AHA/AAPA/ABC/ACPM/AGS/APhA/ASH/ASPC/NMA/PCNA guideline for the prevention, detection, evaluation, and management of high blood pressure in adults：a report of the American College of Cardiology/American Heart Association task force on clinical practice guidelines. Hypertension 2018；71：e13-e115.
17) Williams B, et al.：2018 ESC/ESH guidelines for the management of arterial hypertension：the task force for the management of arterial hypertension of the European Society of Cardiology and the European Society of Hypertension. J Hypertens 2018；36：1953-2041.
18) Japan Arteriosclerosis Longitudinal Study Group：Impact of kidney disease and blood pressure on the development of cardiovascular disease：an overview from the Japan arteriosclerosis longitudinal study. Circulation 2008；118：2694-2701.
19) Bakris GL, et al.：Preserving renal function in adults with hypertension and diabetes：a consensus approach. National kidney foundation hypertension and diabetes executive committees working group. Am J Kidney Dis 2000；36：646-661.
20) Ninomiya T, et al.：Lower blood pressure and risk of recurrent stroke in patients with chronic kidney disease：PROGRESS trial. Kidney Int 2008；73：963-970.
21) Weiner DE, et al.：Lowest systolic blood pressure is associated with stroke in stages 3 to 4 chronic kidney disease. J Am Soc Nephrol 2007；18：960-966.
22) Klahr S, et al.：The effects of dietary protein restriction and blood-pressure control on the progression of chronic renal disease. Modification of diet in renal disease study group. N Engl J Med 1994；330：877-884.
23) Ruggenenti P, et al.：Blood-pressure control for renoprotection in patients with non-diabetic chronic renal disease(REIN-2)：multicentre, randomized controlled trial. Lancet 2005；365：939-946.
24) Peterson JC, et al.：Blood pressure control, proteinuria, and the progression of renal disease. The modification of diet in renal disease study. Ann Intern Med 1995；123：754-762.
25) Lv J, et al.：Effects of intensive blood pressure lowering on the progression of chronic kidney disease：a systematic review and meta-analysis. CMAJ 2013；185：949-957.
26) Messerli FH, et al.：Dogma disputed：can aggressively lowering blood pressure in hypertensive patients with coronary artery disease be dangerous？ Ann Intern Med 2006；144：884-893.
27) Denardo SJ, et al.：Coronary revascularization strategy and outcomes according to blood pressure(from the International Verapamil SR-Trandolapril Study［INVEST］). Am J Cardiol 2010；106：498-503.
28) Arima H, et al.：Lower target blood pressures are safe and effective for the prevention of recurrent stroke：the PROGRESS trial. J Hypertens 2006；24：1201-1208.
29) Rothwell PM, et al.：Relationship between blood pressure and stroke risk in patients with symptomatic carotid occlusive disease. Stroke 2003；34：2583-2590.

V 治療

C 高血圧治療における留意事項

Abstract

- 高血圧は自覚症状に乏しい慢性疾患であり，治療は長期に及び，治療からの脱落も少なくない．初期治療では，患者を上手に治療行動に誘導し，その後の治療継続を担保することが重要である．
- 長期治療では目標血圧レベルを維持し，同時に血圧以外の危険因子も総合的に管理して，脳心血管病や臓器障害を予防していくことが目標となる．このためには，患者の継続的な通院を維持していくための配慮と工夫が必要である．
- 抗血小板薬・抗凝固薬を服用中の患者では，高血圧は頭蓋内出血の危険因子であるため，厳格な血圧管理を行うべきである．
- 一部の降圧薬では投与により生活の質(QOL)が低下することがあり，長期治療するうえで注意が必要である．
- 服薬アドヒアランスは降圧効果，脳心血管病予防効果に関連する．併用療法において，配合剤は処方を単純化し，服薬アドヒアランスに優れる．
- 国内の降圧療法の費用対効果に関する分析結果では，ARB，ACE阻害薬，Ca拮抗薬，利尿薬を中心とし家庭血圧を重視した降圧療法は費用対効果が良好と示されている．
- 低リスクの高血圧では血圧が正常を続けた場合，定期的観察を条件に降圧薬の中止も可能であるが，再上昇することが多い．

1 初期治療

高血圧は典型的なコモンディジーズで患者数も多く，2016年度国民生活基礎調査の疾患別通院者の割合において男女ともに高血圧が第一位であった．患者数が多いと画一的な治療になりやすいが，高血圧患者の背景や病態は千差万別であり，個別の患者に即した治療計画を作ることが大切である．そのうえで，患者に治療の必要性をきちんと理解させ，積極的に治療に参加するように導くことが最も重要である．初期治療での失敗は患者のモチベーションをそぎ，患者に治療機会を失わせることにつながりかねず，十分な注意が必要である．

患者に治療の必要性を理解させる第一歩は，患者に自身の血圧が高い状態にあることを理解させることである．III度高血圧であれば外来血圧測定だけでも十分に納得させられるが，軽症～中等症では家庭血圧を測定させ，自分自身で血圧が連日高い状態にあることを自覚してもらうことが重要

である．こうすれば，治療開始後に血圧が正常化していく過程も患者自身で把握でき，初期治療のモチベーション維持にも有効である．さらに，白衣高血圧や血圧日内リズム異常の発見の契機ともなる．その後，高血圧を放置すると脳心血管事故の発症が多くなること，降圧治療で脳心血管事故の予防が可能なことを納得してもらうことになるが，若年(特に男性)であるほど高血圧への関心は低く[1]，治療導入には丁寧な説明が不可欠となる．年齢が若いほど血圧による脳心血管病死亡のリスク上昇の傾きが大きくなる(血圧の影響がより強く出る)こと[2]を十分説明すべきである．

降圧薬は重症高血圧でない限り，単剤の常用量から開始し，治療初期は比較的短いスパン(概ね2週間以内)で効果と副作用の有無をチェックする．20/10 mmHg以上の降圧を目指す場合には初期から併用療法を考慮する．高血圧では，患者のQOLが低下するような薬の継続は難しく，特に治療初期に不快な有害事象が起こると影響が大きいため，副作用のチェックは重要である．同時に，目

標血圧レベルに到達するために，降圧薬の変更や増量が必要なことは一般的であり，特に治療初期には変更が多いことをあらかじめ説明しておくと，患者との信頼関係を築きやすい．患者の年齢，重症度（脳心血管病リスクの高さ），降圧による自覚症状の変化などを加味して降圧スピードは個別に調整すべきである．なお，降圧薬に対する反応が想定よりも悪い場合には，二次性高血圧や臓器障害の見落としがないか再確認する必要がある．

2 長期治療（継続治療）

長期治療では目標血圧レベルを維持し，同時に血圧以外の危険因子も総合的に管理して，脳心血管病や臓器障害を予防することが目標となる．このために最も重要なことは，患者の継続的な通院を維持することであるが，症状のない高血圧患者の治療を継続することは容易ではない．図1は外国のデータ[3]ではあるが，1日1回の降圧薬処方を受けた高血圧患者の治療継続率と服薬尊守率を示している．1年以内に4割の患者が治療から脱落し，治療継続している患者のなかでも8〜10%は薬を処方どおり飲んでいないことがわかる．また，降圧療法により血圧が正常化したことを，高血圧が治癒したと誤解して治療を中断することもある[4]．治療継続のためには，患者と十分なコミュニケーションをとり，高血圧という病気の特性と放置した場合の危険性，治療により期待できる効果，降圧薬により起こり得る副作用などを繰り返し説明して，患者参加型の治療を行うことが望ましい．そして，患者が生活習慣の修正を心がけ通院と服薬を継続するように努力，工夫することが重要である．また，QOLやコンコーダンス，アドヒアランスへも十分配慮し，治療から脱落しないように心がける必要がある．

家庭血圧を毎日測定し記録することは，患者に治療参加を自覚させ，治療継続だけでなく定期的な服薬維持にも極めて有効である．加えて日々の血圧経過をグラフ化すると，短期的な血圧変動性が一目で判断でき，週平均，月平均の血圧変化をグラフ化すると長期の血圧変動性が明らかとなる．家庭血圧計と専用ソフトで家庭血圧をパソコン処理できる機器やオンラインで家庭血圧の管理

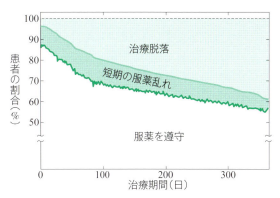

図1 ▶ 降圧療法のアドヒアランス
95のPhase IV研究（36,907人）において1日1回の降圧薬内服のアドヒアランスを電子的にモニターした．上の薄い緑線は投薬計画に従っている割合，下の濃い緑線はそのなかで服薬を遵守している人の割合を示す．
［Burnier M, et al.：Measuring, analyzing, and managing drug adherence in resistant hypertension. Hypertension 2013；62：218-225 より改変］

ができるシステムがあり，費用的な問題はあるが，治療への参加意欲を高めるには有用である．

高血圧の治療指標は血圧そのものではあるが，臓器障害がある患者では，たとえば左室肥大や蛋白尿の経過など血圧以外の指標の推移を患者にフィードバックすることが治療意欲の維持に有効である．また，脈波伝播速度などの動脈硬化指標は高血圧治療により比較的速やかに改善することもあり，患者のモチベーション維持に有効な手段と考えられる．

3 抗血小板薬・抗凝固薬併用中の血圧管理

脳梗塞，一過性脳虚血発作，冠動脈疾患，末梢動脈疾患，頸動脈疾患などに対する抗血小板療法，心房細動などによる心原性脳塞栓症，深部静脈血栓症予防などに対する経口抗凝固療法を受ける患者が近年増加してきている．これら抗血栓薬の服用は，出血性合併症，特に頭蓋内出血の発症を増加させる[5]．特に冠動脈インターベンション後など抗血小板薬を複数併用したり，抗血小板薬と経口抗凝固薬を併用するケースでは，出血性合併症のリスクはより高くなる[5]．抗血小板薬・抗凝固薬を服用中の患者では，高血圧は頭蓋内出血の危険因子であるため，厳格な血圧管理を行うべ

きである．

抗血栓療法を受けている患者における出血性合併症の発症には多くの因子が関与しており，総合的な評価が必要である．表1は心房細動を有し抗凝固療法を受けている患者の重大な出血合併症の規定因子を示しているが[6]，単独の因子だけで出血を予測することは難しいと考えられる．高血圧で出血リスクが1.5倍増加しているが，統計学的に有意ではない．ただし，多くの研究で抗凝固療法時の血圧評価が十分行われていない懸念があり，今後検討すべき課題である[7]．そのなかで，PROGRESS研究の抗血栓薬服用患者でのサブ解析では，プラセボ群と比較して実薬群で血圧が8.9/4.0 mmHg低下したことで，頭蓋内出血が46％低下した[8]．また，日本の抗血小板・ワーファリン服用者の前向き観察研究（BAT）にて，治療中の血圧値と頭蓋内出血発症率が相関しており，頭蓋内出血発症予測のカットオフ血圧値は，130/81 mmHgであった[9]．冠動脈疾患登録研究J-CADのサブ解析でも，抗血小板薬単剤療法と比較してDAPT（dual antiplatelet therapy，2剤併用療法）や経口抗凝固薬との併用療法が，収縮期血圧上昇に依存して頭蓋内出血の発症リスクを増加させている[10]．現時点でのエビデンスは不十分ではあるが，抗血栓療法を受けている高血圧患者で降圧に支障がない場合，130/80 mmHg未満に血圧をコントロールすることが望ましいと思われる．また，心房細動に対する直接作用型経口抗凝固薬（DOAC）は，ワーファリンと同等以上の有効性があり出血合併症が少ないと報告されており[11]，出血リスクが高い患者には有用と思われる．

4 QOLへの配慮

生活の質（QOL）は全般的快適感，身体症状，性機能，労働能率，情緒状態，知的機能，生活に対する満足度，社会活動状況，睡眠などを総合的に評価する．高血圧患者では血圧が高いほど感情の反応，家庭生活，社会生活，性生活，睡眠の障害そして心臓や胃腸系の身体症状などによりQOLが低下する[12]．高血圧の治療により改善するが，降圧薬の副作用はQOLを低下させ得ることに注意を要する[13]．高血圧について理解を深める，不安や抑うつなどのネガティブな感情をやわらげる，競争や敵意など攻撃的な行動を抑制するなどの，心理行動面の介入によりQOL，血圧コントロールの改善とともに脳卒中のリスクも軽減される[14]．高血圧の治療は長期にわたるので，治療を継続するうえで良好なQOLを維持することが重要である．

5 アドヒアランス，コンコーダンス

アドヒアランスは患者が病気や治療の必要性について理解し自発的，積極的に治療を続けることである．さらに，コンコーダンスとは，医師と患者がパートナーシップを築いて対等な立場で話し合い，合意のもとに治療方針を決定し続けていくことである[15,16]．

● 服薬アドヒアランスと血圧コントロール・脳心血管病

服薬アドヒアランスは血圧コントロールや脳心血管病発症に関係する．

Bramleyらは服薬アドヒアランスと血圧コントロールの関係を単剤服薬中の840人で検討したが血圧のコントロール率は高アドヒアランスでよかった[17]．

Mazzagliaらは服薬アドヒアランスと心血管病発症の関係を高血圧患者18,806人について解析した[18]．服薬アドヒアランスは処方された期間/観察期間で評価し，80％以上を高，40～79％を中，40％未満を低と3分割した．低服薬アドヒアランスに対し高服薬アドヒアランスの脳心血管病発症のハザード比は0.62（95％CI，0.40～0.96）であった（$P=0.032$）．

Perreaultらは服薬アドヒアランスと冠動脈疾患の発症の関係を高血圧患者83,267人を対象に検討した[19]．低服薬アドヒアランスに対し高服薬アドヒアランスの冠動脈疾患のハザード比は0.90（95％CI，0.84～0.95）であった（$P=0.0001$）．

Nelsonらは第二次Australian National Blood Pressure studyについて服薬アドヒアランスと心血管病の関連を検討した[20]．すべての脳心血管病あるいはすべての死亡，致死性および非致死性心血管病はアドヒアランス良好群で有意に少なかった．

表1 心房細動への抗凝固療法中の重大出血事故の規定因子

	単変量解析		多変量解析	
	HR（95%CI）	P値	HR（95%CI）	P値
年齢65歳以上	1.71（1.14〜2.55）	0.009	1.57（1.04〜2.38）	0.032
女性	0.60（0.41〜0.87）	0.007	0.74（0.50〜1.11）	0.148
高血圧	1.52（0.88〜2.62）	0.129	1.54（0.88〜2.68）	0.126
糖尿病	1.25（0.84〜1.84）	0.277		
脳卒中の既往	1.80（1.20〜2.70）	0.005	1.52（0.98〜2.36）	0.060
冠動脈疾患	1.70（0.81〜1.78）	0.012	1.50（0.95〜2.39）	0.084
心不全	1.20（0.81〜1.78）	0.352		
腎機能障害	2.11（1.30〜3.43）	0.002	1.57（0.96〜2.59）	0.074
出血の既往	6.52（4.40〜9.66）	<0.001	5.37（3.57〜8.07）	<0.001
アルコール摂取	2.22（1.12〜4.39）	0.022	1.56（0.75〜3.24）	0.237
肝機能障害	3.57（1.31〜9.68）	0.013	3.09（1.09〜8.75）	0.034
抗血小板療法	1.76（1.16〜2.67）	0.008	1.03（0.64〜1.67）	0.897
HAS-BLED	1.94（1.66〜2.28）	<0.001	—	
CHA_2DS_2-VASc	1.22（1.09〜1.37）	0.001	—	
$CHADS_2$	1.31（1.38〜1.52）	<0.001	—	

1,370人を平均996日追跡し114人が重大な出血を発症（頭蓋内出血31件）
〔Roldán V, et al.：The HAS-BLED score has better prediction accuracy for major bleeding than $CHADS_2$ or CHA_2DS_2-VASc scores in anticoagulated patients with atrial fibrillation. J Am Coll Cardiol 2013；62：2199-2204 より改変〕

ⓑ 服薬薬剤数と服薬アドヒアランス

　患者アンケート調査によれば降圧薬の追加に対して抵抗感がある・少しある割合は約70%であり，抵抗感のある理由のなかで副作用が心配とする割合は約30%であった[21]．また，患者アンケート調査では薬剤数が2剤ではアドヒアランス不良が11.9%であったが3剤以上では22.7%と増加することがみられた[21]．配合剤では服薬アドヒアランス，降圧効果がよいことが報告されている[22,23]．

ⓒ 後発医薬品

　薬剤溶出性試験と生物学的同等性試験により認められた後発医薬品（ジェネリック医薬品）は薬剤費を節減し，服薬アドヒアランスを高める可能性がある．

6 過降圧となる血圧レベル

ⓐ 過降圧に関するエビデンス

　降圧治療により下げられた血圧レベルが過降圧であることを示すには，そのレベル以下に血圧が下げられた場合に，得られることが予想される利益と起こることが予想される有害事象との得失を評価する必要がある．しかし，過降圧すなわち血圧の下げ過ぎを検証することを目的とした前向きの介入研究は行われていないため，ほかの目的で降圧治療が行われた介入・観察研究の成績を後向きに解析した結果を参考にして考えざるを得ない．以下のような基準で過降圧となる血圧レベルに関する情報を収集した．

　まず，降圧治療を行わなければ，過降圧はあり得ないので，対象者に降圧治療が行われている研究を対象とし，これに，降圧治療中の対象者を前向きに追跡した研究を加えた．

　収縮期血圧（SBP）のほうが拡張期血圧（diastolic blood pressure：DBP）よりもコントロールされないことが多く，脳心血管イベントのリスクとの関係も大きい．過降圧による不利益として臓器血流の低下を考える場合，心臓を除いてはDBPよりもSBPの維持に重点が置かれるため，SBPにより血圧レベルを評価した．

　到達血圧あるいは治療中の血圧で評価し，降圧治療により一定の血圧範囲に到達した群を比較した成績を採用した．すなわち，降圧治療を行い到達血圧レベル別に層別解析した成績や降圧治療が行われている者を対象としたコホート研究，レジストリー研究で到達血圧レベルによりアウトカムを比較した成績などである．これに対し，例えば厳格降圧群と通常降圧群を比較した研究では，両群の到達血圧にオーバーラップがあり，過降圧の

検討に適切ではない.

降圧による得失を明確にするため, 有害事象として脳卒中, 心筋梗塞, 死亡, 腎不全など重篤度の高いエンドポイントを評価した.

2017年12月20日においてPubMedで"achieved blood pressure" OR "on-treatment blood pressure"を検索式として論文を検索し, 上記の条件に合う25論文から過降圧となる血圧レベルに関する情報を抽出した.

ⓑ 過降圧となる血圧レベルの目安

上記のような基準で抽出した臨床研究の情報から, おのおのの背景因子をもつ高血圧患者において過降圧すなわち血圧の低下による有害事象の発現に注意を要する血圧レベルは次のように考えられた.

低リスク高血圧患者における初期治療ではSBP 130 mmHgまで降圧し, 脳, 心, 腎など循環器系臓器に機能障害が認められなければ, 次にSBP 120 mmHgまでは安全に降圧できる. SBP 120 mmHg未満に降圧された場合には過降圧となる可能性に注意する.

高リスク高血圧患者においても初期治療においてはSBP 130 mmHgまで降圧する. 次に120 mmHgまで降圧できるが, 低リスク高血圧患者に比べ降圧に伴う循環器系臓器機能の低下により注意して降圧を進める. SBP 120 mmHg未満では過降圧になる可能性がある.

高齢者ではSBP 130 mmHgまでは安全に降圧できる. 40 mmHg以上降圧する場合には循環器系臓器機能の低下に十分注意して降圧を進める. SBP 130 mmHg未満に降圧する際には過降圧による有害事象の発現に注意する.

糖尿病, 慢性腎臓病, 脳血管障害や冠動脈疾患では, SBP 120 mmHgまでは安全に降圧できる. 120 mmHg未満では過降圧となる可能性に注意を要する.

ⓒ 過降圧に関するエビデンスと実地臨床における問題点

降圧治療により達成された血圧レベル別にアウトカムを比較した成績を評価したが, これらは後向きの解析であるため, 因果の逆転が生じる可能性がある. すなわち, 降圧治療により血圧が低下したためにイベントを起こしたのではなく, 全身状態が不良なため低血圧とともに死亡などの重篤なイベントに至った可能性が考えられる. したがって, 実地臨床で個々の症例において降圧の程度を評価する場合には, 血圧値のみならず非循環器系の合併症も含めた全身状態を把握する必要がある. また, すでに130 mmHgあるいは120 mmHg未満に血圧がコントロールされており, 低血圧による症状や所見がなければ降圧を緩める必要はない. 到達血圧のレベルだけでなく, 降圧幅や降圧速度も有害事象の発生に影響するので, 循環器系臓器機能の低下に注意して降圧を進める.

7 降圧療法の費用対効果

医療技術の費用対効果を検討する際には, ①分析の立場, ②分析期間, ③算出対象とする費用の範囲, ④効果指標の選択, などに留意する必要がある.

分析の立場(視点)は分析の目的に合わせて適切に選択する必要がある. 分析の立場によって算出対象とする費用の範囲が変わり, 自ずと結果も変わってくる. 医療財源への影響を検討する場合には主に「支払者の立場」が用いられ, 医療に関連した支出がすべて算出対象となる. このうち公的な医療財源への影響に限定して検討する場合には「公的医療の立場」が用いられる. 一方, より広い視点で患者の生産性損失(病気によって休職や退職した場合の社会的コスト)などを含む場合には「社会の立場」として分析を実施する.

分析期間としては, その治療が費用や効果に及ぼす影響を評価するのに十分長い分析期間を用いる. 降圧治療は合併症の発生の抑制などの効果を含める必要があるため, 長期にわたる分析(多くの場合, 生涯にわたる分析)が必要となる. ただし, 生涯にわたる費用と効果を「実測」することは実際上不可能であることから, 短期的な臨床試験の成績や疫学研究の結果などを統合して, モデルなどを用いて「推計」を行うこととなる. 推計であることから, 分析結果は必ず不確実性を伴うことに注意が必要である.

効果指標は, 効果のすべてを金銭換算する場合

と，金銭換算しない場合とに大きく分けられる．すべてを金銭換算する場合を費用便益分析（cost-benefit analysis）とよび，投入した費用と得られた便益とを比較することになるが，延命や合併症減少などの健康改善を金銭価値に換算することは困難であることから，あまり行われない．一方，効果を金銭換算しない方法を費用効果分析（cost-effectiveness analysis）とよぶ．費用効果分析では，比較対照技術に比べて追加で要する増分費用を，比較対照技術に比べて得られる増分効果で除した値である ICER（incremental cost-effectiveness ratio，増分費用効果比）を用いて結果を表す．降圧治療であれば，血圧の低下値，降圧目標を達成した患者の割合，など，様々な指標を用いることができるが，結果の解釈が困難となる場合も多い．たとえば，血圧1 mmHg 低下させるのにいくらまでなら費用対効果がよいかは決めることが難しい．

そこで近年では，すべての医療技術に対して共通に使用できる効果指標として，質調整生存年（quality-adjusted life year：QALY）を用いることが一般的である．質調整生存年を効果指標として用いた分析のことを特に費用効用分析（cost-utility analysis）とよぶことがある．費用対効果が良好とみなされる ICER の基準は，1QALY 獲得あたり米国では5万～10万ドル，英国では2万～3万ポンド，日本では500万円がよく用いられている．

なお，健康結果が同等と考えられる医療技術同士を比較する場合には，費用の比較のみを行えばよく，その方法を費用最小化分析（cost minimization analysis）とよぶ．

降圧薬の費用対効果に関しては海外において数多くの研究が実施されているが，その多くは費用効用分析であり，モデルを用いた長期にわたる推計が行われている．降圧薬による治療は無治療やプラセボと比較すると費用対効果が良好との結果が一貫して示されている[24-26]．また，一般的な降圧治療に比べ厳格降圧の費用対効果は良好であった[27,28]．ただし，海外と日本とでは薬剤価格をはじめ医療費が異なることから，これらの分析結果がそのまま日本に当てはまるわけではない．

これまでの国内における分析結果によれば，ARB，ACE 阻害薬，Ca 拮抗薬，利尿薬を中心とし家庭血圧を重視した降圧療法は費用対効果が良好と示されている[29-33]．しかし，日本における患者像や治療実態，薬剤価格などが変わってきており，新たな臨床エビデンスも蓄積されてきていることから，これらの現状をふまえた新たな分析を行う必要がある．

8 降圧薬の中止

血圧の正常化に伴い降圧薬を中止することもある．中止後，正常血圧を維持できた患者の特徴は，①治療前の血圧がⅠ度高血圧，②若年者，③正常体重，④低食塩摂取，⑤非飲酒者，⑥1剤のみの服用，⑦臓器障害がないなどである．再上昇することも多く，定期的観察が必要である．また，降圧による臓器虚血症状や副作用が出現した場合には，降圧薬の減量や変更，中止を考慮する．人生の最終段階（エンドオブライフ）にある高齢者への降圧療法は，予後改善を目的とした適応はなく，降圧薬の中止も積極的に検討する[34]．

▶ 引用文献

1) Tanaka T, et al.：Awareness and treatment of hypertension and hypercholesterolemia in Japanese workers：the High-risk and Population Strategy for Occupational Health Promotion（HIPOP-OHP）study. Hypertens Res 2007；30：921-928.
2) Fujiyoshi A, et al.：Blood pressure categories and long-term risk of cardiovascular disease according to age group in Japanese men and women. Hypertens Res 2012；35：947-953.
3) Burnier M, et al.：Measuring, analyzing, and managing drug adherence in resistant hypertension. Hypertension 2013；62：218-225.
4) Saito I, et al.：Effect of education through a periodic newsletter on persistence with antihypertensive therapy. Hypertens Res 2003；26：159-162.
5) Hart RG, et al.：Avoiding central nervous system bleeding during antithrombotic therapy：recent data and ideas. Stroke 2005；36：1588-1593.
6) Roldán V, et al.：The HAS-BLED score has better prediction accuracy for major bleeding than CHADS$_2$ or CHA$_2$DS$_2$-VASc scores in anticoagulated patients with atrial fibrillation. J Am Coll Cardiol 2013；62：2199-2204.
7) Manolis A, et al.：The unappreciated importance of blood pressure in recent and older atrial fibrillation trials. J Hypertens 2013；31：2109-2117.
8) Arima H, et al.：Effects of blood pressure lowering on intracranial and extracranial bleeding in patients on antithrombotic therapy：the PROGRESS trial. Stroke 2012；43：1675-1677.
9) Toyoda K, et al.：Blood pressure levels and bleeding events during antithrombotic therapy：the Bleeding with Antithrombotic Therapy（BAT）study. Stroke 2010；41：1440-1444.

10) Kai H, et al.：Impact of systolic blood pressure on hemorrhagic stroke in patients with coronary artery disease during antiplatelet therapy：The Japanese Coronary Artery Disease (JCAD) study. Int J Cardiol 2016；224：112-113.
11) López-López JA, et al.：Oral anticoagulants for prevention of stroke in atrial fibrillation：systematic review, network meta-analysis, and cost effectiveness analysis. BMJ 2017；359：j5058.
12) Dimenäs ES, et al.：Differences in the subjective well-being and symptoms of normotensives, borderline hypertensives and hypertensives. J Hypertens 1989；7：885-890.
13) Bremner AD：Antihypertensive medication and quality of life-silent treatment of a silent killer? Cardiovasc Drugs Ther 2002；16：353-364.
14) Liu L, et al.：Effects of long-term psychological intervention on blood pressure and health-related quality of life in patients with hypertension among the Chinese working population. Hypertens Res 2017；40：999-1007.
15) Aronson JK：Editors' view. Copliance, concordance, adherence. Br J Clin Pharmacol 2007；63：383-384.
16) Ho PM, et al.：Medication adherence. Its importance in cardiovasucular outcomes. Circulation 2009；119：3028-3035.
17) Bramley TJ, et al.：Relationship of blood pressure control to adherence with antihypertensive monotherapy in 13 managed care organizations. J Manag Care Pharm 2006；12：239-245.
18) Mazzaglia G, et al.：Adherence to antihypertensive medications and cardiovascular morbidity among newly diagnosed hypertensive patients. Circulation 2009；120：1598-1605.
19) Perreault S, et al.：Adherence level of antihypertensive agents in coronary artery disease. Br J Clin Pharmacol 2010；69：74-84.
20) Nelson MR, et al.：Self-reported adherence with medication and cardiovascular disease outcomes in the second ond Australian National Blood Pressure study (ANBP2). Med J Aust 2006；185：487-489.
21) 齊藤郁夫：服薬コンプライアンスと血圧コントロール．血圧 2006；13：1019-1025.
22) Gupta A, et al.：Compliance, safety, and effectiveness of fixed-dose combinations of antihypertensive agents. A meta-analysis. Hypertension 2010；55：399-407.
23) Bangalore S, et al.：Fixed-dose combinations improve medication compliance：a meta-analysis. Am J Med 2007；120：713-719.
24) Park C, et al.：Cost-effectiveness analyses of antihypertensive medicines：a systematic review. Am J Prev Med 2017；53：S131-S142.
25) National Clinical Guideline Centre：Hypertension：the clinical management of primary hypertension in adults：update of clinical guidelines 18 and 34 ［internet］. Appendix I：Cost-effectiveness analysis-pharmacological treatment (updated 2011). NICE clinical guidelines, No.127. Royal College of Physicians, London, UK, 2011
26) Moran AE, et al.：Cost-effectiveness of hypertension therapy according to 2014 guidelines. N Engl J Med 2015；372：447-455.
27) Richman IB, et al.：Cost-effectiveness of intensive blood pressure management. JAMA Cardiol 2016；1：872-879.
28) Bress AP, et al.：SPRINT Research Group：Cost-effectiveness of intensive versus standard blood-pressure control. N Engl J Med 2017；377：745-755.
29) Fukunaga H, et al.：Cost-effectiveness of the introduction of home blood pressure measurement in patients with office hypertension. J Hypertens 2008；26：685-690.
30) 齊藤郁夫，他：本態性高血圧症患者に対する降圧薬治療の薬剤経済分析．臨床医薬 2003；19：777-788.
31) Saito I, et al.：Pharmacoeconomical evaluation of combination therapy for lifetime hypertension treatment in Japan. Jpn Med Assoc J 2006；48：574-585.
32) Saito I, et al.：Cost-utility analysis of antihypertensive combination therapy in Japan by a Monte Carlo simulation model. Hypertens Res 2008；31：1373-1383.
33) 齊藤郁夫，他：医療経済の視点からみた日本の高血圧治療．Prog Med 2009；29：376-385.
34) 日本老年医学会「高齢者の生活習慣病管理ガイドライン」作成ワーキング：高齢者高血圧診療ガイドライン2017，III-CQ2 介護施設入所者やエンドオブライフにある高齢者への降圧治療はどうすべきか？ IV-CQ2 降圧薬の減量や中止すべき基準はあるか？ 日老医誌 2017；24：43-46，58-6.

column 3　降圧治療において，厳格治療は通常治療と比較して脳心血管イベントおよび死亡を改善するか？

　SPIRINT研究が発表されて，厳格な降圧の有用性が指摘されるようになった．本テーマであるJSH2019のCQ3においては，厳格治療と通常治療を比較したランダム化比較試験（RCT）についてメタ解析を行い，厳格治療が通常治療に比較してより予後改善が見られるかを検討している．本内容は，Sakima A, et al．：Optimal blood pressure targets for patients withhypertension：a systematic review and meta-analysis. Hypertens Res 2019；42：483-495 に記載されている．

　論文の選択では，降圧目標の評価を目的としたランダム化比較試験（RCT）について，PubMed，Cochrane Library，医中誌の検索，システマティックレビュー・メタ解析論文やそれらからの参考文献のハンドサーチによる検索を行った．厳格治療群と通常治療群をベースラインからの降圧で比較し，かつ6か月以上の追跡期間を有するRCTの19論文（合計55,529例）を解析採用とした．RCTの対象患者は，糖尿病，腎疾患，ラクナ梗塞などを含む高リスクの高血圧患者が多い．これは，RCTで有意な結果を導くためには，絶対リスク減少が多く得られる可能性がある高リスク患者を対象とする場合が多いからである．維持透析患者，脳卒中急性期，小児を対象としたRCTは解析から除外した．厳格治療群および通常治療群の降圧目標は各RCTに準拠して解析している．アウトカムは，複合脳心血管イベント（致死性/非致死性心筋梗塞，致死性/非致死性脳卒中，致死性/非致死性心不全，心血管死，急性冠症候群，閉塞性動脈疾患，大動脈瘤を含む），全死亡，致死性/非致死性心筋梗塞，致死性/非致死性脳卒中，および有害事象とした．

1　複合脳心血管イベントについて

　到達血圧平均が131.4/76.5 mmHgの厳格治療群は，140.3/80.7 mmHgの通常治療群と比較して複合脳心血管イベントのリスクが有意に低値だった（14試験）．厳格治療群の降圧目標が収縮期血圧（SBP）130 mmHg未満のRCTでも，到達血圧の平均が127.5/75.8 mmHgの厳格治療群は，136.7/80.2 mmHgの通常治療群より複合脳心血管イベントのリスクが有意に低値だった（9試験）．

2　全死亡について

　到達血圧の平均が130.5/77.1 mmHgの厳格治療群と138.8/81.5 mmHgの通常治療群の全死亡の発生に群間差はなかった（19試験）．厳格治療群の降圧目標がSBP 130 mmHg未満のサブグループでも，到達血圧の平均が127.3/76.5 mmHgの厳格治療群と135.9/81.0 mmHgの通常治療群で全死亡のリスクに差がなかった（13試験）．

3　致死性/非致死性心筋梗塞

　到達血圧の平均が132.8/76.5 mmHgの厳格治療群は，141.6/80.4 mmHgの通常治療群と比較して心筋梗塞のリスクが有意に低値だった（12試験）．厳格治療群の降圧目標がSBP 130 mmHg未満のサブグループでも，到達血圧の平均が128.8/75.5 mmHgの厳格治療群と137.9/79.4 mmHgの通常治療群の心筋梗塞のリスクに差はなかった（7試験）．

4　致死性/非致死性脳卒中

　到達血圧の平均が132.4/76.7 mmHgの厳格治療群は，141.5/80.8 mmHgの通常治療群と比較して脳卒中のリスクが有意に低値だった（13試験）．厳格治療群の降圧目標がSBP 130 mmHg未満のサブグループでも，到達血圧の平均が128.7/75.9 mmHgの厳格治療群は138.3/80.2 mmHgの通常治療群より脳卒中のリスクが有意に低かった（8試験）．

5　有害事象

　到達血圧の平均が129.4/74.7 mmHgの厳格治療群は138.2/77.4 mmHgの通常治療群と比較して有害事象のリスクが高い傾向があったが有意差はなかった（7試験）．厳格治療群の降圧目標がSBP 130 mmHg未満のサブグループでも同様に，到達血圧

の平均が126.7/74.6 mmHgの厳格治療群では，135.9/77.5 mmHgの通常治療群に比べて有害事象のリスクは高い傾向にあったが，有意差はなかった（5試験）．

まとめると，高リスク患者を対象としたRCTが主体である今回のメタ解析では，通常治療に比べ厳格な降圧で，有害事象を増加させることなく，複合脳心血管イベント，致死性/非致死性心筋梗塞および致死性/非致死性脳卒中のリスクが有意に低値だった．また，目標降圧値とアウトカムの関係について検討したサブ解析では，130/80 mmHg未満への厳格治療は複合脳心血管イベントおよび致死性/非致死性脳卒中のリスクを有害事象を増加させることなく，有意に低下させていた．

したがって，このような検討から，JSH2019では高リスク患者においては130/80 mmHg未満を目指すことが推奨されている．一方，低・中等リスク患者においても，降圧による相対リスクの低下は患者のもつリスクによらず同等とのエビデンスを考慮して，130/80 mmHgを目指すことを原則としている．しかし，低・中等リスクの場合は，医療経済的な側面や副作用を避ける意味からも，降圧薬ありきではなく，まずは生活習慣の修正を中心に治療を行うことが必要である．一方，副作用出現の可能性の高い患者〔後期高齢者（75歳以上），両側頸動脈狭窄や脳主幹動脈閉塞がある，または未評価の脳血管障害，蛋白尿のない慢性腎臓病（CKD）〕や厳格降圧のエビデンスが十分でない非弁膜症性心房細動を有する患者では，降圧目標として140/90 mmHg未満が推奨されている．

[JSH2019 ▶ CQ3 参照]

# V 治療

D 生活習慣の修正

Abstract

- 生活習慣の修正はそれ自体で降圧が期待されるばかりでなく，降圧薬の作用増強や減量の一助となり得る．したがって，降圧薬開始前のみならず，開始後であっても積極的に生活習慣修正を勧めるべきである．
- 食塩 6 g/日未満の減塩…食塩摂取の多くは味噌や醤油などを含む加工食品であるので，これに対する対策が重要である．
- 野菜・くだもの・魚（魚油）の積極的摂取，コレステロールや飽和脂肪酸の摂取の抑制…これらは個々では降圧効果は弱いが，組み合わせることによって，有意の降圧が期待できる．
- BMI $\{[体重(kg)]\div[身長(m)]^2\}$ 25 kg/m² 未満の適正体重の維持…エネルギー過剰摂取制限や運動遂行によって実施する．
- 有酸素運動…減量を伴わなくとも降圧が期待できるので，定期的に（毎日 30 分以上）実施することが推奨される．
- 節酒…男性は 20〜30 mL 以下/日，女性は 10〜20 mL 以下/日．
- 禁煙…喫煙の高血圧発症作用は確立されていないが，動脈硬化性疾患の原因となるので，禁煙の推進と受動喫煙の防止に努める．
- 複合的な生活習慣修正はより効果的である．
- 降圧効果をうたった「特定保健用食品」の摂取が，降圧薬の代替となるものではないことも指導する．

1 食事・節酒

a 食塩

1. 食塩過剰摂取は血圧を上げる

食塩過剰摂取が血圧上昇の原因となることは，INTERSALT などの疫学研究や DASH-Sodium 試験をはじめとする多くの欧米の介入試験，これらをもとにしたメタ解析で証明されている．

2. 日本の平均食塩摂取量は約 10 g/日であり，依然として多い[1]

3. 減塩目標は 1 日食塩摂取量 6 g/日未満である

減塩の介入試験の成績をみると，少なくとも 6.5 g/日まで食塩摂取量を落とさなければ有意の降圧は達成できていない[2]．これを根拠に欧米のガイドラインでは 6 g/日未満あるいはそれ以下の減塩を推奨している．また，WHO のガイドライン（一般向け）では 5 g/日未満が強く推奨されている[3]．JSH2019 では，減塩目標値を 6 g/日未満とした．なお，厚生労働省が発刊している日本人の食事摂取基準 2015 年度版[4]では一般向けの減塩目標を男性 8 g/日，女性 7 g/日としている．

4. 過度の減塩は有害事象を起こす可能性がある

食塩摂取量は少ないほど血圧は下がるが，介入試験で安全性が確認されているのは平均 3.8 g/日である（DASH-Sodium 試験）．最近高リスク患者に対する極めて厳格な減塩目標を推奨すべきではないという意見も出ている．厳しい減塩は血圧以外の危険因子に必ずしもよい影響を与えないからである．長期の経過観察が行われた減塩の心血管病に対する影響を見た介入試験のメタアナリシスでは，6 g/日までの減塩しか行われておらず，厳格な減塩の効果についてはエビデンスがない．特に，高齢者や慢性腎臓病患者など腎の Na 保持能の低下している場合や夏季など水分が失われやすいときは過度の減塩には注意が必要である．

5. 減塩は脳卒中リスクを特に強力に抑える

疫学研究の成績を整理すると，減塩は冠動脈疾患リスクに比べて，脳卒中リスクを強力に抑える傾向がある[2]．脳卒中には血圧の影響が非常に大きいが，冠動脈疾患では血圧以外の因子の影響も

表1 食塩摂取量評価法

実施者	評価法	位置づけ
高血圧専門施設	24時間蓄尿によるNa排泄量測定 管理栄養士による秤量あるいは24時間思い出し食事調査	信頼性は高く望ましい方法であるが，煩雑である 患者の協力や施設の能力があれば推奨される
一般医療施設	随時尿[*1]，起床後第2尿でのNa，Cr測定 食事摂取頻度調査，食事歴法	24時間蓄尿に比し，信頼性はやや低いが，簡便であり，実際的な評価法として推奨される
患者本人	早朝尿（夜間尿）での計算式を内蔵した電子式食塩センサーによる推定	信頼性は低いが，簡便で患者本人が測定できることから推奨される

[*1] 随時尿を用いた24時間尿Na排泄量の推定式：
24時間尿Na排泄量(mEq/日) $= 21.98 \times$ [随時尿Na(mEq/L)÷随時尿Cr(mg/dL)÷10×24時間尿Cr排泄量予測値]$^{0.392}$
24時間尿Cr排泄量予測値(mg/日) $=$ 体重(kg)×14.89＋身長(cm)×16.14－年齢×2.043－2244.45
[JSH2019より]

6. 減塩はその程度に応じた降圧が期待できる

減塩1g/日ごとに収縮期血圧が約1mmHg減少するというメタアナリシスの成績がある．急激に食塩摂取量を減らすと弊害もあり得るので，少しずつ食塩摂取量を減らして長期的に減塩目標値達成することが望ましい．

7. 減塩指導は食塩摂取量の評価に基づいて行う

食塩摂取量は個人差が非常に大きいので，減塩指導の前に食塩摂取量の評価を行うべきである．一般医療施設では随時尿や起床後第2尿におけるNa/クレアチニン(Cr)比などでの評価が実際的である（表1）[5]．これは24時間尿Cr排泄量推計値を含む計算式により信頼性向上を図ることができる．ただし，計算式による値には限界があり，複数回の測定や食事の聞き取りなどといった精度を上げる工夫もあわせて行うことが推奨される．

8. Na表示と食塩相当量表示の違いに注意が必要である

現在，日本では加工食品の栄養成分表示において食塩相当量の表示は必須ではなく，Na表示をするように決められている．しかし，食事の指導は食塩量(g)で行われている．したがって，Na量を食塩相当量に換算する計算式を指導すべきである．Na量は2.54倍すると食塩相当量となるが，Na表示における誤差の許容範囲は±20%であるので，実地臨床では簡略化して2.5倍で計算すれば十分である．

9. 減塩は一律に推奨される

食塩負荷による血圧上昇の程度を食塩感受性と

表2 臨床的に知られている食塩感受性因子

食塩感受性因子	食塩感受性（大＞小）
年齢	高齢者＞若年者
性別	女性＞男性
人種	黒人＞白人
肥満度	肥満者＞非肥満者
高血圧家族歴	あり＞なし
腎疾患の既往	あり＞なし
糖尿病の合併	あり＞なし
腎機能	低下＞正常
血漿レニン活性	低値＞高値
遺伝子多型	
アンジオテンシノーゲン遺伝子	235T＞235M
α-アデュシン遺伝子	Trp460＞Gly460
G蛋白β_3サブユニット遺伝子	T825＞C825
アンジオテンシン変換酵素遺伝子	I型＞D型
アルドステロン合成酵素遺伝子	T344＞C344

いい，個人差が大きい．血圧の食塩感受性が亢進しているケースでは表2のような特徴がある．しかし，これらは一応の目安に過ぎず，患者によっては当てはまらない場合も少なくない．また，食塩感受性の程度は正規分布をしており，境界の10%のところの患者が最も多く，食塩非感受性に分類されていてもある程度減塩の効果があるものが大多数である．したがって，減塩はどの高血圧患者でも一律に推奨される．

10. 減塩は治療抵抗性高血圧の血圧を下げる

治療抵抗性高血圧とは利尿薬を含む3種類以上の降圧薬を適正量用いていても血圧を正常にコントロールできない高血圧と定義されている．減塩はこのような高血圧患者の血圧をも低下させる．したがって，降圧薬開始後も減塩を継続するべきである．

11. 減塩には加工食品に対する取り組みが重要である

　理想的な減塩は本人や関係者の努力だけは，現在の社会環境では困難である．政策的・公衆衛生的な取り組みが必要である．日本での食塩摂取量のうち90％は醬油，味噌を含む加工食品からの摂取であるため[6]，加工食品中の食塩含有量を減らす取り組みが重要である．日本高血圧学会減塩委員会では，優良な減塩食品のリストをホームページ（http://www.jpnsh.jp/general_salt.html）に紹介して，加工食品の減塩化を目指している．

12. 幼児や小児における減塩は特に重要である

　幼少期の食塩過剰摂取は生涯にわたる高血圧の発症進展を促す．それは，食習慣の確立という意味だけでなく，身体的な影響も指摘されている．実際，幼児の減塩は長期的にみて血圧上昇を抑制することが報告されている．しかし，現状ではむしろ小児のほうが相対的に食塩過剰状態であることが示されている．したがって，幼児や小児における減塩教育に重点を置くべきである．

ⓑ 食塩以外の栄養素

1. 野菜，くだものの積極的な摂取，飽和脂肪酸とコレステロールの制限が推奨される

　野菜，くだもの，低脂肪乳製品が豊富な（飽和脂肪酸とコレステロールが少なく，Ca，K，Mg，食物繊維が多い）DASH食の介入試験が行われ，有意の降圧効果が示された．すなわち，降圧効果が弱い栄養素でも組みあわせると，有意の降圧が期待できる．日本においてはDASH食に相当する食品構成を実現するレシピは十分ではないが，健常人を対象とした「食事バランスガイド」[7]が参考になる．

2. 重篤な腎障害を伴う者は野菜・くだものなどの積極的摂取は勧められない

　腎障害を伴う者はKを多く含む野菜・くだものなどの積極的摂取は高K血症をきたすリスクがある．特に重篤な腎障害を伴う者は勧められない．軽症例でもRA系阻害薬投与中のものや糖尿病性腎症のものでは高K血症に注意すべきである．

3. 肥満者や糖尿病患者などではくだものの過剰な摂取は勧められない

　糖分が多いくだものの過剰な摂取はエネルギー摂取量の増加につながる．

4. DASH食と類似の食事パターンとして地中海ダイエットが知られている

5. Kは単独の降圧作用は弱いが，食塩の昇圧に拮抗する作用は顕著である

　Kはそれ自身の降圧効果は弱いが，食塩過剰摂取の血圧上昇作用に対する拮抗作用は顕著である．食品加工の際にNaが添加されKが失われていくことから，加工食品はNaの弊害が出やすい．加工食品が汎用されている先進国ではKの積極的摂取を推奨すべきである．実際，疫学研究でNa/K摂取比が心血管病リスク増加や全死亡に重要であるという報告もある．WHOのガイドライン[8]ではK摂取量3,510 mg/日以上を推奨している．

6. CaやMgの降圧効果はわずかである

　CaやMgは硬水を飲んでいる地域の住民で血圧が低いという疫学研究から降圧効果が期待されたが，介入試験ではわずかな降圧しか認めなかった．

7. DASH食はNa利尿・メタボリックリスク軽減作用がある可能性が指摘されている

8. 魚（魚油）の積極的摂取も推奨される

　INTERMAPの成績によると魚油に多く含まれるn-3多価不飽和脂肪酸の摂取量が多いものは血圧が低い傾向にあり，介入試験のメタアナリシスでは，魚油の摂取増加は高血圧患者に降圧効果をもたらすことが示されている．ただし，有意の降圧をきたすには高用量（3 g/日以上）の摂取が必要である．

9. 魚油の心血管リスク抑制効果については結論が出ていない

　日本のコホート研究（JPHC研究）では魚の摂取が多いものほど心筋梗塞発症が少ないことが報告されている．一方，n-3脂肪酸［エイコサペンタエン酸（EPA）とドコサヘキサエン酸が中心］摂取の介入試験では心血管病のリスク減少効果を認めなかったが（ORIGIN試験，Risk and Prevention試験），日本においては高純度EPA製剤では冠動脈疾患リスクが減少したという報告（JELIS）もあり，さらなる検討が必要と思われる．

10. 不飽和脂肪酸や蛋白は降圧，炭水化物は昇圧に作用する可能性がある

　高血圧患者を対象にしたOmniHeartでは，蛋白または不飽和脂肪酸に富む食事は炭水化物に富む食事に比べ血圧が軽度低下し，メタボリックリスク改善作用もあったと報告されている．大豆蛋白

や乳蛋白の降圧効果を示す報告もある．グリセミック指数の高い糖質は血圧を上げる可能性が指摘されている．

11. **食物繊維の降圧効果を示したメタアナリシスも報告されている**

ⓒ エネルギー

1. **高血圧患者は過食を避けるべきである**

エネルギー過剰摂取は，肥満の原因となる．加えて運動不足も重要である．肥満は高血圧の重要な原因である．また，過食は食塩過剰摂取の原因でもあるので，高血圧患者は過食を避けるべきである．

2. **体格指数で 25 kg/m² 未満を維持する**

肥満は高血圧の原因となるので，肥満者は体格指数 {BMI：[体重(kg)]÷[身長(m)]²} 25 kg/m² 未満を目指して減量し，非肥満者はこのレベルを維持する．

3. **急激な減量は行うべきではない**

肥満解消による降圧効果は確立されており，メタアナリシスでも約 4 kg の減量で −4.5/−3.2 mmHg の有意の降圧が得られた．しかし，急激な減量は有害事象をきたす可能性がある．長期的計画のもとに徐々に体重を落とし，無理のない減量を行い，正常の BMI を達成・維持する．

4. **減量のためにはエネルギー制限が必要である**

減量のためにはエネルギー制限と運動療法を組み合わせて行う．摂取エネルギーは 25〜30 kcal/kg 理想体重が目安であるが，肥満の状況・運動量・生活習慣などを考慮して個人に合ったメニューを考えるべきである．体重の変化によって消費エネルギーも変化するので，体重減少に伴って体重減少率は小さくなる．一般的な食事療法モデルでは 1 g/kg を蛋白でとり，総摂取量の 3 割を脂肪とし，残りを炭水化物で摂取する．

5. **肥満は種々の疾病の原因となりうる**

肥満は高血圧のみならず糖・脂質・尿酸代謝異常，脳梗塞，脂肪肝，月経異常や妊娠合併症，睡眠時無呼吸症候群や肥満低換気症候群，整形外科的疾患，肥満関連腎症なども合併する[9]．

6. **減量においては内臓脂肪(ウエスト周囲長)も考慮する**

内臓脂肪が多い者ほど高血圧，脂質異常症，高血糖が多いという報告があるので[10]，ウエスト周囲長(男性 85 cm 未満，女性 90 cm 未満)も考慮して減量を行う．

7. **小児に対しては肥満防止のための適切な指導・教育を行うべきである**

ⓓ 節酒

1. **飲酒習慣は血圧上昇の原因となる**

飲酒習慣は血圧上昇の原因となる．大量の飲酒は高血圧に加えて脳卒中やアルコール性心筋症，心房細動，夜間睡眠時無呼吸などを引き起こすだけでなく，癌の原因にもなる．

2. **少量飲酒の心血管病のリスク改善作用が報告されているが，非飲酒者に少量飲酒を勧めるべきではない**

高血圧患者では少量の飲酒はむしろ心血管病のリスクを改善し，飲酒量と心血管リスクは U 型の関係を示すという疫学研究がある．しかし，少量飲酒の心血管保護効果を否定する報告もあり，今後の検討が必要である．また，少量飲酒に心血管保護効果があるからといって，非飲酒者に少量飲酒を勧めるべきではない．

3. **アルコールの血圧に対する短期的な効果と長期的な効果は異なる**

アルコール単回投与は数時間持続する血圧低下を生じるが，長期に続けると血圧は上昇する．メタ解析でもアルコール制限の降圧効果が示されている．大量飲酒者は節酒により一過性の血圧上昇をきたすことがあるが，節酒を継続すれば降圧が得られる．

4. **エタノールで男性 20〜30 mL/日以下，女性は 10〜20 mL/日以下にすべきである**

エタノール 20〜30 mL は，およそ日本酒 1 合，ビール中瓶 1 本，焼酎半合弱，ウイスキー・ブランデーダブル 1 杯，ワイン 2 杯弱に相当)/日以下に相当する．

2 運動

ⓐ 運動

1. **高血圧患者では有酸素運動が推奨される**

有酸素運動の降圧効果は確立されている．身体活動の増加は血圧低下のみならず，体重，体脂肪，

ウエスト周囲長の減少，インスリン感受性や血清脂質の改善，心血管病リスク減少が指摘されている．したがって，高血圧患者では運動は生活習慣修正の1つとして推奨される．高血圧などの生活習慣病の予防や治療には速歩・スロージョギングのような有酸素的運動がすぐれている．

2. 運動強度は最大酸素摂取量の約40～60%としている指針が多い

運動強度については論文によって，その評価の尺度が一定していない．ガイドラインなどでは最大酸素摂取量の40～60%としている指針が多い．これは自覚的所見から推定するボルグ・スケールでは「ややきつい」程度である．目標心拍数で考えると，

$\{(220-年齢-60)\times 0.50\}+60(/分)$

で算出される．

目標心拍数の測定は3～4分以上運動したのち，運動を中止して素早く15秒間の脈を測り（脈の測定は手首の内側，親指の根元に人差し指・中指・薬指の3本をあてて行う），その数を4倍し（15秒間の数値を60秒間の数値に換算），10を加える（運動中止によって脈拍は急激に安静時の値に戻ろうとするので，その減少分を加える）．

測定値×4＋10（/分）

なお，「健康づくりのための身体活動基準2013」[11]では3メッツ以上の運動を推奨している（表3）．

3. 高血圧患者における激しい運動は慎重に行うべきである

米国スポーツ医学協会（ACSM）/米国心臓協会（AHA）の一般人向けの勧告では，強い運動を中等度の運動に交えて行うほうが心血管病リスク減少には有用であると記載されている[12]．しかし，高血圧患者においては運動強度が強すぎると運動中の血圧上昇が顕著で（運動中の事故につながる可能性がある），正常血圧者と異なり予後が悪いという報告もあるので，高血圧患者における激しい運動は慎重に行うべきである．

4. 運動は定期的に（できれば毎日30分以上）行う

一般向けのACSM/AHAの勧告[12]では，少なくとも10分以上の運動で，合計して1日30分を超えればよいとされている．

5. レジスタンス運動やストレッチ運動を補助的に組みあわせると有用である

レジスタンス運動は除脂肪体重の増加や骨粗鬆症・腰痛の防止が期待でき，ストレッチ運動は関節の可動域や機能の向上する効果がある．最近，レジスタンス運動に降圧効果があるというメタ解析が報告されている．

6. 身体活動度を増加させることも重要である

「健康づくりのための身体活動基準2013」[11]によると，身体活動を運動と生活活動（表3）に分け，生活活動に重点を置き身体活動度を増加させるという方針が示されている．日常生活の中で身体活動度を上げるべく指導する．

7. 運動療法の対象者は心血管病のないⅡ度以下の高血圧患者である

Ⅲ度を超える血圧の者は降圧後に運動療法を施行する．心血管病の併発など，リスクの高い患者は事前にメディカルチェックを行い，必要に応じて運動の制限や禁止などの対策を講じる．単に高齢者であるからといって運動を制限すべきではないが，高齢者では事前のメディカルチェックは必須である．

3 禁煙

● 喫煙の血圧への慢性的な影響については，いくつかの報告がある

喫煙が循環器疾患のリスクであることは確立しているが，喫煙と血圧の関係は，長らく明らかではなかった．喫煙の急性効果として交感神経活動の亢進・酸化ストレス増大・血管収縮が認められ，慢性的な効果として動脈硬化が報告されている．これらは，高血圧の発症に深く関係すると考えられる．

いくつかの横断研究において，慢性的な喫煙と高血圧に関係があると報告されているが，一方で喫煙者での血圧低値を指摘する報告もある．

一方，2つの前向きコホート研究において，喫煙と高血圧発症にも関係性が認められた．米国の28,000人以上の高血圧を有さない女性を約10年間追跡したところ，喫煙者で高血圧を発症した割合が高く，特に紙巻きたばこ15本/日以上の喫煙者で有意であった．約13,000人の高血圧を有さない男性を14.5年間追跡したところ，非喫煙者に比

表3 ▶ 3メッツ以上の生活活動・運動の例

メッツ	生活活動の例
3.0	普通歩行(平地, 67 m/分, 犬を連れて), 電動アシスト付き自転車に乗る, 家財道具の片付け, 子どもの世話(立位), 台所の手伝い, 大工仕事, 梱包, ギター演奏(立位)
3.3	カーペット掃き, フロア掃き, 掃除機, 電気関係の仕事(配線工事), 身体の動きを伴うスポーツ観戦
3.5	歩行(平地, 75〜85 m/分, ほどほどの速さ, 散歩など), 楽に自転車に乗る(8.9 km/時), 階段を下りる, 軽い荷物運び, 車の荷物の積み下ろし, 荷づくり, モップがけ, 床磨き, 風呂掃除, 庭の草むしり, 子どもと遊ぶ(歩く/走る, 中強度), 車椅子を押す, 釣り(全般), スクーター(原付)・オートバイの運転
4.0	自転車に乗る(≒16 km/時未満, 通勤), 階段を上る(ゆっくり), 動物と遊ぶ(歩く/走る, 中強度), 高齢者や障がい者の介護(身支度, 風呂, ベッドの乗り降り), 屋根の雪下ろし
4.3	やや速歩(平地, やや速めに=93 m/分), 苗木の植栽, 農作業(家畜に餌を与える)
4.5	耕作, 家の修繕
5.0	かなり速歩(平地, 速く=107 m/分), 動物と遊ぶ(歩く/走る, 活発に)
5.5	シャベルで土や泥をすくう
5.8	子どもと遊ぶ(歩く/走る, 活発に), 家具・家財道具の移動・運搬
6.0	スコップで雪かきをする
7.8	農作業(干し草をまとめる, 納屋の掃除)
8.0	運搬(重い荷物)
8.3	荷物を上の階へ運ぶ
8.8	階段を上る(速く)

メッツ	運動の例
3.0	ボウリング, バレーボール, 社交ダンス(ワルツ, サンバ, タンゴ), ピラティス, 太極拳
3.5	自転車エルゴメーター(30〜50ワット), 自体重を使った軽い筋力トレーニング(軽・中等度), 体操(家で, 軽・中等度), ゴルフ(手引きカートを使って), カヌー
3.8	全身を使ったテレビゲーム(スポーツ・ダンス)
4.0	卓球, パワーヨガ, ラジオ体操第1
4.3	やや速歩(平地, やや速めに=93 m/分), ゴルフ(クラブを担いで運ぶ)
4.5	テニス(ダブルス)*, 水中歩行(中等度), ラジオ体操第2
4.8	水泳(ゆっくりとした背泳)
5.0	かなり速歩(平地, 速く=107 m/分), 野球, ソフトボール, サーフィン, バレエ(モダン, ジャズ)
5.3	水泳(ゆっくりとした平泳ぎ), スキー, アクアビクス
5.5	バドミントン
6.0	ゆっくりとしたジョギング, ウェイトトレーニング(高強度, パワーリフティング, ボディビル), バスケットボール, 水泳(のんびり泳ぐ)
6.5	山を登る(0〜4.1 kgの荷物をもって)
6.8	自転車エルゴメーター(90〜100ワット)
7.0	ジョギング, サッカー, スキー, スケート, ハンドボール*
7.3	エアロビクス, テニス(シングルス)*, 山を登る(約4.5〜9.0 kgの荷物をもって)
8.0	サイクリング(約20 km/時)
8.3	ランニング(134 m/分), 水泳(クロール, ふつうの速さ, 46 m/分未満), ラグビー*
9.0	ランニング(139 m/分)
9.8	ランニング(161 m/分)
10.0	水泳(クロール, 速い, 69 m/分)
10.3	武道・武術(柔道, 柔術, 空手, キックボクシング, テコンドー)
11.0	ランニング(188 m/分), 自転車エルゴメーター(161〜200ワット)

*試合の場合

[運動基準・運動指針の改定に関する検討会: 健康づくりのための身体活動基準2013. 厚生労働省, 2013. (http://www.mhlw.go.jp/stf/houdou/2r9852000002xple-att/2r9852000002xpq.pdf)より]

べて, 喫煙の既往を有する者や喫煙者で, 有意に高血圧を発症した. 収縮期血圧120 mmHg未満や拡張期血圧80 mmHg未満であった場合に, より高血圧発症のリスクが高かった.

ⓑ 喫煙者は日中自由行動下血圧が上昇するタイプの仮面高血圧を生じやすい

1本の紙巻きたばこを吸った場合, 15分以上持続する血圧上昇を引き起こすため, ヘビースモーカーは日中自由行動下血圧が上昇する.

c 喫煙は腎血管性高血圧の危険因子である
d 禁煙後の食生活の変化などに伴う体重増加にも注意すべきである

　禁煙後にはむしろ血圧が上昇するという報告があり，それには禁煙後の体重増加が関係しているとの報告がある．禁煙後の血圧管理においては，食生活の変化などに伴う体重増加に注意すべきであろう．

e 高血圧患者において禁煙は重要である

　喫煙は，高血圧を介してだけでなく，直接，循環器疾患の発症リスクを増加させるのみならず，癌や呼吸器疾患などの独立した危険因子である．そのため，禁煙は非常に重要である．

f 受動喫煙も防止すべきである

　喫煙の影響は周囲にも及ぶと考えられ，受動喫煙と高血圧に関してもいくつかの報告がある．受動喫煙者では，24時間血圧が高く，仮面高血圧も高頻度との報告がある．近年，中国や韓国における横断研究によって，家庭における受動喫煙によって，女性の高血圧有病率が高いという報告がある．中国や韓国では日本と同様，女性の喫煙率が低い一方で，男性の喫煙率が高く，家庭内での女性の受動喫煙が社会的問題であると指摘されている．しかしながら，受動喫煙が高血圧の原因となるかどうかは，前向きコホート研究などによって証明されるべきである．また，電子タバコの血圧への影響に関しては，報告がないので，今後の検討が必要である．

g 一定の条件を満たせば保険診療で禁煙指導を受けることができる

　禁煙指導においては多学会からなる合同研究班で作成した「禁煙ガイドライン」や，「禁煙治療のための標準手順書」が参考になる．必要に応じて禁煙補助薬(バレニクリン，ニコチン補充療法)なども考慮する．一定の条件を満たせば保険診療で禁煙指導を受けることができる．

4 その他

a その他の生活習慣の修正
1．寒冷防止に努める

　寒冷が血圧を上げ，冬季には血圧が高くなることが知られている．脳心血管病による冬季の死亡率増加は，暖房や防寒の不十分な場合ほど多くなる[13]．したがって，高血圧患者では，冬季の暖房に配慮すべきであり，日本においては，トイレや浴室・脱衣所などの暖房が見落とされやすいので注意が必要である．2013年に寒冷での血圧上昇に関して，3年間の経過観察研究が発表され，外界気温と血圧は逆相関し，高血圧管理では，寒い日・男性・やせ・飲酒者に対して注意が必要であった[14]．

2．情動ストレスのコントロールを行う

　ストレスと血圧の関係に関して，最近のメタアナリシスによると，心理的・社会的ストレスによって高血圧発症が2倍以上高まることが報告された[15,16]．高血圧患者は，正常血圧者に比べて2倍以上のストレスにさらされていた[15]．ストレス管理では，ヨガや瞑想，バイオフィードバックの有効性も示唆されたがエビエンスとしては強くなかった[17-20]．

3．睡眠が血圧上昇や心血管病のリスク増加に関係している可能性がある

　睡眠障害の健康への影響に関しては疫学研究で指摘され[21-23]，いくつかの総説が発表された[24,25]．睡眠障害は，交感神経系や視床下部-下垂体-副腎系の活動性を亢進し，代謝や日内変動・炎症などを変化させ，長期的な影響として，高血圧・脂質異常症・心血管疾患・体重増加・糖尿病などの発症を増加させる．中等度以上の睡眠時無呼吸症候群による血圧上昇は，男性では明らかだが女性では認めないと，性差があるという報告もある[26]．短い睡眠時間や交代勤務，休日の少なさなどが複合的に関与して，高血圧を含むメタボリックシンドロームの新規発症に関与するという報告がある[27]．

4．入浴は熱すぎない風呂がよい

　入浴習慣は，湯温や浴室温度，湯につかるかどうか，入浴時間・回数など，国によって大きく異なる．日本からいくつかの報告があり，入浴によって中心血圧が低下すること[28]や，入浴や飲酒によって血圧の日内変動が大きくなり，夕食後と眠前で血圧が低下すると報告された[29]．入浴は室温20℃以上，湯温40℃以下では血圧はほとんど上がらないとされている．38〜42℃くらいの湯温で5〜10分くらいの入浴が目安である．銭湯の湯温

は熱すぎることが多い．冷水浴やサウナは避けるべきである．

5. 便秘予防を行う

便秘と脳心血管病発症や慢性腎不全に関して，報告があり[30,31]，高血圧との関係では，便秘に伴ういきみは血圧を上昇させるので，便秘予防の指導や，必要な場合には緩下薬の投与を行う．

6. 性生活において高血圧ゆえの問題はあまりない

性行為と高血圧に関しては，降圧薬による性行為障害などに関する論述が見受けられるが，必ずしも統一した見解ではなく，今後の検討が必要である[32]．一方，最近の研究では，女性の性行為への血圧の影響は大きくないと報告された[33,34]．特に男性の場合，性行為は血圧を上昇させるので，心血管病を伴っている場合，刺激の強い性行為は慎むべきであろう．

b 生活習慣の複合的な修正

1. 生活習慣の修正は複合的に行うことが推奨される

単一の生活習慣の是正が血圧に影響を与えることが報告され，複合的な生活習慣の是正についても研究が行われてきた．その多くは，運動と食事への介入の効果をみるものであった．運動直後の著明な血圧上昇が，PWV の改善や一酸化窒素の上昇とともに改善した[35]．

DASH[36]ならびに DASH-Sodium 試験[37]により複合的な食事の改善によって，より著明な降圧を得られることが示唆された．また，TONE 試験[38]では，減塩と減量を組み合わせると，より緩い管理でも降圧や心血管病予防を得やすいことが示されている．減塩・減量・運動・節酒にさらにDASH食を組み合わせると，降圧をより得られることも報告されている（PREMIER 試験）[39]．したがって，生活習慣の修正は幼小児期から行い，高血圧を含めた生活習慣病の予防に努めるべきである．

高血圧である認識の有無と生活習慣の改善に関していくつかの検討が行われ，高血圧を認識している場合に減塩を選択していることが示されたが，体重管理など不十分な管理も認められた[40,41]．

図1 特定保健用食品のマーク

c 特定保健用食品

1. 「特定保健用食品」は，摂取により当該保健の目的が期待できる旨を表示する食品をいう

「特定保健用食品」は，健康増進法第 26 条第 1 項の許可または同法第 29 条第 1 項の承認（消費者庁長官）を受けて，食生活において特定の保健の目的で摂取するものに対し，その摂取により当該保健の目的が期待できる旨を表示する食品をいう．図 1 に示すマーク表示がある．

2. 「条件付き特定保健用食品」は一定の有効性が確認され，限定的な科学的根拠である旨の表示をする食品をいう

特定保健用食品の審査で要求している有効性の科学的根拠のレベルには届かないが，一定の有効性が確認され，限定的な科学的根拠である旨の表示をする食品は「条件付き特定保健用食品」とよぶ．図 1 に示すマーク表示がある．

3. 特定保健用食品の摂取が，降圧薬の代替となるものではないことを指導する

摂取に際しては表示されている「1 日当たりの摂取目安量」を遵守するとともに，妊婦や腎障害を有する場合には注意喚起をする必要がある．また特定保健用食品の摂取が，降圧薬の代替となるものではないことも指導する．すでに降圧薬を服用している患者でこれらの食品を使用したい場合には，医師と相談するよう注意喚起を行う．

▶引用文献

1) 厚生労働省：平成 29 年国民健康・栄養調査結果の概要．2018．
2) 安東克之，他：(1)食塩と高血圧・心血管疾患．日本高血圧学会減塩委員会（編）：日本高血圧学会減塩委員会報告 2012．1-25，日本高血圧学会，2012．
3) World Health Organization：Guideline：Sodium intake for adults and children. World Health Organization, 2012.
4) 厚生労働省：「日本人の食事摂取基準」策定検討会報告書 日本人の食事摂取基準 2015 年度版．第一出版，2014．
5) 日本高血圧学会治療ガイドライン作成委員会：高血圧治療ガイドライン 2019．ライフサイエンス出版，2019．

6) 三浦克之, 他：(2)高血圧管理における食塩制限の目標と方策. 日本高血圧学会減塩委員会(編)：日本高血圧学会減塩委員会報告 2012. 27-37, 日本高血圧学会, 2012.
7) 第一出版編集部(編)：厚生労働省・農林水産省決定：食事バランスガイド—フードガイド(仮称)検討委員会報告. 第一出版株式会社, 2005.（2010年に「日本人の食事摂取基準」が改訂されたことを踏まえて, 食事バランスガイドも一部変更された. 詳細は https://www.mhlw.go.jp/bunya/kenkou/balancsguide-henkou.html ［参照日：2018年10月17日］）
8) World Health Organization：Guideline：Potassium intake for adults and children. World Health Organization, 2012.
9) 日本肥満学会肥満症診断基準検討委員会：肥満症診断基準 2011. 肥満研究 2011；17(臨増).
10) メタボリックシンドローム診断基準検討委員会：メタボリックシンドロームの定義と診断基準. 日内会誌 2005；94：794-809.
11) 運動基準・運動指針の改定に関する検討会：健康づくりのための身体活動基準 2013. 厚生労働省, 2013.
12) Haskell WL, et al.：American College of Sports Medicine, American Heart Association. Physical activity and public health：updated recommendation for adults from the American College of Sports Medicine and the American Heart Association. Circulation 2007；116：1081-1093.
13) The Eurowinter Group：Cold exposure and winter mortality from ischaemic heart disease, cerebrovascular disease, respiratory disease, and all causes in warm and cold regions of Europe. Lancet 1997；349：1341-1346.
14) Chen Q, et al.：Association between ambient temperature and blood pressure and blood pressure regulations：1831 hypertensive patients followed up for three years. PLoS One 2013；8：e84522.
15) Liu MY, et al.：Association between psychosocial stress and hypertension：a systematic review and meta-analysis. Neurol Res 2017；39：573-580.
16) Dickson HO, et al.：Lifestyle interventions to reduce raised blood pressure：a systematic review of randomized controlled trials. J Hypertens 2006；24：215-233.
17) Brook RD, et al.：Beyond medications and diet：alternative approaches to lowering blood pressure：a scientific statement from the American heart association. Hypertension 2013；61：1360-1383.
18) Nagele E, et al.：Clinical effectiveness of stress-reduction technique s in patients with hypertension：systematic review and meta-analysis. J Hypertens 2014；32：1936-1944.
19) Wang J, et al.：Yoga for essential hypertension：a systematic review. PLoS One 2013；8：e76375.
20) Canter PH, et al.：Insufficient evidence to conclude whether or not transcendental meditation decreases blood pressure：results of a systematic review of randomized clinical trials. J Hypertens 2004；22：2049-2055.
21) Bansil P, et al.：Association between sleep disorder, sleep duration, quality of sleep, and hypertension：results from the National Health and Nutrition Examination Survey, 2005 to 2008. J Clin Hypertens(Greenwich) 2011；13：739-743.
22) Fernandez-Mendoza J, et al.：Insomnia with objective short sleep duration and incident hypertension：the Penn State Cohort. Hypertension 2012；60：929-935.
23) Nakazaki C, et al.：Association of insomnia and short sleep duration with atherosclerosis risk in elderly. Am J Hypertens 2012；25：1149-1155.
24) Medic G, et al.：Short- and long-term health consequence of sleep disruption. Nat Sci Sleep 2017；9：151-161.
25) Khan MS, et al.：The effects of insomnia and sleep loss on cardiovascular disease. Sleep Med Clin 2017；12：167-177.
26) Cano-Pumarega I, et al.：Sleep apnea and hypertension：are there sex differences? The Victoria Sleep Cohort. Chest 2017；152：742-750.
27) Itani O, et al.：Short sleep duration, shift work, and actual days taken off work are predictive life-style risk factors for new-onset metabolic syndrome：a seven-year cohort study of 40,000 male workers. Sleep Med 2017；39：87-94.
28) Ishikawa J, et al.：Reduction in central blood pressure after bathing in hot water. Blood Press Monit 2016；21：80-86.
29) Fujiwara T, et al.：Difference in evening home blood pressure between before dinner and at bedtime in Japanese elderly hypertensive patients. J Clin Hypertens(Greenwich) 2017；19：731-739.
30) Honkura K, et al.：Defecation frequency and cardiovascular disease mortality in Japan：The Ohsaki study. Atherosclerosis 2016；246：251-256.
31) Sumida K, et al.：Constipation and CKD. J Am Soc Nephrol 2017；28：1248-1258.
32) Al Khaja KA, et al.：Antihypertensive drugs and male sexual dysfunction：a review of adult hypertension guideline recommendations. J Cardiovasc Pharmacol Ther 2016；21：233-244.
33) Thomas HN, et al.：Antihypertensive medications and sexual function in women：baseline data from the SBP intervention trial(SPRINT). J Hypertens 2016；34：1224-1231.
34) Foy CG, et al.：Blood pressure, sexual activity, and dysfunction in women with hypertension：baseline findings from the Systolic Blood Pressure Intervention Trial(SPRINT). J Sex Med 2016；13：1333-1346.
35) Michrisheita R, et al.：Effects of lifestyle modification on an exaggerated blood pressure response to exercise in normotensive females. Am J Hypertens 2017；30：999-1007.
36) Appel LJ, et al.：A clinical trial of the effects of dietary patterns on blood pressure. N Engl J Med 1997；336：1117-1124.
37) Sacks FM, et al.：Effects on blood pressure of reduced dietary sodium and the dietary approaches of stop hypertension (DASH)diet. N Engl J Med 2001；344：3-10.
38) Espeland MA, et al.：Predictors and mediators of successful long-term withdrawal from antihypertensive medications. Arch Fam Med 1999；8：228-236.
39) Appel LJ, et al.：Effects of comprehensive lifestyle modification on blood pressure control：main results of the PREMIER clinical trial. JAMA 2003；289：2083-2093.
40) Gee, ME, et al.：Prevalence of, and barriers to, preventive lifestyle behaviors in hypertension(from a national survey of Canadians with hypertension). Am J Cardiol 2012；109：570-575.
41) Kim Y, et al.：Do hypertensive individuals who are aware of their disease follow lifestyle recommendations better than those who are not aware? PLoS One 2015；10：e0136858.

column 4　高血圧患者における減塩目標6g/日未満は推奨されるか？

　食塩の過剰摂取が血圧上昇と関連することは，古くからINTERSALTなどの観察研究で指摘されている．一方，減塩の降圧効果についてもDASH-SodiumやTONEなどの介入研究で証明されている．減塩による降圧を検討した185件の介入試験のメタ解析では尿中食塩排泄量で平均11.8 g/日から3.9 g/日への減塩により，高血圧者の血圧が5.51/2.88 mmHg低下しており，アジア人のサブ解析でも7.75/2.68 mmHgの降圧が得られた．また，prehypertensionを含む高血圧の集団8件の介入試験のメタ解析では，食塩摂取量を低値（＜5.3 g/日）から高値（＞14.5 g/日）の4群に分けて分析した結果，血圧は用量依存的変化を示し，4.5〜8.2 g/日の減塩により，6.87/3.61 mmHgの降圧が得られている．これらの報告をふまえて，米国Evidence Analysis Library® の高血圧管理のための栄養実践ガイドラインでは食塩摂取量3.8〜5.1 g/日への減塩により血圧は最大12/6 mmHg低下すると提唱しており，高血圧患者において6 g/日未満を目標とした減塩が有効な降圧をもたらすことについては十分なエビデンスがある．

　一方，食塩摂取量と脳心血管イベント，脳心血管死亡，全死亡との直接的関係を検討した長期的介入試験はない．単回のスポット尿による推定値を用いたPURE研究を含む4試験の統合解析では，食塩摂取量と脳心血管イベント，全死亡との間にJカーブ現象を認め，Na摂取量3 g/日（食塩相当量約7.6 g/日）未満の群ではNa摂取量4〜5 g/日（食塩相当量10.2〜12.7 g/日）に比し，複合一次エンドポイント（全死亡，心筋梗塞，脳卒中，心不全）の有意な増加を認めている．しかし，高血圧患者を83％含む脳心血管高リスク者を対象として食物摂取頻度調査（food frequency questionnaire：FFQ）で算出した食塩摂取量に基づく前向き観察研究では，食塩5.8 g/日未満への減塩群で，全死亡の低下を認め，1年後の食塩摂取量の増加は脳心血管イベントを72％増加させたことが報告されている．さらに，prehypertensionを対象として，1.5〜4年の介入試験期間中に3〜7回実施した24時間蓄尿検査を用いて評価した食塩摂取量と23〜26年に及ぶ追跡期間中の全死亡を調査した報告では，両者の間に直線関係を認めた．このように観察研究において相反する結果がみられる要因の1つとして，食塩摂取量の評価法や測定回数の違いがあげられ，食塩摂取量評価の精度に必ずしも信頼性が担保されていないという問題がある．24時間蓄尿により評価した食塩摂取量を指標とした長期的介入試験は存在しないため，食塩摂取量とイベント抑制との関係についてのエビデンスは十分ではない．

　以上，食塩摂取量と長期予後との直接的関係は明確でないものの，高血圧患者において6 g/日未満を目標とした減塩が有効な降圧をもたらすことについては十分なエビデンスがあり，降圧を介した脳心血管イベントの発症や脳心血管死亡の抑制が期待できるため，6 g/日未満を目標とすることを強く推奨する．

［JSH2019 ▶ CQ4 参照］

V 治療

E 降圧薬治療の概論

Abstract

- 高血圧患者に対する降圧薬の心血管病抑止効果は，種類によらず，主に降圧度によって規定される．
- Ca拮抗薬，ARB，ACE阻害薬，少量の利尿薬，β遮断薬の5つを主要降圧薬と位置づけ，積極的な適応や禁忌，慎重投与となる病態に合わせて，個々の高血圧患者に対して選択する．
- JSH2014から引き続き，積極的適応がない高血圧患者に対して最初に選択される薬剤（第一選択薬）からβ遮断薬が除外されている．
- 積極的適応のない一般的な高血圧患者に対する降圧薬は，Ca拮抗薬，ARB，ACE阻害薬，利尿薬のいずれか単剤で開始し，降圧不十分な場合，これらのうち2剤を，なお不十分であればさらに他の1剤を追加し3剤併用する．ただし，ARBとACE阻害薬は原則併用しない．
- ACE阻害薬やARB以外の降圧薬は，副作用の出現頻度は用量依存的に増加する．
- 降圧速度は，数か月で降圧目標に達する程度が副作用の観点から望ましいが，心血管病の高リスク症例では数週間以内に降圧目標に達することが望ましい．
- 降圧薬は1日1回投与が原則ではあるが，24時間にわたる血圧管理が重要であり，個々の症例に応じて投与回数や投与時間を選択する．
- 服薬アドヒアランスの観点から，配合剤の使用により良好な血圧管理が期待できる．

1 降圧薬の選択の基本

交感神経系，レニン・アンジオテンシン（RA）系，キニン・カリクレイン系，体液量，Na・Kなどの電解質代謝，血管内皮機能，細動脈収縮性，遺伝的要因など様々な要因が，時にオーバーラップしながら高血圧の病態を形成する．降圧薬は，これら血圧上昇に関与する種々の要因の一部に作用して，血圧上昇機序を阻害もしくは血圧下降機序を促進する．したがって，降圧薬の効果（血圧降下作用）は個々の高血圧患者によって異なる．

生活習慣の改善が大事であることは当然であるが，血圧が高ければ高いほど，降圧薬による治療が必要となる．高血圧治療とは血圧を下げることであることはいうまでもない．しかしながら，血圧を下げること自体が目標なのではなく，血圧を下げることによって心血管病の発症を抑止することが目標である．現状の降圧目標達成率が降圧薬内服患者の約半数にとどまっていることは大きな問題点である[1]．ただし，降圧により身体に悪影響が及び，結果として降圧効果が相殺されれば，それは適切な降圧治療とはならない．

降圧薬治療の目標である心血管病発症抑止効果は，その種類によらず，降圧度の大きさに主に依存することが大規模臨床試験のメタアナリシスで示された．したがって，個々の高血圧患者に対する降圧薬を適切に選択する際の基準として，その降圧薬が他の降圧薬に比べて，①降圧効果が大きい，②高血圧に合併する病態に適している，③予後改善効果が強い，そして④副作用が少なく，忍容性が高い，などの諸条件が考慮される．さらに，⑤安価であることも今後ますます医療経済学的に大切な要素となる．

JSH2019[2]では，JSH2014に引き続き，血圧140/90 mmHg以上で降圧療法を行うこととしている．ただし，高リスク群においては，高値血圧（130～139/80～89 mmHg）に対して非薬物療法でも十分な降圧がなければ，薬物療法を開始することとしている．一方で，SPRINT試験[3]を含むメタアナリシスの結果を受け，2017年の米国心臓病学会（ACC）/米国心臓協会（AHA）高血圧ガイドライン[4]では，血圧130/80 mmHg以上を降圧療法の

表1 ▶ 主要降圧薬の積極的適応

	Ca拮抗薬	ARB/ACE阻害薬	サイアザイド系利尿薬	β遮断薬
左室肥大	●	●		
LVEFの低下した心不全		●*1	●	●*1
頻脈	●（非ジヒドロピリジン系）			●
狭心症	●			●*2
心筋梗塞後		●		●
蛋白尿/微量アルブミン尿を有するCKD		●		

*1：少量から開始し，注意深く漸増する．　*2：冠攣縮には注意．
[JSH2019より]

ターゲットとしている．一方で，英国のNICEガイドライン[5]，欧州高血圧ガイドライン2018[6]では，JSH2019と同様に血圧140/90 mmHg以上を降圧対象としている．

ⓐ 主要降圧薬

幅広い高血圧患者に対して降圧効果が認められ，かつ高い忍容性を有する降圧薬のうち，大規模臨床試験で心血管病抑止効果が証明されたものを主要降圧薬とよび，降圧薬治療には，これらの条件にあった薬剤がまず選択される．利尿薬，β遮断薬（αβ遮断薬も含む），Ca拮抗薬，ACE阻害薬，ARBの5種類が主要降圧薬の条件を満たす．α遮断薬やレニン阻害薬は，降圧効果や忍容性は検証されているが，プラセボとの直接比較や，他の降圧薬と比較あるいは併用した場合の心血管病抑止効果が確立されていない．初期に開発された中枢性交感神経抑制薬や直接血管拡張薬は使用経験が豊富であるが，副作用や忍容性において5つの主要降圧薬に劣るため，これらの薬剤の使用は特殊な場合に限られる．

5種類の主要降圧薬のうち，利尿薬とβ遮断薬は一義的には心拍出量を抑制して血圧を下げるのに対し，Ca拮抗薬やRA系阻害薬（ACE阻害薬およびARB）は末梢血管抵抗を下げることによって血圧を下げる．利尿薬は食塩貯留型，β遮断薬は交感神経緊張型，Ca拮抗薬は末梢血管抵抗上昇型，RA系阻害薬はアルドステロン高値型の高血圧に対して，高い有効性を示すことが想定され

る．しかし，日常の臨床においては，個々の高血圧の血圧上昇要因を詳細に分析することはほぼ不可能であり，人種，年齢や性別，合併する病態と関連させて降圧薬を選択することになる．

ⓑ 積極的適応

主要降圧薬において，それぞれの積極的適応を表1[2]に示す．積極的適応において，JSH2014との相違点は，慢性腎臓病（CKD），糖尿病の項目がなくなり，代わりに蛋白尿・微量アルブミン尿の項目ができた．CKDの診断基準そのものに，微量アルブミン尿，尿蛋白陽性が含まれるので，それを加味したものとなっている．JSH2014で，蛋白尿陽性のCKD・糖尿病でARB/ACE阻害薬が積極的適応となっていること自体が変わったわけではない．一方で，骨粗鬆症に対するサイアザイド系利尿薬や誤嚥性肺炎に対するACE阻害薬の積極的適応の記載はなくなった．

ⓒ 第一選択薬

JSH2019[2]では，「積極的適応がない場合の高血圧に対しては，最初に投与すべき降圧薬として，Ca拮抗薬，ARB，ACE阻害薬，利尿薬の中から選択する」と述べられている．すなわち，JSH2014から引き続き，β遮断薬を含めた5種類の降圧薬を主要降圧薬としながらも，一般的な高血圧の治療薬としてβ遮断薬は除外されている．しかしながらβ遮断薬は，頻脈，心筋梗塞後，非冠攣縮性狭心症や心不全合併などの高血圧に対して積極的

表2 ▶ 主要降圧薬の禁忌や慎重投与となる病態

	禁忌	慎重投与
Ca拮抗薬	徐脈 （非ジヒドロピリジン系）	心不全
ARB	妊娠	腎動脈狭窄症[*1] 高K血症
ACE阻害薬	妊娠 血管神経性浮腫 特定の膜を用いるアフェレーシス/ 血液透析[*2]	腎動脈狭窄症[*1] 高K血症
サイアザイド系 利尿薬	体液中のNa, Kが明らかに 減少している病態	痛風 妊娠 耐糖能異常
β遮断薬	喘息 高度徐脈 未治療の褐色細胞腫	耐糖能異常 閉塞性肺疾患 末梢動脈疾患

[*1]：両側性腎動脈狭窄の場合は原則禁忌．　[*2]：JSH2019 5章5.「3）ACE阻害薬」を参照
［JSH2019 より］

な適応を有することは留意されたい．

β遮断薬が第一選択薬から外れた背景として，β遮断薬による糖尿病惹起作用[7]，およびCa拮抗薬＋ACE阻害薬併用療法とβ遮断薬＋利尿薬併用療法を比較したASCOT-BPLA試験[8]や，β遮断薬とARBを比較したLIFE試験[9]，Ca拮抗薬に併用する降圧薬としてARB，β遮断薬，利尿薬を比較した本邦でのCOPE試験[10]において脳卒中や心筋梗塞の発症率抑制効果がACE阻害薬/ARBや利尿薬と比較し劣っていたことがあげられる．しかし，これらの研究は従来のβ遮断薬に基づくものである．新しい血管拡張性のβ遮断薬，たとえばカルベジロールやビソプロロールはβ遮断薬の弱点を克服しているという成績[11]もあり，現在はこれらの薬剤が広く使用されている．β遮断薬同士を比較した臨床試験が望まれるが，アウトカムを比較する臨床試験は実現可能性が低いと思われる．その他，各降圧薬の薬理学的作用および詳細なエビデンスは他稿に譲る．

d 禁忌

降圧薬の禁忌（表2）[2]に関してはJSH2014と大きな変化はないが，新しく禁忌に追加されたものとして，未治療の褐色細胞腫に対してβ遮断薬が禁忌と記載された．これは，未治療褐色細胞腫に対してα遮断薬に先行してβ遮断薬を投与することで，$β_2$受容体遮断により血管拡張が阻害され，血圧上昇が惹起されるためである．その他の変更点としては，高K血症がARB/ACE阻害薬の禁忌から慎重使用例に変更となったこと，低K血症がサイアザイド系利尿薬の禁忌から慎重使用例に変更となったこと，および低Na血症がサイアザイド系利尿薬の慎重投与に追加されたことがあげられる．

e 人種

黒人はRA系阻害薬よりも利尿薬やCa拮抗薬に対する降圧効果が高いことが知られている．利尿薬とCa拮抗薬，ACE阻害薬を比較したALLHAT試験では，ACE阻害薬の降圧効果や脳卒中抑止効果は黒人においてのみ利尿薬やCa拮抗薬と比べて劣っていた．アジア人種である日本人が，RA系阻害薬が利尿薬やCa拮抗薬よりも降圧効果が劣るかどうかのエビデンスはない．Ca拮抗薬アムロジピンとARBカンデサルタンを比較したCASE-J試験[12]では，Ca拮抗薬群はARB群よりも有意に大きな降圧効果を示した．

2 降圧薬の使用方法

高血圧治療の目標は，単に血圧を下げることではなく，心血管病の発症予防である．合併症のな

いⅠ度高血圧患者に対しては，Ca拮抗薬，ARB，ACE阻害薬，利尿薬のいずれか単剤を少量選択するのが望ましい．Ⅱ度以上（160/100 mmHg以上）の高血圧患者に対しては，上記第一選択薬の単剤通常用量もしくは少量の2剤併用からの降圧治療を検討する．数か月をかけて降圧目標に到達する程度の緩徐な降圧治療が，副作用出現を減少させるので望ましいが，心血管病の高リスク患者に対しては，数週間以内に降圧目標に達することが心血管病の発症予防につながる．内服アドヒアランスの観点から，降圧薬は原則1日1回朝に内服が望ましいが，24時間にわたる降圧が重要であり，個々の症例に合わせて内服時間や回数を検討すべきである．降圧薬の単剤で降圧目標を達成できる頻度は高くなく，2～3剤以上を併用することが必要となる．降圧効果が不十分な場合は，降圧薬を増量したり，種類を変更したり対応するほか，種類の異なった他の降圧薬を少量ずつ併用することで十分な降圧を図る．積極的な適応のない，高血圧患者に対して，2剤を併用しても降圧目標に達しない場合は，第一選択薬の3剤を併用して降圧を図る．それでも降圧目標に達しない場合には，治療抵抗性高血圧であり専門医への紹介を検討する．さらに追加する降圧薬としては，β遮断薬やα遮断薬，MR拮抗薬などがあげられる（図1）[2]．降圧薬の増量を行うとき，ACE阻害薬やARB以外の降圧薬は，増量すると副作用の出現頻度が増加することが報告されており，注意を要する．内服アドヒアランスの改善によって，それぞれの単剤の併用よりも降圧効果に優れることが，メタアナリシスで報告されているが，一方で血圧低下作用や副作用には2群間で差がなかったというメタアナリシスの結果もある[13]．ただし，配合剤を用いる際には，用量が固定されていることに留意をすべきである．すなわち，過度の血圧低下や副作用の出現などに注意し，併用する薬剤の用量が確定してから配合剤に変更することが望ましく，また保険適用上も配合剤の初期投与は認められていない．

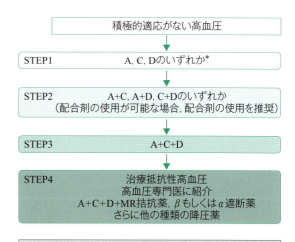

図1 積極的適応がない場合の降圧治療の進め方
＊：高齢者では常用量の1/2から開始．1～3か月間の間隔で増量．
[JSH2019より一部改変]

ⓐ 降圧薬の減量・中止

血圧には，冬に高く，夏に低くなるといった季節変動がみられる[14]．このような患者において は，夏季に降圧薬の減量や休止を考慮してもよい．休薬後の正常血圧維持率に関する一定の見解は得られていないが，休薬後に正常血圧が維持できた患者の特徴として，適正な生活習慣，若年者，Ⅰ度高血圧，臓器障害がないことなどが報告されている．また，1年以上にわたり適正な血圧管理ができた症例においても，休薬後6か月以内に，高血圧レベルまで再上昇することが多い．したがって，臓器障害や合併症のない患者を除いて，基本的に休薬は推奨されない．

ⓑ 併用療法

心血管イベントの抑制に，併用療法による厳格な血圧管理が有効であるという大規模臨床試験のエビデンスも集積されてきているが，単剤による厳格な血圧管理と比較して優位性をもつか否かについては，まだ議論の余地がある．いずれにせよ，血圧を適正に管理することが重要であり，高K血症の副作用を有するARB/ACE阻害薬と，低K血症の副作用を有する利尿薬との併用は，薬理作用の観点からも推奨される．JSH2019では，引き続きβ遮断薬が第一選択薬から除外されたため，Ca拮抗薬-ARB-利尿薬-ACE阻害薬の四角形となっている（図2）[2]．しかし，ACE阻害薬とARBの併用療法は，それぞれの単独療法よりも腎保護効果

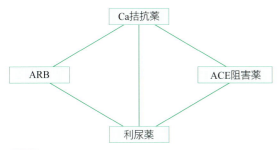

図2 ▶ 2剤の併用
[JSH2019より]

を有するといった報告もあるものの，腎障害の増悪や死亡率の増加もみられることから，一般的には行わないことが推奨される．したがって実際に2剤併用療法を行う際には，Ca拮抗薬と利尿薬とARB/ACE阻害薬の3角形となる．

Ca拮抗薬とARB/ACE阻害薬，およびARB/ACE阻害薬と利尿薬の併用は，現在最も用いられている組み合わせであり，臨床試験でその有効性は確立している．Ca拮抗薬とACE阻害薬/ARBとの併用は，ACE阻害薬/ARBと利尿薬との併用療法よりも，腎保護効果が大きいことが示されている[15]．一方でACE阻害薬/ARBと利尿薬との併用療法は，男性，高齢者，非肥満患者，非糖尿病患者において降圧作用がCa拮抗薬とACE阻害薬/ARBとの併用療法よりも大きかった．Ca拮抗薬と利尿薬との併用療法についても，日本のCOPE試験[10]が脳卒中抑制効果を証明した．これらの組み合わせ間の優劣については今後の課題といってよい．現時点では，ACE阻害薬/ARBは糖代謝異常や慢性心不全，利尿薬は食塩感受性，Ca拮抗薬は動脈硬化などの病態に適することを考慮して使い分けるのがよいだろう．

2剤併用療法で降圧目標に達しない場合は，ARB/ACE阻害薬，Ca拮抗薬，利尿薬による3剤併用療法が，副作用の出現を増加させずに降圧作用を増強することから推奨される．一方で，MR拮抗薬やβ遮断薬は，ACE阻害薬/ARBとともに心不全の予後改善効果のエビデンスがあり，心不全治療ガイドラインでも投与が推奨されている[16]．したがって，心不全合併例では，ACE阻害薬/ARB，β遮断薬，利尿薬，MR拮抗薬の併用が推奨される．しかしながら，ACE阻害薬/ARB，MR拮抗薬の併用の際には，腎機能の増悪や高K血症に注意しなければならない．

利尿薬を含めた3剤併用療法でも，降圧目標に達しない場合は治療抵抗性高血圧の定義を満たし，高血圧専門医の紹介やそのほかの薬剤（MR拮抗薬，β遮断薬，α遮断薬，直接型レニン阻害薬，ヒドララジン，中枢性交感神経抑制薬など）の追加を考慮する．

ⓒ ジェネリック医薬品

後発医薬品（ジェネリック医薬品）は，先発医薬品と同一の有効薬剤成分を含有しており，品質，有効性，安全性が同等であるものとして製造販売が承認されたものである．一般的に研究開発に要する費用が低く抑えられることから，先発医薬品に比べて薬価は安い．したがって，ジェネリック医薬品の使用を促進することによって，①患者の薬剤費の自己負担の軽減や，②医療の質を落とすことなく，医療の効率化（医療費の削減）を図ることが可能となる．また，オーソライズド・ジェネリックは，有効成分だけでなく，原薬，添加物，製法含めすべて同一の後発医薬品である．

3 相互作用と副作用

降圧薬同士の相互作用としては，副作用を相殺しつつ降圧効果を相加相乗的に高める有用な組み合わせがある一方で，副作用が増強される場合もある．

利尿薬とRA系阻害薬は，相互に降圧効果を高め合い，一方で副作用を相殺する．Ca拮抗薬とβ遮断薬の組み合わせは，Ca拮抗薬の反応性交感神経刺激作用をβ遮断薬が阻害する好ましい相互反応が期待できるが，長時間作用型Ca拮抗薬の出現によって以前ほどではなくなった．

降圧薬同士の相互作用で注意する点として，「β遮断薬と非ジヒドロピリジン系Ca拮抗薬の併用による心臓抑制増強作用，ARB/ACE阻害薬とMR拮抗薬の高K血症増強作用，中枢性交感神経抑制薬とβ遮断薬の離脱症候群の易発現性など」（JSH2019）[2]がある．その他にも，ALTITUDE試験で，直接型レニン阻害薬であるアリスキレンとACE阻害薬/ARBの併用で腎不全や高K血症，低血圧などの副作用が増加したため[17]，糖尿病患者

においてアリスキレンとACE阻害薬/ARBの併用は禁忌となっている．またACE阻害薬/ARBと利尿薬の併用では，易脱水傾向となるため，特に高齢者で摂食不良時や発汗過多がみられる場合に，腎前性急性腎障害や過度の降圧をきたすことがある．

他疾患の治療薬と降圧薬の薬物相互作用を述べる．非ステロイド性抗炎症薬（NSAIDs）内服患者において，ACE阻害薬/ARB，β遮断薬，利尿薬は降圧効果の減弱が認められる．また，H2受容体拮抗薬とCa拮抗薬やβ遮断薬の併用では，降圧効果の増強が認められる．Ca拮抗薬は，代謝酵素であるCYP3A4で代謝されることが知られているため，この分子種で代謝される食品（グレープフルーツやそのジュース）や薬剤（ジギタリス製剤など）には注意が必要である．またACE阻害薬/ARBは躁うつ病でリチウム内服している場合にリチウム中毒をきたしやすいので注意を要する．

一方で，交感神経作動薬や抗腫瘍薬などの副作用として血圧が上昇する場合（薬剤性高血圧）には，降圧薬での治療が必要となることがある．

引用文献

1) Benjamin EJ, et al.：Heart disease and stroke statistics-2018 update：a report from the American Heart Association. Circulation 2018；137：e67-e492.
2) 日本高血圧学会高血圧治療ガイドライン作成委員会：高血圧治療ガイドライン2019．ライフサイエンス出版，2019
3) SPRINT Research Group, et al.：A randomized trial of intensive versus standard blood-pressure control. N Engl J Med 2015；373：2103-2116.
4) Whelton PK, et al.：2017 ACC/AHA/AAPA/ABC/ACPM/AGS/APhA/ASH/ASPC/NMA/PCNA guideline for the prevention, detection, evaluation, and management of high blood pressure in adults：executive summary：a report of the American College of Cardiology/American Heart Association task force on clinical practice guidelines. J Am Coll Cardiol 2018；71：2199-2269.
5) National Institute for Health and Care Excellence：Hypertension（CG127）．(http://www.nice.org.uk/guidance/cg127)
6) Williams B, et al.：2018 practice guidelines for the management of arterial hypertension of the European Society of Hypertension and the European Society of Cardiology：ESH/ESC task force for the management of arterial hypertension. J Hypertens 2018；36：2284-2309.
7) Elliott WJ, et al.：Incident diabetes in clinical trials of antihypertensive drugs：a network meta-analysis. Lancet 2007；369：201-207.
8) Dahlöf B, et al.：Prevention of cardiovascular events with an antihypertensive regimen of amlodipine adding perindopril as required versus atenolol adding bendroflumethiazide as required, in the Anglo-Scandinavian cardiac outcomes trial-blood pressure lowering arm（ASCOT-BPLA）：a multicentre randomised controlled trial. Lancet 2005；366：895-906.
9) Dahlöf B, et al.：Cardiovascular morbidity and mortality in the losartan intervention for endpoint reduction in hypertension study（LIFE）：a randomised trial against atenolol. Lancet 2002；359：995-1003.
10) Matsuzaki M, et al.：Prevention of cardiovascular events with calcium channel blocker-based combination therapies in patients with hypertension：a randomized controlled trial. J Hypertens 2011；29：1649-1659.
11) Bakris GL, et al.：Metabolic effects of carvedilol vs metoprolol in patients with type 2 diabetes mellitus and hypertension：a randomized controlled trial. JAMA 2004；292：2227-2236.
12) Saruta T, et al.：Effects of candesartan and amlodipine on cardiovascular events in hypertensive patients with chronic kidney disease：subanalysis of the CASE-J Study. Hypertens Res 2009；32：505-512.
13) Mallat SG, et al.：Free versus fixed combination antihypertensive therapy for essential arterial hypertension：a systematic review and meta-analysis. PLoS One 2016；11：e0161285.
14) Sega R, et al.：Seasonal variations in home and ambulatory blood pressure in the PAMELA population. Pressione Arteriose Monitorate E Loro Associazioni. J Hypertens 1998；16：1585-1592.
15) Cheng Y, et al.：Renoprotective effects of renin-angiotensin system inhibitor combined with calcium channel blocker or diuretic in hypertensive patients：A PRISMA-compliant meta-analysis. Medicine（Baltimore）2016；95：e4167.
16) 急性・慢性心不全診療ガイドライン（2017年改訂版）Guidelines for Diagnosis and Treatment of Acute and Chronic Heart Failure.（JCS 2017/JHFS 2017）日本循環器学会/日本心不全学会合同ガイドライン．2018
17) Parving HH, et al.：Cardiorenal end points in a trial of aliskiren for type 2 diabetes. N Engl J Med 2012；367：2204-2213.

V 治療

F 降圧薬の特徴と薬理・副作用

1 Ca拮抗薬

Abstract

- Ca拮抗薬は，細胞膜に存在する膜電位依存性L型Caチャンネルを介する細胞外から細胞内へのCaイオンの流入を阻害し，筋組織を弛緩させる薬剤である．
- 降圧薬としてはジヒドロピリジン系Ca拮抗薬が頻用されており，血管拡張作用が強く，現在用いられている降圧薬のなかで最も降圧作用が強い．
- 糖，脂質，電解質代謝への悪影響がなく，臓器血流保持効果に優れるため，臓器障害合併例や高齢者でもよい適応となり，多くの症例で第一選択薬として用いられる．
- 反射性交感神経緊張などの副作用を軽減し，より安定した降圧を達成するため，1日1回投与の長時間作用型の薬剤が主流となっている．
- L型以外のN型，T型Caチャンネルを抑制するタイプの製剤もあり，抗蛋白尿作用などの有益性を示す報告がある．
- 中心血圧の低下効果や，血圧変動性低減効果など降圧の質を改善する効果が期待できる．

ⓐ 分類

Ca拮抗薬は，化学構造に基づきジヒドロピリジン(DHP)系Ca拮抗薬，ベンゾジアゼピン(BTZ)系Ca拮抗薬，フェニルアルキルアミン系Ca拮抗薬の3種類に分類される．降圧薬として用いられるCa拮抗薬はDHP系Ca拮抗薬とBTZ系Ca拮抗薬であり，特にDHP系は降圧作用が強く適応となる患者が多いため汎用されている．表1に，現在日本で使用されているCa拮抗薬の特徴と適応症を使用頻度順に示す．

ⓑ 薬理作用

Ca拮抗薬は細胞膜に存在する電位依存性Caチャンネルに結合し細胞内へのCaイオンの流入を阻害して作用を発揮する[1]．電位依存性Caチャンネルファミリーは脱分極の電位閾値の相違により高電位活性化型と低電位活性化型に分類され，さらに前者は不活性化速度の遅いL(long-lasting)型，神経終末などに存在するN(neural)型，P/Q型，R型に分類される．低電位活性化型は不活性化速度が速く一過性であるためT(transient)型と呼

称される．これらのCaチャンネルのサブタイプは電気生理学的特性と生体内分布様式の違いにより，多彩な生理機能を発揮するが，薬剤によっては，L型以外にN型，T型へ作用する薬剤も存在する．

Ca拮抗薬の主な薬理作用は，①冠動脈および末梢血管拡張作用，②心収縮力の抑制，③刺激伝導系の抑制である．DHP系Ca拮抗薬は血管拡張作用が急速・強力であり，心収縮力抑制作用や刺激伝導系の抑制作用は臨床用量域ではほとんどみられない．BTZ系Ca拮抗薬は心筋や刺激伝導系，特に房室結節伝導に対する作用が強い．

ⓒ ジヒドロピリジン(DHP)系Ca拮抗薬の種類と特徴

DHP系Ca拮抗薬は，血管拡張作用が強く，現在用いられている降圧薬のなかで最も降圧効果が強い．血管拡張作用を介して，臓器血流保持効果に優れるため，臓器障害合併例や高齢者でもよい適応となり，多くの症例で第一選択薬として用いられる．Ca拮抗薬を使用すると腎血流量が増加するため，高齢者に使用しても予期せぬ急激な腎機

表1 主要なCa拮抗薬の特徴

一般名	商品名	抑制チャンネル	血中半減期（用量）	最高血中濃度到達時間	高血圧症の用量	効能，効果
アムロジピン	ノルバスク	L型	39時間（5 mg）	約6〜8時間	2.5〜10 mg	高血圧症，狭心症
ニフェジピン	アダラート	L型	2.6時間（10 mg）	1時間	15〜30 mg	本態性高血圧症，腎性高血圧症，狭心症
	アダラートCR		16.7時間（20 mg）*	約3〜7時間	10〜80 mg	高血圧症，腎実質性高血圧症，腎血管性高血圧症，狭心症，異型狭心症
アゼルニジピン	カルブロック	L型，T型	6.1時間（8 mg）	2〜3時間	8〜16 mg	高血圧症
シルニジピン	アテレック	L型，N型	5.2時間（10 mg）	1.8〜2.2時間	5〜20 mg	高血圧症
ニカルジピン	ペルジピン	L型	1.5時間（20 mg）	0.5〜1時間	30〜60 mg	本態性高血圧症
	ペルジピンLA		7.6時間（40 mg）	0.8時間	40〜80 mg	本態性高血圧症
ベニジピン	コニール	L型，T型，N型	3.5時間（4 mg）	1〜2時間	2〜8 mg	高血圧症，腎実質性高血圧症，狭心症
ジルチアゼム	ヘルベッサー	L型	4.3時間（60 mg）	3〜5時間	90〜180 mg	本態性高血圧症，狭心症，異型狭心症
	ヘルベッサーR		7.3時間（100 mg）	14時間	100〜200 mg	本態性高血圧症，狭心症，異型狭心症

*平均滞留時間（2峰性の徐放製剤のため）

能低下に遭遇することはなく，安全に使用できる．現在，ARBとの合剤も多く発売されており，Ca拮抗薬の使用頻度は非常に高い．

DHP系Ca拮抗薬で最初に開発されたのがニフェジピンである．ニフェジピンは速効性で強力な降圧作用を示すが，降圧に伴う交感神経活性化やレニン・アンジオテンシン（RA）系の活性化をきたし，心筋酸素消費量を増加させる可能性がある．また，短時間作用型のニフェジピンは強力な降圧効果の持続時間が短いため血圧が動揺しやすく，虚血性心疾患を増悪させる可能性がある[2]．現在は徐放錠のニフェジピンCRが頻用されており，製剤上の工夫により長時間の効果持続が達成されている（表1）．また，高血圧切迫症・緊急症においては，かつてはニフェジピンカプセル内容物の口腔内投与が行われた時期があったが，過度の降圧による反射性頻脈や脳梗塞を誘発するため，現在では推奨されない[3]．

現在は1日1回投与の長時間作用型薬剤が主流である．特に，アムロジピンは血中半減期が長く，作用時間が長く，効果発現も比較的緩徐であるため，反射性交感神経活性化，RA系活性化を生じにくい．その有用性は高く評価されており，最も頻用されている．また，多くの臨床試験により，ほかのCa拮抗薬に比較して，高血圧に伴う心血管事故に対してより有益であることが報告されている[4]．

長時間作用型DHP系Ca拮抗薬は24時間にわたる確実な降圧効果を有し，左室肥大の抑制や動脈硬化の進展を抑制することも報告されている[5,6]．また，Ca拮抗薬を主体とする降圧療法は，上腕血圧では検出されない中心血圧の低下効果や，血圧変動性の低減効果にも優れることが示されており，降圧の質に及ぼすCa拮抗薬の特性として高く評価されている[7,8]．とくに，アムロジピンは血圧変動性低減効果に優れることが報告されている[9]．さらに，長時間作用型DHP系Ca拮抗薬は糖・脂質・電解質代謝にも悪影響を及ぼさず，悪性腫瘍や心筋梗塞発症の増加がないことも確認されている．とくにDHP系Ca拮抗薬が推奨される病態としては，脳血管障害慢性期，左室肥大，狭心症などがあげられる．

L型Caチャンネルに加え，N型やT型Caチャンネルに拮抗する作用をあわせもつDHP系Ca拮抗薬もある（表1）．シルニジピン（L型・N型）の特徴としては交感神経終末からノルアドレナリン放出を抑制し，心拍数増加や血漿エピネフリン増

加を認めないとされている[10,11]．また，シルニジピンは RA 系阻害薬に追加投与したときに蛋白尿の減少効果がアムロジピンに比較して優れている可能性が示されているが，糖尿病患者における蛋白尿減少効果は有意ではなく，長期的な腎予後については不明である[12,13]．これらの T 型，N 型 Ca チャンネル抑制作用をもつ Ca 拮抗薬はアムロジピンにない副次的なよい作用が期待できるが，アムロジピンと比較して ICH・GCP 準拠の大規模臨床試験によるエビデンスは少ない．

d ジヒドロピリジン（DHP）系 Ca 拮抗薬の副作用

DHP 系 Ca 拮抗薬の副作用としては，強力な血管拡張によると考えられる低血圧，動悸，頭痛，ほてり感，顔面紅潮に加えて，浮腫，歯肉肥厚や便秘などがある．歯肉肥厚はニフェジピン（7.6％）に多く，アムロジピン（1.1％）では少ないとの報告がある[14]．DHP 系 Ca 拮抗薬はチトクロム P450（CYP3A4）によって代謝される[15]．そのため，本酵素によって代謝される薬剤と DHP 系 Ca 拮抗薬の併用は相互作用を生じる．マクロライド系抗菌薬，アゾール系抗真菌薬，タクロリムス，HIV プロテアーゼ阻害薬，シメチジン，グレープフルーツジュースなどは DHP 系 Ca 拮抗薬の代謝を遅延させ，血中濃度を上昇させ，降圧効果を増強する可能性があり注意が必要である．逆にリファンピシン，フェノバルビタール，カルバマゼピンなどは CYP3A4 の酵素活性を誘導するため，併用により DHP 系 Ca 拮抗薬の降圧効果が減弱する可能性がある．

e ベンゾジアゼピン（BTZ）系 Ca 拮抗薬

BTZ 系 Ca 拮抗薬はジルチアゼムのみである．ジルチアゼムの末梢血管拡張作用は DHP 系 Ca 拮抗薬に比べると弱いが，刺激伝導系，とくに房室結節伝導を強く抑制し，冠血流を増加させる．そのため，DHP 系 Ca 拮抗薬にみられる血管拡張に伴う浮腫や反射性の交感神経亢進に伴う副作用は少ない．ジルチアゼム錠の作用時間は短いため，ジルチアゼム徐放錠が推奨される（表 1）．ジルチアゼムはうっ血性心不全，II 度以上の房室ブロック，洞不全症候群のある患者では禁忌である．また，潜在性心疾患を有する高齢者やジキタリス，β 遮断薬との併用には十分注意が必要である．

2 レニン・アンジオテンシン（RA）系と ARB/ACE 阻害薬

Abstract

- RA 系の活性化は，末梢血管の収縮や Na や水の貯留などの機序によって血圧を上昇させるとともに，組織レベルでは心血管腎臓系細胞の増殖や肥大，線維化を促進するなど，心血管腎臓での組織リモデリングの病態に深く関与する．
- ARB と ACE 阻害薬はともに RA 系の活性化を抑制して優れた降圧作用と臓器保護作用を発揮するが，その薬理作用は異なっており，また，臓器保護作用の大部分は降圧作用自体に由来する．
- ARB/ACE 阻害薬は降圧治療における第一選択薬であり，左室肥大や心不全，心筋梗塞，蛋白尿を呈する CKD，脳血管障害後，糖尿病・メタボリックシンドロームの合併症例で積極的適応とされている．

腎臓の傍糸球体細胞から血中に分泌されるレニンが，肝臓から産生される基質アンジオテンシノーゲンに作用し，10 個のアミノ酸からなるアンジオテンシン I（AI）を生成する．AI はさらにアンジオテンシン変換酵素（ACE）によって 8 個のアミノ酸からなるアンジオテンシン II（AII）に変換される（図 1）．組織レニン・アンジオテンシン系における AII 産生には，キマーゼやカテプシンなどの酵素による AI から AII への変換もかかわっている（図 1）．AII は強力な昇圧作用を有し，末梢血管の収縮や，アルドステロンの産生，Na や水の貯留，糸球体濾過率の低下，カテコールアミン分泌促進，バソプレシン分泌刺激作用など複数の機序によって血圧を上昇させる．また，AII は心血管腎臓系細胞の増殖や肥大，線維化を促進するなど心血管腎臓系リモデリングの病態に深く関与している．

このように，循環 RA 系に加えて，脳や心臓，血管，腎臓などの組織レベルでも RA 系が局所的

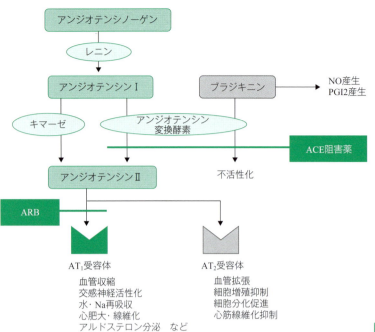

図1 RA系とARB/ACE阻害薬

表2 各種ARBの特徴

一般名	商品名	降圧薬としての用量	血中半減期(用量)	代謝・排泄
ロサルタン	ニューロタン	1日1回25〜50 mg，最大100 mg	ロサルタン2時間，活性代謝物4時間(50 mg)	肝代謝および腎排泄
カンデサルタン	ブロプレス	1日1回4〜8 mg，最大12 mg，腎実質性および腎障害を伴う場合は1日1回2 mgから開始し最大8 mg	11.2時間(4 mg)	肝代謝および腎排泄
バルサルタン	ディオバン	1日1回40〜80 mg，最大160 mg	3.9時間(80 mg)	肝代謝および腎排泄
テルミサルタン	ミカルディス	1日1回20〜40 mg，最大80 mg	20.3時間(40 mg)	肝代謝
オルメサルタン	オルメテック	1日1回10〜20 mg，最大40 mg	11時間(20 mg)	肝代謝
イルベサルタン	アバプロ，イルベタン	1日1回50〜100 mg，最大200 mg	10〜15時間(50〜200 mg)	肝代謝および腎排泄
アジルサルタン	アジルバ	1日1回20 mg，最大40 mg	13.2時間(20 mg)	肝代謝

に活性化し，臓器傷害を促進するとされる．AII には7回膜貫通型のG蛋白共役型受容体ファミリーに属するタイプ1(AT_1)受容体とタイプ2(AT_2)受容体が存在するが，心血管腎臓系組織における作用の大部分はAT_1受容体を介している．AT_2受容体は，多くの病態においてAT_1受容体に拮抗的に作用し，心血管系に対して保護的に働くと考えられている．

ACE阻害薬がACEによるAIからAIIへの変換を阻害することでAIIの産生を抑制するのに対して，AT_1受容体ブロッカー(ARB)はAT_1受容体に結合してその作用を受容体レベルで阻害する．ARBとACE阻害薬は同じRA系抑制薬であり，ともに強力な降圧作用と臓器保護作用が認められているが，異なる薬理作用を有している．

a ARB

ARBはAT_1受容体のリガンドポケットに結合することで，受容体の活性化を阻害する．日本では現在7種のARBが市販されているが(表2)，いずれのARBも強力で持続的な降圧作用と臓器保護作用を示し，忍容性も高い．ARBはビフェニルテ

表3 ▶ 各種ACE阻害薬の特徴

一般名	商品名	降圧薬としての用量	血中半減期（用量）	代謝・排泄
カプトプリル	カプトリル	1日3回, 1回12.5～25 mg, 最大150 mg	0.43時間（50 mg）	腎排泄
長時間作用型カプトプリル	カプトリルR	1日2回, 1回18.75～37.5 mg	2.1時間（25 mg）	腎排泄
エナラプリル	レニベース	1日1回5～10 mg	14.0時間（10 mg）	腎排泄
ペリンドプリル	コバシル	1日1回2～4 mg, 最大8 mg	57.0時間（4 mg）	肝代謝および腎排泄
リシノプリル	ロンゲス, ゼストリル	1日1回10～20 mg, 最大40 mg	11.0時間（10 mg）	腎排泄
アラセプリル	セタプリル	1日1回または2回, 1日用量25～75 mg, 最大100 mg	2.6時間（25 mg）	腎排泄
デラプリル	アデカット	1日2回, 1日用量30～60 mg, 最大120 mg	1.1時間（30 mg）	腎排泄
ベナゼプリル	チバセン	1日1回5～10 mg	4.0時間（10 mg）	肝代謝および腎排泄
シラザプリル	インヒベース	1日1回0.5～1 mg, 最大2 mg	（0.5 mg）	腎排泄
イミダプリル	タナトリル	1日1回5～10 mg	8.0時間（10 mg）	腎排泄
テモカプリル	エースコール	1日1回2～4 mg	6.7時間（2.5 mg）	肝代謝および腎排泄
キナプリル	コナン	1日1回5～20 mg	18.8～22.5時間（5～20 mg）	肝代謝および腎排泄
トランドラプリル	オドリック, プレラン	1日1回1～2 mg	18.0時間（1 mg）	肝代謝および腎排泄

トラゾール構造を基本骨格として有するが（テルミサルタンはビフェニルカルボン酸構造，アジルサルタンはオキサジアール環を有する），側鎖構造に薬剤特異性が存在し，異なる薬理学的特性があることが示されている[16]（表2）．また，カンデサルタンとオルメサルタンは生物学的利用率を上げるためにプロドラッグ化されている．ARBによる臓器保護作用も認められており，心血管腎臓系の臓器合併症や糖尿病などを有する症例では第一選択薬として用いられてきたが，臓器保護作用の大部分は降圧作用自体に由来するとされ，ARBの効果も大部分がクラス効果とされている．一方，メカニカルストレスがAIIを介さず直接的にAT$_1$受容体を活性化することや，生体レベルでも圧負荷によってAII非依存性にAT$_1$受容体が活性化して心肥大が誘導されることが報告されている[17]．ある種のARBには，このようなアゴニストに依存しない受容体活性化や自律的な受容体活性をも抑制する作用（インバースアゴニスト活性）が存在する[18]．一方，ARBの投与時には，フィードバック機構によって血中のAIIレベルは上昇し，AT$_1$受容体系に拮抗的に作用するAT$_2$受容体系やACE2-アンジオテンシン（1-7）-Mas系の活性化によるACE-AII-AT$_1$受容体系への拮抗作用を介した臓器保護作用の可能性も示唆されている[19]．また，ロサルタンには尿酸低下作用も認められている．これらの薬理学的特性が，ARBの降圧効果や臓器保護作用に影響を与えている可能性がある．

ARBの副作用は低頻度であるが，妊婦や授乳婦への投与は禁忌で，重症肝障害患者には慎重投与，両側性腎動脈狭窄例または単腎で一側性腎動脈狭窄例では原則禁忌である．体液量減少や高度のNa欠乏例なども準禁忌である．CKD患者の場合は腎機能が悪化することがあるので，低用量から開始し腎機能や血清K値をモニターする必要がある．K保持性利尿薬との併用では高K血症に注意する．

b ACE阻害薬

AIからAIIへの変換を阻害することでAIIの産生を低下させ，AT$_1$受容体活性化を阻害し，強力な降圧作用と臓器保護作用を発揮する．日本では多種のACE阻害薬が市販されている（表3）．ACE阻害薬のチオール基あるいはカルボキシル基によって，ACEの活性中心にあるZnイオンがキ

レートされる．SH 基を有する ACE 阻害薬の代表がカプトリルであるが，SH 基は酸化されやすいために作用時間が短く，1 日 1 回の投与で用いられる ACE 阻害薬のほとんどはカルボキシル基を有している．ほとんどの ACE 阻害薬はプロドラッグであり，生体内で活性型に変換される．一方，ACE は血管拡張物質であるブラジキニンを分解するキニナーゼ II としても作用するので，ACE 阻害薬はブラジキニンの分解も抑制し，ブラジキニン濃度を増加させる．ブラジキニンは血管拡張作用のあるプロスタグランジン（PG）E_2 やプロスタサイクリン（PGI_2），内皮由来血管弛緩因子である一酸化窒素（NO）の遊離を促進し，心臓リモデリング抑制や血管肥厚抑制作用をもつことも知られている．ACE 阻害薬の臓器保護効果には，AII の産生阻害だけでなく，ブラジキニンによる血管拡張，細胞増殖抑制作用も関与していると考えられている．

ACE 阻害薬の特徴的な副作用として，ブラジキニンの分解抑制に伴う空咳や血管性浮腫があげられる．空咳は日本人を含む東アジア人に多く[20]，投与 1 週間から数ヵ月で出現するが，投与中止により速やかに消失する．一方で，ACE 阻害薬による咳の誘発や嚥下反射の促進による誤嚥性肺炎の予防効果が期待されている[21]．血管性浮腫の発症予測は困難であるが，起こった場合は直ちに投与を中止するとともに，アドレナリンの皮下注射や気道確保など適切な処置を行う．また，ACE 阻害薬は陰性荷電の透析膜を用いるとショックやアナフィラキシー様症状を発症する危険がある．デキストラン硫酸固定化セルロース，トリプトファン固定化ポリビニルアルコール，またはポリエチレンテレフタレートを用いた吸着器によるアフェレーシスを施行中，あるいはアクリロニトリルメタリルスルホン酸ナトリウム膜を用いた血液透析中の場合は禁忌である．ほかの副作用は ARB と同様である．

◉ JSH2019 における ARB／ACE 阻害薬の位置づけ

降圧治療において，降圧そのものが重要であることはいうまでもないが，病態や合併症の有無に応じた薬剤選択が推奨される．JSH2019 では，ARB と ACE 阻害薬は様々な臓器障害を伴う高血圧治療において積極的適応とされている（p.113「V-E．降圧薬治療の概論」表 1 参照）．

1．心疾患

ARB／ACE 阻害薬ともに心肥大を抑制し，左室コンプライアンスの減少や，拡張障害の軽減，冠予備能の改善をきたして，心不全や冠動脈疾患の発症リスクを減少させ，さらに心不全の予後を改善する．

ACE 阻害薬単剤での降圧効果は ARB とほぼ同等か，やや弱いとされるが，Cochrane のシステマティックレビューでは高血圧患者における心血管イベントや全死亡リスクの低減効果は ARB と同等とされている[22]．ACE 阻害薬は線溶系を活性化し凝固系を抑制する作用も有しており，BPLTTC のメタ解析では，ACE 阻害薬が冠動脈疾患の発症リスクを有意に抑制することが示されている[23]．ACE 阻害薬にはプラスミノーゲン・アクチベーター（t-PA）の産生を増加させる効果が報告されており，その一因である可能性がある[24]．ただし，ONTARGET 試験では ARB（テルミサルタン）は ACE 阻害薬（ラミプリル）と同等の抑制効果であった[25]．ACE 阻害薬の心筋梗塞の二次予防に対する効果は明らかであり，心筋梗塞の二次予防効果目的では ACE 阻害薬を第一選択として用い，ACE 阻害薬に対する忍容性がない場合に限り ARB を用いる．

2．CKD

ARB／ACE 阻害薬ともに輸出細動脈を拡張して糸球体内圧を低下させることで，尿蛋白を減少させ，長期的には腎機能の悪化を抑制するので，蛋白尿を合併した CKD の第一選択薬として推奨されている．

3．脳血管障害

脳血管障害の再発予防は降圧薬のクラスにかかわらず降圧そのものに依存していることがメタ解析で示されている．ARB や ACE 阻害薬が特徴とする確実で持続的な降圧作用は，脳血管障害の予防に有用である．

4．糖尿病・メタボリックシンドローム

ARB や ACE 阻害薬は，糖・脂質代謝への影響と糖尿病合併症予防の観点から，糖尿病を合併する場合に第一選択薬として推奨される．インスリンが作用する臓器において，酸化ストレスの産生を軽減するとともに，インスリン受容体やその下

流の細胞内シグナル伝達系を修飾することによってインスリン抵抗性を改善させる．

メタボリックシンドロームはその背景因子として内臓脂肪の蓄積とインスリン抵抗性が大きく関与しているが，ARBやACE阻害薬はインスリン抵抗性を改善させる作用があり，降圧治療の第一選択薬の1つとして推奨されている．

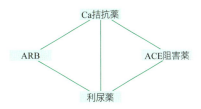

図2 ▶ 2剤の併用
〔JSH2019 より〕

d 併用療法について

降圧目標の達成のために異なったクラスの降圧薬との併用を行う場合には，相乗的な降圧効果が期待でき，副作用が相殺される組み合わせの薬剤選択が望ましい．ARB/ACE阻害薬との併用が推奨されているのは，Ca拮抗薬と利尿薬である（図2）．例えば，ARBを含む併用療法としてARB＋Ca拮抗薬，ARB＋利尿薬，ARB＋Ca拮抗薬＋利尿薬の配合剤の処方が増加しており，過剰降圧に注意しながら配合剤により処方を単純化することは，服用剤数を減らすことでアドヒアランスを改善し，血圧コントロールの改善につながる．ただし，RA系阻害薬同士の併用療法は腎機能を悪化させるという報告があり，細心の注意が必要である[25,26]．

3 直接的レニン阻害薬（DRI）

Abstract

- 広義のRA系阻害薬に属し，RA系阻害薬の面ではARB/ACE阻害薬と共通の作用を有するが，ARB/ACE阻害薬とは異なり，レニン酵素活性を直接阻害する作用を有する．
- 日本では現在アリスキレンが唯一投与可能であり，保険診療上の適応症は高血圧症である．
- 高血圧患者においてRA系阻害薬が積極的適応となる病態にもかかわらずARB/ACE阻害薬が副作用などで使用できない場合に特にDRIの適応がある．
- 糖尿病合併高血圧，eGFR 60 mL/分/1.73 m²未満のCKD合併高血圧，収縮能低下を伴う心不全合併高血圧では，DRIと他のRA系阻害薬（ARB，ACE阻害薬）の併用は原則禁忌である．

a 薬理作用

直接的レニン阻害薬（DRI）は日本では現在アリスキレンが唯一投与可能であり，保険診療上の適応症は高血圧症である．広義のRA系阻害薬に属しARB/ACE阻害薬とRA系阻害の面では共通の作用を有するが，ARB/ACE阻害薬とは異なりレニン酵素活性を直接阻害するために，血漿レニン活性（PRA）は低下する（表4）[27]．また，アリスキレンは長い血中半減期（40時間）と高い組織移行性を有し，1日1回の投与で長時間にわたる安定した降圧効果を示す．

b 降圧作用のエビデンス

日本の本態性高血圧患者へのDRI単独投与は用量依存的に降圧効果を発揮し，忍容性もプラセボと同等である[28,29]．海外と日本の高血圧でのメタ解析では，DRIの降圧効果はCa拮抗薬には劣るものの，ARB/ACE阻害薬，利尿薬，β遮断薬とは同等であった[30]．また，国内での高血圧に対して第一選択薬としてDRIを投与した場合のABPMでの検討では，PRA低値にもかかわらず，長時間安定した降圧効果を示した[31]．また，国内のCKD合併高血圧での検討では，保存期CKD患者，お

表4 ▶ DRIによる循環血中RA系活性指標への影響

	Ang I	Ang II	ARC	PRA
ACE阻害薬	↑	↓	↑	↑
ARB	↑	↑	↑	↑
DRI	↓	↓	↑	↓

ARC：活性型レニン濃度，PRA：血漿レニン活性
PRAに対する低下作用がACE阻害薬やARBとは異なる

よび透析患者におけるDRIの良好な降圧効果が報告されている[32,33]．

ⓒ 臓器保護作用と心血管・腎イベント抑制作用のエビデンス

DRIには腎血流量増加作用があり，高血圧を合併した2型糖尿病顕性腎症を対象としたAVOID研究では，ARBによる従来治療へのDRI併用療法による蛋白尿減少効果の増強が報告されている[34]．しかし，RA系阻害薬を含む従来治療へのDRI併用療法の効果を高リスク2型糖尿病患者で検討したALTITUDE研究では，複合心血管・腎イベントのさらなる減少効果は認められず，高K血症や低血圧の増加がみられた[35]．また，収縮能低下を伴う心不全による入院患者を対象に，RA系阻害薬を含む従来治療へのDRI併用療法の効果を検討したASTRONAUT研究でも主要評価項目の心血管死亡と心不全再入院の減少効果はみられず，高K血症，低血圧，腎障害/腎不全の増加がみられた[36]．これらの大規模臨床研究の結果から，糖尿病合併高血圧，eGFR 60 mL/分/1.73 m² 未満のCKD合併高血圧，収縮能低下を伴う心不全合併高血圧では，DRIと他のRA系阻害薬（ARB/ACE阻害薬）の併用は原則禁忌である．また，糖尿病合併高血圧患者においても，ARBまたはACE阻害薬を投与中の糖尿病患者（ただし，ARBまたはACE阻害薬投与を含む他の降圧治療を行ってもなお血圧のコントロールが著しく不良の患者を除く）においても禁忌である．

ⓓ 適応となる病態

高血圧患者においてRA系が積極的適応となる病態にもかかわらずARB/ACE阻害薬が副作用などで使用できない場合にとくにDRIの適応がある．

ⓔ 副作用

重大な副作用として，血管浮腫，アナフィラキシー，高K血症，腎機能障害がある．また，イトラコナゾール，シクロスポリンとの併用は禁忌である．他のRA系阻害薬（ARB，ACE阻害薬）と同様に両側性腎動脈狭窄症，妊婦への投与も原則として禁忌である．

4 利尿薬

Abstract

- 高齢者高血圧を含む食塩感受性高血圧に効果が期待でき，減塩が困難な高血圧や浮腫を有するなど体液過剰を合併した高血圧，あるいは治療抵抗性高血圧に対する降圧薬として有用である．
- 日本人は現在なお高食塩摂取が特徴的であり食塩感受性高血圧が多く降圧治療において減塩が重要であるが，減塩が困難な高血圧では利尿薬を少量から併用してもよい．
- 大規模臨床試験においても利尿薬の併用率は高く，また利尿薬単独でも心血管イベントの抑制効果が報告されており，安価でもある．
- 利尿薬による代謝性副作用は，少量使用であれば発現頻度は減少する．
- 利尿薬ではないが，Na・グルコース共輸送体2（SGLT2）阻害薬は糖尿病治療薬として認可されており，大規模臨床試験を含めた臨床研究においてNa利尿効果，降圧効果，そして心血管腎臓系の臓器保護作用の可能性が報告されている．

ⓐ 分類と薬理作用

降圧薬としては一般的にサイアザイド系利尿薬が使用されることが多く，ほかに降圧薬として使用される利尿薬としてはループ利尿薬，アルドステロン受容体拮抗薬がある（図3）．腎機能的には推算GFR（eGFR）30 mL/分/1.73 m² 以上ではサイアザイド系利尿薬を用いる．サイアザイド系利尿薬とは，遠位尿細管でのNa再吸収を抑制して循環血液量を減少させるが長期的には末梢血管抵抗を低下させることにより降圧する利尿薬のことであり，そのなかでサイアザイド骨格をもつものがサイアザイド利尿薬，もたないものがサイアザイド類似利尿薬とされる（表5）．本項目ではJSH2019における記載と同様に両者をあわせてサ

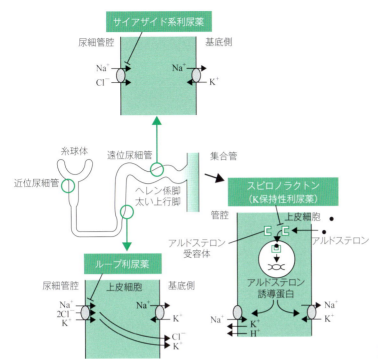

図3 ▶ 利尿薬の薬理作用機序

イアザイド系利尿薬として扱う．なお，サイアザイド利尿薬とサイアザイド類似利尿薬の間の臨床効果上の優劣について一部議論があるが，現時点ではエビデンスが限られ直接比較の大規模RCTも存在しないため[37]，JSH2019においても両者は区別せず記載されている．

一方，eGFR 30 mL/分/1.73 m^2 未満ではまずループ利尿薬を投与する．ループ利尿薬はヘンレ上行脚でのNaClの再吸収を抑制して利尿効果を発揮する．サイアザイド系利尿薬に比し，利尿作用は強いが降圧効果は弱い．効果不十分な場合には，ループ利尿薬とサイアザイド系利尿薬を併用することにより強い利尿効果が得られることがある．なお，利尿薬にはサイアザイド系利尿薬，ループ利尿薬，アルドステロン受容体拮抗薬がある．また，バソプレシン V_2 受容体拮抗薬も広義の利尿薬に該当するが降圧薬としての適応はない．

b 心血管・腎イベント抑制作用のエビデンス

大規模臨床試験においても利尿薬の併用率は高く，また利尿薬単独でも心血管イベントの抑制効果のエビデンスがあり[38,39]，国内における脳卒中抑制効果も報告されている[40-43]．またRA系阻害薬（ARB/ACE阻害薬）との併用にも適しており，日本での本態性高血圧患者を対象とした大規模臨床試験であるCOPE研究ではCa拮抗薬との併用においても β 遮断薬と比較して有意に優れていた[43]．高リスク高血圧患者を対象としたACCOMPLISH本研究および前もって設定されたCKDサブ解析と糖尿病サブ解析では，ACE阻害薬とCa拮抗薬併用群は，ACE阻害薬と利尿薬併用群よりも良好な複合心血管イベントの抑制効果が認められた[44-47]．ABPMサブ解析では，夜間の降圧効果は両群で同等であり[47]，CKDサブ解析では，アルブミン尿減少効果は利尿薬併用群で良好であったが，eGFR維持効果はCa拮抗薬併用群で良好であった[45]．一方，高血圧患者を対象とした26介入試験のネットワークメタ解析では，利尿薬に最も良好な心不全抑制効果が認められた[48]．また，高リスク高血圧患者を対象とした介入試験のALLHAT研究の長期解析は，心血管死亡，脳卒中，末期腎不全などの抑制効果は，ACE阻害薬，Ca拮抗薬，利尿薬で同等であった[39]．

日本での本態性高血圧患者を対象とした介入試験COPE研究では，サイアザイド系利尿薬とCa拮抗薬の併用群は，RA系阻害薬とCa拮抗薬の併用群および β 遮断薬とCa拮抗薬の併用群と同等の複合心血管および腎イベント抑制効果が認めら

表5 国内で現在使用可能なサイアザイド系利尿薬

サイアザイド利尿薬			
一般名：トリクロルメチアジド	製品名：フルイトラン		
適応	高血圧以外の適応症	降圧薬としての用量	
高血圧症，悪性高血圧	心性浮腫，腎性浮腫，肝性浮腫，月経前緊張症	添付文書の記載は1日2〜8 mgとされているが，類似薬の臨床試験から推奨される用量は1日1 mg以下(1錠以下)である．	
一般名：ヒドロクロロチアジド	製品名：ヒドロクロロチアジド「トーワ」		文献 ACCOMPLISHではACE阻害薬の合剤として，ACE阻害薬＋アムロジピンの合剤と比較． LIFE，VALUEなど多くの臨床試験の併用薬として用いられている
適応	高血圧以外の適応症	降圧薬としての用量	
高血圧症(本態性，腎性など)，悪性高血圧	心性浮腫(うっ血性心不全)，腎性浮腫，肝性浮腫，月経前緊張症，薬剤(副腎皮質ホルモン，フェニルブタゾンなど)による浮腫	添付文書の記載は1日25〜100 mgとされているが，臨床試験から推奨される用量は1日12.5 mg以下(1錠)である	
一般名：ベンチルヒドロクロロチアジド	製品名：ベハイド		
適応	高血圧以外の適応症	降圧薬としての用量	
高血圧症(本態性，腎性など)，悪性高血圧	心性浮腫(うっ血性心不全)，腎性浮腫，肝性浮腫	添付文書の記載は1回4〜8 mg，1日2回とされているが，類似薬の臨床試験から推奨される用量は1日2 mg以下(1/2錠)である	
サイアザイド類似利尿薬			
一般名：インダパミド	製品名：ナトリックス1, 2，テナキシル		文献 ADVANCE，PROGRESS，PATS
適応	高血圧以外の適応症	降圧薬としての用量	
本態性高血圧症	なし	添付文書上は1日2 mgとされているが，臨床試験から推奨される用量は0.5〜1 mgである	
一般名：メフルシド	製品名：バイカロン		
適応	高血圧以外の適応症	降圧薬としての用量	
高血圧症(本態性，腎性)	心性浮腫(うっ血性心不全)，腎性浮腫，肝性浮腫	添付文書の記載は1日25〜50 mgとされているが，類似薬の臨床試験から推奨される用量は1日12.5 mg以下(1/2錠)である	
一般名：トリパミド	製品名：ノルモナール		
適応	高血圧以外の適応症	降圧薬としての用量	
本態性高血圧症	なし	1回15 mgを1日1〜2回とされているが，類似薬の臨床試験から推奨される用量は，1日7.5 mg以下(1/2錠)である	
一般名：メチクラン	製品名：アレステン		
適応	高血圧以外の適応症	降圧薬としての用量	
本態性高血圧症	なし	1回150 mgを1日1〜2回とされているが，類似薬の臨床試験から推奨される用量は，1日75 mg以下(1/2錠)である	

［JSH2019より一部改変］

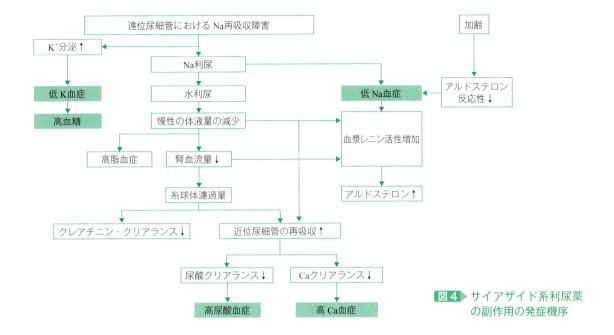
図4 ▶ サイアザイド系利尿薬の副作用の発症機序

れ，しかもβ遮断薬とCa拮抗薬の併用群よりも良好な脳卒中抑制効果が認められた[43]．

なお，Na・グルコース共輸送体2（SGLT2）阻害薬は，降圧薬ではなく糖尿病治療薬として認可されているが，大規模臨床試験を含めた臨床研究においてNa利尿効果，降圧効果，そして心血管・腎イベント抑制作用の可能性が報告されている[49]．そして，最近改定された欧州ESC/ESH高血圧ガイドライン2018においても言及されているように，SGLT2阻害薬の糖尿病合併高血圧における治療薬としての意義が注目されている[50]．

c 適応となる病態

JSH2019において，第一選択薬として高血圧患者に広く最初に選択されるべき薬剤として，Ca拮抗薬，ARB/ACE阻害薬と並んで少量利尿薬が記載されている．利尿薬はとくに高齢者，低レニン性高血圧，CKD合併高血圧，糖尿病，インスリン抵抗性など食塩感受性が亢進した高血圧に効果が期待でき，減塩が困難な高血圧や浮腫を有するなど体液過剰を合併した高血圧，あるいは治療抵抗性高血圧に対する降圧薬としても有用である．また，利尿薬は高血圧患者における心不全の予防効果にも優れる[48]．

d 使用方法

利尿薬はサイアザイド系利尿薬および類似薬による代謝性副作用は，少量使用であれば発現頻度は減少する．したがって，サイアザイド系利尿薬は少量（合剤では1/4相当量もあるが一般的には半量）から投与を開始することにより，副作用の発現を抑えて良好な降圧効果が得られる．なお，治療抵抗性高血圧に利尿薬を投与する場合には，電解質，代謝などへの影響に注意しながら，通常の推奨用量より高用量の使用を検討することも勧められる．また，ほかのクラスの降圧薬との併用によって降圧効果が増大するが，糖・脂質代謝に悪影響を与えるためにβ遮断薬との併用は勧められない．また，RA系阻害薬（ARB/ACE阻害薬）との併用により蛋白尿減少効果に優れることが報告されているが[44,45,51]，腎機能障害（eGFR低下），季節性血圧変動に伴う夏期の過剰降圧，あるいは低Na血症，低K血症には十分注意する．

e 副作用

利尿薬による副作用には，高尿酸血症，高中性脂肪血症，耐糖能低下など代謝系への悪影響に加えて，低Na血症（高齢の小柄な女性や減塩療法下の高齢者では要注意である）[52,53]，低K血症，低Mg血症などの電解質異常への悪影響がある（図4）．また，サイアザイド系利尿薬では，遠位尿細

管におけるアルドステロン反応性の減弱，加齢に伴う低レニン・低アルドステロン状態，およびADHの相対的分泌亢進を伴う老人性鉱質コルチコイド反応性低Na血症(mineralcorticoid responsive hyponatremia of elderly：MRHE)様の病態も副作用として報告されている．低K血症の予防にはK製剤，アルドステロン受容体拮抗薬などを併用し，K含量の多い柑橘類などの摂取を指導する．なお，頻度は少ないが重篤な副作用として光線過敏症，血小板減少症があげられる．

5 β遮断薬(含αβ遮断薬)，α遮断薬

Abstract

- 交感神経活性の亢進が認められる若年者の高血圧や労作性狭心症，慢性心不全，心筋梗塞後，頻脈合併例，甲状腺機能亢進症などを含む高心拍出型症例，高レニン性高血圧，大動脈解離などに積極的適応がある．
- β遮断薬は，気管支喘息，徐脈，II度以上の房室ブロック，レイノー症状，褐色細胞腫(α遮断薬と併用しない場合や$\alpha\beta$遮断薬以外)に対しては禁忌となる．ただし，β_1選択的β遮断薬は慎重投与であり，禁忌ではない．また，慢性閉塞性肺疾患(COPD)を合併する場合においてもβ遮断薬が必要な場合はβ_1選択的β遮断薬の使用が望ましい．
- 冠攣縮性狭心症例に用いる場合はCa拮抗薬と併用する．
- 突然中止すると離脱症候群として，狭心症あるいは高血圧発作が生ずることがあるので，徐々に減量して中止する．
- ベラパミルやジルチアゼムとの併用は，徐脈や心不全をきたしやすいので注意する．
- α遮断薬は褐色細胞腫の手術前の血圧コントロールに使用され，早朝の高血圧に対して眠前投与などの投与法が用いられている．

a β遮断薬(含αβ遮断薬)

β受容体には，β_1，β_2，β_3の3種類が存在し，β_1受容体は主に心臓，腎臓と脂肪組織に分布し，心収縮力の増大と心拍数の増加，レニン分泌，脂肪分解などに寄与する．β_2受容体は肺，気管支，血管，子宮などの平滑筋や肝臓・膵臓に分布し，気管支拡張や糖新生に寄与している．β_3受容体は脂肪細胞・胃腸に分布し，脂肪分解，消化管弛緩を起こす．β遮断薬はβ_1受容体選択性の高さによって分類される．さらに内因性交感神経刺激作用(intrinsic sympathomimetic activity：ISA)の有無によっても分類される．α受容体遮断作用を有するβ遮断薬はαβ遮断薬とよばれている．ただし，薬剤によって各受容体の遮断の比率は異なる．また，脂溶性，水溶性で血液脳関門を通過する性質も異なってくる．β遮断薬は，心拍出量の低下，レニン産生の抑制などによって降圧作用を発揮する．初期には末梢血管抵抗は上昇するが長期的には元に戻る．交感神経活性の亢進が認められる若年者の高血圧や労作性狭心症，慢性心不全，心筋梗塞後，頻脈合併例，甲状腺機能亢進症などを含む高心拍出型症例，高レニン性高血圧，大動脈解離などに適応がある．ISAを有するβ遮断薬は徐脈傾向の強い患者や高齢者で使用しやすい．逆に，ISAを有さないβ遮断薬は，心拍出量の抑制効果があり，狭心症や不整脈患者で使用しやすく，心筋梗塞の再発防止や虚血性心疾患発症予防，および心不全の予後改善(一部に限られている)効果が期待できる．また，レニン分泌抑制効果も期待できる．一方，メタ解析では，β遮断薬は心疾患発症抑制に関しては他の降圧薬と同等だが，高齢者の脳卒中発症予防効果に劣るとの成績がある[54]．長年降圧薬の第一選択薬としての位置づけを保っていたβ遮断薬がJSH2014より第一選択薬からはずれた理由として日本で多い脳卒中予防効果が劣っていたことが大きい．また複合危険因子を有する高リスク高血圧患者を対象にした大規模臨床試験(ASCOT-BPLA)では，Ca拮抗薬とACE阻害薬の併用に比し，β遮断薬と利尿薬の併用が心血管病発症抑制において劣っていた[55]．β遮断薬は，単独または利尿薬との併用によって糖・脂質代謝に悪影響を及ぼすことがある[56,57]．

したがって高齢者や糖尿病，耐糖能異常などの病態を合併する場合は，第一選択薬とはならない．しかし，血管拡張性のα遮断作用をあわせもつαβ遮断薬や脂溶性を有するβ遮断薬，とくにカルベジロールはRA系阻害薬との併用で特異的に代謝性副作用を示さなかったとの結果や水溶性β遮断薬と比較して糖尿病発症が少ないという報告もあり，長期の予後をみる臨床試験が必要である[58,59]．

β遮断薬は，気管支喘息（$β_1$受容体選択性薬剤は禁忌ではなく慎重投与），II度以上の房室ブロック，レイノー症状，褐色細胞腫（α遮断薬と併用しない場合やαβ遮断薬以外）に対しては禁忌で，慢性閉塞性肺疾患では慎重投与となる．もし使用する場合には$β_1$受容体選択性が高い薬剤を選択する．また，脂質・糖代謝への悪影響，腎糸球体濾過量の減少や尿酸値の上昇なども注意が必要である．高齢者においては活力の低下なども十分な観察を要する．β遮断薬は相対的に$α_1$受容体を活性化させ，冠攣縮を誘発させる可能性があるので，冠攣縮性狭心症例に用いる場合はCa拮抗薬と併用する．突然中止すると離脱症候群として，狭心症あるいは高血圧発作が生ずることがあるので，徐々に減量して中止する[60]．ベラパミルやジルチアゼムとの併用は，徐脈や心不全をきたしやすいので注意する．脂溶性β遮断薬は抑うつなどの中枢性副作用発現にも注意が必要である．

駆出率の低下した心不全治療の基本薬として高血圧とは関係なくβ遮断薬を早期から導入するようになった．少量から開始し，増量する．臨床試験で有効性が示された薬剤のなかで，日本で保険収載されている薬剤はカルベジロールとビソプロロールであり低容量の剤形も心不全を適応症として使用可能になっている．なお，駆出率が保持された心不全における有効性は確立していない．

不整脈に対する適応症などにも各種薬剤によって異なるため確認して使用する．

b α遮断薬

現在降圧薬として市販されているα遮断薬は，交感神経末端の平滑筋側に存在する$α_1$受容体を選択的に遮断する．α遮断薬はこの受容体へのノルアドレナリンの作用を遮断し血管拡張反応を生じる．$α_2$受容体は平滑筋側とともに，交感神経末端側にも存在し，ノルアドレナリンの作用を受けて，交感神経抑制に基づきさらなるノルアドレナリンの放出を抑制する．$α_1$遮断薬は抑制系$α_2$受容体は阻害せず，特に長時間作用型では頻脈が少ない．$α_1$受容体を阻害するために，前立腺に多く存在するα1Aも阻害することから前立腺肥大を伴う排尿障害患者にはよい適応となる．また脂質代謝にも好影響を有する．

褐色細胞腫の手術前の血圧コントロールに使用され，早朝の高血圧に対して眠前投与などの投与法が用いられている[61]．β遮断薬が必要な場合でも必ず$α_1$遮断薬を先に投与する．初回投与現象（first dose phenomenon）として起立性低血圧によるめまい，動悸，失神があるので，少量より開始し漸増する．

6 中枢性交感神経抑制薬，古典的な血管拡張薬

Abstract

- メチルドパは治療抵抗性高血圧に適応がある．妊娠初期から使用しても安全であるし，妊娠20週以降に発症した妊娠高血圧症候群にも使用できる．立ちくらみに注意する．
- ヒドララジンも妊娠初期から，また妊娠高血圧症候群に使用できる．

a 中枢性交感神経抑制薬

メチルドパ，クロニジン，グアナベンズなど中枢性交感神経抑制薬は，RA系阻害薬，Ca拮抗薬，サイアザイド系利尿薬を使用しても降圧目標に到達しない場合に，ミネラルコルチコイド受容体拮抗薬，β遮断薬，α遮断薬に次いで，追加が考慮される[62-65]．

1. メチルドパ

メチルドパは中枢神経系において，αメチルドパミンとαメチルノルアドレナリンに変化し，後

者が交感神経中枢である延髄吻側腹外側領域（rostral ventrolateral medulla）の $α_2$ 受容体（シナプス前）を刺激することによって，ノルアドレナリン放出を抑制して末梢の交感神経活動を抑制する．それにより末梢血管抵抗が減少して血圧が低下し，心拍数も減少する．

本態性高血圧患者のRCTを統合した解析から，プラセボと比較して有意な降圧効果を示した[65]．腎機能障害症例に使用できる．妊娠初期からも妊娠20週以降に発症した妊娠高血圧症候群に対しても，母体および胎児に安全に使用できる[66]．

副作用として，α遮断薬と同様に，立ちくらみ・起立性低血圧に注意すべきである．肝機能障害，血小板減少，SLE様の症状が出ることがある．

2．クロニジンやグアナベンズ

クロニジンやグアナベンズも，中枢神経系の $α_2$ 受容体を刺激することによって末梢の交感神経活動を抑制する．腎交感神経活動がレニン分泌を亢進させるので，クロニジンやグアナベンズにより血漿レニン活性は低下する．腎血流量は維持されるので腎機能障害症例にも使用できる．

主に早朝高血圧に対して就寝前に投与される．

最近小児および成人の注意欠如・多動性障害（attention deficit hyperactivity disorder：ADHD）に使用されるが，それらの患者は正常血圧であるので低血圧，徐脈について保護者に十分に説明しておく[67]．

眠気，口渇，倦怠感，陰萎など副作用が多いが，グアナベンズのほうが $α_2$ 受容体をより選択的に刺激するので，クロニジンよりも副作用が少ない．突然中止すると離脱症状が出現するので，徐々に減量することが大切である．細動脈を強力に拡張することからNaおよび水分貯留がみられるので利尿薬の併用が必要となることがある．

b 古典的な血管拡張薬

ヒドララジンは直接に血管平滑筋に作用して血管を拡張させる[62]．速効性があるので高血圧緊急症に用いられる．妊娠初期でも母体および胎児に安全に使用できる．

ヒドララジンにより狭心症，頭痛，動悸，頻脈，浮腫がみられる．劇症肝炎の報告もあり肝障害者への投与は禁忌である．連用で全身性エリテマトーデス様の症状が発現することがある．

7 ミネラルコルチコイド（MR）拮抗薬

Abstract

- MR拮抗薬は，腎臓の遠位尿細管および接合集合管のMRに作用して，Kの喪失なくNa排泄を促進し降圧効果をもたらす．
- 低レニン性高血圧や治療抵抗性高血圧に対して効果が期待でき，また原発性アルドステロン症に対する薬物療法において中心的薬剤として使用される．
- MR拮抗薬には臓器保護効果があるとされているが，RA系阻害薬との併用や腎機能障害，心不全などでは高K血症を生じることがあり，定期的な血清K値のモニタリングを行うなど，十分な注意を必要とする．

アルドステロンは副腎皮質で産生され，腎臓の遠位尿細管から集合尿細管の細胞質内にあるミネラルコルチコイド受容体（MR）に結合する．これにより尿細管の管腔側にある上皮型Naチャネル（ENaC）が活性化されて，尿から細胞側，血管内へNaイオンが再吸収される．MRの活性化により管腔側のROMKチャネルも活性化されて，血液から尿へKが分泌される．このほかに血管壁や心筋にもMRが存在し，アルドステロンは細動脈硬化や心筋の線維化を起こすことにより血圧を上昇させ

る．糖質コルチコイドのコルチゾルもMRに結合し得る．スピロノラクトン（SPL）やエプレレノン（EPL）などのMR拮抗薬は，腎臓の遠位尿細管および接合集合管のMRに作用してKの喪失なくNa排泄を促進し降圧効果をもたらす．特に低レニン性高血圧に効果が期待でき，治療抵抗性高血圧に対しては少量から中等量（例；SPL 25～50 mg/日）の追加投与でさらなる降圧を期待できる[68,69]．また原発性アルドステロン症に対する薬物療法において，中心的薬剤として使用される[70]．

アルドステロンは心血管系に障害作用を及ぼすため，MR拮抗薬には臓器保護効果がある．心不全や心筋梗塞後において予後を改善するとのRCTが多い[71-73]．NYHAII度の心不全（EF 35%未満）を対象とするRCTにおいて，β遮断薬やARBなどに追加したEPLは，心疾患による死亡と心不全による入院を有意に減らした（HR 0.63）．ただし血清K濃度が5.5以上の患者がプラセボ群よりも有意に多かった（11.8% 対 7.2%）ので，頻回に採血をして注意すべきである[74]．またEPLは，高血圧症と慢性心不全での用法と用量が異なることに留意する必要がある．慢性心不全に対するEPLの投与は，1日1回25 mgから開始し，最大用量は50 mgで，中等度の腎機能障害（クレアチニンクリアランス：CCr 30 mL/分以上50 mL/分未満）では，1日1回隔日25 mgから投与を開始し，最大用量は1日1回25 mgである．高血圧患者では1日1回50 mgから投与を開始し，効果不十分な場合は100 mgまで増量することができる．蛋白尿を減少させる効果も確認されているが[75,76]，RA系阻害薬との併用や腎機能障害，心不全などで高K血症を生じることがあり，注意を要する．EPLは，K製剤との併用や「アルブミン尿または蛋白尿を呈する糖尿病性腎症」および「CCr 50 mL/分未満の患者」には禁忌である．したがって糖尿病性腎症以外でCCr 50 mL/分以上の患者には，血圧低下，蛋白尿減少を目的としてEPLを投与できる．SPLにはこの制限がないが，同様に高K血症に注意する．SPLは男性の女性化乳房・陰萎，女性では月経痛などの副作用があるが，EPLはそれらの副作用が少ないことが利点である．2019年春に新規の非ステロイド型MR拮抗薬エサキセレノンの製造販売が承認された．今後その作用・効果に関する評価がなされてくると思われる．エサキセレノンは，EPLと同様にK製剤の併用は禁忌であるが，アルブミン尿または蛋白尿を伴う糖尿病患者や中等度の腎機能障害（eGFR 30 mL/分/1.73 m² 以上 60 mL/分/1.73 m² 未満）のある患者において慎重投与とされ，禁忌ではないが，やはり高K血症には注意が必要である．

▶ 引用文献

1) Zamponi GW, et al.：The physiology, pathology, and pharmacology of voltage-gated calcium channels and their future therapeutic potential. Pharmacol Rev 2015；67：821-870.
2) Furberg CD, et al.：Nifedipine. Dose-related increase in mortality in patients with coronary heart disease. Circulation 1995；92：1326-1331.
3) Conlin PR, et al.：Use of calcium channel blockers in hypertension. Adv Intern Med 1998；43：533-562.
4) Chaugai S, et al.：Effects of long- and intermediate-acting dihydropyridine calcium channel blockers in hypertension：a systematic review and meta-analysis of 18 prospective, randomized, actively controlled trials. J Cardiovasc Pharmacol Ther 2018；23：433-445.
5) Terpstra WF, et al.：Long-term effects of amlodipine and lisinopril on left ventricular mass and diastolic function in elderly, previously untreated hypertensive patients：the ELVERA trial. J Hypertens 2001；19：303-309.
6) Sipahi I, et al.：Effects of normal, pre-hypertensive, and hypertensive blood pressure levels on progression of coronary atherosclerosis. J Am Coll Cardiol 2006；48：833-838.
7) Williams B, et al.：Differential impact of blood pressure-lowering drugs on central aortic pressure and clinical outcomes：principal results of the Conduit Artery Function Evaluation（CAFE）study. Circulation 2006；113：1213-1225.
8) Webb AJ, et al.：Effects of antihypertensive-drug class on interindividual variation in blood pressure and risk of stroke：a systematic review and meta-analysis. Lancet 2010；375：906-915.
9) Zhang L, et al.：Comparison of amlodipine versus other calcium channel blockers on blood pressure variability in hypertensive patients in China：a retrospective propensity score-matched analysis. J Comp Eff Res 2018；7：651-660.
10) Hayashi K, et al.：T-type Ca channel blockade as a determinant of kidney protection. Keio J Med 2010；59：84-95.
11) Das A, et al.：Effects of cilnidipine on heart rate and uric acid metabolism in patients with essential hypertension. Cardiol Res 2016；7：167-172.
12) Fujita T, et al.：Antiproteinuric effect of the calcium channel blocker cilnidipine added to renin-angiotensin inhibition in hypertensive patients with chronic renal disease. Kid Int 2007；72：1543-1549.
13) Ando K, et al.：Comparison of the antialbuminuric effects of L-/N-type and L-type calcium channel blockers in hypertensive patients with diabetes and microalbuminuria：the study of assessment for kidney function by urinary microalbumin in randomized（SAKURA）trial. Int J Med Sci 2013；10：1209-1216.
14) Ono M, et al.：Incidence of gingival overgrowth caused by calcium channel blockers. Oral Therap Pharmacol 2008；27：79-85.
15) Zhou SF, et al.：Drugs behave as substrates, inhibitors and inducers of human cytochrome P450 3A4. Curr Drug Metab 2008；9：310-322.
16) Zaman MA, et al.：Drugs targeting the renin-angiotensin-aldosterone system. Nat Rev Drug Discov 2002；1：621-636.
17) Zou Y, et al.：Mechanical stress activates angiotensin II type 1 receptor without the involvement of angiotensin II. Nat Cell Biol 2004；6：499-506.
18) Akazawa H, et al.：Mechanisms and functions of agonist-independent activation in the angiotensin II type 1 receptor. Mol Cell Endocrinol 2009；302：140-147.

19) Wu L, et al.：Roles of angiotensin II type 2 receptor stimulation associated with selective angiotensin II type 1 receptor blockade with valsartan in the improvement of inflammation-induced vascular injury. Circulation 2001；104：2716-2721.
20) McDowell SE, et al.：Systematic review and meta-analysis of ethnic differences in risks of adverse reactions to drugs used in cardiovascular medicine. BMJ 2006；332：1177-1181.
21) Caldeira D, et al.：Risk of pneumonia associated with use of angiotensin converting enzyme inhibitors and angiotensin receptor blockers：systematic review and meta-analysis. BMJ 2012；345：e4260.
22) Li EC, et al.：Angiotensin converting enzyme（ACE）inhibitors versus angiotensin receptor blockers for primary hypertension. Cochrane Database Syst Rev 2014；22：CD009096.
23) Turnbull F, et al.：Blood pressure-dependent and independent effects of agents that inhibit the renin-angiotensin system. J Hypertens 2007；25：951-958.
24) Fogari R, et al.：Fibrinolysis and insulin sensitivity in imidapril and candesartan（FISIC study）recipients with hypertension. Hypertens Res 2011；34：509-515.
25) Yusuf S, et al.：Telmisartan, ramipril, or both in patients at high risk for vascular events. N Engl J Med 2008；358：1547-1559.
26) Mann JF, et al.：Renal outcomes with telmisartan, ramipril, or both, in people at high vascular risk（the ONTARGET study）：a multicentre, randomised, double-blind, controlled trial. Lancet 2008；372：547-553.
27) Muller DN, et al.：Direct renin inhibition with aliskiren in hypertension and target organ damage. Clin J Am Soc Nephrol 2006；1：221-228.
28) Kushiro T, et al.：Aliskiren, a novel oral renin inhibitor, provides dose-dependent efficacy and placebo-like tolerability in Japanese patients with hypertension. Hypertens Res 2006；29：997-1005.
29) Kushiro T, et al.：Long-term safety, tolerability, and antihypertensive efficacy of aliskiren, an oral direct renin inhibitor, in Japanese patients with hypertension. Hypertens Res 2009；32：169-175.
30) Chen Y, et al.：Aliskiren vs. other antihypertensive drugs in the treatment of hypertension：a meta-analysis. Hypertens Res 2013；36：252-261.
31) Kanaoka T, et al.：Effects of aliskiren-based therapy on ambulatory blood pressure profile, central hemodynamics, and arterial stiffness in nondiabetic mild to moderate hypertensive patients. J Clin Hypertens（Greenwich）2012；14：522-529.
32) Ito S, et al.：Efficacy and safety of aliskiren in Japanese hypertensive patients with renal dysfunction. Hypertens Res 2010；33：62-66.
33) Morishita Y, et al.：Effects of aliskiren on blood pressure and the predictive biomarkers for cardiovascular disease in hemodialysis-dependent chronic kidney disease patients with hypertension. Hypertens Res 2011；34：308-313.
34) Parving HH, et al.：Aliskiren combined with losartan in type 2 diabetes and nephropathy. N Engl J Med 2008；358：2433-2446.
35) Parving HH, et al.：Cardiorenal end points in a trial of aliskiren for type 2 diabetes. N Engl J Med 2012；367：2204-2213.
36) Gheorghiade M, et al.：Effect of aliskiren on postdischarge mortality and heart failure readmissions among patients hospitalized for heart failure：the ASTRONAUT randomized trial. JAMA 2013；309：1125-1135.
37) Oparil S, et al.：Chlorthalidone versus hydrochlorothiazide in hypertension treatment：Do we have the evidence to decide？ Am J Kidney Dis 2014；63：387-389.
38) ALLHAT Collaborative Research Group：Major outcomes in high-risk hypertensive patients randomized to angiotensin-converting enzyme inhibitor or calcium channel blocker vs diuretic：the Antihypertensive and Lipid-Lowering Treatment to Prevent Heart Attack Trial（ALLHAT）. JAMA 2002；288：2981-2997.
39) Rahman M, et al.：Long-term renal and cardiovascular outcomes in Antihypertensive and Lipid-Lowering Treatment to Prevent Heart Attack Trial（ALLHAT）participants by baseline estimated GFR. Clin J Am Soc Nephrol 2012；7：989-1002.
40) PROGRESS Collaborative Group：Randomised trial of a perindopril-based blood-pressure-lowering regimen among 6,105 individuals with previous stroke or transient ischaemic attack. Lancet 2001；358：1033-1041.
41) National Intervention Cooperative Study in Elderly Hypertensives Study Group：Randomized double-blind comparison of a calcium antagonist and a diuretic in elderly hypertensives. National Intervention Cooperative Study in Elderly Hypertensives Study Group. Hypertension 1999；34：1129-1133.
42) Kuwajima I, et al.：Tolerability and safety of a calcium channel blocker in comparison with a diuretic in the treatment of elderly patients with hypertension：secondary analysis of the NICS-EH. Hypertens Res 2001；24：475-480.
43) Matsuzaki M, et al.：Prevention of cardiovascular events with calcium channel blocker-based combination therapies in patients with hypertension：a randomized controlled trial. J Hypertens 2011；29：1649-1659.
44) Jamerson K, et al.：Benazepril plus amlodipine or hydrochlorothiazide for hypertension in high-risk patients. N Engl J Med 2008；359：2417-2428.
45) Bakris GL, et al.：Renal outcomes with different fixed-dose combination therapies in patients with hypertension at high risk for cardiovascular events（ACCOMPLISH）：a prespecified secondary analysis of a randomised controlled trial. Lancet 2010；375：1173-1181.
46) Weber MA, et al.：Cardiovascular events during differing hypertension therapies in patients with diabetes. J Am Coll Cardiol 2010；56：77-85.
47) Jamerson KA, et al.：Efficacy and duration of benazepril plus amlodipine or hydrochlorothiazide on 24-hour ambulatory systolic blood pressure control. Hypertension 2011；57：174-179.
48) Sciarretta S, et al.：Antihypertensive treatment and development of heart failure in hypertension：a Bayesian network meta-analysis of studies in patients with hypertension and high cardiovascular risk. Arch Intern Med 2011；171：384-394.
49) Tikkanen I, et al.：Empagliflozin reduces blood pressure in patients with type 2 diabetes and hypertension. Diabetes Care 2015；38：420-428.
50) Williams B, et al.：2018 ESC/ESH guidelines for the management of arterial hypertension. Eur Heart J 2018；39：3021-3104.
51) Bakris GL, et al.：Effects of different ACE inhibitor combinations on albuminuria：results of the GUARD study. Kidney Int

2008 ; 73 : 1303-1309.

52) Glover M, et al. : Thiazide-induced hyponatraemia : epidemiology and clues to pathogenesis. Cardiovasc Ther 2012 ; 30 : e219-e226.

53) Rodenburg EM, et al. : Thiazide-associated hyponatremia : a population-based study. Am J Kidney Dis 2013 ; 62 : 67-72.

54) Messerli FH, et al. : β-blockers efficacious as first-line therapy for hypertension in the elderly? A systematic review. JAMA 1998 ; 279 : 1903-1907.

55) Dahlöf B, et al. : ASCOT Investigators : Prevention of cardiovascular events with an antihypertensive regimen of amlodipine adding perindopril as required versus atenolol adding bendroflumethiazide as required, in the Anglo-Scandinavian Cardiac Outcomes Trial-Blood Pressure Lowering Arm(ASCOT-BPLA): a multicentre randomised controlled trial. Lancet 2005 ; 366 : 895-906.

56) Gress TW, et al. : Hypertension and antihypertensive therapy as risk factors for type 2 diabetes mellitus. Atherosclerosis risk in communities study. N Engl J Med 2000 ; 342 : 905-912.

57) Manrique C, et al. : Thiazide diuretics alone or with beta-blockers impair glucose metabolism in hypertensive patients with abdominal obesity. Hypertension 2010 ; 55 : 15-17.

58) Bakris GL, et al. : GEMINI Investigators : Metabolic effects of carvedilol vs metoprolol in patients with type 2 diabetes mellitus and hypertension : a randomized controlled trial. JAMA 2004 ; 292 : 2227-2236.

59) Torp-Pedersen C, et al. : COMET investigators : Effects of metoprolol and carvedilol on pre-existing and new onset diabetes in patients with chronic heart failure : data from the Carvedilol Or Metoprolol European Trial(COMET). Heart 2007 ; 93 : 968-973.

60) Karachalios GN, et al. : Withdrawal syndrome following cessation of antihypertensive drug therapy. Int J Clin Pract 2005 ; 59 : 562-570.

61) Kario K, et al. : Japan Morning Surge-1(JMS-1)Study Group : An alpha-adrenergic blocker titrated by self-measured blood pressure recordings lowered blood pressure and microalbuminuria in patients with morning hypertension : the Japan Morning Surge-1 Study. J Hypertens 2008 ; 26 : 1257-1265.

62) Thomopoulaos C, et al. : Effects of blood pressure lowering on outcome incidence in hypertension : 4. Effects of various classes of antihypertensive drugs-Overview and meta-analyses. J Hypertens 2015 ; 33 : 195-211.

63) Denolle T, et al. : Management of resistant hypertension : expert consensus statement from the French Society of Hypertension, an affiliate of the French Society of Cardiology. J Hum Hypertens 2016 ; 30 : 657-663.

64) Eirin A, et al. : Emerging concepts for patients with treatment-resistant hypertension. Trend in Cardiovasc Med 2016 ; 26 : 700-706.

65) Mah GT, et al. : Methyldopa for primary hypertension. Cochrane Database Syst Rev 2009 ; 4 : CD003893.

66) Hoeltzenbein M, et al. : Pregnancy outcome after first trimester use of methyldopa. A prospective cohort study. Hypertension 2017 ; 70 : 201-208.

67) Hirota T, et al. : Alpha-2 agonists for attention-deficit/hyperactivity disorder in youth : a systematic review and meta-analysis of monotherapy and add-on trials to stimulant therapy. J Am Acad Child Adolesc Psychiatry 2014 ; 53 : 153-173.

68) Zhao D, et al. : A meta-analysis of add-on use of spironolactone in patients with resistant hypertension. Int J Cardiol 2017 ; 233 : 113-117.

69) Liu P, et al. : Addition of spironolactone in patients with resistant hypertension : a meta-analysis of randomized controlled trials. Clin Hypertens 2017 ; 39 : 257-263.

70) Catena C, et al. : Mineralocorticoid antagonists treatment versus surgery in primary aldosteronism. Horm Metab Res 2010 ; 42 : 440-445.

71) Ezekowitz JA, et al. : Aldosterone blockade and left ventricular dysfunction : a systematic review of randomized clinical trials. Eur Heart J 2009 ; 30 : 469-477.

72) Hu LJ, et al. : Additional use of an aldosterone antagonist in patients with mild to moderate chronic heart failure : a systematic review and meta-analysis. Br J Clin Pharmacol 2013 ; 75 : 1202-1212.

73) Zannad F, et al. : Eplerenone in patients with systolic heart failure and mild symptoms. N Engl J Med 2011 ; 364 : 11-21.

74) Eschalier R, et al. : Safety and efficacy of eplerenone in patients at high risk for hyperkalemia and/or worsening renal function. J Am Coll Cardiology 2013 ; 62 : 1585-1593.

75) Yano Y, et al. : Efficacy of eplerenone added to renin-angiotensin blockade in elderly hypertensive patients : the Jichi-Eplerenone Treatment(JET)study. J Renin Angiotensin Aldosterone Syst 2011 ; 12 : 340-347.

76) Ando K, et al. : Anti-albuminuric effect of the aldosterone blocker eplerenone in non-diabetic hypertensive patients with albuminuria : a double-blind, randomised, placebo-controlled trial. Lancet Diabetes Endocrinol 2014 ; 2 : 944-953.

column 5　治療抵抗性高血圧に対してMR拮抗薬の投与を推奨するか？

治療抵抗性高血圧に対してさらなる降圧を図るための追加薬として，MR拮抗薬の使用を推奨する．

治療抵抗性高血圧は，生活習慣の修正を行ったうえで，利尿薬を含む適切な用量の3剤の降圧薬（Ca拮抗薬，ACE阻害薬/ARB，サイアザイド系利尿薬など）を投与しても目標血圧に下がらない状態である．治療抵抗性高血圧の病因に対してのアルドステロンの関与やMR拮抗薬の追加投与の降圧効果についてはこれまでも種々の報告があり，原発性アルドステロン症の有無にかかわらずMR拮抗薬の追加投与が降圧に有効であることが報告されてきた．治療抵抗性高血圧に対して，適切な対策をとったうえで，次に追加する降圧薬としてMR拮抗薬が最も降圧効果に優れていることを示せれば，薬剤選択に有益な情報となると考えられる．

そこで治療抵抗性高血圧を呈する患者にMR拮抗薬の追加投与の有用性を検証するために，PubMed，Cochrane，医中誌で治療抵抗性高血圧に対してMR拮抗薬の投与による血圧に対する影響を検討した論文を抽出した．RCT研究およびメタ解析を施行した研究から，最終的に4研究がメタ解析の対象となると判断し，この4研究を対象としてメタ解析を施行しているLiuらおよびZhaoらの2つの論文をエビデンスグレードが高いと判断し採用した．

本研究のメタ解析の結果では，スピロノラクトン追加投与は，プラセボや対象薬剤と比較し診察室血圧において収縮期血圧で15.73 mmHg，拡張期血圧で6.21 mmHg，診察室外血圧（家庭血圧およびABPM）において収縮期血圧で8.70 mmHg，拡張期血圧で4.12 mmHg有意に低下させることが明らかとなった．高K血症（5.0≧mmol/L）や腎不全などの有害事象はスピロノラクトン投与群で対象薬剤と比べやや高い傾向はあるが有意な差は認めなかった．スピロノラクトン投与前や投与期間中の血清K値や腎機能を十分モニターすることで対応することが可能であると判断できる．男性の女性化乳房・陰萎，女性の月経痛などの副作用も十分にモニターを行うことが前提ではあるが，スピロノラクトンは廉価で可用性も高く，優れた降圧効果を考慮すると，治療抵抗性高血圧ではスピロノラクトン追加を考慮すべきである．

以上より，治療抵抗性高血圧を呈する患者に対して25～50 mg/日のスピロノラクトン追加投与は，治療抵抗性高血圧に対してさらなる降圧を図るための追加薬としての使用が推奨されると考えられた．

ただし，これらのいずれの研究も観察期間が短く，患者背景も不均一であり，長期的な心血管イベントの抑制効果や有害事象の発症への影響に関しては不明である．日本でのMR拮抗薬の治療抵抗性高血圧に関する研究や，世界的にもエプレレノンや新規MR拮抗薬の治療抵抗性高血圧に対する効果に関する研究は，まだ十分な報告がないため今後のさらなる検討が必要である．

［JSH2019 ▶ CQ5 参照］

column 6　積極的適応がない高血圧に対して，β遮断薬であるカルベジロールやビソプロロールは第一選択薬として推奨できるか？

　高血圧治療薬としてβ遮断薬は，長い間第一選択薬の1つであった．しかし，JSH2014で欧州や米国のガイドラインと同様に第一選択薬から除かれた．その理由は，降圧治療の重要な目的である脳血管障害の発症を抑制する効果が従来考えられていたより少ないことである．特に高齢者でその傾向が認められた．さらにASCOT-BPLAでは，利尿薬とβ遮断薬を用いた治療群はACE阻害薬とCa拮抗薬(CCB)を用いた群に比べて心血管発症抑制効果が小さかった．この試験が行われた頃，対照薬として使用されていたβ遮断薬は，懸念されていた副作用を克服すべく開発された長時間作用型$β_1$受容体選択性が高く水溶性であるアテノロールであった．事実，アテノロールは幅広く使用されていた．また，中心血圧低下作用が小さいことも理由の1つとして考えられている．一方，カルベジロールやビソプロロールがβ遮断薬の中で注目された大きな理由は左室駆出率が低下した心不全(HFrEF)治療での有効性が示され，早期からの導入が推奨されるようになってきたことが大きい．これらの影響もあり，一般の高血圧治療薬としてこれらの薬剤はβ遮断薬の中で第一選択薬としての使用を推奨できるのではないか，という考えもあり，JSH2019でCQ6として取り上げられたものである．

　まず，β遮断薬の一般高血圧治療薬として厳密に評価された大規模臨床試験がほとんどないことがわかった．これは古い薬剤であるためその規模での臨床試験がなされていないことによる．また，カルベジロールやビソプロロールについても高血圧症治療薬としての認可がとれた後に新たに臨床試験を組まれることがなかったことがあげられる．実は，「新しい種類のβ遮断薬」とされているが比較的古い薬剤である．ビソプロロールは$β_1$受容体選択性が最も高く，脂溶性が高い薬剤である．一方，カルベジロールはα遮断作用を有するαβ遮断薬である．抗酸化作用が強い特徴があるとされているがヒトでどの程度抗酸化作用を有するかについてエビデンスとして強いレベルの報告はない．また，β受容体選択性がないためビソプロロールとは性質が全く異なる．

　今回の解析により，一般の高血圧患者に対するこれらのβ遮断薬の有効性を検討したエビデンスレベルの高い研究がほとんどないことが判明した．Chochrane Database of Systematic Reviewsによっても通常の高血圧治療においてこれらの2剤が優れていることは示されていない．また，αβ遮断薬の降圧効果は比較的小さいことも示されている．ビソプロロールにおける解析にあげられた論文はその有効性，容量に応じた効果などが示されているがJSH2019のCQ6の解説にあるようにエビデンスレベルは低い．

　今回のテーマに対する解析結果として，カルベジロールやビソプロロールが通常の成人本態性高血圧患者の第一選択薬として推奨できない結果となった．しかし，これら薬剤が有効な場面は数多くあり適切な使用が望まれる．主要降圧薬として積極的使用が考えられる場合はその使用に躊躇する必要はない．また，一般の高血圧治療における併用薬として，あるいは積極的使用が推奨される病態においてアテノロールや他のβ遮断薬が使用できないということでもない．ただし，繰り返しになるが，駆出率が低下した心不全治療におけるβ遮断薬は現時点で日本ではカルベジロールとビソプロロールに限られている．欧米ではコハク酸メトプロロールやネビボロール(NOを介する血管拡張作用も有する)も慢性心不全治療薬として推奨されているが日本では発売されていない．日本で使用可能なメトプロロール酒石酸塩は心不全に適応はない．ほとんどのβ遮断薬は適応症として高血圧が主体であるが，狭心症・頻脈性不整脈など心臓病薬として必要な場面が多々あることも忘れてはならない．

[JSH2019 ▶ CQ6 参照]

VI 高血圧性合併症の特徴と治療

A 脳血管障害

Abstract

- 脳血管障害を合併する高血圧患者では，臨床病型，発症後の時間，重症度，年齢，頸動脈や脳内主幹動脈病変の有無，抗血栓薬の使用状況などを考慮し，降圧対象，降圧目標を決める．
- 脳梗塞の超急性期で抗血栓療法を行った患者では治療後24時間以内は180/105 mmHg未満にコントロールする．
- 脳梗塞で血栓溶解療法の対象とならない発症24時間以内の超急性期，急性期（発症2週間以内）では，収縮期血圧 220 mmHg，拡張期 120 mmHg を超える高血圧が持続する場合や，大動脈解離・急性心筋梗塞・心不全・腎不全などを合併している場合は，慎重に降圧療法を行う．
- 脳出血急性期の血圧は，できるだけ早期に収縮期血圧 140 mmHg 未満に降下させ，このレベルを維持することを考慮してもよいが，降圧に伴う腎機能障害に注意する．
- 破裂脳動脈瘤によるくも膜下出血では，発症から脳動脈瘤処置までに再出血予防のために積極的に降圧することを考慮してもよい．
- 脳血管障害超急性期に推奨される降圧薬は，ニカルジピン，ジルチアゼム，ニトログリセリンやニトロプルシドの微量点滴静注などである．急性期では可能な症例は経口降圧薬に変更する．ニフェジピンの舌下投与は急激な血圧低下を引き起こす危険があるので用いない．
- 脳血管障害慢性期（発症1か月以降）では，脳梗塞，脳出血，くも膜下出血ともに 130/80 mmHg 未満を降圧目標とする．ただし，両側頸動脈高度狭窄，脳主幹動脈閉塞を有する症例，またこれらの血管病変の有無が未評価の場合は下げすぎに注意し 140/90 mmHg 未満を目標とする．
- 脳血管障害患者に推奨される経口降圧薬は，Ca拮抗薬，ACE阻害薬，ARB，利尿薬である．

日本では虚血性心疾患に比較し脳血管障害の頻度が高い．また高齢者人口の増加により脳血管障害患者，特に脳梗塞患者が増加している．そして脳血管障害患者では急性期のみならず慢性期でも高血圧を合併している割合が高い．そのため超急性期における脳梗塞の再灌流療法（血栓溶解療法や血管内治療）時の降圧療法，脳出血急性期の血圧管理，さらに慢性期における再発予防目的の血圧管理は重要な課題である．脳血管障害を合併する高血圧患者では，臨床病型，発症後の時間，重症度，頸動脈や脳内主幹動脈の血管病変の有無，抗血栓薬の使用状況を考慮し，降圧対象，降圧目標を決める．また高齢高血圧患者では無症候性脳血管障害を高率に合併することが知られており血圧管理が重要である．JSH2019で示された脳血管障害を合併する高血圧の治療のまとめを表1に示す．

1 脳卒中超急性期・急性期

脳梗塞，脳出血，くも膜下出血の超急性期や急性期では病型にかかわらず血圧は高値を示す．この発症に伴う血圧上昇は，ストレス，尿閉，頭痛，脳組織の虚血，浮腫や血腫による頭蓋内圧亢進などの生体防御反応によると考えられる．多くの例では安静，導尿，疼痛コントロール，脳浮腫の治療によって，降圧薬の投与なしに徐々に降圧する．脳梗塞では発症24時間以内，脳出血では数日以内に下降しはじめる場合が多い．脳血管障害急性期には脳血流自動調節能が消失し，脳虚血領域では脳血流が血圧依存性となるため，わずかな血圧の下降によっても脳血流は低下する．すなわち降圧により病巣部やその周辺のペナンブラ領域（血流の回復により機能回復が期待できる可逆性障害の領域）の増大をきたす可能性がある．そし

表1 脳血管障害を合併する高血圧の治療

		降圧治療対象	降圧目標	降圧薬
超急性期 (脳梗塞患者で，血栓溶解療法[*1]予定の場合) (発症24時間以内)	脳梗塞　発症4.5時間以内	血栓溶解療法予定患者[*1] SBP＞185 mmHg または DBP＞110 mmHg	血栓溶解療法施行中 および施行後24時間： ＜180/105 mmHg 前値の85〜90%	ニカルジピンなど Ca拮抗薬の微量点 滴静注
急性期 (発症2週以内)	脳梗塞	SBP＞220 mmHg または DBP＞120 mmHg	前値の85%	ニカルジピンなど Ca拮抗薬の微量点 滴静注 または経口薬(Ca拮 抗薬，ACE阻害薬， ARB，利尿薬)
	脳出血	SBP＞140 mmHg	SBP＜140 mmHg[*2]	
	くも膜下出血 (破裂脳動脈瘤で発症から 脳動脈瘤処置まで)	SBP＞160 mmHg	前値の80%[*3]	
慢性期 (発症1か月以後)	脳梗塞 (両側頸動脈高度狭窄や脳 主幹動脈閉塞なし) 脳出血 くも膜下出血	SBP≧140 mmHg	＜130/80 mmHg	経口薬(Ca拮抗薬， ACE阻害薬，ARB， 利尿薬)
	脳梗塞 (両側頸動脈高度狭窄や脳 主幹動脈閉塞あり，また は未評価の場合)	SBP≧140 mmHg	＜140/90 mmHg	

SBP：収縮期血圧，DBP：拡張期血圧，MBP：平均動脈血圧
[*1]血栓回収療法予定患者については，血栓溶解療法に準じる．
[*2]重症で頭蓋内圧亢進が予想される症例では，血圧低下に伴い脳灌流圧が低下し，症状を悪化させる，あるいは急性腎障害を併発する可能性があることに留意する．
[*3]重症で頭蓋内圧亢進が予想される症例，急性期脳梗塞や脳血管攣縮の併発例では血圧低下に伴い脳灌流圧が低下し症状を悪化させる可能性があるので慎重に降圧する．
[JSH2019より]

て虚血部は血管麻痺の状態にあるため，血管拡張作用を有する薬物は健常部の血管のみを拡張し，病巣部の血流は逆に減少する，いわゆる脳内盗血現象を生ずることがある．そのため脳梗塞急性期の積極的な降圧治療には注意が必要である．一方で，脳出血の場合には急性期から積極的な降圧が行われるようになってきている．

a 降圧目標

1. 脳梗塞

発症後4.5時間以内の脳梗塞超急性期に組織プラスミノーゲン活性化因子(t-PA)の静注による血栓溶解療法の実施が予定される患者では，収縮期血圧185 mmHgまたは拡張期血圧110 mmHgを超える場合に静脈投与による降圧治療が必要とされ，治療中や治療後を含む24時間は厳格な血圧管理により収縮期180 mmHgかつ拡張期105 mmHg未満にコントロールする．またt-PA治療後の大きな血圧変動は症候性脳出血の発症や死亡と関連するため，t-PA治療後の降圧レベルや血圧変動にも注意を払う．血管内治療(血栓回収療法など)予定患者については降圧目標に関するエビデンスがないが，血栓溶解療法に準じた対応が推奨される．

血栓溶解療法を行わない場合でも，収縮期血圧220 mmHg以上または拡張期血圧120 mmHg以上の高血圧が持続する場合や，大動脈解離・急性心筋梗塞・心不全・腎不全などを合併している場合は，前値の85%を目安に慎重に降圧する．日本人を対象とした観察研究[1,2]では，発症48時間以内の血圧高値は神経症候増悪と3か月後機能転帰不良と関連すること(図1)，また3か月後に後遺症なし〜後遺症軽微な症例では，発症後24〜48時間後での血圧が有意に低いことが報告されている．しかし至適血圧値は不明である．

脳梗塞急性期の一律な降圧療法に関する検討は，ACCESS[3]・SCAST[4]・PRoFESSサブ解析[5]・

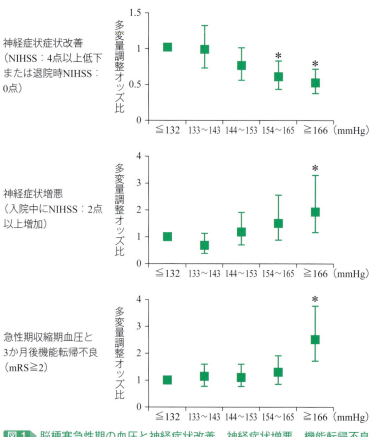

図1 脳梗塞急性期の血圧と神経症状改善，神経症状増悪，機能転帰不良の関係

脳梗塞発症48時間以内の平均収縮期血圧高値は，神経症状改善の可能性が低く，また神経症状増悪や3か月後機能転帰不良と有意に関連していた．

[Ishitsuka K, et al.：High blood pressure after ischemic stroke is associated with poor clinical outcomes：Fukuoka Stroke Registry. Hypertension 2014；63：54-60 より改変作図]

CATIS[6]などがある．ACCESS[3]では，入院後6～24時間で少なくとも2回の血圧測定の平均で収縮期血圧200 mmHg以上または拡張期血圧110 mmHg以上，あるいは入院後24～36時間で収縮期血圧180 mmHg以上または拡張期血圧105 mmHg以上の脳梗塞患者を対象に，1週間にわたりARBのカンデサルタンによる治療を実施した．その結果，主要評価項目の脳卒中の転帰には有意差はなかったが，副次評価項目の1年後の死亡率や心血管イベントの発症が有意に低下し，ARBの臓器保護作用が期待された．最近，CATIS研究のサブグループ解析[7]において，脳梗塞発症24～48時間後に降圧を開始した群で，3か月後の死亡＋重大な機能障害（修正ランキンスケール3～6）が有意に減少したことが報告された．一方で，発症30時間以内で収縮期血圧140 mmHgを超える脳梗塞を中心とする脳血管障害（虚血85％，出血15％）患者を対象に，7日間カンデサルタン投与群と非投与群に無作為化して6か月間の複合心血管イベントを主要評価項目としたSCAST[4]では，7日目の血圧はカンデサルタン投与群で147/82 mmHg，非投与群で152/84 mmHgとカンデサルタン群で有意に低値であったが，6か月後の複合心血管イベントに両群間で有意差を認めなかった．同様に転帰に影響を与えていないとする研究結果も多い[5,6]．また脳梗塞急性期や発症4～10日後の収縮期血圧の変動幅が大きいと機能転帰不良と関連するとの報告があるが（図2）[8]，転帰に影響しないとする報告もあり[9]，脳梗塞急性期の一律な降圧療法の有効性に関しては一定の見解には至っていない．

2．脳出血

発症6時間以内の脳出血患者2,839例を対象に

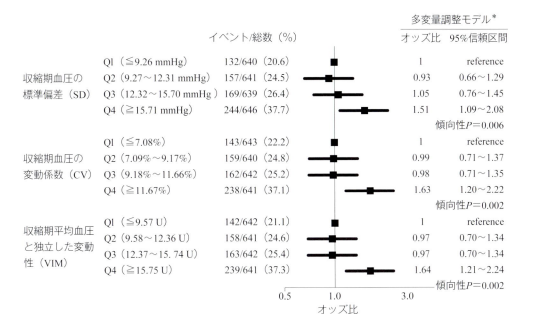

図2 急性期（発症4～10病日）の日間血圧変動と3か月後の機能転帰不良の関係

発症4～10日の血圧の日間変動が最も大きい群では小さい群と比較して有意に3か月後の機能転帰が不良（mRS≧3）であった．血圧の日間変動の評価：標準偏差（standard deviation），標準偏差を平均の血圧で割ったCV（coefficient of variation：SD/mean），平均値とは独立した変動性VIM（variation independent of mean）の3つを使用．

[Fukuda K, et al.：Day-by-day blood pressure variability and functional outcome after acute ischemic stroke. Fukuoka Stroke Registry. Stroke 2015；46：1832-1839 より改変作図]

収縮期血圧目標140 mmHg 未満群と180 mmHg 未満群を比較したINTERACT2[10]では，主要評価項目の発症90日での死亡または重度障害（修正ランキンスケール3～6）が180 mmHg 未満群で多い傾向があり，副次評価項目の90日目の修正ランキンスケールのシフト解析で示された機能転帰は，140 mmHg 未満群で有意に良好であった．その事後解析では発症7日までの収縮期血圧を130～139 mmHg にコントロールした群が最も転帰良好であった．一方でATACH2[11]では，1,000例の脳出血急性期患者を強化降圧群（収縮期血圧110～139 mmHg）と標準治療群（収縮期血圧140～179 mmHg）とに無作為に割り付けたところ，主要評価項目の3か月後の死亡＋重大な機能障害（修正ランキンスケール3～6）に差はなく，副次評価項目の24時間後の血腫増大，24時間以内の神経症候悪化，72時間以内の重篤な有害事象，3か月以内の死亡にも差はみられなかった．INTERACT2やATACH2を含む無作為化比較試験のシステマティックレビューでは，脳出血急性期の降圧強化療法は血腫拡大を抑制し，治療関連有害事象とは関連せず安全ではあるが，早期神経症候増悪・3か月までの死亡・治療関連有害事象には有意に関連しないと報告された．

また，日本の急性期脳出血の血圧管理の現状調査では，ニカルジピン静注による収縮期160 mmHg 以下への降圧が一般的であった．この調査で示された多数意見の妥当性を，多施設共同の前向き観察研究で確認したSAMURAI-ICH 研究の結果から，ニカルジピン静注による収縮期血圧120～160 mmHg への降圧が安全であることが示された[12]．そのサブ解析で，120～160 mmHg の降圧目標のうちでも，より低いレベルへ降圧したほうが良好な転帰を認めた．また脳出血急性期の血圧変動が症状増悪や転帰不良に関連するという報告が相次いでおり，血圧変動に関しても注意する必要がある．

米国脳卒中協会のガイドライン[13]では，発症24時間以内の超急性期，急性期脳出血では収縮期血圧220 mmHg を超える場合には降圧対象とし，収縮期血圧150～220 mmHg の場合，収縮期血圧140 mmHg 前後を目指すとしている．しかし上記のエ

ビデンスを考慮すれば，脳出血急性期の血圧はできるだけ早期に収縮期血圧 140 mmHg 未満に降下させ，このレベルを維持することを考慮してもよいと考えられる．ただし重症で頭蓋内圧亢進が予想される症例では，血圧低下に伴い脳灌流圧が低下し症候を悪化させる可能性があることに，また急激な血圧低下が急性腎障害を招来する可能性に留意する必要がある．

3. くも膜下出血

くも膜下出血では再出血を予防することが重要であり，降圧，鎮静，鎮痛を十分に行うことが望ましい．米国脳卒中協会のガイドライン[14]では，破裂脳動脈瘤によるくも膜下出血では発症から脳動脈瘤処置までに収縮期血圧 160 mmHg を超える場合は降圧対象とし，その目標値を 160 mmHg 未満としている．JSH2019 では，発症から脳動脈瘤処置までの破裂脳動脈瘤によるくも膜下出血では，収縮期血圧 160 mmHg を超える場合に，前値の 80% を目安に降圧する．ただし日本の東北地方で行われた多施設研究では，再出血例の多くで収縮期血圧が 120〜140 mmHg であったと報告しており，明確な降圧基準値は確立していない．また重症で頭蓋内圧亢進が予想される症例，急性期脳梗塞や脳血管攣縮の併発例では，血圧低下に伴い脳灌流圧が低下し症候を悪化させる可能性があることに留意する．

ⓑ 推奨される降圧薬

使用薬物は速効性で投与量の調節が容易であるものが望ましく，脳血管障害の臨床病型は問わない．Ca 拮抗薬であるニカルジピン，ジルチアゼム，あるいは従来から用いられている硝酸薬のニトログリセリンやニトロプルシドの微量点滴静注を行う．硝酸薬は頭蓋内圧を上昇させる危険性があることに注意する必要があるが，臨床的に転帰に影響したという報告はない．また，ニフェジピンカプセルの舌下投与は急激な血圧低下を引き起こす危険があるので用いない．なお，注射による降圧治療は可能な限り短期間とし，経口治療に変える．経口降圧薬は，Ca 拮抗薬，ARB，ACE 阻害薬，利尿薬を推奨する．

2 慢性期

脳血管障害の既往を有する患者は高率に脳血管障害を再発するため，脳血管障害の最大の危険因子である高血圧をいかにコントロールするかは，慢性期の脳血管障害患者の治療上，極めて重要である．1990 年以後には比較的大規模な脳血管障害再発予防と血圧との関連を検討した試験や系統的レビューが行われ，降圧治療により脳血管障害再発や，心筋梗塞および全血管イベントの発生を有意に抑制させることが示されている．日本での後ろ向き研究の結果では，脳梗塞再発と拡張期血圧の間には脳出血例にはみられない J カーブ現象がみられることが報告され注目されていた．発症から 120 日以内の脳梗塞症例を対象として平均 2.5 年間降圧療法を実施した PRoFESS[15]で，追跡期間中の平均収縮期血圧を 120 mmHg 未満，120〜130 mmHg，130〜140 mmHg，140〜150 mmHg，150 mmHg 以上の 5 群に分けた解析では，130〜140 mmHg にコントロールした群と比較して 120 mmHg 未満，140 mmHg 以上の群で脳卒中再発率が増加した．その他，非心原性脳梗塞症例を対象とし，収縮期血圧 120 mmHg 未満，120〜140 mmHg，140 mmHg 以上の 3 群で再発率を比較した VISP 試験では，120〜140 mmHg 群の再発率が最も低かったと報告している．一方で，一過性脳虚血発作(TIA)あるいは軽度の脳卒中において収縮期血圧 130 mmHg および拡張期血圧 80 mmHg までは血圧が低いほど再発のリスクは低下し，J カーブ現象はないとする報告もあり，J カーブ現象の存在については報告により一定していない．

ⓐ 降圧目標

1. 脳梗塞

脳梗塞慢性期の降圧目標値に関して大きな影響を及ぼした報告は PROGRESS[16]と SPS3[17]である．PROGRESS[16]では，平均年齢 64 歳の脳梗塞患者を主とする慢性期脳血管障害患者 6,105 例(脳梗塞 71%，TIA 22%，脳出血 11%)に対して，従来の治療に加えてペリンドプリル(4 mg/日)や利尿薬であるインダパミド(2 mg/日)を追加投与し，血圧は 147/86 mmHg から 138/82 mmHg 程度に降下し，脳卒中再発が 28% 抑制された．さらにそのサブ解

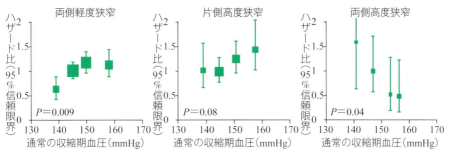

図3▶ 脳卒中患者の血圧と再発率の関係
頸動脈狭窄症の臨床試験（ECST, NASCET）からの解析.
［Rothwell PM, et al.：Relationship between blood pressure and stroke risk in patients with symptomatic carotid occlusive disease. Stroke 2003；34：2583-2590 より改変］

析では，血圧が低く（収縮期血圧が120 mmHgくらいまで）コントロールされた患者ほど，脳出血や脳梗塞の発症率が低いことが示された．

1）頸動脈または脳主幹動脈狭窄患者の降圧目標

症候性の両側頸動脈が70%以上狭窄している患者では，収縮期血圧が140 mmHgまで低下した群で脳血管障害のリスクが有意に増加したが，一側性の70%以上の頸動脈狭窄では収縮血圧が140 mmHgまで低下しても，脳血管障害リスクは増大しないと報告されている（図3）[18]．またWASID[19]では，症候性頭蓋内動脈（内頸動脈，中大脳動脈，椎骨動脈または脳底動脈）狭窄症例のうち，70%以上の高度狭窄例では，血圧レベルは虚血性脳血管障害リスクとは関連せず，70%未満の中等度狭窄では収縮期血圧が160 mmHg以上の場合に，虚血性脳血管障害リスクが高いとする結果であった．症候性アテローム硬化性脳主幹動脈閉塞患者の経過観察中の血圧と脳卒中再発をPETによる灌流障害の有無で比較した検討では，灌流障害のある群では収縮期血圧130 mmHg未満で再発リスクが高く，灌流障害のない例では血圧高値で再発リスクが高い可能性があり，灌流障害の有無の評価が血圧管理に重要であるとしている．このように，血管狭窄と閉塞例では血行動態が異なっていると考えられ，一側の内頸動脈閉塞や脳底動脈閉塞などの場合の，血圧レベルと虚血性脳血管障害リスクについては参考となるエビデンスが少ない．そのため主幹動脈閉塞や高度狭窄があるような場合には，個々の症例に応じた対応が必要である．

2）ラクナ梗塞の降圧目標

SPS3[17]では，慢性期ラクナ梗塞患者3,020例を対象に収縮期血圧130〜149 mmHg（通常降圧群）と収縮期血圧130 mmHg未満（積極的降圧群）の2群間での無作為化比較試験が，平均観察期間3.7年，降圧薬の種類は限定せず行われた．両群の1年後の収縮期血圧の平均は127 mmHgと138 mmHgであった．主要評価項目（脳梗塞＋頭蓋内出血）は，通常群152例（2.8%/年），積極群125例（2.2%/年）であり有意差を認めなかった．ただし脳梗塞は通常群131例（2.4%/年），積極群112例（2.0%/年）と有意差はなかったが，脳出血は通常群16例（0.29/年），積極群6例（0.11%/年）と，積極群で有意に減少した．

3）抗血栓薬服用患者の降圧目標

PROGRESS[20]では，脳卒中またはTIAの既往を有し何らかの抗血栓薬を内服している患者では，降圧療法により頭蓋内出血の発症が減少し，収縮期血圧120 mmHg未満群は120〜139 mmHg群，140〜159 mmHg群，160 mmHg以上群と比較して有意に頭蓋内出血が少ないことが示された．またBATでは，脳血管障害や心臓病の再発予防のために抗血栓薬を内服している日本の4,009例を前向きに登録し，19か月（中央値）にわたって出血イベントを調査した．頭蓋内出血は，抗血小板薬単剤で0.3%，抗血小板薬併用で0.6%，ワルファリンで0.6%，ワルファリンと抗血小板薬併用で1.0%発生した．頭蓋内出血の発症率は，特に脳血管障害既往患者で高い傾向がみられた．抗血栓薬を内服している場合には発症直近時の血圧値が低いほど脳出血の発症率は低く，その閾値を統計学的に

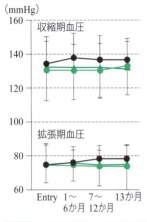
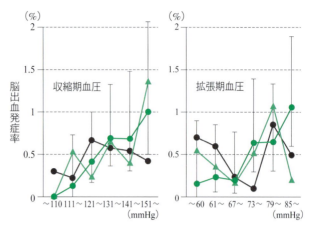

図4 BAT 研究　最終観察血圧と頭蓋内出血発症率

抗血栓療法中の頭蓋内出血発生リスクを予測するうえで，ROC 曲線から求めた至適なカットオフ値は SBP≧130 mmHg，DBP≧81 mmHg であった．

[Toyoda K, et al.: Blood pressure levels and bleeding events during antithrombotic therapy. The bleeding with antithrombotic therapy (BAT) study. Stroke 2010；41：1440-1444 より]

求めると，130/81 mmHg であった（図4）[21]．CSPS2 のサブ解析では，出血性脳卒中の発症率はどの収縮期血圧レベルにおいてもアスピリン群のほうがシロスタゾール群より高く，特に 140 mmHg より高いレベルでは有意に高かったことから，アスピリンを処方する際には特に血圧の管理が重要であると思われる．

4）最新の米国また欧州の高血圧ガイドライン

2017 年に改訂された米国心臓病学会/米国心臓病協会のガイドライン[22]では，絶対的な目標血圧，降圧程度については不明確で，個々の症例によるとしているが，収縮期血圧 130 mmHg 未満，拡張期血圧 80 mmHg 未満を推奨している．また 2018 年に発表された欧州高血圧学会/欧州心臓学会のガイドライン[23]でも再発予防目的の至適血圧値は不明であるが，慢性期脳血管障害患者の降圧目標を 140/90 mmHg 未満とし，さらに認容できるようであれば 130/80 mmHg 未満を目指すとしている．

以上のエビデンスを考慮し，JSH2019 では慢性期脳梗塞の降圧目標は 130/80 mmHg 未満とする．ただし両側頸動脈高度狭窄，脳主幹動脈閉塞では下げすぎに注意し，これらの病変を有する症例や未評価の場合は 140/90 mmHg 未満を目指すことを勧める．治療中に，めまい，ふらつき，だるさ，頭重感，しびれ，脱力，気力低下，神経症候の増悪などを訴えた場合は，降圧による脳循環不全症状の可能性があり，降圧薬の減量や変更が必要である．

2．脳出血

高血圧性脳出血では，血圧のコントロール不良例で再発が多い．脳出血の再発に関しては，拡張期血圧が 75～90 mmHg がよいとする報告，90 mmHg 未満で再発率が少ないとする報告があるが，エビデンスレベルは低い．脳出血例を 11% 含んだ慢性期脳血管障害を対象とした PROGRESS[16]では，降圧治療により脳出血の発症は半減しており，脳出血の再発も半減している．PROGRESS のサブ解析では，脳梗塞とは異なり，脳出血患者では収縮期血圧が 120 mmHg 以上であれば再発予防に降圧治療が有効で，112～168 mmHg の到達血圧値の範囲では血圧が低値であるほど脳出血の発症は少なかった．またアミロイドアンギオパチーに関連した脳出血の発症も降圧治療により著明に（77%）抑制されている．JSH2019 では，脳出血の降圧目標は 130/80 mmHg 未満とする．

3. くも膜下出血

くも膜下出血の慢性期の降圧目標に関するエビデンスはなく，脳出血に準じた．

b 推奨される降圧薬の種類

PROGRESS[16]では，ACE阻害薬と利尿薬の組み合わせにより，脳血管障害再発率の抑制および認知症の発症予防効果が示唆された．MOSES[24]では，両群同程度の降圧にもかかわらず主要評価項目（全死亡，全心血管および脳血管イベント）および副次評価項目のうち脳血管イベントは，Ca拮抗薬（ニトレンジピン）群に比較して有意にARB（エプロサルタン）群で少なかった．脳卒中を含むハイリスク血管病患者を対象に，脳卒中を含む血管イベントによる死亡および心不全による入院を検討したONTARGET[25]では，ACE阻害薬（ラミプリル）に対するARB（テルミサルタン）の非劣性が示され，さらに両者の併用によるデメリット（血管浮腫）はメリットを上回らなかったことが示された．

米国心臓病学会/米国心臓病協会のガイドライン[22]では，利尿薬，ACE阻害薬，ARB，また利尿薬＋ACE阻害薬を勧めている．また，背景因子（頭蓋外脳血管閉塞性疾患，腎障害，心疾患，糖尿病など）に基づいて個々の患者で決定すべきであるとし，糖尿病や心房細動患者ではARB，ACE阻害薬を推奨している．欧州高血圧学会/欧州心臓学会のガイドライン[23]では，β遮断薬による脳卒中再発抑制効果は不明確であるため，ARBまたはACE阻害薬と，Ca拮抗薬または利尿薬の併用が推奨されている．

以上のエビデンスを考慮し，JSH2019では慢性期脳血管障害での高血圧治療では床病型を問わず，第一選択薬にCa拮抗薬，ARB，ACE阻害薬，利尿薬を推奨する．これらの薬剤は降圧時（過度の降圧を除く）に脳血流を減少させない．また糖尿病，メタボリックシンドローム，慢性腎臓病などの合併症の有無を考慮し降圧薬を選択するのが望ましい．

3 無症候性脳血管障害

無症候性脳梗塞のほとんどはラクナ梗塞と同様の小梗塞であり，高血圧や加齢が最大の危険因子である．また大脳白質病変の最大の危険因子も高血圧である．そして，T2*強調MRIにより無症候性脳出血または微小脳出血が高頻度に検出されるようになり注目されている．これらの存在や進展は脳血管障害発症や認知機能低下の独立した危険因子である．

原則的に，無症候性脳梗塞や脳出血を合併する高血圧患者の降圧療法における目標血圧値や有用な降圧薬は脳血管障害慢性期のそれに準ずるが，より十分な降圧療法が望ましい．無症候性脳梗塞は大脳白質病変とともに臓器障害の指標となり，24時間血圧でのnon-dipper, riserやモーニングサージが危険因子であるため，24時間を通した降圧，早朝の血圧管理が重要である．

一方，無症候性頸動脈狭窄や未破裂脳動脈瘤も高頻度に見出され，脳血管障害発症の高リスク群であることが判明している．無症候性頸動脈狭窄については，降圧に先立ち外科的治療の適応の有無を評価しておくことが重要である．くも膜下出血の家族歴を有するか未破裂脳動脈瘤が発見された場合には，積極的な降圧療法が推奨される．

▶ 引用文献

1) Tomii Y, et al.：Effects of 24-hour blood pressure and heart rate recorded with ambulatory blood pressure monitoring on recovery from acute ischemic stroke. Stroke 2011；42：3511-3517.
2) Ishitsuka K, et al.：High blood pressure after acute ischemic stroke is associated with poor clinical outcomes：Fukuoka Stroke Registry. Hypertension 2014；63：54-60.
3) Schrader J, et al.：Acute candesartan cilexetil therapy in stroke survivors study group：The ACCESS study：evaluation of Acute Candesartan Cilexetil Therapy in Stroke Survivors. Stroke 2003；34：1699-1703.
4) Sandset EC, et al.：The angiotensin-receptor blocker candesartan for treatment of acute stroke（SCAST）：a randomized, placebo-controlled, double-blind trial. Lancet 2011；377：741-750.
5) Bath PM, et al.：Effect of telmisartan on functional outcome, recurrence, and blood pressure in patients with acute mild ischemic stroke：a PRoFESS subgroup analysis. Stroke 2009；40：3541-3546.
6) He J, et al.：Effect of immediate blood pressure reduction on death and major disability in patients with acute ischemic stroke. The CATIS randomized clinical trial. JAMA 2014；311：479-489.
7) Xu T, et al.：Blood pressure reduction in acute ischemic stroke according to time to treatment：a subgroup analysis of the China antihypertensive trial in acute ischemic stroke trial. J

Hypertens 2017 ; 35 : 1244-1251.
8) Fukuda K, et al. : Day-by-day blood pressure variability and functional outcome after acute ischemic stroke : Fukuoka Stroke Registry. Stroke 2015 ; 46 : 1832-1839.
9) Manning LS, et al. : Short-term blood pressure variability in acute stroke : post hoc analysis of the controlling hypertension and hypotension immediately post stroke and continue or stop post-stroke antihypertensives collaborative study trials. Stroke 2015 ; 46 : 1518-1524.
10) Anderson CS, et al. : Rapid blood-pressure lowering in patients with acute intracerebral hemorrhage. N Engl J Med 2013 ; 368 : 2355-2365.
11) Qureshi AI, et al. : Intensive blood-pressure lowering in patients with acute cerebral hemorrhage. N Engl J Med 2016 ; 375 : 1033-1043.
12) Koga M, et al. : Systolic blood pressure lowering to 160 mmHg or less using nicardipine in acute intracerebral hemorrhage : a prospective, multicenter, observational study(the Stroke acute management with urgent risk-factor assessment and improvement-intracerebral hemorrhage study). J Hypertens 2012 ; 30 : 2357-2364.
13) Hemphill JC 3rd, et al. : Guidelines for the management of spontaneous intracerebral hemorrhage : a guideline for healthcare professionals from the American Heart Association/American Stroke Association. Stroke 2015 ; 46 : 2032-2060.
14) Connolly ES, et al. : Guidelines for the management of aneurysmal subarachnoid hemorrhage : a guideline for healthcare professionals from the American Heart Association/american Stroke Association. Stroke 2012 ; 43 : 1711-1737.
15) Ovbiagele B, et al. : Level of systolic blood pressure within the normal range and risk of recurrent stroke. JAMA 2011 ; 306 : 2137-2144.
16) PROGRESS Collaborative Group : Randomised trial of a perindopril-based blood-pressure-lowering regimen among 6, 105 individuals with previous stroke or transient ischaemic attack. Lancet 2001 ; 358 : 1033-1041.
17) Benavente OR, et al. : Blood-pressure targets in patients with recent lacunar stroke : the SPS3 randomised trial. Lancet 2013 ; 382 : 507-515.
18) Rothwell PM, et al. : Relationship between blood pressure and stroke risk in patients with symptomatic carotid occlusive disease. Stroke 2003 ; 34 : 2583-2590.
19) Turan TN, et al. ; Warfarin-aspirin symptomatic intracranial disease(WASID) trial investigators : Relationship between blood pressure and stroke recurrence in patients with intracranial arterial stenosis. Circulation 2007 ; 115 : 2969-2975.
20) Arima H, et al. : Effects of blood pressure lowering on intracranial and extracranial bleeding in patients on antithrombotic therapy : the PROGRESS trial. Stroke 2012 ; 43 : 1675-1677.
21) Toyoda K, et al. : Blood pressure levels and bleeding events during antithrombotic therapy. The bleeding with antithrombotic therapy(BAT) study. Stroke 2010 ; 41 : 1440-1444.
22) Whelton PK, et al. : 2017 ACC/AHA/AAPA/ABC/ACPM/AGS/APhA/ASH/ASPC/NMA/PCNA guideline for the prevention, detection, evaluation, and management of high blood pressure in adults : a report of the American College of Cardiology/American Heart Association task force on clinical practice guidelines. Hypertension 2018 ; 71 : e13-e115.
23) Williams B, et al. : 2018 ESC/ESH guidelines for the management of arterial hypertension. Eur Heart J 2018 ; 39 : 3021-3104.
24) Schrader J, et al. : Morbidity and mortality after stroke, eprosartan compared with nitrendipine for secondary prevention : principal results of a prospective randomized controlled study (MOSES). Stroke 2005 ; 36 : 1218-1226.
25) Yusuf S, et al. : Telmisartan, ramipril, or both in patients at high risk for vascular events. N Engl J Med 2008 ; 358 : 1547-1559.

VI 高血圧性合併症の特徴と治療

B 心疾患

Abstract

- 心臓は高血圧の重要な標的臓器である．
- 高血圧に伴う心肥大を主要降圧薬による持続的かつ十分な降圧により退縮させると，心血管事故の発症率を減少させ予後を改善できる．特にレニン・アンジオテンシン（RA）系阻害薬（ACE 阻害薬と ARB）や長時間作用型 Ca 拮抗薬は心肥大退縮効果に優れている．
- 安定冠動脈疾患では，130/80 mmHg 未満を降圧目標とする．
- 器質的冠動脈狭窄を有する狭心症に対しては，内因性交感神経刺激作用のない β 遮断薬と長時間作用型 Ca 拮抗薬が適応となる．冠攣縮性狭心症には Ca 拮抗薬が適応である．
- 心筋梗塞後の患者では β 遮断薬，RA 系阻害薬，ミネラルコルチコイド受容体（MR）拮抗薬が死亡率を減少させ予後を改善する．
- 左室駆出率の低下した心不全（HFrEF）における死亡率を減少させ予後を改善する標準的薬物療法は RA 系阻害薬＋β 遮断薬＋利尿薬の併用療法である．標準的薬物療法への MR 拮抗薬追加は予後をさらに改善する．
- RA 系阻害薬や β 遮断薬の導入にあたっては，心不全の悪化・低血圧・徐脈（β 遮断薬）・腎機能低下などに注意しながら，少量から緩徐に注意深く漸増する．
- HFrEF を合併した高血圧において，適正な利尿薬併用にもかかわらず，RA 系阻害薬・β 遮断薬・MR 拮抗薬を最大忍容量まで増量しても降圧が不十分な場合には長時間作用型 Ca 拮抗薬を追加する．
- 左室駆出率の保たれた心不全（HFpEF）では，収縮期血圧 130 mmHg 未満を目標に降圧する．
- HFpEF を合併した高血圧では，利尿薬を中心に病態に応じた降圧薬治療を行う．
- 高血圧を伴う急性心不全・肺水腫や高血圧を伴う急性冠症候群においては，早急な原疾患の診断・治療とともに，高血圧緊急症として，病態に応じて硝酸薬，ニトロプルシド，カルペリチド，Ca 拮抗薬の静脈内持続投与により血圧コントロールを図る．
- 高血圧は心房細動発症の主要リスクであり，心房細動の発症抑制には収縮期血圧 130 mmHg 未満の厳格な降圧が有効である．
- RA 系阻害薬は，左室肥大や心不全を合併する高血圧における心房細動新規発症抑制には有効である．
- 心房細動患者では，適切な抗凝固療法や心拍数コントロールとともに，収縮期血圧 130 mmHg 未満を目指した降圧が望ましい．

1 高血圧と心疾患

　心臓は高血圧の重要な標的臓器の 1 つである[1]．収縮期および拡張期の圧負荷増大は心肥大・心筋間質の線維化などの心筋リモデリングや冠動脈内皮障害をきたす．一方，高血圧は脂質異常症，糖尿病，喫煙などとともに冠動脈硬化の危険因子である．心筋リモデリングや冠動脈硬化，血管硬化が進展すると，冠動脈疾患，心不全，不整脈，突然死に至る（図 1）．したがって，心血管死亡および心血管事故発症を減少させるためには十分な降圧に加えて，心機能やその他の合併心疾患に応じて最適な降圧薬を選択することが重要である（表 1，2）．β 遮断薬は，積極的適応のない（合併症のない）高血圧に対する第一選択薬としては推奨されないが，頻脈や心不全，狭心症，心不全，大動脈疾患など積極的適応がある心血管疾患に対しては，心血管事故を抑制し生命予後を改善する豊富なエビデンスを有する主要降圧薬として積極的に使用する（表 2）．

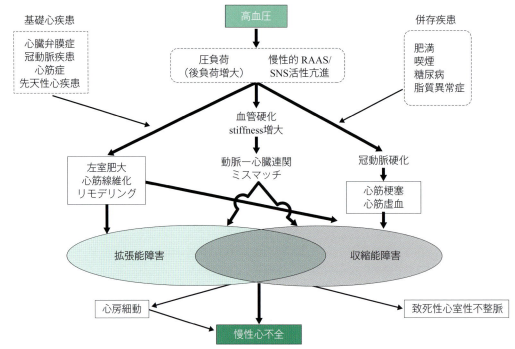

図1 ▶ 高血圧と心疾患

2 心肥大

心肥大は収縮期・拡張期の圧負荷の結果生じ，高血圧患者の予後を規定する独立した危険因子である[1]．心肥大を有する高血圧では，死亡率，冠動脈疾患による心事故や心不全の発症率が高い．診察室血圧のコントロールが良好でも，早朝血圧や夜間血圧が高い仮面高血圧や血圧変動性の増大が心肥大に関与していることがあるので注意する．持続的な降圧により心肥大は退縮し，心事故や突然死が減少する．SPRINT 追加解析では，AOBP による収縮期血圧 120 mmHg 未満への降圧が，心肥大の発症を抑制し，退縮させた[2]．CASE-J サブ解析では収縮期血圧 130 mmHg 未満への降圧が心肥大合併高血圧の脳心血管事故発症を非心肥大例と同等まで低下させた[3]．主要降圧薬はいずれも心肥大退縮効果が期待できるが，メタ解析によれば，RA 系阻害薬と Ca 拮抗薬の効果が最も強い（表1，2）[4]．

3 冠動脈疾患

100万人規模の前向き疫学研究メタ解析 Prospective Studies Collaboration によれば，若年者から80歳代の高齢者まで年齢を問わず，115/75 mmHg 以上において収縮期および拡張期血圧値の上昇により冠動脈疾患死亡が指数関数的に増加する．一方，BPLTTC の前向き大規模 RCT のメタ解析では，降圧薬の種類によらず，血圧の降下度が大きいほど，冠動脈疾患，脳卒中，心血管疾患の発症リスク，心血管死亡リスクが低下した．特に長時間作用型 Ca 拮抗薬と RA 系阻害薬は冠動脈疾患の発症や心事故を抑制する[5,6]．さらに，冠動脈疾患の一次予防・二次予防には，高血圧治療と同時に，抗血小板療法，スタチンによる高 LDL コレステロール低下療法，耐糖能異常・糖尿病の管理，運動，禁煙が重要である[1,7]．

冠動脈疾患を対象とした ACTION，CAMELOT，NORMALIZE などのプラセボ比較 RCT では，収縮期血圧 130 mmHg 台より 120 mmHg 台への降圧により，冠動脈プラーク退縮や，冠動脈疾患発症減少が示された．Bangalore らの冠動脈疾患を対象としたメタ解析では，収縮期血圧 130 mmHg 未満への降圧は，135〜139 mmHg への降圧と比較して，総死亡や心血管死は増加させず，心不全と脳卒中を 30％ および 20％ 抑制し，有意ではないが

表1 心疾患を合併する高血圧の治療

心肥大	・心肥大退縮のために持続的かつ十分な降圧が必要 ・第一選択薬はRA系阻害薬，長時間作用型Ca拮抗薬
冠動脈疾患	・降圧目標は130/80 mmHg未満とする ・器質的冠動脈狭窄による狭心症の第一選択薬*1：β遮断薬と長時間作用型Ca拮抗薬 ・冠攣縮性狭心症の第一選択薬；Ca拮抗薬*2 ※ JSH2019 CQ7 参照
心筋梗塞後	・標準的薬物治療：ACE阻害薬（忍容性がない場合ARB），β遮断薬の併用療法 ・重症収縮機能症例：MR拮抗薬*3を追加 ・うっ血改善：利尿薬を追加 ・標準的薬物治療を最大忍容量まで漸増しても降圧が不十分な場合：長時間作用型Ca拮抗薬を追加 ※ JSH2019 CQ8 参照
心不全 / 左室駆出率の低下した心不全（HFrEF）	・血圧が正常か低い症例が多いが，降圧に加え，QOLや予後の改善，心不全入院抑制のため降圧薬を用いる ・病態や併存疾患に応じた個別治療が重要となるため，一概に降圧目標値を定めることはできない ・標準的薬物治療：ACE阻害薬（忍容性がない場合ARB）*4，β遮断薬*4，利尿薬，MR拮抗薬*5の併用療法 ・利尿薬の適切な使用下に，標準的薬物治療を最大忍容量まで漸増しても降圧が不十分な場合：長時間作用型Ca拮抗薬を追加 ※ JSH2019 CQ8 参照
心不全 / 左室駆出率の保たれた心不全（HFpEF）	・収縮期血圧130 mmHg未満をめざす ・個々の病態に合わせた利尿薬を中心とした降圧薬治療 ※ JSH2019 CQ9 参照
心房細動	・新規発症予防：収縮期血圧130 mmHg未満の降圧が有効 ・心肥大や心不全例での心房細動新規発症予防：RA系阻害薬を中心とした降圧薬治療 ・心房細動例：適切な抗凝固療法，心拍数コントロールとともに，収縮期血圧130 mmHg未満をめざす

*1 循環器専門医と連携をとり，冠動脈狭窄や心筋虚血の評価を行い，適応例では冠血行再建術
*2 高血圧の有無にかかわらず冠攣縮予防のために用いる
*3 高K血症に注意する
*4 少量から開始し慎重にゆっくりと増量する
*5 主に重症左室駆出率低下症例に用い，高K血症に注意する
〔JSH2019より〕

表2 主要降圧薬の積極的適応

	Ca拮抗薬	ACE阻害薬/ARB	利尿薬	β遮断薬
左室肥大	○	○		
左室駆出率の低下した心不全		○[1]	○	○[1]
左室駆出率の保たれた心不全	○	○	○[2]	○
狭心症	○	○		○[3]
心筋梗塞後		○[1]		○[1]
頻脈 心房細動心拍コントロール	○ （非ジヒドロピリジン系）			○

[1] 少量から開始し，慎重にゆっくりと増量する
[2] 利尿薬を中心とした降圧療法
[3] 冠攣縮性狭心症には注意
〔JSH2019より一部改変〕

心筋梗塞と狭心症をそれぞれ10%減少させた[8]. さらに140/90 mmHg未満の高血圧非合併冠動脈疾患への降圧薬の効果を検討したThompsonらのメタ解析では, 収縮期血圧130 mmHg未満への降圧により脳卒中が23%, 心筋梗塞が20%, 心不全が29%, 心血管死が17%, 総死亡が13%減少した[9]. さらに, Okamotoらのメタ解析により, 冠動脈疾患における拡張期血圧80 mmHg未満への降圧は, 冠動脈再建を11%抑制し, 有意ではないが総死亡, 心血管死亡, 心筋梗塞, 狭心症, 脳卒中を約10%減少することが示された(p.172 column 7参照)[10]. さらに, 抗血小板薬治療中の冠動脈疾患では収縮期血圧130 mmHg以上で頭蓋内出血リスクが増加し, 抗血小板薬2剤併用療法でさらにリスクが増大する[11]. これらをふまえて, JSH2019では130/80 mmHg以上で降圧薬治療を開始し, 降圧目標は130/80 mmHg未満とされた[1].

冠動脈疾患において, 冠灌流量を規定する拡張期血圧が70 mmHgより低下すると心筋虚血を引き起こし, 心事故が増加する可能性(J型カーブ現象)への危惧がある(p.172 column 7参照). しかしながら, 冠動脈バイパス(coronary aortic bypass graft：CABG)または経皮的冠動脈形成術(percutaneous coronary intervention：PCI)による冠血行再建術により拡張期血圧低値の心事故増加は抑制され[12,13], 冠血行再建術後では, 75歳以上の高齢者も含めて, 高度な動脈硬化, 慢性腎臓病(CKD), 心機能低下が心血管死亡の独立した危険因子であり, 拡張期血圧70 mmHg未満は有意な因子ではなかった[14,15]. したがって, 拡張期血圧低値は心事故の直接の原因というよりも, 心事故高リスクのサロゲートマーカーと考えられる. 拡張期血圧70 mmHg未満の場合, 心筋虚血, 高度動脈硬化, 心不全, CKDや消耗性全身疾患などのスクリーニングや管理とともに, 脳虚血症状, 腎機能障害, 狭心症, 心電図異常が出現しないことを確認しながら, 収縮期血圧130 mmHg未満を目指す[1].

ⓐ 安定冠動脈疾患
(1) 狭心症

狭心症の原因には冠動脈の高度狭窄と冠攣縮がある. 本邦では冠攣縮が関与する狭心症の頻度が高く, 両者がともに関与している場合も少なくない. 器質的冠動脈狭窄による労作性狭心症には, β遮断薬と長時間作用型Ca拮抗薬が第一選択薬となる(表1, 2)[1,5,6]. 冠攣縮による安静型狭心症では, 高血圧の有無にかかわらず長時間作用型Ca拮抗薬を用いる. 安静時兼労作性狭心症など機序が不明な場合には, β遮断薬の単独投与は冠攣縮を増悪する可能性があるので, Ca拮抗薬あるいはCa拮抗薬と$β_1$選択性遮断薬の併用を選択する. 降圧が不十分な場合にはCa拮抗薬とRA系阻害薬を併用する.

短時間作用型Ca拮抗薬は, 急激な降圧や反射性頻脈により心筋虚血が誘発される危険性があるため禁忌である. β遮断薬は主に徐脈作用によって抗狭心症作用をきたすので, 内因性交感神経刺激作用のない薬物を選択する.

高齢者や糖尿病・CKD合併例では冠動脈疾患合併頻度が高いうえに, 自覚症状が伴わない無痛性心筋虚血に注意する. このような高リスク症例では, 循環器専門医と連携し, 定期的な運動負荷検査を含めた管理が勧められる. 必要に応じて, 冠動脈CT検査, 冠動脈造影を施行し, 冠血行再建術の適応を検討する.

(2) 陳旧性心筋梗塞

心筋梗塞後には, 必ずしも降圧を目的とせず, 心事故抑制と生命予後改善のためにβ遮断薬やRA系阻害薬を用いる[1,5,6,16]. 左室駆出率低下(40%未満)を伴う心筋梗塞, 発症3年以内の心筋梗塞・急性冠症候群に対しては, 心筋梗塞再発や突然死を予防するエビデンスを有するβ遮断薬(カルベジロール, ビソプロロール)を投与する(表1, 2). ただし, わが国では心筋梗塞の発症への冠攣縮の関与が少なくないことには注意が必要である.

RA系阻害薬は左室駆出率が低下した心筋梗塞における心筋リモデリング(左室拡張, 心肥大, 間質線維化)を抑制し, 心不全や突然死などの心事故を減少し生命予後を改善する. 特にACE阻害薬はAIRE, SAVE, TRACEなどから心筋梗塞後の心血管合併症を減少させ生命予後を改善させることが確立されている. 一方, OPTIMALLやVAL-IANTからARBの心筋梗塞後の心血管事故予防作用はACE阻害薬より優れていることは証明されなかった. これらをふまえて国内外の心筋梗塞二

次予防に関するガイドラインでは，RA系阻害薬としてはCE阻害薬が推奨され，ARBはACE阻害薬に対する忍容性がない場合に限られている[5,6]．RA系阻害薬やβ遮断薬は血行動態が安定していれば，できるだけ早期からの投与が望ましいが，低心機能症例では少量から投与しはじめ注意深く徐々に増量する．また，心筋梗塞後の左室駆出率低下例において，RA系阻害薬，β遮断薬，利尿薬にMR拮抗薬を追加投与すると予後がさらに改善される．これらの薬剤の最大忍容量により高血圧コントロールが不十分な場合には長時間作用型Ca拮抗薬を追加する．

b 急性冠症候群（急性心筋梗塞，不安定狭心症）

冠動脈粥腫の破綻や粥腫内出血，内皮びらんに伴う局所性血栓形成によって，冠動脈が完全閉塞をきたし急性心筋虚血とそれに引き続く心機能不全をきたしたものが急性心筋梗塞（ST上昇型，ST非上昇型），不完全閉塞をきたし心筋壊死を伴わない一過性急性虚血をきたしたものが不安定狭心症である．両者の発症病態が同一であることから臨床的には急性冠症候群として対処される．急性冠症候群の治療の基本は，責任冠動脈の速やかな再疎通である．したがって，急性冠症候群が疑われる場合には可能な限り速やかにPCI施行可能な施設に収容する．特にST上昇型心筋梗塞やショックを合併している例はただちに緊急PCIなど冠血行再建術を行うことが望ましい[17,18]．高血圧を伴う場合は高血圧緊急症として，投与量の微調節が容易な硝酸薬・Ca拮抗薬などの持続点滴で，収縮期血圧140 mmHg未満を目標に降圧する（表3）．

急性冠症候群が疑われた場合，ただちに診断の確定と治療を同時に開始する．1回の心電図・血液生化学検査（白血球，H-FABP，トロポニンT [TnT]，トロポニンI [TnI]，CK，CK-MBなどの心筋障害マーカー）で診断がつかない場合には，15〜30分おきに心電図をとり経時的変化を確認する[17,18]．H-FABPは発症後1時間以上，TnT，TnIは3時間以上経過しないと検出されないこともあるので，発症後6時間以内の測定で生化学マーカーが陰性のときも発症6〜12時間後に再度測定する．

急性冠症候群が疑われる患者の初期治療としては，まず酸素投与，禁忌がなければアスピリン162〜325 mgを速やかに噛み砕いて内服させ，ヘパリン静脈内投与（15,000〜30,000単位/日；APTT 1.5〜2.5倍を目標）を開始する[17,18]．心筋虚血症状・所見が持続する場合には硝酸薬の舌下または口腔内噴霧を行い（3回まで）引き続き，経静脈的に硝酸薬を持続投与する（表3）．さらに胸痛が持続する場合は，禁忌がなければ，β遮断薬を静脈内投与し（胸痛が持続していなければ経口投与），安静時の心拍数70/分未満を目標に管理する．冠攣縮性狭心症，あるいは硝酸薬とβ遮断薬が禁忌，または硝酸薬とβ遮断薬を十分量投与しているにもかかわらず虚血が持続したり発作を頻回に繰り返す場合には，非ジヒドロピリジン系のCa拮抗薬を投与する．さらに症状が持続する場合にはニコランジルの静脈内投与を追加する．

4 心不全

心不全は，いったん症状が出現すると，突然死の危険を抱えながら，寛解増悪を繰り返し死にいたる進行性かつ予後不良なあらゆる心疾患の終末像である（図2）[19]．心不全症状や器質的心疾患がなくとも高血圧や糖尿病などの危険因子のみを有するステージAや，器質的心臓異常は認めるが心不全症状のないステージBから，早期治療介入し心不全発症を予防することが重要である．

近年，急速に増加する心不全は，脳卒中と冠動脈疾患と並び，高血圧性臓器障害として重要性が増している．高血圧は心不全の基礎疾患として，冠動脈疾患と並び最も頻度が高い．また，高血圧はすべてのステージにおける増悪因子であり（図1），慢性心不全の急性増悪の誘因ともなる．高血圧の心不全一次予防に関しては，SPRINTやALLHAT心不全二次解析などによりサイアザイド系利尿薬を中心とした降圧療法の有用性が示されている[20,21]．

a 慢性心不全

(1) 左室駆出率の低下した心不全（heart failure with reduced ejection fraction：HFrEF）

HFrEF（左室駆出率40％未満）ではポンプ不全と

表3 高血圧を伴う急性冠症候群・急性心不全に用いられる降圧薬（静注薬）

薬剤	用法	用量
ニトログリセリン	持続静注	0.5～10 μg/kg/分で開始し持続投与．耐性に注意
硝酸イソソルビド	持続静注	1～8 mg/時で開始し，0.5～3.3 mg/kg/分で持続投与．耐性に注意
ニトロプルシド	持続静注	初回投与量：0.5 μg/kg/分 血行動態により 0.5～3 μg/kg/分
ニコランジル	持続静注	不安定狭心症　2～6 mg/時 急性心不全　0.05～0.2 mg/kg/時で開始し持続投与
カルペリチド	持続静注	初回投与量：0.0125～0.05 μg/kg/分で開始 血行動態をみながら 0.2 μg/kg/分まで増量（0.05～0.1 μg/kg/分が頻用される）
ニカルジピン	持続静注	0.5～6 μg/kg/分
ジルチアゼム	持続静注	5～15 μg/kg/分
プロプラノロール	静注	2～10 mg（1 mg/分でゆっくりと） 2～4 mg/4～6 時間ごと追加

心拍出量低下のため血圧が正常か低い症例が多い．HFrEF において，降圧薬は必ずしも降圧が目的ではなく，神経液性因子の過剰活性化を抑制し，QOL 改善，心不全入院抑制や予後改善のために用いられる[1,19]．

HFrEF の標準的薬物治療は，RA 系阻害薬＋β遮断薬＋利尿薬の併用療法である（表1, 2）．ACE 阻害薬は，CONCNSUS，SOLVD，AIRE，TRACE，CHARM-Alternative などにより，心不全症状の有無や左室駆出率低下の程度にかかわらず，HFrEF の長期予後改善，心不全入院減少が示された．したがって ACE 阻害薬はステージ A から投与する．ELITE-II，OPTIMAAL，VALIANT から ARB の HFrEF の心血管事故予防作用は ACE 阻害薬より優れていることは証明されなかった．これらをふまえて国内外の慢性心不全治療ガイドラインでは HFrEF には ACE 阻害薬が推奨され，ARB は ACE 阻害薬に対する忍容性がない場合に限られている[19,22]（p.173 column 8 参照）．

β遮断薬（カルベジロール，ビソプロロール）は，心不全症状の有無にかかわらず HFrEF（ステージ B 以上）の予後を改善し入院頻度を減少させる．臓器うっ血の治療や予防のためには利尿薬を用いる．MR 拮抗薬は標準的治療を受けている重症 HFrEF の予後をさらに改善する．RA 系阻害薬やβ遮断薬の導入にあたっては，心不全の悪化・低血圧・徐脈（β遮断薬）・腎機能低下などに注意しながら，降圧治療の常用量の 1/4～1/2 といった少量から緩徐に注意深く漸増する．

HFrEF では，左室収縮機能は後負荷に強く影響されるので，血圧上昇は左室駆出率低下・左室リモデリングを助長し，急性増悪の誘因ともなる．病因，病態や併存疾患に応じた個別治療が重要となる HFrEF では，一概に降圧目標値を定めることはできない．国内外の心不全治療ガイドラインでは，エビデンスは十分ではないが，収縮期血圧 110～130 mmHg を管理の目安としている[19,23]．実際には，心保護，QOL および予後の改善のために，忍容性があれば，これより低い血圧レベルでの標準的薬物治療が必要となることも多い．一方，利尿薬の適切な使用下に標準的治療を最大忍容量まで行っても十分な降圧効果が得られない場合には，心不全の予後を悪化させないアムロジピンを追加する．

(2) 左室駆出率の保たれた心不全（heart failure with preserved ejection fraction：HFpEF）

心不全による入院の約半数は HFpEF（左室駆出率 50% 以上）であり，高齢者，特に女性に多い．左室拡張機能障害と血管硬化が主な病態である（図1）[1]．高血圧は 60～90% にみられる最も多い合併症である．HFpEF はまた，糖尿病，CKD，脂質異常症，肥満の合併頻度も高く，潜在的冠動脈疾患による拡張機能障害にも注意する．

高血圧では，心肥大・心筋線維化によって早期

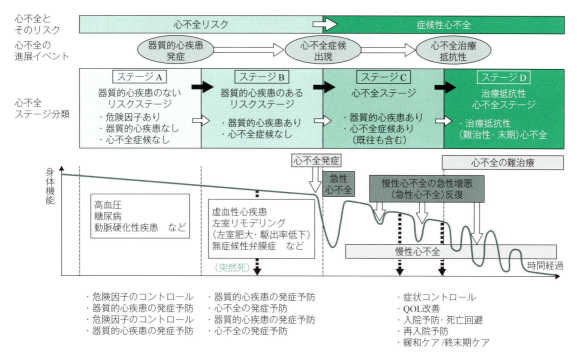

図2 ▶ 心不全のステージ分類
[厚生労働省．脳卒中，心臓病その他の循環器病に係る診療提供体制の在り方に関する検討会．脳卒中，心臓病その他の循環器病に係る診療提供体制の在り方について（平成29年7月）より改変]

から左室拡張機能障害が認められる．降圧薬療法により，血管リモデリング・血管硬化の抑制に加え，心肥大・心筋線維化の軽減を介する拡張機能障害の進展抑制・改善が期待できる．JSH2019では，Kawanoらのメタ解析に基づき，予後改善のエビデンスは十分ではないが，心不全入院を減少させることから，HFpEFにおける降圧目標を収縮期血圧130 mmHg未満とした[24]（p.174 column 9参照）．

大規模前向き登録研究 Swedish Heart Failure Registry ではRA系阻害薬の服用例において総死亡が低かったが，HFpEFの生命予後を改善するRCTによるエビデンスはない．カンデサルタンを用いたCHARM-Preserveおよびスピロノラクトンを用いたTOPCATで心不全入院リスク抑制が，J-DHFサブ解析でカルベジロール通常量以上投与群において心血管死および心血管疾患による入院減少がみられた．一方，利尿薬によるHFpEFの発症および再発の予防効果が，ALLHAT心不全二次解析とCochraneメタ解析で示された[21,25]．したがって，HFpEFでは，利尿薬を中心に個々の病態に応じた降圧薬療法が望ましいと示唆される（表1，2）．

（3）心不全再発予防

HFrEF・HFpEFともに，治療により寛解し安定した場合でも，容易に急性増悪をきたし非代償性心不全を繰り返す（図2）[19]．感染，心房細動などの頻脈，心筋虚血，貧血，食塩・水分の過剰摂取，過労や過重な肉体労作に加え，服薬の中断などが心不全再発の重要な危険因子である．過量の利尿薬や脱水による腎機能低下にも留意する．家庭血圧測定による血圧・心拍数に加えて，定期的体重測定は，急性増悪の早期予知に有用である．β遮断薬やRA系阻害薬，利尿薬の増量・減量・中止などの調整は循環器専門医へのコンサルテーションのもと行うことが望ましい．

ⓑ 急性心不全および肺水腫

急性心不全の初期対応の目的は，患者の救命と生命徴候の安定化・血行動態の改善と酸素化の維持・呼吸困難などのうっ血症状や徴候の改善・急性心不全の診断と急性冠症候群や肺塞栓血栓症の除外・心臓のみならず他臓器障害の進展予防・早期介入と改善によるICU/CCU滞在期間の短縮で

ある[19].そのためには,急性心不全の診断を的確に行うと同時に,循環動態と呼吸状態の安定化を速やかに計る必要がある.患者搬入後は,最初の10分でトリアージとして血行動態を評価し,不安定な心原性ショックや低灌流性心不全の場合はデバイスを含めた循環サポートを速やかに行う.次の60分以内に臓器うっ血や末梢低灌流の評価を行い,呼吸不全がある場合は呼吸管理を速やかに開始し,並行してできるだけ早期に患者背景情報収集・基礎心疾患診断と病態把握を行う.また,急性冠症候群を併発している場合は緊急の冠動脈造影および冠動脈インターベンション治療を検討する.そして次の60分以内に心不全の病態や治療効果の再評価を行い治療の修正を図る[19].

急性心不全の病態と治療方針を図3[19]に示す.病態は急性心原性肺水腫・全身的な体液貯留・低心拍出による低灌流の3つに集約できる.ただし,クリニカルシナリオ分類にあるように,急性冠症候群と右心不全は治療方針が異なるので判断を早期に行うことが重要である.また,初期対応とともに病態に合わせた治療を行う必要がある.この際,臨床的うっ血を重症度含めて評価し,その改善経過を十分把握することが重要である[19].

1. 血圧上昇を伴う急性心不全

急性心不全で血圧上昇を認める場合には,高血圧が十分な治療がなされておらず左室拡張機能不全から発症した高血圧性急性心不全と,クリニカルシナリオ1に相当する急性心不全の結果として血圧が上昇している場合がある.急性心不全の病態では末梢血管抵抗が過剰に増加しており,心拍出量が比較的維持されている場合は血圧が上昇し,左室に後負荷不適合を引き起こし,さらなる心不全の増悪因子となる.急性心不全の結果として血圧が上昇している場合には,心不全の治療により体血圧は自ずと低下することが多いが,クリニカルシナリオ1のなかでも約半数が左室駆出率低下例であり治療経過中に低心拍出に陥るリスクがあるため,血圧の変化を注意深く観察しながら心不全の治療を行い,それでも著明な高血圧が持続する場合には硝酸薬やニトロプルシド,カルペリチド,ニカルジピンなどCa拮抗薬の持続静注により降圧を図る[19](表3).急性肺水腫が改善した後に,レニン・アンジオテンシン系阻害薬と利尿薬の併用を中心とする経口降圧薬に変更し,降圧不十分の場合は長時間作用型Ca拮抗薬を追加する.心房細動を含む頻拍を伴う場合は,ジギタリスや非ジヒドロピリジン系Ca拮抗薬の静脈内投与による徐拍化を試みる.左室拡張機能不全を基礎病態とする心不全では,前負荷軽減とともに心拍数の適正化が著効することがある.なお,高血圧緊急症に対するニフェジピンの舌下投与は有用ではなく推奨されない.

2. 血圧低下を伴う急性心不全

血圧が低い場合は心原性ショックか否かを早急に診断し,原因疾患の同定と治療を並行して行う必要がある[19].体液貯留が認められない患者では補液を試み,ドブタミンやドパミン・ノルアドレナリンの併用に加え,補助循環装置による血行動態の速やかな改善を図る.

5 心房細動・不整脈

a 心房細動

心房細動と高血圧はしばしば併存し,両者ともその頻度は年齢とともに増加する.心房細動は全身性血栓塞栓症に関連し,とりわけ心原性脳塞栓症のリスクを著明に増加させる.また,心房細動は心機能の低下にも関与し,その後の心不全への進展,心血管事故発症率・死亡率の増大にもつながる.

高血圧は心房細動発症の主要なリスク因子であり,Framingham Studyでは心房細動発症に対する高血圧合併のオッズ比は男性1.5,女性1.4であった.ARIC Studyのデータでは,心房細動発症リスクの約1/5が高血圧に起因していた.高血圧が心房細動発症に関与するメカニズムとしては,左室肥大・拡張障害を含む左室リモデリングや交感神経,RA系の活性化が心房の拡大,線維化や機能低下,心房内・心房間での伝導速度遅延といった心房の構造的・機械的・電気的リモデリングを促進するためと考えられている.高血圧はまた冠動脈疾患の発症にかかわり,それが心房細動発症のリスク増加につながる.

健常人や一般住民を対象にした縦断的観察研究では,正常高値～高値血圧でも心房細動発症リスクが増加することが示されている.一方,高血圧

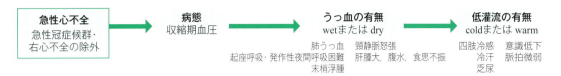

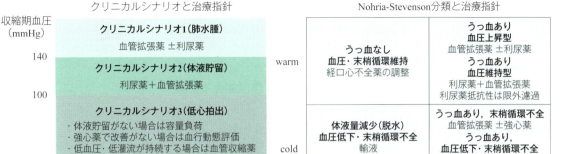

図3 急性心不全の初期対応から急性期病態に応じた治療の基本方針

[日本循環器学会/日本心不全学会合同ガイドライン．急性・慢性心不全診療ガイドライン（2017年改訂版）．http://www.j-circ.or.jp/guideline/pdf/JCS2017_tsutsui_h.pdf（2019年3月閲覧）より]

患者に対する降圧レベルとしては，収縮期血圧130 mmHg未満への降圧がそれより緩いレベルでの血圧コントロールに比べ，左室肥大の退縮や心房細動の発症抑制に優れることが報告されている．したがって，収縮期血圧130 mmHg未満の厳格な降圧が心房細動新規発症の抑制に有効であると考えられる[1]．また，日本の都市部一般住民を対象にした吹田研究では，年齢や血圧以外に肥満，過度の飲酒，喫煙も心房細動発症の危険因子となっており，このような生活習慣を是正することも降圧と相まって心房細動新規発症の抑制に寄与すると思われる．

心房細動の合併は血圧のいかんにかかわらず心血管イベント発症の高リスクとなることがわが国の疫学調査の結果などから明らかとなっているが，高血圧は心房細動患者における脳卒中，動脈塞栓症や全死亡のリスクをさらに血圧依存性に増加させる．したがって，慢性心房細動患者においても血圧管理は重要であり，心房細動例を対象にした大規模臨床試験の成績から，脳卒中などの心血管イベント発症抑制には収縮期血圧130 mmHg未満を目指した降圧が望ましいと考えられる[1]．さらに，心房細動患者では心原性脳塞栓などの動脈塞栓症予防のために，$CHADS_2$スコアやCHA_2DS_2-VAS_Cスコアに基づいた適切な抗凝固療法が必要となるが，抗凝固薬の投与に伴う出血性合併症を抑制する意味でも厳格な血圧管理が不可欠である（p.95「V-C．3．抗血小板薬・抗凝固薬併用中の血圧管理」を参照）．

心房細動の発症予防に関与するする降圧薬としては，これまでアップストリーム治療としてのRA系阻害薬の有効性が期待されてきた．ただし，これには一次予防（新規発症予防）と二次予防（発作頻度の低減や再発・慢性化防止）を区別して考える必要がある．一次予防に関しては，高血圧例におけるRA系阻害薬の心房細動発症抑制効果が国内外の縦断的観察研究にて示されているが，ランダム化比較試験の後付け解析での成績やそれらのメタ解析では報告により結果は異なっている．したがって，高血圧患者全般に対するRA系阻害薬の心房細動新規発症抑制効果は明確とはいえないが，LIFEの後付け研究および23試験87,048例を対象としたメタ解析などから，少なくとも左室肥大や心不全を合併する患者に対するRA系阻害薬使用の有用性は高いと考えられる．また，左室駆出率の低下を伴う心不全患者では標準治療薬としてβ遮断薬が使用されるが，その使用は心房細動の新規発症抑制にも有効である．

心房細動の二次予防に関しては，特にアミオダロンなどの抗不整脈薬の投与下で ACE 阻害薬や ARB の併用が効果的であることを示す成績が複数あるが，高血圧例におけるランダム化比較試験での RA 系阻害薬使用の有効性は報告ごとに結果が異なる．高血圧患者を対象または主体に持続性心房細動除細動後の心房細動再発や発作性心房細動の発作頻度を一次エンドポイントとして評価した国内外の主要なランダム化前向き試験，GISSI-AF，ANTIPAF，および J-RHYTHM II では，いずれも RA 系阻害薬追加投与の効果やほかの降圧薬に対する優位性は証明されなかった．これらの成績から考えると，発作性心房細動患者の発作頻度抑制や慢性化防止，除細動後の再発防止といった二次予防に RA 系阻害薬は有用であるとはいいがたく，あるとしてもその効果は限定的である可能性が高い．

慢性心房細動患者では，適切な血圧管理とともに心拍数のコントロールが心不全発症予防のために重要である．頻脈性心房細動に対する心拍数コントロールとしてはβ遮断薬や非ジヒドロピリジン系 Ca 拮抗薬（ベラパミル，ジルチアゼム）が用いられ，心機能によってはジギタリス製剤の使用も考慮される．

ⓑ 心室不整脈

基礎疾患がない正常心機能症例における心室期外収縮・単形性非持続性心室頻拍は，一般に予後はよいと考えられているため，動悸などの自覚症状が強くなければ抗不整脈薬は投与せず経過観察とする．心肥大を伴う高血圧，特に心機能低下を伴った高血圧心は心室不整脈の原因となるので，十分な降圧により心肥大の進展予防・退縮，心機能の保持に努める．心機能低下や器質的心疾患（冠動脈疾患，心筋症，弁膜症など）が合併していれば，心不全や基礎疾患の治療が重要となる．また，低 K 血症，低 Mg 血症は多形性心室頻拍を含む心室不整脈発生の原因となるので，利尿薬使用時には電解質の異常に注意を払う．

運動などで誘発されるカテコールアミン依存性の心室期外収縮（とくに左脚ブロック・右軸偏位型）や心機能が保持された冠動脈疾患合併例での心室不整脈にはβ遮断薬が有効である[26]．心機能低下例では Ic 群抗不整脈薬の投与が催不整脈作用，陰性変力作用により心事故の原因となり，予後がかえって悪化するおそれがある．そのような症例，特に持続性心室頻拍や失神既往例には，β遮断薬に加えてアミオダロン，ソタロールなどの III 群抗不整脈薬あるいは植込み型除細動器が適応となるため不整脈専門医に紹介する[19]．

ⓒ 徐脈性不整脈

高度洞徐脈や完全房室ブロックなどではしばしば代償性に血圧上昇がみられる．一方，降圧薬治療中の患者では，β遮断薬，非ジヒドロピリジン系 Ca 拮抗薬の使用が高度徐脈，完全房室ブロックを引き起こすことがある．また，ACE 阻害薬，ARB，アルドステロン拮抗薬により高 K 血症が生じると徐脈性不整脈の原因となる．とくに高齢者や腎機能障害例ではこれらのリスクが高まるので注意が必要である．

▶▶ 引用文献

1) 日本高血圧学会治療ガイドライン作成委員会（編）：高血圧治療ガイドライン 2019（JSH2019）．ライフサイエンス出版，2019．
2) Soliman EZ, et al.：SPRINT Research Study Group.：Effect of intensive blood pressure lowering on left ventricular hypertrophy in patients with hypertension：SPRINT（Systolic Blood Pressure Intervention Trial）．Circulation 2017；136：440-450．
3) Ogihara T, et al.：Relationship between the achieved blood pressure and the incidence of cardiovascular events in Japanese hypertensive patients with complications：a sub-analysis of the CASE-J trial. Hypertens Res 2009；32：248-254．
4) Klingbeil AU, et al.：A meta-analysis of the effects of treatment on left ventricular mass in essential hypertension. Am J Med 2003；115：41-46．
5) Montalescot G, et al.：2013 ESC guidelines on the management of stable coronary artery disease：the task force on the management of stable coronary artery disease of the European Society of Cardiology. Eur Heart J 2013；34：2949-3003．
6) Fihn SD, et al.：2012 ACCF/AHA/ACP/AATS/PCNA/SCAI/STS guideline for the diagnosis and management of patients with stable ischemic heart disease. Circulation 2012；126：e354-e471．
7) Piepoli MF, et al.：2016 European guidelines on cardiovascular disease prevention in clinical practice：The sixth joint task force of the European Society of Cardiology and Other Societies on cardiovascular disease prevention in clinical practice（constituted by representatives of 10 societies and by invited experts）developed with the special contribution of the European Association for Cardiovascular Prevention & Rehabilitation（EACPR）．Eur Heart J 2016；37：2315-2381．

8) Bangalore S, et al.：Blood pressure targets in patients with coronary artery disease：observations from traditional and Bayesian random effects meta-analysis of randomised trials. Heart 2013；99：601-613.

9) Thompson AM, et al.：Antihypertensive treatment and secondary prevention of cardiovascular disease events among persons without hypertension. A meta-analysis. JAMA 2011；305：913-922.

10) Okamoto R, et al.：Effects of lowering diastolic blood pressure on to＜80 mmHg cardiovascular mortality and events in patients with coronary artery disease：a systematic review and meta-analysis. Hypertens Res 2019；42：650-659.

11) Kai H, et al.：Impact of systolic blood pressure on hemorrhagic stroke in patients with coronary artery disease during antiplatelet therapy：The Japanese Coronary Artery Disease（JCAD）Study. Int J Cardiol 2016；224：112-113.

12) Messerli FH, et al.：Dogma disputed：can aggressively lowering blood pressure in hypertensive patients with coronary artery disease be dangerous? Ann Intern Med 2006；144：884-893.

13) Denardo SJ, et al.：Coronary revascularization strategy and outcomes according to blood pressure（from the International Verapamil SR-Trandolapril Study［INVEST］）. Am J Cardiol 2010；106：498-503.

14) Kai H, et al.：Low DBP may not be an independent risk for cardiovascular death in revascularized coronary artery disease patients. J Hypertens 2011；29：1889-1896.

15) Kai H, et al.：Impact of low diastolic blood pressure on risk of cardiovascular death in elderly patients with coronary artery disease after revascularization-The CREDO-Kyoto Registry Cohort-1. Circ J 2016；80：1232-1341.

16) JCS Joint Working Group：Guidelines for secondary prevention of myocardial infarction（JCS 2011）. Circ J 2013；77：231-248.：http://www.j-circ.or.jp/guideline/pdf/JCS2011_ogawa_h_d.pdf.

17) 木村　剛，他：非ST上昇型急性冠症候群の診療に関するガイドライン（2012年改訂版）http://www.j-circ.or.jp/guideline/pdf/JCS2012_kimura_h.pdf

18) 山口　徹，他：急性冠症候群の診療に関するガイドライン（2007年改訂版）：http://www.j-circ.or.jp/guideline/pdf/JCS2007_yamaguchi_h.pdf

19) 日本循環器学会/日本心不全学会合同ガイドライン：急性・慢性心不全診療ガイドライン（2017年改訂版），2018. http://www.asas.or.jp/jhfs/pdf/topics20180323.pdf.

20) The SPRINT Research Group：A randomized trial of intensive versus standard blood-pressure control. N Engl J Med 2015；373：2103-2116.

21) Davis BR, et al.；ALLHAT Collaborative Research Group：Heart failure with preserved and reduced left ventricular ejection fraction in the antihypertensive and lipid-lowering treatment to prevent heart attack trial. Circulation 2008；118：2259-2267.

22) Yancy CW, et al.：2013 ACCF/AHA guideline for the management of heart failure：a report of the American College of Cardiology Foundation/American Heart Association task force on practice guidelines. J Am Coll Cardiol 2013；62：e147-e239.

23) Yancy CW, et al.：2017 ACC/AHA/HFSA focused update of the 2013 ACCF/AHA guideline for the management of heart failure：a report of the American College of Cardiology/American Heart Association task force on clinical practice guidelines and the Heart Failure Society of America. J Am Coll Cardiol 2017；70：776-803.

24) Kawano H, et al.：Effects of blood pressure lowering in patients with heart failure with preserved ejection fraction：a systematic review and meta-analysis. Hypertens Res 2019；42：504-513.

25) Faris RF, et al.：Diuretics for heart failure. Cochrane Database Syst Rev 2012；2：CD003838.

26) 児玉逸雄，他：循環器病の診断と治療に関するガイドライン．不整脈薬物治療に関するガイドライン（2009年改訂版），2009.

VI 高血圧合併症の特徴と治療

C 腎疾患

Abstract

- 全高血圧患者でCKDのスクリーニング（尿蛋白測定，eGFR算出）が必要である．
- 糖尿病または早期糖尿病性腎症患者ではアルブミン尿の測定が望ましい．
- 高血圧患者が蛋白尿を有するとリスクレベルは最重症（リスク第三層）となり生活習慣修正と同時に降圧療法の開始が必要である．
- 糖尿病非合併CKDで蛋白尿ありの場合は，降圧目標は130/80 mmHg未満とする．RA系阻害薬を第一選択薬として推奨する．
- 糖尿病性に合併する腎障害の病態が多様化しており，糖尿病性腎臓病（DKD）を包括的に把握される．
- 糖尿病性腎症，DKDでは降圧目標は130/80 mmHg未満とする．RA系阻害薬を第一選択薬として推奨する．
- 急性腎障害（AKI）の予後は必ずしも良好ではない．多臓器不全に合併すると生命予後が不良となり，CKDへも容易に移行する．
- 高血圧患者におけるAKIには，高血圧に伴うものと，治療に関連するものとがある．
- 前者では加速型-悪性高血圧が代表的であり，後者ではCKD，心不全患者などにおけるRA系阻害薬，利尿薬，NSAIDs投与によるAKIや，抗VEGF抗体医薬などによる薬剤性腎障害がある．
- 加速型-悪性高血圧は腎機能障害が急速に進行し，適切に治療しないと予後不良となる．
- 腎動脈硬化，心不全などではRA系が亢進しており，不用意にRA系阻害薬を投与するとAKI，急性腎不全を合併することがあり，注意が必要である．
- 透析患者は体液量の調整機構が破綻しているために，非透析患者に比べて血圧コントロールが困難であることが多い．治療の基本は，過剰な食塩摂取の修正と適切なドライウェイト（適正体重）の管理である．
- 血液透析患者における管理目標として明確な指標は定まっていないが，透析開始時収縮期血圧と心血管イベントの発生，全死亡にはUカーブ減少がみられ，そのリスク最小の血圧値は非透析患者に比して高い．また血液透析中の血圧低下もハードアウトカムに強く関与するため，管理目標の1つとしてこれを回避することが重要である．
- 移植患者についても該当するCKDステージに合わせて管理が必要であり，内科医，専門医の積極的な介入が求められる．

1 慢性腎臓病

腎障害の成因，臨床的意義が変化している．近年になり，軽度腎機能低下やアルブミン尿などの検尿異常を呈すると，腎不全への進行のみならず，心筋梗塞，脳卒中などの脳心血管病（CVD）を高率に発症することが判明した[1,2]．腎障害を早期に発見し対処するために慢性腎臓病（CKD）の概念が提唱された[3]．高血圧，糖尿病，メタボリックシンドロームなどの生活習慣病，加齢がCKDの病因に関与している．高血圧患者が蛋白尿を有するとリスクレベルは最重症（リスク第三層）となり，生活習慣修正と同時に降圧療法を開始することが求められる．したがって，全高血圧患者でCKDのスクリーニング（蛋白尿測定，eGFR算出）が必要であり，糖尿病または早期糖尿病性腎症患者ではアルブミン尿の測定が望ましい．

a CKDの定義および重症度分類

CKDの定義と重症度分類を図1に示す．CKDの重症度は，GFRとアルブミン尿・蛋白尿で分類される[3]．

小児に関しては，この重症度分類は用いず，GFRのみによるステージ分類を用いる．小児

原疾患	蛋白尿区分		A1	A2	A3
糖尿病	尿アルブミン定量 (mg/日) 尿アルブミン/Cr 比 (mg/gCr)		正常 30 未満	微量アルブミン尿 30〜299	顕性アルブミン尿 300 以上
高血圧 腎炎 多発性嚢胞腎 腎移植 不明 その他	尿蛋白定量 (g/日) 尿蛋白/Cr 比 (g/gCr)		正常 0.15 未満	軽度蛋白尿 0.15〜0.49	高度蛋白尿 0.50 以上
GFR 区分 (mL/分/1.73 m²)	G1	正常または高値	>90		
	G2	正常または軽度低下	60〜89		
	G3a	軽度〜中等度低下	45〜59		
	G3b	中等度〜高度低下	30〜44		
	G4	高度低下	15〜29		
	G5	末期腎不全 (ESKD)	<15		

重症度のステージは GFR 区分と蛋白尿区分を合わせて評価する.
重症度は原疾患・GFR 区分・蛋白尿区分を合わせたステージにより評価する.CKD の重症度は死亡,末期腎不全,心血管死亡発症のリスクを　　　のステージを基準に,　　,　　,　　の順にステージが上昇するほどリスクは上昇する.[KDIGO CKD guideline 2012 を日本人用に改変]

図1 ▶ CKD の定義と重症度分類
[日本腎臓学会:エビデンスに基づく CKD 診療ガイドライン 2018.東京医学社,2018.]

CKD では,重症度と尿蛋白量との関係は十分に検討されていない.

CKD はその成因を問わないことを前提としていたが,糖尿病は他疾患と重症度において異なることから,糖尿病とその他の疾患とを区分することになった.原因(C),GFR(G),アルブミン尿(A)に基づくことから,CGA 分類とも呼称する.

腎機能区分を GFR によって定めるが,GFR 45 mL/分/1.73 m² 未満で CVD,腎不全リスクが異なることが判明し,G3 を GFR 45〜59 mL/分/1.73 m² の G3a と 30〜44 mL/分/1.73 m² の G3b に区分することとなった.

b 腎機能の評価

GFR 測定のゴールドスタンダードはイヌリンクリアランスの測定である.しかしながら,煩雑であるため,各種の推算式が設定されている.

1. 推算 GFR(eGFR)

・血清クレアチニン(Cr)値に基づき推算糸球体濾過量(eGFRcreat)が推算できる.

eGFRcreat(mL/分/1.73 m²)
 $= 194 \times Cr^{-1.094} \times 年齢(歳)^{-0.287}$(女性は $\times 0.739$)

Cr:血清 Cr 濃度(mg/dL),酵素法で測定された Cr 値を用いる.

18 歳以上に適用する.小児の腎機能評価には小児の評価法を用いる.

血清 Cr 値は筋肉量の影響を受けるため,筋肉量の減少した高齢者では注意が必要である.

・筋肉量の影響を受けない血清シスタチン C(Cys-C)値に基づく GFR 推算式も作成されている.

男性:eGFRcys(mL/分/1.73 m²)
 $= (104 \times Cys\text{-}C^{-1.019} \times 0.996^{年齢}) - 8$

女性:eGFRcys(mL/分/1.73 m²)
 $= (104 \times Cys\text{-}C^{-1.019} \times 0.996^{年齢} \times 0.929) - 8$

Cys-C:血清シスタチン C 濃度(mg/L)

血清 Cys-C 値は妊娠,HIV 感染,甲状腺機能障害などで影響されるため注意する.

これらの推算式は標準的体表面積を 1.73 m² と

想定（170 cm，63 kg に相当）し補正しているため，薬剤投与計画立案時など精確な腎機能評価が必要な場合は，患者自身の体表面積（body surface area：BSA）で補正する．

c アルブミン尿・蛋白尿の測定

アルブミン尿は尿中アルブミン・クレアチニン比（albumin creatinine ratio：ACR）で評価する．ACR の測定は随時尿でも実施しうるが，早朝第一尿が望ましい．微量アルブミン尿以上（30 mg/gCr 以上）の異常値であった場合には，さらに 2 回の測定を繰り返す，あるいは 24 時間蓄尿を行い確認する必要がある．日本ではアルブミン定量精密測定は「糖尿病または早期糖尿病性腎症患者」を対象として 3 か月に 1 回のみ測定が認可されている．

試験紙法では，尿蛋白（1＋）は 30 mg/dL，尿蛋白（2＋）は 100 mg/dL に相当し，（±）は 10〜15 mg/dL に相当する．尿蛋白が定性反応で（±）以上であれば，定量評価を行う．随時尿での蛋白尿の評価は尿中クレアチニン濃度で補正した量［尿蛋白/クレアチニン比（g/gCr）］で行い，正常（＜0.15 g/gCr），軽度（0.15〜0.49 g/gCr），高度（≧0.50 g/gCr）に分類する．すなわち，JSH2019 では試験紙法で尿蛋白（±）以上の場合，尿蛋白の定量を行うことを推奨し，0.15 g/gCr 以上を「蛋白尿あり」と判定し，降圧目標，降圧薬選定の根拠とする．

d 生活習慣の修正

CKD 患者の増加には生活習慣変化と高齢化が関与している．肥満と食塩の過剰摂取はともに血圧依存性および非依存性の機序を介して腎障害を加速する．CKD の治療において，生活習慣の修正は最も基本的かつ重要な事項であり，食塩制限，適正体重の維持，禁煙，蛋白摂取量の適正化が基本となる．

血圧の管理と腎障害の進展を抑制するのに食塩制限が重要である．CKD を伴う高血圧患者では食塩感受性が亢進していることが多く，減塩による降圧効果が期待できる[4]．減塩により ACE 阻害薬や ARB の降圧効果および尿蛋白減少作用が増強されることが知られている[5,6]．高齢者では，低栄養や GFR の低下にも注意が必要である．

肥満が CKD や末期腎不全（ESRD）の発症に関与することが示されている．介入試験による減量はアルブミン尿を減少させるが[7]，長期にわたる腎機能への効果を検証した介入研究はない．メタボリックシンドローム（MetS）が CKD 発症のリスク因子であることが示されている[8]．MetS が CKD 患者の予後に相関することも示されている．

喫煙は尿蛋白および腎機能低下に悪影響を及ぼすことが，糖尿病性および非糖尿病性腎症で報告されている[9]．喫煙は CVD の危険因子であることが確立されており，CKD 患者は心血管死のリスクが高いことを考えると禁煙は基本である．

蛋白質の過剰摂取は糸球体過剰濾過を促進し腎機能予後に影響し，蛋白代謝産物は腎機能低下時の尿毒症物質蓄積の原因となる．腎機能予後改善効果の検証を目的として多くの研究が実施され，蛋白質制限により ESRD の発症や死亡の相対リスクが減少することが示されてきた．

しかし厳格な蛋白質摂取制限はさまざまなリスクを伴う．高齢者では，サルコペニア，フレイルの増悪危惧もあり，尿蛋白を伴わない場合は，腎機能の低下速度も遅く，蛋白質制限を行う意義は乏しい．画一的な蛋白質摂取制限の指導は不適切であり，個々の患者の病態やリスク，アドヒランスなどを総合的に判断し，専門医と管理栄養士が関与するチーム医療の環境で実施することが望ましい．

e 降圧薬治療

CKD 合併高血圧患者の診療において，以下がポイントとなる．1) 血圧管理の目標は，①CVD（脳卒中を含む）の発症阻止と，②CKD の進展，ESRD への進展阻止にあること，2)①，②の目標を達成するために，降圧目標を設定し，最適な降圧薬を選択すること，3) 降圧目標設定，降圧薬選択のために必要な指標を確定することである．ガイドラインに準拠した標準化・均てん化が重要であることは言を待たないが，診療現場では個々の患者の年齢や合併症の有無を勘案した個別化診療の実現，家庭血圧測定の励行が求められる．特に高齢者では降圧の速度に注意し，また過度の降圧を避けるように注意する．

1. 降圧目標

糖尿病非合併 CKD の場合，蛋白尿の有無が降

圧目標設定に重要な役割を果たす．

尿蛋白ありの場合，あるいは CKD 重症度区分における蛋白尿 A2，A3 区分では 130/80 mmHg 未満を推奨する．

糖尿病非合併 CKD で，蛋白尿がない場合の 130/80 mmHg 未満の厳格な降圧の有用性（CVD 発症予防，ESRD 進展抑制）を示すエビデンスは乏しい．益と害のバランスを考慮し，ベースラインの腎機能，年齢に配慮した個別化対応が必要である．

2．降圧薬の選択

尿蛋白ありの場合，あるいは CKD 重症度区分における蛋白尿 A2，A3 区分では，第一選択薬としてレニン・アンジオテンシン（RA）系阻害薬を推奨する．

蛋白尿なしの場合（A1 区分）では，RA 系阻害薬を第一選択薬として推奨するエビデンスに乏しいため，RA 系阻害薬，Ca 拮抗薬，サイアザイド利尿薬のいずれかを推奨する．

2 糖尿病性腎症，糖尿病性腎臓病

ⓐ 糖尿病性腎症

糖尿病に起因する細小血管障害として腎合併症を生じ，糖尿病性腎症（diabetic nephropathy）と呼称される．糖尿病性腎症は，早期から CVD を高率に合併し，かつ腎不全への移行率も高い．腎症は糖尿病による細小血管障害にほかならず，その発症早期から CVD 発症リスクが高いことは，むしろ当然である．高い CVD の合併率，末期腎不全の第一の原因疾患であること，不良な生命予後を勘案すると，本症は CKD のなかでも最も中核に位置する疾患であるといえよう．日本では，透析患者数は増加の一途をたどっており，その主因は糖尿病患者数の増加にある．1998 年以降，糖尿病性腎症が新規透析導入の第一の原因疾患となっている．

一般的に微量アルブミン尿の存在により早期腎症と診断されるが，微量アルブミン尿の正常下限値以下の超微量アルブミン尿域から CVD リスクが亢進する．糖尿病腎症は ESRD の第一の原因疾患であると同時に，早期から CVD を高率の合併し，生命予後も不良である．予防と治療の原則は，厳格な血糖管理，厳格な降圧，脂質代謝などの代謝異常の適正化，体重適正化である．

適切な治療を行えば，腎症の発症予防，進展阻止，寛解・退縮の導入も可能である．早期診断が重要であり，微量アルブミン尿測定を怠ってはならない．

ⓑ 病態の多様化：糖尿病性腎臓病

糖尿病患者に腎障害を合併した場合，「糖尿病性腎症」とみなしがちである．近年，糖尿病に合併する腎障害の成因と病態が多様化しつつあることが明らかとなった．従来から認識されてきた糖尿病性腎症は，長期にわたる不十分な血糖管理を背景に，糸球体過剰濾過，微量アルブミン尿，顕性蛋白尿，ネフローゼ期を迎えて次第に腎機能が低下する，という過程をたどるのが通例であった．近年，正常〜微量アルブミン尿の段階で急速に腎機能が低下する例（rapid/fast decliner）が少なからず存在することが示されている[10]．またある一定の傾きで GFR が低下（linear decline）する場合だけでなく，ある段階で急速に腎機能が低下する（nonlinear decline）症例の存在も報告されている．

米国で実施された国民健康栄養調査（NHANES）において，成人糖尿病患者を対象とした解析結果が報告されている．腎障害の有病率はこの間，大きくは変わっていないが，アルブミン尿の有病率は減少し（1988〜1994 年：28.4％，2009〜2014 年：26.2％），一方，推定 GFR（eGFR）低下例は増加していた（同上：9.2％，同上：14.1％）[11]．

このように，定型的な経過をたどる"古典的"糖尿病性腎症以外の病態が出現しており，糖尿病性腎臓病（diabetec kidney disease：DKD）と包括的に呼称される．DKD の定義は確定しておらず，糖尿病に付随する血管障害，加齢の関与が推定されている．

一方で，多発性嚢胞腎，慢性糸球体腎炎患者が糖尿病に罹患することも少なくない．病因的に明らかに糖尿病が関与しない腎臓病が併存する場合は，CKD with diabetes と把握することが適切であろう（図 2）．

ⓒ 糖尿病性腎症，糖尿病性腎臓病の降圧療法

腎障害の合併に有無にかかわらず，糖尿病合併高血圧の降圧目標は 130/80 mmHg 未満とする．家

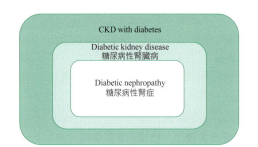

図2 糖尿病性腎症と糖尿病性腎臓病

庭血圧では125/75 mmHg未満を降圧目標とする．

腎症合併の有無によらず，糖尿病合併高血圧における降圧薬の第一選択薬はRA系阻害薬が推奨されている．高血圧患者における2型糖尿病発症抑制作用（サブ解析が主体），インスリン抵抗性改善作用などが考慮され，RA系阻害薬が推奨された．

腎症を合併した場合は，微量アルブミン尿期（早期腎症）以降では，RA系阻害薬が第一選択薬として推奨される．糖尿病患者においてRA系阻害薬の腎症発症抑制（アルブミン尿出現抑制）効果については相反する結果が報告されており，確定的ではない．

1．糖尿病腎症進展抑制，重症化抑制効果

糖尿病腎症の進展阻止効果については，1型糖尿病，2型糖尿病ともに数多くの臨床研究によりRA系阻害薬の有用性が証明されている．

まず，2型糖尿病による早期腎症（第2期）を対象とする代表的大規模臨床研究から以下の結果を得ている．IRMA-2研究ではARBであるイルベサルタンが尿中アルブミン排泄量（urinary albumin excretion：UAE）を有意に抑制している[12]．INNOVATION研究も日本人の正常血圧も含む早期腎症を対象としたものである．プラセボ群では44.2%が顕性腎症に移行したのに対してテルミサルタン40 mg，80 mgを使用することによりおのおの21.0%（NNT3.66），11.9%（NNT3.01）に抑制された[13]．

顕性腎症期（第3期）においてもRA系阻害薬の腎保護作用が証明されている．RENAAL研究は血清クレアチニン1.9 mg/dL程度の進行した糖尿病腎症を対象としている[14]．ロサルタン群ではプラセボ群に比較してクレアチニンの2倍化，ESRDへの移行，死亡からなる複合エンドポイントを16%減少させた．IDNT研究ではイルベサルタンの腎障害進展抑制効果が報告されている．オルメサルタンを用いたORIENT研究ではGFR低下速度の遅延と同時に心血管イベントの抑制効果が示された[15]．

RA系阻害薬の効果には人種差が存在しアジア人，とりわけ日本人においてその効果が顕在化することも知られている．

2．糖尿病腎症の発症抑制効果

RA系阻害薬が腎症の進展抑制のみならず，発症をも抑制しうることが一部で示唆されている．高血圧を合併する2型糖尿病を対象にしたBENEDICT研究では，ACE阻害薬であるトランドラプリルが微量アルブミン尿の発症を抑制しうることが示された[16]．

一方，正常血圧の1型糖尿病を対象とした試験では，ロサルタン投与によって微量アルブミン尿の発症がむしろ加速された[17]．本試験の平均HbA1cは8.6%と高く，血糖管理は不良である．一方，血圧値は120/70 mmHgと正常である．血糖管理が不良な正常血圧1型糖尿病ではARBが腎症発症抑制効果を示すことができなかったと理解しうる．一方，BENEDICT研究は平均150/87 mmHgと高血圧合併2型糖尿病を対象としている．その平均HbA1cは5.8%であり，血糖管理は良好である．

3．降圧薬併用療法

RA系阻害薬を第一選択薬として使用し，降圧不十分な場合は，第二選択薬として長時間作用型Ca拮抗薬，サイアザイド系利尿薬（サイアザイド類似薬を含む）による併用療法を考慮する．RA系阻害薬に少量利尿薬を併用するとより大きな尿蛋白減少作用が得られるが，GFR低下をきたすことも少なくない．糖尿病性腎症を対象としたRA系阻害薬の臨床試験では，大半の症例にRA系阻害薬に少量利尿薬が併用されていた．

Ca拮抗薬を使用する場合は，長時間作用型（交感神経系活性化少ない）を選択し，十分な降圧を達成することが望ましい．

高齢者（腎血流量減少），動脈硬化性腎硬化症などでは，Ca拮抗薬がその強みを最もよく発揮できる．予期しない急性腎障害をきたすリスクは少なく，腎に関して極めて安全性の高い選択である．

3 人工透析・腎移植

ⓐ 腎代替療法下の血圧

　日本の人工透析患者は2016年末で329,609名であるが，そのほとんどに高血圧を合併している．しかし透析患者は体液量の調整機構が破綻しているため，食塩，水分摂取量と透析処方により体液量が決定する．また血液透析の場合には1回約4時間の治療中に体液量が5％程度減少するため，血圧も大きく変動することが多い．そしてこれらの状況は残存腎機能や透析条件など個々の患者によって異なるため，血液透析患者の血圧管理は非透析患者に比べて画一的な指標を設けるのが難しいとされてきた[18]．また腹膜透析は血液透析に比して治療に伴う血圧の変動は少なく，非透析患者と同じ管理方針でよい可能性もあるが，生体膜を用いるという治療の特性から体液量の調整が不安定であることに注意が必要である．2016年末の患者数は9,021名で血液透析に比べて国際的にも患者数が少ないためにエビデンスとなる臨床研究が少ない．腎移植は血液型不適合移植が可能になったことから，日本でも患者数が増加しているが，これまでは術後の患者管理も手術担当の泌尿器科医，外科医が継続して行ってきたこともあり，わが国では血圧管理に対する関心が必ずしも高くなかった．現在，術後の管理に参画する内科医が増加しているため，今後はわが国におけるエビデンスの構築が期待される．

ⓑ 血液透析患者

　血液透析患者が高血圧を呈する原因としては，腎不全の原因としての本態性高血圧に加えて，体液貯留，動脈石灰化，RA系の亢進，エリスロポエチンの作用などがある．とくに無尿の場合には体液量を適切に保つことが難しくなるため，血圧の変動が大きくなる．このためどの時点での測定値を血圧管理の指標とすべきかについても議論が続いている．2017年に欧州腎臓/透析移植学会（ERA-EDTA）と欧州高血圧学会（ESH）の合同ワーキンググループから人工透析患者に対する提言が発表され，このなかでは管理目標として非透析日6日間の朝夕の家庭血圧平均値135/85 mmHg以下または週中非透析日のABPMで24時間の平均値が130/80 mmHg以下が提唱されている[19]．日本からも一週間の平均値を含め非透析日の測定値を管理指標とするべきという報告もある．一方で透析開始時収縮期血圧とハードアウトカムを検討した報告，とくにUカーブ現象の最小リスクがわが国の血液透析患者で140～159 mmHg[20]，また海外では160 mmHgと高い位置にあり[21,22]，これらとの整合性の検討が今後の課題と考えられる．また透析施行中の血圧低下がハードアウトカムに関与したという報告は多いため[23-26]，合わせてわが国で整合性を検討する必要がある．

ⓒ 腹膜透析患者

　腹膜透析患者では体液除去を緩徐に行うため，血圧の変動は少ないとされている．日本の腹膜透析ガイドライン[27]には至適血圧に関する記載はないが，ERA-EDTAとESHの合同ワーキンググループからの提言では7日以上の平均値が135/85 mmHg以下，ABPMの24時間平均値が130/80 mmHg以下とされている[19]．患者の高齢化に伴い腹膜透析患者でも血圧と総死亡の間にはUカーブ現象がみられているため[28,29]，やはり整合性の検討が必要と思われる．

ⓓ 腎移植患者

　腎移植は人工透析に比べて安定した腎機能と体液環境が得られるが，カルシニューリンなどの免疫抑制薬には血圧を上昇させる作用もあり高血圧の合併率は高い[30,31]．移植後も腎機能が正常まで回復することはないために，相当するCKDステージに準じて血圧管理を行うべきである．日本臨床腎移植学会から2011年にこの内容でガイドラインが提唱されているので[32]，最新のCKD診療ガイドライン[3]および高血圧診療ガイドライン[33]に準じて管理するが，欧米では移植直後には腎血流を確保するために上限値を160/90 mmHg未満とやや高めに設定し，1か月以降はCKDステージに準じて行うとしている[34,35]．

4 急性腎不全，急性腎障害

ⓐ 急性腎障害（AKI）の概念と定義

　急性腎不全（ARF）は数日～数週単位で腎機能が

表1 ▶ KDIGO診療ガイドラインによるAKI診断基準と病期分類

定　義	1．ΔsCr≧0.3 mg/dL（48時間以内） 2．sCrの基礎値から1.5倍以上の上昇（7日以内） 3．尿量0.5 mL/kg/時以下が6時間以上持続	
	sCr基準	尿量基準
ステージ1	ΔsCr≧0.3 mg/dL　または sCr 1.5〜1.9倍の上昇	0.5 mL/kg/時未満が 6時間以上持続
ステージ2	sCr 2.0〜2.9倍の上昇	0.5 mL/kg/時未満が 12時間以上持続
ステージ3	sCr 3.0倍以上の上昇　または sCr≧4.0 mg/dLまでの上昇　または 腎代替療法開始	0.3 mL/kg/時未満が 24時間以上持続　または 12時間以上の無尿

sCr：血清クレアチニン
注）定義1〜3の1つを満たせばAKIと診断する．sCrと尿量による重症度分類
　　では重症度の高いほうを採用する．

［AKI（急性腎障害）診療ガイドライン作成委員会（編）：AKI（急性腎障害）診療ガイドライン2016．日腎会誌 2017；59：419-533 より］

急速に低下し，高窒素血症，高血圧，肺水腫，高K血症などを呈する症候群である．腎前性，腎実質性，腎後性に分類される．従来，ARFは複数の基準により診断・分類されてきたが，2000年代になって腎臓医，集中治療医，循環器医など異なる領域の専門家による共同作業から急性腎障害（acute kidney injury：AKI）という新たな概念が提唱された[36]．そして，適切な治療により腎機能の回復が期待できると考えられてきたARFが，敗血症・多臓器不全などに合併した場合は著しく生命予後が悪いこと，また治療が遅れると高頻度にCKDに移行することがわかってきた[37]．すなわち，集中治療領域における多臓器不全の一部分症としての腎障害をAKIとして捉え直し，早期診断と早期介入による予後改善を目指すべく新たな疾患概念としてAKIが提唱されたという経緯がある．

同時に，国際的に統一された診断基準を確立すべくRIFLE，次いでAKINという診断基準が提案され，2012年には，Kidney Disease Improving Global Outcomes（KDIGO）が両基準を統合したKDIGO基準を提唱した（表1）[38]．KDIGO診断基準は血清クレアチニン（sCr）および尿量に基づいており，腎障害の原因や障害部位，発症様式などは問われていないが，KDIGOによるAKI診療ガイドラインではAKIの原因を可能な限り検索・評価し，とくに可逆的な原因に注目することが推奨されている[36]．すなわち，AKIは幅広い疾患スペクトラムを有するとともに，常に原因の鑑別と可逆性因子を除くことが求められる．

高血圧症に関連するものとしては，AKIを伴って発症する一部の高血圧，および治療に伴うAKI発症とがある．以下，これらについて述べる．

ⓑ AKIを伴う高血圧症

急速に悪化する腎障害を伴って発症する高血圧症に，加速型-悪性高血圧（accelerated-malignant hypertension）がある．これは高血圧緊急症・切迫症の代表的疾患で，拡張期血圧が120〜130 mmHg以上であり，腎機能障害が急速に進行し，放置すると全身状態が急激に悪化し，心不全，高血圧性脳症，脳出血などを発症する予後不良の病態である[39]（p.226「XII．特殊条件下の高血圧」参照）．従来は，乳頭浮腫（Keith-Wagener分類IV度）を伴う悪性高血圧と，出血や滲出性病変のみ（Keith-Wagener分類III度）を伴う加速型高血圧を区分していたが，両者に臓器障害の進行や生命予後に差はないため，最近はまとめて加速型-悪性高血圧とよばれる．また，独立した疾患概念ではないことから，悪性相高血圧（malignant-phase hypertension），網膜出血や乳頭浮腫を伴う高血圧（hypertension with retinal hemorrhages and/or papilledema）などとよぶこともある[40]．原因として本態性高血圧が最も多いが，腎実質性や腎血管性高血圧などの二次性高血圧からも加速型-悪性高血圧を呈し

うる．

病態としては，高度の高血圧持続による細動脈の内皮障害，血管壁への血漿成分の滲入に続くフィブリノイド壊死，増殖性内膜炎が病理学的特徴であり，腎組織は悪性腎硬化症の所見を呈する[39]．輸入細動脈の内腔狭窄・閉塞によって血流低下をきたし，高血圧に伴う圧利尿の結果生じる体液量減少と相まってRA系が亢進し，そのため血圧がさらに上昇するという悪循環が形成され，病態が増悪すると考えられる．また，加速型-悪性高血圧は血栓性微小血管症（thrombotic microangiopathy：TMA）を合併することがあり，逆にTMAの13％に悪性高血圧を認めることも報告されているため，TMAをきたす他の疾患の鑑別も重要である[41]．

加速型-悪性高血圧の治療は，高血圧緊急症に準じて行う．多くはRA系の亢進が病態形成に深く関与しているので，RA系阻害薬（ACE阻害薬，ARB）が治療の基本となる．しかし，これらの薬剤により過度の降圧が生じる可能性もあるため，少量から開始し漸増する．Ca拮抗薬の併用も有用である．血圧の安定化とともに腎機能は徐々に改善を認め，基準値まで回復する例も少なくないため，早期の治療開始および血圧管理がとりわけ肝要である．

その他の鑑別すべき疾患として，急性大動脈解離，両側腎血管性高血圧（あるいは機能的片腎における健側腎動脈狭窄・閉塞），急性ないし急速進行性糸球体腎炎，妊娠高血圧腎症（preeclampsia）ないし子癇（eclampsia），薬剤性腎障害などが挙げられる．いずれも，個々に特徴的な所見から迅速に診断，病態把握を行い，可及的早期に治療介入を行うことが重要であり，腎機能の回復と予後改善に努めなければならない．

ⓒ 治療に関連するAKI

高血圧治療に関連するものとして，RA系阻害薬や利尿薬服用患者における急性腎不全がある．腎動脈狭窄，心不全などRA系が亢進している患者にRA系阻害薬を投与すると，急速な血圧低下と腎血流量の減少により，腎前性腎不全を呈することがある．通常は服薬を中止することにより回復するが，低血圧が遷延すると透析療法を必要とする腎不全となることもある．RA系阻害薬や利尿薬を服用している患者は，経口摂取の低下，嘔吐，下痢や出血による体液量の減少に伴いARFを発症しやすいので，あらかじめ患者の指導が重要である．とくに高齢者においては，発汗の多い夏場はあらかじめ降圧薬，利尿薬を減量・中止するなどの留意も必要である．また，全身麻酔の手術前にはこれらの薬剤を中止する．

心不全患者では非ステロイド性抗炎症薬（NSAIDs）によりARFが発症することがある．腎髄質外層の尿細管壊死を特徴とする腎実質性障害である[39]．利尿薬服用中の高血圧患者や腎血管性高血圧患者でも，腎実質性急性腎不全と高血圧の増悪がみられるので注意する．

一方，他の疾患の治療中に薬剤によって高血圧と腎障害が誘発されることがある（p.245「XIV．二次性高血圧」参照）．とくに，悪性腫瘍治療や加齢黄斑変性症に使用される血管新生阻害作用を有する分子標的薬，主として抗VEGF抗体医薬は，高血圧誘発と心筋梗塞や脳梗塞発症，蛋白尿，およびTMAに代表される腎障害が重大な副作用として指摘されている[39,42]．高血圧や腎障害の発症機序については十分解明されていないが，細小血管床減少やVEGF阻害によるNO産生低下による末梢血管抵抗の増加，糸球体内皮細胞傷害とそれに伴う糸球体虚血，急性尿細管傷害などが考えられている[39,42]．

▶ 引用文献

1) Sarnak MJ, et al.：Kidney disease as a risk factor for development of cardiovascular disease：a statement from the American Heart Association Councils on kidney in cardiovascular disease, high blood pressure research, clinical cardiology, and epidemiology and prevention. Hypertension 2003；42：1050-1065.
2) Matsushita K, et al.：Association of estimated glomerular filtration rate and albuminuria with all-cause and cardiovascular mortality in general population cohorts：a collaborative meta-analysis. Lancet 2010；375：2073-2081.
3) 日本腎臓学会：エビデンスに基づくCKD診療ガイドライン2018．東京医学社，2018．
4) Campbell KL, et al.：A randomized trial of sodium-restriction on kidney function, fluid volume and adipokines in CKD patients. BMC Nephrol 2014；15：57.
5) Slagman MC, et al.：Moderate dietary sodium restriction added to angiotensin converting enzyme inhibition compared with dual blockade in lowering proteinuria and blood pressure：randomised controlled trial. BMJ 2011；343：d4366.

6) Kwakernaak AJ, et al.：Holland Nephrology Study（HONEST）Group：Effects of sodium restriction and hydrochlorothiazide on RAAS blockade efficacy in diabetic nephropathy：a randomised clinical trial. Lancet Diabetes Endocrinol 2014；2：385-395.
7) Kambham N, et al.：Obesity-related glomerulopathy：an emerging epidemic. Kidney Int 2001；59：1498-1509.
8) Franceschini N, et al.：Adiposity patterns and the risk for ESRD in postmenopausal women. Clin J Am Soc Nephrol 2015；10：241-250.
9) Orth SR：Smoking and the kidney. J Am Soc Nephrol 2002；13：1663-1672.
10) Krolewski AS, et al.：Fast renal decline to end-stage renal disease：an unrecognized feature of nephropathy in diabetes. Kidney Int 2017；91：1300-1311.
11) Afkarian M, et al.：Clinical manifestations of kidney disease among US adults with diabetes, 1988-2014. JAMA 2016；316：602-610.
12) Andersen S, et al.：Kidney function during and after withdrawal of long-term irbesartan treatment in patients with type 2 diabetes and microalbuminuria. Diabetes Care 2003；26：3296-3302.
13) Makino H, et al.：Prevention of transition from incipient to overt nephropathy with telmisartan in patients with type 2 diabetes. Diabetes Care 2007；30：1577-1578.
14) Brenner BM, et al.：Effects of losartan on renal and cardiovascular outcomes in patients with type 2 diabetes and nephropathy. N Engl J Med 2001；345：861-869.
15) Imai E, et al.；the ORIENT study investigators：Effects of olmesartan on renal and cardiovascular outcomes in type 2 diabetes with overt nephropathy：a multicentre, randomised, placebo-controlled study. Diabetologia 2011；54：2978-2986.
16) Ruggenenti P, et al.：Preventing microalbuminuria in type 2 diabetes. N Engl J Med 2004；351：1941-1951.
17) Mauer M, et al.：Renal and retinal effects of enalapril and losartan in type 1 diabetes. N Engl J Med 2009；361：40-51.
18) 日本透析医学会：血液透析患者における心血管合併症の評価と治療に関するガイドライン．透析会誌 2011；44：337-425.
19) Sarafidis PA, et al.：Hypertension in dialysis patients：a consensus document by the European Renal and Cardiovascular Medicine（EURECA-m）working group of the European Renal Association-European Dialysis and Transplant Association（ERA-EDTA）and the Hypertension and the Kidney working group of the European Society of Hypertension（ESH）. Nephrol Dial Transplant 2017；32：620-640.
20) Inaba M, et al.：Association of blood pressure with all-cause mortality and stroke in Japanese hemodialysis patients：the Japan Dialysis Outcomes and Practice Pattern Study. Hemodialysis Int 2014；18：607-615.
21) Bansal N, et al.；CRIC Study Investigators：Blood pressure and risk of cardiovascular events in patients on chronic hemodialysis：The CRIC Study（Chronic Renal Insufficiency Cohort）. Hypertension 2017；70：435-443.
22) Hannedouche T, et al.；French Observatory：Multiphasic effects of blood pressure on survival in hemodialysis patients. Kidney Int 2016；90：674-684.
23) Chou JA, et al.：Intradialytic hypotension, blood pressure changes and mortality risk in incident hemodialysis patients. Nephrol Dial Transplant 2018；33：149-159.
24) Huang WH, et al.：Predialysis hypotension is not a predictor for mortality in long-term hemodialysis patients：insight from a single-center observational study. Ther Clin Risk Manag 2016；12：1285-1292.
25) Sands JJ, et al.：Intradialytic hypotension：frequency, sources of variation and correlation with clinical outcome. Hemodial Int 2014；18：415-422.
26) Shoji T, et al.：Hemodialysis-associated hypotension as an independent risk factor for two-year mortality in hemodialysis patients. Kidney Int 2004；66：1212-1220.
27) 日本透析医学会：2009年版 腹膜透析ガイドライン．透析会誌 2009；42：285-315.
28) Udayaraj UP, et al.：Blood pressure and mortality risk on peritoneal dialysis. Am J Kidney Dis 2009；53：70-78.
29) Afshinnia F, et al.：Reverse epidemiology of blood pressure in peritoneal dialysis associated with dynamic deterioration of left ventricular function. Perit Dial Int 2016；36：154-162.
30) Cosio FG, et al.：Elevated blood pressure predicts the risk of acute rejection in renal allograft recipients. Kidney Int 2001；59：1158-1164.
31) Taler SJ, et al.：Cyclosporin-induced hypertension：incidence, pathogenesis and management. Drug Saf 1999；20：437-449.
32) 日本臨床腎移植学会ガイドライン作成委員会：移植後の高血圧．腎移植後内科・小児科系合併症診療ガイドライン 2011．3-4，日本医学館，2011
33) 日本高血圧学会治療ガイドライン作成委員会：高血圧診療ガイドライン 2019．ライフサイエンス出版，2019．
34) Hillebrand U, et al.：Blood pressure, antihypertensive treatment, and graft survival in kidney transplant patients. Transpl Int 2009；22：1073-1080.
35) Opelz G, et al.：Improved long-term outcomes after renal transplantation associated with blood pressure control. Am J Transplant 2005；5：2725-2731.
36) AKI（急性腎障害）診療ガイドライン作成委員会（編）：AKI（急性腎障害）診療ガイドライン 2016．日腎会誌 2017；59：419-533.
37) Lewington AJP, et al.：Raising awareness of acute kidney injury：a global perspective of a silent killer. Kidney Int 2013；84：457-467.
38) KDIGO Clinical Practice Guideline for Acute Kidney Injury. Kidney Int 2012；2（Suppl）：1-138.
39) 日本高血圧学会高血圧治療ガイドライン作成委員会（編）：高血圧治療ガイドライン 2019．ライフサイエンス出版，2019．
40) van den Born BJ, et al.：Dutch guideline for the management of hypertensive crisis-2010 revision. Neth J Med 2011；69：248-255.
41) Shibagaki Y, et al.：Thrombotic microangiopathy in malignant hypertension and hemolytic uremic syndrome（HUS）/thrombotic thrombocytopenic purpura（TTP）：can we differentiate one from the other？ Hypertens Res 2005；28：89-95.
42) Usui J, et al.：Clinicopathological spectrum of kidney diseases in cancer patients treated with vascular endothelial growth factor inhibitors：a report of 5 cases and review of literature. Hum Pathol 2014；45：1918-1927.

VI 高血圧性合併症の特徴と治療

D 血管疾患

Abstract

- 大動脈解離は中高年男性に多く，外傷，マルファン症候群に加え，高血圧を背景とする動脈硬化性の解離が増加している．速やかな診断と治療方針の決定，急性期から慢性期にわたる積極的な降圧治療が重要である．
- 大動脈解離の急性期は，収縮期血圧を100〜120 mmHgに，慢性期は130 mHg未満にコントロールする．
- 大動脈瘤は中年男性に多く，腹部(特に腎動脈分岐部より末梢)に発生することが多い．動脈硬化が主因であり，高血圧をはじめとする危険因子の管理が重要である．瘤径5 cmを目安に手術やステントグラフト内挿術の適応を判断する．
- 閉塞性動脈硬化症は，高齢男性の下肢動脈に多い動脈硬化性の狭窄・閉塞疾患である．冷感・しびれから，間欠性跛行，潰瘍，壊疽を呈す．足首上腕動脈血圧比(ABI)や足趾上腕血圧比(TBI)がスクリーニングに有効である．降圧治療は全身の動脈硬化の進展予防の目的で他の危険因子の管理と並行して行われる．

1 大動脈解離[1]

a 概論

1. 定義

大動脈解離とは「大動脈壁が中膜のレベルで二層に剝離し，動脈走行に沿ってある長さを持ち二腔になった状態」で，大動脈壁内に血流もしくは血腫が存在する病態である．本来の動脈腔(真腔，true lumen)と解離により新たに生じた腔(偽腔，false lumen)からなり，剝離したフラップ(flap)により隔てられる．また真腔から偽腔へ血液が流入する裂口を entry と称し，偽腔から真腔へと血液が再流入する裂口を re-entry という．発症2週間以内を急性期，2週間以降を慢性期とする．

2. 疫学

剖検例から推定された発症のピークは男女とも70歳台で男性に多い(男:女＝2:1)．発症は冬場の日中活動時間帯に多い．病院着前死亡は61.4%に及び，直接死因の98.5%が大動脈破裂，その他は冠動脈への解離の進展による心筋虚血が推定されている．

3. 病因・分類

動脈硬化，外傷，マルファン症候群，高血圧などの要因によるが，近年では動脈硬化によるものが増加し，高率に高血圧を合併している．解離の範囲からみた分類としてDeBakey分類(I型，II型，IIIa型，IIIb型)やStanford分類(A型，B型)が用いられる(図1)[2]．また偽腔の血流状態により，ULP(ulcer like projection)型解離，偽腔閉鎖型解離，偽腔開存型解離に分類される．

4. 症状

急性大動脈解離の多くは突然の激しい胸背部痛で発症し，背部から腰部へと移動することが多い．解離の進展により分枝血管が閉塞すると胸痛(冠動脈)，意識障害(頸動脈・椎骨動脈)，上肢の脈拍の消失や血圧左右差(腕頭動脈・鎖骨下動脈)，下肢の麻痺(脊椎動脈)，腹痛(腸間膜動脈)，腎不全(腎動脈)，下肢冷感(腸骨動脈)などの臓器症状が出現する．心不全を呈している場合は，Stanford A型の急性解離に合併した急性大動脈弁逆流症の可能性を考える．慢性大動脈解離はCT検査などで偶然発見されることがあるが，瘤径の拡大による周囲臓器への圧排により症状が出現することもある．

5. 診断

急激な胸背部痛，腹痛などで発症するため，急性冠症候群，肺塞栓症，気胸，消化器疾患との鑑別が必要であるが，初期評価のなかで，正しく本

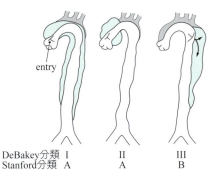

図1 ▶ 大動脈解離の分類

DeBakey I 型　：上行から下行大動脈以下に解離が及ぶもの
　　　　II 型　：上行大動脈に限局するもの
　　　　IIIa 型：下行大動脈に限局するもの
　　　　IIIb 型：下行大動脈から腹部大動脈に及ぶもの
Stanford A 型　：上行大動脈に解離を認める
　　　　 B 型　：上行大動脈に解離を認めない

［倉林正彦：大動脈解離．杉本恒明，他（編）：内科学，第 9 版，588-590，朝倉書店，2007 より］

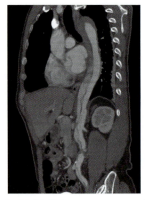

図2 ▶ 急性大動脈解離（DeBakey IIIb 型，Stanford B 型）の1例

58 歳男性，朝食後に胸背部痛を自覚し救急搬送された．造影 CT にて大動脈弓部遠位端から下肢動脈まで及ぶ解離が認められた．急性期はニカルジピン，ニトログリセリンの持続点滴とビソプロロールの内服にて血圧管理を行い，合併症なく退院に至った．

疾患と診断されたのは 15〜43％ との報告があり，まず疑いをもつことが重要である．胸部 X 線では上縦隔の拡大，心タンポナーデを伴う場合には心拡大がみられる．超音波では大動脈の拡大や flap，大動脈弁逆流を認めることがある．診断においてすぐれているのは造影 CT 検査であり，解離の範囲，偽腔の血流状態，entry，re-entry，各臓器虚血の有無が評価できる（図2）．

6. 治療

上行大動脈に解離を伴う Stanford A 型は破裂，心タンポナーデ，循環不全，脳梗塞，腸管虚血を生じるなど極めて予後不良であり，緊急外科手術の適応となることが多い．Stanford B 型は破裂・切迫破裂，臓器虚血をきたした場合は外科的治療が必要となるが，一般的には降圧，脈拍コントロール，除痛・安静による保存的治療を行う．

ⓑ 大動脈解離と高血圧診療

急性期治療における降圧目標値についてエビデンスはないが，収縮期血圧 100〜120 mmHg が一般的な目安となる．速やかな降圧が得られる Ca 拮抗薬（ニカルジピン，ジルチアゼム），ニトログリセリン，ニトロプルシドと β 遮断薬を併用し，持続注入で血圧をコントロールすることが望ましい．慢性期管理における目標は，再解離と破裂の予防であり，引き続き血圧コントロールが重要である．経口降圧薬に関するエビデンスは少ないが，β 遮断薬の解離関連イベント抑制を示唆する報告がある[3,4]．慢性期の降圧目標値に関しては，収縮期血圧 130 mmHg 未満が目安となるが[5]，潅流圧低下による臓器障害に注意が必要である．トレッドミル運動負荷テストによる運動時血圧の評価を行い，許容される運動量を設定することも望ましい[6]．

2　胸部・腹部大動脈瘤[1]

ⓐ 概論

1. 定義

大動脈瘤は「大動脈の一部の壁が，全周性，または局所性に拡大または突出した状態」と定義され，大動脈の直径が正常径の 1.5 倍（胸部で 45 mm，腹部で 30 mm）を超えた場合を指す．

2. 疫学

大動脈瘤は 25％ が胸部，75％ が腹部に発生する．胸部大動脈瘤は 40〜70 歳の男性に多く（男：女＝3：1），大動脈弓部〜下行大動脈に好発する．腹部大動脈瘤も男性に多く（男：女＝9：1），50〜70 歳に好発する．95％ 以上が腎動脈分岐部より末梢に発生し両側総腸骨動脈に及ぶこともある．

3. 病因・分類

大動脈瘤の発生には，壁の脆弱性が関与してお

り，炎症（高安動脈炎，ベーチェット病），外傷，先天性結合織異常，動脈硬化によるものあるが，近年では動脈硬化によるものが多い．動脈瘤の壁成分により，内膜・中膜・外膜の動脈全層が保たれた真性大動脈瘤，大動脈壁周囲の組織などで構成される仮性大動脈瘤に分類される．

4. 症状

無症状でX線写真，CT検査などで偶然に発見されることが多いが，解離や瘤の破裂よって生じる疼痛，瘤の拡大が周囲の臓器に及ぼす圧迫症状，また瘤からの分枝血管の循環障害による臓器の虚血症状が出現することがある．圧迫症状としては，気管支・肺圧迫による咳・血痰，反回神経圧迫による嗄声，食道圧迫による嚥下障害，交感神経圧迫によるホルネル症候群など胸部大動脈瘤に関連したものが多い．瘤の破裂・切迫破裂の場合には激烈な胸痛，背部痛，腹痛を訴えることがあり，血圧低下，ショックに至ることもある．破裂性腹部大動脈瘤の場合，手術室にたどり着いても死亡率は50～70％と高率である．

5. 診断と治療方針

腹部大動脈瘤では，触診で拍動性腫瘤を触知することがある．胸部大動脈瘤では胸部X線写真で大動脈弓の突出として描出されることがある．大動脈瘤の大きさについてCTで評価しその最大短径を計測する．腹部大動脈瘤において，瘤径が4cm未満では6か月後CT再検．5cm以上では手術を検討する．瘤径による年間破裂率は4cm未満（0.3％），4～4.9cm（1.5％），5～5.9cm（6.5％），6cm以上では急速にリスクが増大するため，観察期間は瘤径により判断する．4～5cmの場合は年齢，体重，合併症などを考慮し，手術を検討する．胸部大動脈瘤では瘤径5cm未満では6か月後CTで再検．初回のCTで瘤径が5cm以上の場合は，リスクを考慮しながら手術適応を検討する．

6. 治療

大動脈瘤の多くが動脈硬化性であり，リスク管理が重要である．とくに降圧は重要である．腹部大動脈瘤において禁煙により瘤径拡大のリスクが低下するという報告がある[7]．また冠動脈やその他の末梢動脈疾患の合併も多く，これらの精査・加療も重要である．瘤径により破裂のリスクなどを考慮し外科的治療が選択される．近年では，その適応に制限はあるものの経カテーテル・ステントグラフト内挿術も行われる．

ⓑ 大動脈瘤と高血圧診療

胸部大動脈瘤での降圧目標について確立されたエビデンスはないが，収縮期血圧105～120 mmHg程度に維持することが望ましいとされる．降圧薬として，マルファン症候群の胸部大動脈瘤に対しては β 遮断薬が標準的治療となっているが[1]，β 遮断薬の瘤径拡大抑制や破裂予防に対する優位性は明らかでない[8-10]．腹部大動脈瘤は，厳格な降圧治療の効果および降圧薬間の違いを示すエビデンスがない[11,12]．

3 閉塞性動脈硬化症[13]

ⓐ 概論

1. 定義

末梢動脈とは，「心臓および冠動脈以外」の動脈を指し，大動脈，腹部臓器，四肢および末梢の動脈（頸動脈，鎖骨下動脈，腸骨動脈，腎動脈）が含まれる．末梢動脈疾患（PAD）のうち90％が下肢閉塞性動脈硬化症（ASO）であるため，PADとASOは同義語として用いられることが多い．下肢動脈が動脈硬化により慢性的に狭窄・閉塞して循環障害をきたす疾患であるが，全身性動脈硬化症の1つの表現型であり，脳血管障害，虚血性心疾患，腎動脈狭窄を合併する場合が多い．

2. 疫学

高齢化や食生活の変化，喫煙・糖尿病・高血圧・脂質異常症などの動脈硬化危険因子の増加とともに近年増加し，無症候性のものを含めると50～80万人の患者群がいると推定されている．高齢者が大部分を占め，男性に多い．

3. 分類

病変部位によって腸骨，大腿，膝窩，下腿の各動脈領域に分類され，それぞれで治療方針が異なる．症状による病期分類であるFontaine分類（I度：冷感・しびれ感，II度：間欠性跛行，III度：安静時疼痛，IV度：潰瘍・壊疽）や症状に客観的基準も加味したRutherford分類が用いられている．

4. 症状

狭窄・閉塞部より末梢の皮膚，筋肉に虚血をき

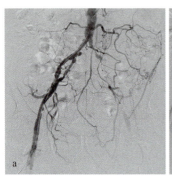
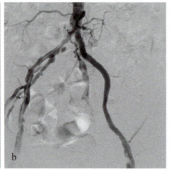

図3 ▶ 下肢閉塞性動脈硬化症の1例
88歳男性, 間欠性跛行を主訴として来院. 大動脈造影にて左総腸骨動脈の完全閉塞が認められた(a). 血管内治療(ステント留置)が施行され(b), ABIは0.63から1.02へと改善し, 間欠性跛行は消失した.

たす. 初期に冷感・しびれを自覚するが, 病状が進行すると距離歩行時に下肢疼痛を自覚し休息で軽快する間欠性跛行を示す. 側副血行路の発達が不十分であると安静時痛が出現し, 難治性潰瘍, 壊疽をきたす. 腹部大動脈分岐部に病変が及ぶと下肢筋萎縮, 陰萎がみられレリッシュ症候群とよばれる.

5. 診断

左右の大腿, 膝窩, 足背, 後脛骨の各動脈の脈拍触知を行うことで病変部を推定できる. 上肢と下肢の血圧比である足関節上腕血圧比(ABI)や足趾上腕血圧比(toe-brachial-index:TBI)がスクリーニング検査として有効である. これらが異常値を示した例に対しては, 下肢動脈エコーやMRA, 造影CT, 血管造影検査によりさらなる精査を行う.

6. 治療

ASOに対する治療は, 虚血症状の改善のための集学的治療と高率に合併する脳・心血管イベントの予防である. 糖尿病, 高血圧, 喫煙などへの積極的介入により全身の動脈硬化の進展予防を行うことが管理の基本である. 局所治療に関しては, 世界規模の標準化治療指針(TransAtlantic InterSociety Consensus:TASC)の2007年改訂版TASC II[10]に基づいて行う. 積極的リスクコントロール, 抗血小板薬(シロスタゾールなど), 禁煙, 運動療法を行っても, 虚血症状の改善が得られない場合には, 血管内治療や外科的バイパス術が行われる(図3). 血行再建の適応外症例に対しては, 先進医療として認可されている血管再生治療を考慮することもある.

b 末梢動脈疾患と高血圧診療

本疾患に対する厳格な降圧治療は, 下肢の虚血症状の改善においては無効な場合が多いが, 他の危険因子に対する治療とともに, 脳・心血管イベントの発症予防という点で重要である. 降圧薬は, 併存している疾患や合併症に応じて選択する. 糖尿病患者においては, 積極的降圧群(平均血圧128/75 mmHg)でプラセボ投与群(137/81 mmHg)と比べ心血管疾患の発症が少なく[14], 下肢切断や死亡率は到達した収縮期血圧と強い相関があった[15,16]. 症状を有する末梢動脈疾患に対するACE阻害薬の投与が, 脳・心血管イベントを25%抑制することが大規模臨床試験により報告され[17], 歩行距離を改善することも示されている[18]. また, 以前はβ遮断薬が下肢の虚血症状を悪化させるとされてきたが, 間欠性跛行を示す患者での無作為試験では, 明らかな症状・予後の増悪が認められていない[19-21]. 心不全や冠動脈疾患などβ遮断薬が積極的な適応となる場合には, 虚血肢の病状増悪に注意して慎重に投与する.

▶▶ 引用文献

1) 日本循環器学会, 他(編):大動脈瘤・大動脈解離診療ガイドライン(2011年改訂版).
2) 倉林正彦:大動脈解離. 杉本恒明, 他(編):内科学, 第9版. 588-590, 朝倉書店, 2007.
3) Leach SD, et al.:Effect of beta-adrenergic blockade on the growth rate of abdominal aortic aneurysms. Arch Surg 1988; 123:606-609.
4) Genoni M, et al.:Chronic β-blocker therapy improves outcome and reduces treatment costs in chronic type B aortic dissection. Eur J Cardiothorac Surg 2001; 19:606-610.
5) Isselbacher EM:Disease of the aorta. Zipes MDP, et al.(eds): Braunwald' heart disease:a text book of cardiovascular medicine, 7th ed. 1428, Saunders, Philadelphia, 2005.
6) Isselbacher EM:Contemporary reviews in cardiovascular

7) MacSweeney ST, et al.：Smoking and growth rate of small abdominal aortic aneurysms. Lancet 1994；344：651-652.
8) Gersony DR, et al.：The effect of beta-blocker therapy on clinical outcome in patients with Marfan's syndrome：a meta-analysis. Int J Cardiol 2007；114：303-308.
9) Milleron O, et al.：Marfan Sartan：a randomized, double-blind, placebo-controlled trial. Eur Heart J 2015；36：2160-2166.
10) Forteza A, et al.：Efficacy of losartan vs. atenolol for the prevention of aortic dilation in Marfan syndrome：a randomized clinical trial. Eur Heart J 2016；37：978-985.
11) Robertson L, et al.：Pharmacological treatment of vascular risk factors for reducing mortality and cardiovascular events in patients with abdominal aortic aneurysm. Cochrane Database Syst Rev 2017；1：CD010447.
12) Lederle FA, et al.：Multicentre study of abdominal aortic aneurysm measurement and enlargement. Br J Surg 2015；102：1480-1487.
13) 日本循環器学会（編）：末梢閉塞性動脈疾患治療ガイドライン．Circ J 2009；73（Suppl．Ⅲ）．
14) Mehler PS, et al.：Intensive blood pressure control reduces the risk of cardiovascular events in patients with peripheral arterial disease and type 2 diabetes. Circulation 2003；107：753-756.
15) Adler AI, et al.：Association of systolic blood pressure with macrovascular and microvascular complications of type 2 diabetes（UKPDS 36）：prospective observational study. BMJ 2000；321：412-419.
16) Singer DR, et al.：Management of hypertension in peripheral arterial disease：does the choice of drugs matter? Eur J Vasc Endovasc Surg 2008；35：701-708.
17) Heart outcomes prevention evaluation study investigators；Yusuf S, et al.：Effects of an angiotensin-convertingenzyme inhibitor, ramipril, on cardiovascular events in high-risk patients. N Engl J Med 2000；342：145-153.
18) Shahin Y, et al.：Meta-analysis of angiotensin converting enzyme inhibitors effect on walking ability and ankle brachial pressure index in patients with intermittent claudication. Atherosclerosis 2013；231：283-290.
19) Paravastu SC, et al.：Beta blockers for peripheral arterial disease. Cochrane Database Syst Rev 2013；9：CD005508.
20) Espinola-Klein C, et al.：β-Blockers in patients with intermittent claudication and arterial hypertension：results from the nebivolol or metoprolol in arterial occlusive disease trial. Hypertension 2011；58：148-154.
21) Mirault T, et al.：Impact of betablockers on general and local outcome in patients hospitalized for lower extremity peripheral artery disease：The COPART registry. Medicine（Baltimore）2017；96：e5916.

column 7 冠動脈疾患合併高血圧患者の降圧において，拡張期血圧は 80 mmHg 未満を避ける必要があるか？

　冠動脈疾患患者において収縮期血圧の降圧目標 130 mmHg 未満を目指すことを優先し，拡張期血圧 80 mmHg 未満を避ける必要はない．

　Bangalore らおよび Thompson らのメタ解析から，安定冠動脈疾患における収縮期血圧の降圧目標 130 mmHg 未満とする妥当性が示された．一方，冠灌流量を規定する拡張期冠灌流圧が一定レベルより低下すると心筋虚血を引き起こし，心事故が増加する可能性（J 型カーブ現象）への危惧がある．CLARIFY や SYST-EUR 後付け解析で拡張期血圧 70 mmHg 未満，ARIC や INVEST 後付け解析で 60 mmHg 未満，SPRINT 追加解析で 55 mmHg 未満において心血管事故が増加した．しかしこれらは前向きに降圧目標を立て達成血圧ごとの心血管事故を比較検討したものではなく，心血管事故が増加する血圧低値群の症例数が少ないため統計学的に偏りが大きくまたパワー不足であり，血圧低値群では高齢者や合併症・併存症が多いなどいわゆる因果の逆転の可能性も示唆される．

　そこで，冠動脈合併高血圧の降圧において拡張期血圧 80 mmHg 未満あるいは 70 mmHg 未満を避けるべきか検討された．冠動脈合併高血圧を対象としたシステマティックレビューでは，厳格降圧群と通常降圧群，あるいは具体的な収縮期血圧または拡張期血圧の降圧目標値を定めた 2 群以上についてアウトカムを直接比較した報告は見出せなかった．冠動脈疾患を対象とした大規模プラセボ対照 RCT で降圧薬介入群が拡張期血圧 80 mmHg 未満を達成したものをシステマティックレビューしたところ 7 編が抽出された．これらはすべて Bangalore らのメタ解析に採用されており，降圧薬介入群の達成収縮期血圧は 130 mmHg 以下であった．この 7 編でメタ解析を行った結果，プラセボ対照群（拡張期血圧 80 mmHg 以上）と比較して，拡張期血圧 80 mmHg 未満を達成した介入群では総死亡が 12%（$P = 0.08$），心血管死亡が 13%（$P = 0.52$），心筋梗塞が 10%（$P = 0.38$），狭心症が 12%（$P = 0.08$），脳卒中が 13%（$P = 0.16$），冠動脈再建が 11%（$P = 0.04$）減少したが，有意な減少は冠動脈再建のみであった．腎機能低下については両群に有意差のなかった RCT1 編しか報告がなかった．さらに，拡張期血圧 75 mmHg 未満を達成した 3 編についてメタ解析を行ったところ，介入群と対照群（拡張期血圧 75 mmHg 以上）において総死亡，心血管死亡，心筋梗塞，狭心症，脳卒中，冠動脈再建のリスクは同等であった．拡張期血圧 70 mmHg 未満については該当する報告はなく解析はできなかった．

　INVEST 後付け解析において，冠動脈バイパス（CABG）または経皮的冠動脈形成術（PCI）による冠血行再建術は拡張期血圧 70 mmHg 未満での心事故増加を 50% 以上軽減した．別の INVEST 後付け解析では，CABG 施行群においては J 型カーブ現象を認めなかった．冠血行再建術後患者を対象とした CREDO-Kyoto Registry Cohort-1 サブ解析では，拡張期血圧 70 mmHg 未満では粗心血管死亡は増加したが，高度な動脈硬化，慢性腎臓病（CKD），心機能低下が心血管死亡の独立した危険因子であり，拡張期血圧 70 mmHg 未満は有意な因子ではなかった．75 歳以上の高齢者においても補正後心疾患死亡に J 型カーブ現象はみられなかった．

　したがって，冠動脈疾患における収縮期血圧の降圧目標 130 mmHg 未満を目指すことを優先し，拡張期血圧 80 mmHg 未満を避ける必要はないと考えられた．拡張期血圧 70 mmHg 未満の場合には，エビデンスが十分でないため，冠動脈狭窄病変による心筋虚血，高度動脈硬化，poly-vascular disease，心不全，CKD や消耗性全身疾患などのスクリーニングや管理とともに，脳虚血症状，腎機能障害・心電図異常など重要臓器の虚血症状・所見が出現しないことを確認しながら，慎重に降圧する．

[JSH2019 ▶ CQ7 参照]

column 8 心筋梗塞または心不全を合併する高血圧患者において，ACE阻害薬はARBに比して推奨されるか？

　心筋梗塞あるいは収縮機能が低下した心不全（HFrEF）を合併した高血圧に限定したエビデンスは不十分であり，ACE阻害薬とARBの優劣・同等性は結論づけられなかった．現時点では，心筋梗塞あるいはHFrEFに対する推奨を踏襲し，ACE阻害薬をARBより優先することを提案する．

　ACE阻害薬が陳旧性心筋梗塞の心事故，突然死を抑制し，生命予後を改善することはAIRE, SAVE, TRACEなどで確立されている．一方，OPTIMAALやVALIANTからARBによる心筋梗塞後の心血管事故抑制効果がACE阻害薬より優れていることは示されなかった．左室収縮率の低下した心不全（HFrEF）においても，CONCNSUS, SOLVD, AIRE, TRACE, CHARM-AlternativeによりACE阻害薬が長期予後を改善し心不全入院を抑制することが示されたが，ELITE-II, OPTIMAAL, VALIANTからARBのHFrEFの心血管事故予防作用がACE阻害薬より優れていることは証明されなかった．これらをふまえて国内外の心筋梗塞二次予防および心不全治療ガイドラインではHFrEFにはRAS系阻害薬としてACE阻害薬が推奨され，ARBはACE阻害薬に対する忍容性がない場合に限られている．しかしながら，心筋梗塞後または心不全を合した高血圧においても，ACE阻害薬がARBに優先して推奨されるかは明らかでない．

　そこで，心筋梗塞または心不全合併の高血圧において，ACE阻害薬とARBのアウトカムへの効果を比較検討したRCTをシステマティックレビューしたが，そのような報告はなかった．次に，高血圧に絞らず，心筋梗塞または心不全を対象に，ACE阻害薬とARBのアウトカムへの効果を比較検討し，かつ高血圧患者数が明記されているRCTをシステマティックレビューし，抽出された6編をメタ解析した．ACE阻害薬はARBと比較して，心筋梗塞の再発または新規発症（RR 0.97, $P=0.45$），心血管死/総死亡の抑制（RR 0.98, $P=0.49$），心不全による入院（RR 0.98, $P=0.79$），脳心血管障害発症（RR 1.02, $P=0.61$）に関して有意な差はなかった．一方，有害事象による試験脱落はACE阻害薬で有意に多かった（RR 1.48, $P=0.001$）．腎障害/蛋白尿抑制および心房細動発症は両群に差がなかった1編のみであった．

　しかし本メタ解析では，重大な対象バイアスリスクが懸念された．すなわち，対象RCT6編における高血圧合併率は36〜69％とバラツキが大きかった．対象RCTで登録時収縮期血圧が140 mmHg以上であったのは1編のみで，その報告においても心筋梗塞既往群に限った血圧データは不明で個別の解析はできなかった．その他の5編における登録時収縮血圧は，心筋梗塞後を対象とした3編では120 mmHg台，心不全を対象とした2編では130 mmHg台であった．したがって，対象患者の高血圧合併率や登録時血圧において非直接性に大きな問題がみられた．ACE阻害薬とARBの優劣・同等性について，介入時に高血圧を合併している心筋梗塞後あるいは心不全を対象に限定し比較検討することが目的であるため，本テーマであるJSH2019のCQ8において十分なエビデンスは得られなかったといわざるをえない．また，今回採用されたRCTの対象患者はHFrEFがほとんどで，収縮能機能が保持された心不全については評価できなかった．

　今後，大規模RCTによりJSH2019のCQ8に明解な回答が得られるまでは，心筋梗塞あるいはHFrEF全般に対する現行のガイドラインのACE阻害薬を優先する推奨を踏襲することが望ましいと思われる．

［JSH2019 ▶ CQ8 参照］

column 9　左室駆出率(LVEF)の保たれた心不全(HFpEF：heart failure with preserved ejection fraction)において収縮期血圧130 mmHg未満を目標とする降圧は推奨されるか？

　HFpEFの病態生理として，左室拡張機能障害に加えて血管硬化が重要と考えられる．したがってその発症，進展，再発に対して厳格な降圧が有用と考えられる．AOBPにおける収縮期血圧120 mmHg未満の降圧が75歳の高齢者も含めて心不全を抑制したことなどを踏まえて，2017ACC/AHAガイドラインにおいては，HEpEFに対する降圧目標として収縮期血圧130 mmHg未満が推奨された．日本循環器学会/日本心不全学会合同ガイドライン2017においても踏襲された．しかし，心不全を対象としたRCTに基づく降圧目標に関する直接的エビデンスはない．

　そこで，HFpEFに対して収縮期血圧130 mmHg未満を目指した降圧が推奨されるかを検討するために，システマティックレビューを行った．HFpEFを対象として，異なる降圧目標値を定めた複数の群における直接比較，あるいは厳格降圧群と通常降圧群におけるアウトカムを直接比較した報告はみられなかった．HFpEFに対する薬物介入群と対照群におけるアウトカムを比較したRCTをシステマティックレビューしたところ，RCT18編が検出された．これらのRCTの中で薬物介入前後の血圧値が記載された11編を抽出し，メタ解析を行った．達成収縮期血圧は薬物介入群で約130 mmHg，対照群で約133 mmHgであったが，介入群で心不全入院が11%減少し（$P=0.006$），腎機能低下が52%増加した（$P<0.001$）．全死亡，心血管死亡，低血圧は同等だった．

　本解析には，対象としたRCTが血圧に直接介入してアウトカムをみた研究デザインではないこと，RCT間で心不全の定義や左室収縮率に大きなバラツキがあること，薬物介入群と対照群の比較であり降圧の差だけではなく降圧薬の違いによる影響の可能性があることなど，考慮すべき限界がある．

　左室拡張障害を有する未治療高血圧を対象としたEXCEEDでは，収縮期血圧130 mmHg未満へ降圧が130〜139 mmHgへの降圧と比較して左室弛緩能を改善することが示された．収縮期血圧130 mmHg未満への降圧がHFpEFによる心不全入院を減少させた機序の1つである可能性がある．

　以上から，HFpEFにおいて，全死亡や心血管死亡を増加させることなく，心不全入院を抑制することから，腎機能低下などに注意しながら，収縮期血圧130 mmHg未満を目標とする降圧が推奨される．

[JSH2019 ▶ CQ9 参照]

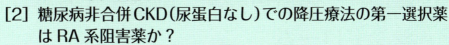

column 10
[1] 糖尿病非合併CKD（尿蛋白あり）での降圧療法の第一選択薬はRA系阻害薬か？
[2] 糖尿病非合併CKD（尿蛋白なし）での降圧療法の第一選択薬はRA系阻害薬か？

[1]において，糖尿病非合併CKD（尿蛋白あり）での降圧療法の第一選択薬は，RA系阻害薬を推奨する．[2]において，糖尿病非合併CKD（尿蛋白なし）での降圧療法では，通常の第一選択薬（RA系阻害薬，Ca拮抗薬，サイアザイド利尿薬）のいずれかを推奨する．

糖尿病非合併CKDの降圧薬に選択について，蛋白尿の有無が重要である．

海外のガイドラインであるKDIGO診療ガイドライン2012およびACC/AHAガイドライン2017ではいずれも尿中アルブミン300 mg/日（または300 mg/gCr）以上のCKDにおいてRA系阻害薬を第一選択薬に推奨している．しかし日本の保険診療ではアルブミン定量精密測定は「糖尿病または早期糖尿病性腎症患者」を対象として，3か月に1回のみ測定が認可されている．

したがって糖尿病非合併例では，試験紙法によるスクリーニングと尿中蛋白で評価を行う．試験紙では，尿蛋白1+は30 mg/dL，尿蛋白2+は100 mg/dLに相当する．試験紙法で（1+）以上は尿異常として，蛋白定量を行う．随時尿での蛋白尿の評価は尿中クレアチニン濃度で補正した量［尿蛋白/クレアチニン比（g/gCr）］で行い，正常（＜0.15 g/gCr），軽度（0.15～0.49 g/gCr），高度（≧0.50 g/gCr）に分類する．JSH2019では，従来通り0.15 g/gCrを蛋白尿ありと判定することとしている．

蛋白尿を有する糖尿病非合併CKDにおいて，末期腎不全への移行，血清Cr値倍加，あるいは尿蛋白について，RCTおよびそのメタ解析から，RA系阻害薬が有意にこれらのイベントを減少させることが判明している．総死亡，脳心血管病発症，低血圧，急性腎障害の発症はRA系阻害薬とその他の降圧薬との間に有意差は認めなかった．一方で，有害事象としての高K血症リスクが増大することが示されており，注意が必要である．

蛋白尿を伴わない糖尿病非合併CKDではどうであろうか．RA系阻害薬はアルブミン尿の減少効果を示すものの，Cr倍化，末期腎不全への移行や，脳心血管病発症，総死亡への有意な影響は認めなかった．

尿蛋白ありの場合，あるいはCKD重症度区分における蛋白尿A2，A3区分では，第一選択薬としてRA系阻害薬が推奨される．

蛋白尿なしの場合（A1区分）では，RA系阻害薬を第一選択薬として推奨するエビデンスに乏しいため，RA系阻害薬，Ca拮抗薬，サイアザイド利尿薬のいずれかを推奨する．

高齢者で進行した腎機能障害を有する場合はどうであろうか．「CKDステージG3b～5診療ガイドライン2017」では，75歳以上の進行した高齢CKD患者において，脱水や虚血に対する脆弱性を考慮して，降圧薬物療法の第一選択薬としてCa拮抗薬が推奨されている．高齢者では加齢に伴い糸球体濾過量が低下する．これは腎内小動脈の内腔狭小化による腎血流量低下に基づくものである．Ca拮抗薬を使用すると腎血流量が増加するため，高齢者に使用しても予期せぬ急激な腎機能低下に遭遇することはなく，安全に使用できる．

［JSH2019 ▶ CQ10参照］

VII 他疾患を合併した高血圧の治療

A 糖尿病，脂質異常症，肥満，メタボリックシンドローム

Abstract

- 高血圧と糖尿病，脂質異常症の治療のゴールは，"脳心腎血管合併症の回避と抑制"である．
- 糖尿病に伴う心血管合併症は重篤になりやすいため，一次予防が重要である．
- 糖尿病と高血圧は，ともにインスリン抵抗性が病因となることがあり，併存する確率が高い．
- 糖尿病合併高血圧症の血圧管理目標は，高血圧単独の場合より厳格（診察室血圧 130/80 mmHg 未満，家庭血圧 125/75 mmHg 未満）に設定されている．
- 厳格な血圧管理のために糖尿病者で 130/80 mmHg 以上では薬物療法の開始が推奨され，特に微量アルブミン尿，蛋白尿が合併する場合は ARB/ACE 阻害薬を選択薬とする．
- 厳格な降圧目標の達成には，降圧薬単剤では難しく，多剤併用が現実的である．
- 脂質異常症を合併した高血圧患者の降圧薬選択に関しては，ARB，ACE 阻害薬や Ca 拮抗薬のような脂質代謝に影響しない薬剤，もしくは，軽度改善効果を有する α 遮断薬のような薬剤の使用が望ましい．
- 肥満は高血圧を合併しやすい．肥満を伴う高血圧では，まず食事療法や運動療法による減量を試みる．それでも高血圧の改善が十分に得られない場合は薬物療法を開始する．
- メタボリックシンドロームは，日本においても心血管疾患発症の重要な要因である．本症候群合併高血圧では，食事療法と運動療法による内臓脂肪型肥満是正が治療の基本となる．糖尿病合併メタボリックシンドロームの降圧目標は 130/80 mmHg 未満となる．
- 特定健診・特定保健指導では，II 度高血圧以上はすべて受診勧奨，I 度高血圧は，心血管病リスクがあれば受診勧奨，なければ情報提供となる．正常高値血圧は，糖尿病または腎障害を合併すれば受診勧奨，肥満を合併すれば特定保健指導，糖尿病，腎障害，肥満のいずれもなければ情報提供となる．

1 糖尿病

a 高血圧と糖尿病の治療の共通ゴール

日本における高血圧患者は約 4,300 万人，対して糖尿病患者は約 1,000 万人存在すると考えられている．高血圧と糖尿病は合併しやすい．この関係は，両者に"インスリン抵抗性"が共通するためであると考えられている．糖尿病も高血圧症も生活習慣病の代表であり，いずれも疾病に由来する自覚症状に乏しいことに特徴がある．

高血圧と糖尿病は，致死的，非致死的心血管合併症を招来することが知られており，"サイレントキラー"と称される．両疾患がアテローム性動脈硬化症をもたらす発症・進展の様式や機序は必ずしも同一ではないが，重要臓器の虚血性合併症をもたらすことによって社会的，生命的な予後を悪化させていることに変わりはない．糖尿病者の死亡時年齢はいまだに，平均寿命に比して 10 歳程度若いことが知られている．したがって，糖尿病合併高血圧症の治療ゴールは，こうした共通する非致死的・致死的心血管合併症の発症・再発を抑制し，患者の"健康寿命"を少しでも長く保つことにある．

糖尿病に伴う虚血性心疾患には，高血圧単独の重要臓器の虚血性障害とは異なる特徴がある．したがって，糖尿病合併高血圧の降圧療法では，高血圧単独の場合とは異なる戦略が必要である．糖尿病に伴う虚血性心疾患は重症化しやすく，無症候性に発症するため見逃されやすい．糖尿病患者では，虚血性心疾患が発症すると致死的になる可能性が高い．したがって，糖尿病では虚血性心疾患の一次予防を考えることが重要であり，必要である．実際，糖尿病患者での虚血性心疾患の発症率は，虚血性心疾患の二次予防，すなわち虚血性

心疾患の既往のある患者での発症率と等しく，糖尿病であるだけで，治療の如何にかかわらず高リスクであると考えられている（図1）[1]．

以上から，糖尿病合併高血圧症では，一次予防に重点をおいた降圧治療が必要である．また，糖尿病特有の病態に基づいた薬剤の選択が優先される．一方で，降圧目標を達成するためには一種類の降圧薬では事実上不可能であり，併用薬を用いた治療が必要である（図2）[2]．さらに，致死的な心血管イベントを抑制するためには十分な降圧治療が必要であるばかりでなく，原疾患である糖尿病の十分なコントロールが要求されるとともに，心血管リスクになるような脂質異常症は，より軽症の段階から十分な治療が必要である．

糖尿病による血管障害には，大血管障害とは別に，高血糖による細小血管障害が認められる．すなわち，糖尿病性網膜症（diabetic retinopathy），糖尿病性神経障害（diabetic neuropathy），糖尿病性腎症（diabetic nephropathy）である．このうち糖尿病性腎症は血液透析の最大の原因であり，慢性腎臓病（CKD）の代表的な基礎疾患として，新しいカテゴリーの独立した心血管危険因子とされている．糖尿病性腎症は二次性高血圧の原因疾患としても重要であり，糖尿病合併高血圧症では，CKDの進展に伴って増大する心血管リスクにも十分に配慮した血圧管理，降圧療法が求められている．UKPDSでは，糖尿病に伴うCKDの代表である糖尿病性腎症の進展は，腎臓の臓器としての死である末期腎不全だけでなく，蛋白尿の悪化に伴って心血管死が増加することを明らかにした[3]．こうした糖尿病性腎症の進展は，ACE阻害薬/ARBによって抑制されることが今までの臨床試験によって示されている（図3）．

b 糖尿病合併高血圧症の血圧管理目標

高血圧単独よりも高リスクである糖尿病合併高血圧の管理目標は，高いレベルの管理が求められているが，具体的な降圧目標はいくつかの臨床試験の結果のエビデンスによって決定されている．1998年に発表されたHOT研究では，糖尿病群の解析で拡張期血圧80 mmHg以下の最も低い降圧目標群で心血管疾患発症率が低く，拡張期血圧を80 mmHgまで下げることが，安全かつ有効であることが示され（図4）[4]，糖尿病合併高血圧では厳格な降圧が必要であると考えられるようになった．そして治療目標は，高血圧単独の治療目標である140/90 mmHg未満より厳格な130/80 mmHg未満を目指すことが主流となった．しかしながら，その後行われた臨床試験[5]やそれらのメタ解析の結果から必ずしも厳格降圧が冠動脈疾患を主としたアウトカムの減少をもたらさないことが示されるようになった[6-9]（p.193 column 11 参照）．米国糖尿病協会（ADA）のClinical Practice Recommendations[10]など，世界のガイドラインでは降圧目標値を高く設定しているものもある．し

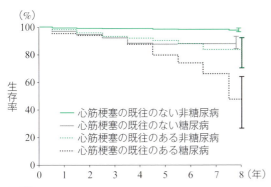

図1 ▶ 糖尿病と虚血性心疾患の予後

［Haffner SM, et al.：Mortality from coronary heart disease in subjects with type 2 diabetes and in nondiabetic subjects with and without prior myocardial infarction. N Engl J Med 1998；339：229-2348 より］

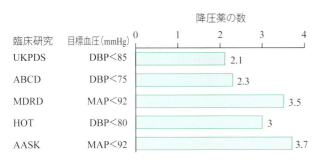

図2 ▶ 目標降圧値を達成するには複数の降圧薬が必要

DBP：diastolic blood pressure, MAP：mean arterial pressure.
［Bakris GL, et al.：Preserving renal function in adults with hypertension and diabetes：a consensus approach. National Kidney Foundation Hypertension and Diabetes Executive Committees Working Group. Am J Kidney Dis 2000；36：646-661 より］

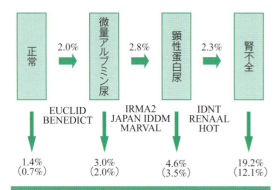

図3 糖尿病性腎症の年間進展率と死亡率

[Adler AI, et al.: Development and progression of nephropathy in type 2 diabetes: the United Kingdom Prospective Diabetes Study (UKPDS 64). Kidny Int 2003 ; 63 : 225-231 より]

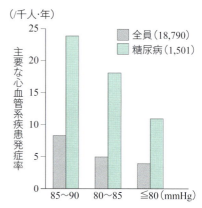

図4 HOT 研究の結果

[Hansson L, et al.: Effects of intensive blood-pressure lowering and low-dose aspirin in patients with hypertension: principal results of the Hypertension Optimal Treatment (HOT) randomised trial. HOT Study Group. Lancet 1998 ; 351 : 1755-1762 より]

かしながら，糖尿病や耐糖能異常症例において収縮期血圧を 130 mmHg 未満，拡張期血圧を 80 mmHg 未満に下げることで脳卒中の予防が可能であることが，ACCORD BP[5]や，その他の複数のメタ解析[11,12]でも示され，日本では脳卒中が心筋梗塞の約 1.5〜2.5 倍多く発症している[13,14]ことより，日本の糖尿病合併高血圧症の降圧目標は，JSH2014 で定められた 130/80 mmHg 未満を JSH2019 でも踏襲するのが妥当と考えられる．

家庭血圧の降圧目標は 125/75 mmHg 未満とする．日本で実施された HOMED-BP の糖尿病患者に限定したサブ解析[15]では，125/75 mmHg 以上で心血管疾患発症率の上昇することが示された．また，診察室血圧 130/80 mmHg は家庭血圧 125/75 mmHg に相当することからも，この降圧目標は妥当と考えられる．

また，J-DOIT3 研究[16]は集学的糖尿病管理による合併症予防効果をみている．降圧目標では強化療法群を 120/75 mmHg 未満，従来療法群 130/80 mmHg 未満に設定して当初の血圧 134/80 mmHg より介入を開始，約 9 年の観察を行った．達成血圧値は強化療法群では，123/71 mmHg，従来療法群 129/74 mmHg でいずれも 130/80 mmHg 未満となっている．このとき強化治療群で従来治療群に比して脳卒中の発症は 58％，冠動脈疾患の発症は 14％ 減少しており，これまでの糖尿病者での心血管イベント発症率より低率に，特に脳卒中では降圧の程度に比例して，イベント発症低下が観察さ

れている．これらのエビデンスも JSH2019 が日本人で糖尿病合併高血圧の降圧目標値を 130/80 mmHg 未満とすることを支持している．

ただし，INVEST 研究，ONTARGET 試験の後付け解析の結果[17,18]，冠動脈疾患の降圧による抑制効果に J カーブ現象（過度の降圧による疾患リスクの増大）が存在することが示唆された．さらに，末梢閉塞性動脈疾患や両側頸動脈狭窄の合併症例では，降圧により心血管イベントがむしろ増加することが報告されている．動脈硬化が高度な症例では特に，過度の降圧に対する注意が必要である．

c 糖尿病合併高血圧症の降圧薬の選択

JSH2014 とは異なり JSH2019 では，アルブミン尿，蛋白尿を伴わない糖尿病合併高血圧の降圧薬治療の降圧目標をめざす第一選択として通常の高血圧と同様に ACE 阻害薬/ARB，Ca 拮抗薬，少量のサイアザイド利尿を推奨する．これは高血圧学会が行ったシステマティックレビュー（p.194 column 12 参照）で，ACE 阻害薬/ARB とそれ以外の降圧薬では，ハードエンドポイントに関する益，害の差違を見出すことができなかったことが根拠である．

ACE 阻害薬/ARB はアルブミン尿・蛋白尿の減少効果と糖尿病性腎症の進展抑制・寛解・退縮に関しては豊富なエビデンスが存在する．微量アルブミン尿の段階からの抑制効果は以前より証明されていたが，ROADMAP[19]は，ARB が正常アルブ

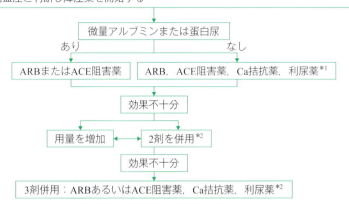

図5 糖尿病合併高血圧の治療計画
*¹ 少量のサイアザイド系利尿薬
*² ARB と ACE 阻害薬の併用は避ける
*³ 動脈硬化性冠動脈疾患，末梢動脈疾患合併症例，高齢者においては，降圧に伴う臓器灌流低下に対する十分な配慮が必要である
［JSH2019 より］

ミン尿の 2 型糖尿病患者において，微量アルブミン尿発症を抑制する可能性を示唆している．微量アルブミン尿，蛋白尿を合併する糖尿病合併高血圧では，ACE 阻害薬/ARB を第一選択薬とする．

糖尿病合併高血圧では，生活習慣の乱れが重積していること，すでに動脈硬化が進展していること，腎機能低下を伴うこと，他剤の服用により服薬アドヒアランスが低下していることなどにより，単剤での血圧管理が困難であることも多い．単剤で降圧不十分の場合は，ACE 阻害薬/ARB と長時間作用型 Ca 拮抗薬または ACE 阻害薬/ARB と少量のサイアザイド系利尿薬の併用の両者が推奨される（図5）．この図の中に「血圧 130/80 mmHg 以上なら，臨床的には高血圧と判断し降圧薬を開始する」と記載され，保険診療に対する配慮が払われている．それでも降圧不十分な場合は，ACE 阻害薬/ARB，Ca 拮抗薬，サイアザイド系利尿薬の 3 剤を併用するが，その際，服薬アドヒアランスの確認を怠ってはならない．降圧薬の併用する場合は配合薬の使用も考慮する．また，血圧上昇，耐糖能障害を伴う二次性高血圧の可能性も検討すべきである．三種以上の降圧薬により血圧管理が得られない場合は専門医へのコンサルトも考慮する．

RA 系阻害薬（ACE 阻害薬，ARB，直接的レニン阻害薬）の中から 2 種類以上を同時に使うことは避けるべきである．これは ALTITUDE[20]や ONTARGET[21]の結果に基づいている．ALTITUDE では，ACE 阻害薬/ARB と直接的レニン阻害薬の併用で，ONTARGET では，ACE 阻害薬と ARB の併用で，高 K 血症，腎機能障害，過降圧などの有害事象が多く認められた．

日本では他国と比べ，脳卒中が多く，食塩摂取量が多いというように，独自の疾病構造，食文化を有するため，高血圧についても，日本の実情に即した独自のガイドラインを作ることが肝要と考えられる．

2 脂質異常症

血清LDLコレステロールレベルは日本人の動脈硬化性疾患発症を予測することが可能である[22]．高LDLコレステロール血症のみならず，総コレステロールやnon-HDLコレステロール，中性脂肪(triglyceride：TG)の高値，およびHDLコレステロールの低値も同様に冠動脈疾患の発症・死亡が高いことが，日本の疫学調査で示された．当然，脂質異常症と高血圧との合併は，動脈硬化性疾患のリスクがさらに増大する．日本の「動脈硬化性疾患予防ガイドライン2017年版」[23]では，冠動脈疾患予防からみたLDLコレステロール管理目標設定のため，冠動脈疾患の10年間における発症率をアウトカムにしている吹田スコアに基づいた層別化が行われた．高LDLコレステロール血症および低HDLコレステロール血症の程度や現在の血圧値によって，吹田スコアの合計点数が高くなり，LDLコレステロールをより厳しく管理することが提唱された．国内10コホート研究のメタ解析であるEPOCH-JAPANの結果[24]から，至適血圧(収縮期血圧120 mmHg未満かつ拡張期血圧80 mmHg未満)を超えて血圧が高くなるほど，全心血管病，脳卒中，心筋梗塞，CKDなどの罹患リスクおよび死亡リスクは高くなる．また，ASCOT-LLA[25]などの結果，高血圧合併高LDLコレステロール血症患者では，積極的な血清LDLコレステロール低下療法は冠動脈疾患や脳卒中の発症や再発を予防することができた．脂質異常症を合併した高血圧患者は，脂質異常症包括的リスク評価をしたあとに，生活習慣の改善，禁煙，エネルギー摂取量の管理と適正体重の維持，飽和脂肪酸，アルコール，コレステロール，トランス脂肪酸の摂取制御，活動量や体力レベルのアップに努める．高LDLコレステロール管理にはスタチンを第一選択薬とするのが妥当である．LDLコレステロール管理目標値は，一次予防高リスク群では120 mg/dL未満，二次予防では100 mg/dL未満，家族性高コレステロール血症，急性冠症候群，糖尿病においてはほかの高リスク病態(非心原性脳梗塞，末梢動脈疾患，CKD，メタボリックシンドローム，主要危険因子の重複，喫煙)の場合に70 mg/dL未満を考慮する[23]．ACC/AHAガイドライン[26]ではPool Cohort Equationによる10年以内の動脈硬化性心血管病リスクが7.5%以上の40～75歳には，中～高強度スタチンの使用が推奨されているが，患者毎のLDLコレステロール値の目標値を設定していない．日本では管理目標値を設定している点が異なっている．3つのストロングスタチン(ピタバスタチン，ロスバスタチン，アトルバスタチン)をハイリスク高LDLコレステロール血症患者に無作為に割り付け，LDLコレステロールの管理目標値をめざして治療した場合の安全性，有効性を比較検討したPATROL試験[27]において，有効性および薬剤関連副作用の発現において，ピタバスタチンのロスバスタチンに対する非劣性，ピタバスタチンのアトルバスタチンに対する非劣性，ロスバスタチンのアトルバスタチンに対する非劣性が証明された．この結果から，日本人においてストロングスタチン3剤はいずれの薬剤を用いても治療することができる．最近，ハイリスク患者にPCSK9(proprotein convertase subtilisin/kexin type 9)阻害薬の皮下注が積極的LDLコレステロール低下効果をもたらすが[28,29]，血圧への影響は認められていない．

脂質異常症を合併する高血圧患者の降圧薬選択は，ARB，ACE阻害薬やCa拮抗薬のような脂質代謝に影響しない(lipid neutral)，もしくは，軽度改善効果[30]を有する薬剤($α$遮断薬)の使用が望ましい．ある種のARBは，PPAR-$γ$のアゴニスト作用を介し脂質代謝改善作用[31]があるといわれているが，明らかな効果は不明である．脂質異常症とRASは，インスリン抵抗性や血管内皮機能においてクロストークが存在するが，実臨床では降圧薬にスタチン併用がリーズナブルである．高トリグリセライド血症にはフィブラート系薬剤の投与を考慮するが，低HDLコレステロール血症は生活習慣の改善によって10%程度上昇が期待できるが，現時点ではそれを是正する薬剤はない．

3 肥満

肥満とは，体脂肪が過剰に蓄積した状態である．日本では諸外国に比べ，軽度の肥満でも高血圧症や糖尿病などの健康障害を合併しやすいため，BMI 25以上を肥満と判定している．そのうち

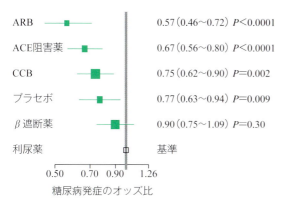

図6 降圧薬の新規糖尿病発症に対する影響

[Elliott WJ, et al.:Incident diabetes in clinical trials of antihypertensive drugs:a network meta-analysis. Lancet 2007;369:201-207 より]

すでに健康障害を伴っている肥満,および健康障害を合併しやすい内臓脂肪型肥満は,医学的な観点から減量が必要であることより,肥満症として区別している.肥満者は非肥満者に比べ,2〜3倍高血圧の発症率が高い.2017年の国民健康・栄養調査によると,年齢調整した肥満者(BMI 25以上)の割合は,男性30.9%,女性19.4%であり,最近は概ね男性が30%前後,女性が20%前後である.

肥満を伴う高血圧では,まず食事療法や運動療法による減量を試みる.4〜5 kg程度の減量が有意な降圧につながることが報告されている[32].それでも高血圧の改善が十分に得られない場合は薬物療法を開始する.降圧薬は,インスリン抵抗性改善の観点から,ACE阻害薬/ARBが優先される.肥満合併高血圧は治療抵抗性であることが多いため,しばしば併用療法が必要になる.その際には,長時間作用型Ca拮抗薬,少量のサイアザイド系利尿薬の併用,それでも不十分な場合は3剤の併用療法を考慮する.肥満合併高血圧が難治性の場合は,睡眠呼吸障害,特に閉塞性睡眠時無呼吸症候群の合併に留意する必要がある.ACE阻害薬/ARBはインスリン抵抗性を改善し,糖・脂質代謝に好影響を与えることが期待される.近年の大規模臨床研究では,本薬剤が新規糖尿病の発症を抑制したとする報告がなされている.ネットワークを使ったメタ解析によると,利尿薬,β遮断薬はプラセボよりも糖尿病発症率が高く,なかでも利尿薬は有意に高い.それに対して,Ca拮抗薬,ACE阻害薬/ARBはいずれも利尿薬に比べ有意な糖尿病発症抑制効果を認めている(図6)[33].

4 メタボリックシンドローム

a メタボリックシンドロームの診断基準と臨床研究

メタボリックシンドロームはインスリン抵抗性を共通の背景因子として複数の冠危険因子が集積する疾患で,個々の疾患の障害の程度は軽いものでも,同一の個体に集積することで,心血管疾患のリスクが高くなると考えられてきた.最近の肥満とアディポサイトカインの研究の進展により,インスリン抵抗性の上流に肥満,特に腹部肥満が位置し,腹部肥満が本症候群の中心であるとの仮説が示されており,日本のメタボリックシンドロームの診断基準[34]に反映されている.

日本では2005年4月に日本動脈硬化学会,高血圧学会,糖尿病学会,肥満学会,循環器学会,腎臓学会,血栓止血学会,内科学会の8学会の検討による診断基準が公表された[34].これは腹囲による腹部肥満を必須条件とし,血圧高値,血糖高値,脂質代謝異常(TG高値,HDLコレステロール低値)の3つのうち2つ以上を条件とするものである.内臓肥満が脂肪細胞由来のアディポネクチン,レプチン,TNF-αなどの異常を介してインスリン抵抗性を増悪させ,動脈硬化を促進させることが最近の成績で明らかにされ,腹部肥満がメタボリックシンドロームの成因となる機序と考えられている.腹部肥満を必須とすることから,本症候群は腹部肥満症候群であるとの提唱ともいえる.

メタボリックシンドロームと冠動脈疾患リスクに関する疫学調査は数多く行われており,以下に示すようにその関連は明らかにされつつある.フィンランド男性1,209人を11.4年間追跡したKuopio Study[35]においてメタボリックシンドローム患者は,その診断基準を満たさない者に比べ,冠動脈疾患発症率が約3倍高いことが示された.Bruneck Study[36]においては40〜79歳の303人のメタボリックシンドローム患者と585人のコントロール患者を頸動脈エコーで5年間経過観察した.メタボリックシンドローム患者においてはコントロール患者に比べ頸動脈エコー上,新たなプ

表1 メタボリックシンドローム合併高血圧の治療

	治療方針
糖尿病(−)	血圧 140/90 mmHg 以上 　高血圧の治療 血圧 130〜139/85〜89 mmHg 　生活習慣の修正
糖尿病(+)	血圧 140/90 mmHg 以上 　降圧薬を開始する 血圧 130〜139/80〜89 mmHg 　生活習慣の修正による降圧を3か月を超えない範囲で試み,目標血圧に達しない場合に降圧薬を開始する
降圧薬の選択	インスリン抵抗性改善効果の強いARB,ACE阻害薬を中心に

［JSH 2014 より］

ラークの発生頻度が高いだけではなく,40%以上の狭窄が出現した頻度が有意に高かった.また,有意な頸動脈疾患の発症増加が認められた(8% vs. 3%).日本の診断基準を用いた端野・壮瞥町研究[37]の結果では,男性地域住民5年間の追跡で心疾患(虚血性心疾患,心不全,心性突然死)を発症する割合は,非メタボリックシンドローム群と比較して1.9倍有意な高値を示していた.また,メタボリックシンドロームは糖尿病発症の有力なリスク因子としてしても同定される[38].これらの疫学研究から明らかなように,メタボリックシンドロームは冠動脈疾患や糖尿病の発症リスクを上昇させる病態であり,その早期発見,早期治療は心血管疾患の予防に寄与することが期待される.しかしながら,メタボリックシンドロームの構成因子はほかのリスク因子と重なるものであり,高血圧患者においてメタボリックシンドロームへの心血管疾患予防を目的とした介入研究の成果はこれまでに報告されていないこともあり,JSH2019ではリスクの層別化の因子から除かれている.

b メタボリックシンドローム合併高血圧の治療

メタボリックシンドロームの治療の原則は,肥満特に腹部肥満の改善によるインスリン抵抗性,アディポサイトカイン異常の是正による危険因子の改善にある.運動療法と食事療法が主体となる.目標は腹部肥満の正常化となるが,特に,血圧・血糖・脂質代謝異常がいずれも薬剤を服用するレベルでない場合には,このような生活習慣の修正が最適の治療法となる.一方,明らかな高血圧・糖尿病・脂質代謝異常を有する場合には,当然それぞれに対して薬剤を使用して危険因子の管理を図ると同時に,インスリン抵抗性の改善を考慮し,さらに生活習慣修正を併用するのが原則となる.

メタボリックシンドローム合併高血圧は心血管疾患のハイリスク状態であり,厳格な降圧が必要である.メタボリックシンドローム合併高血圧の治療方針を表1に示す[39].糖尿病の有無で治療方針は変わる.糖尿病のない場合には,140/90 mmHg以上で降圧薬治療となるが,130〜139/85〜89 mmHgでは生活習慣の修正のみとなる.糖尿病がある場合には,メタボリックシンドロームでも130/80 mmHg以上より降圧薬療法となり,降圧目標は130/80 mmHg未満である.降圧薬を用いる場合には,インスリン抵抗性を改善する降圧薬が望ましい.インスリン抵抗性を改善する薬剤としては,ARB,ACE阻害薬,Ca拮抗薬,α遮断薬があげられる.糖尿病新規発症抑制はARB,ACE阻害薬で証明されていて,インスリン抵抗性改善と関連すると考えられている.Ca拮抗薬でも抑制の証明はあるが,VALUE[40],CASE-J[41]やALLHAT[42]に示されるように,その効果はARBやACE阻害薬に比べると劣ることより,ARBやACE阻害薬などRA系阻害薬がまず推奨される.CASE-J[41]で示された肥満者におけるARBのCa拮抗薬に対する優位性も,これらの成績を支持するものである.

5 特定健康診査・特定保健指導

2008年4月より,特定健康診査・特定保健指導が実施されている.本健診・保健指導は,メタボリックシンドロームの概念を取り入れて保健指導の対象者を選定し,保健指導によって生活習慣を改善して生活習慣病を予防することを目的としている.日本において増加しつつある心血管疾患の一次予防にあたり,腹部肥満を中心に,糖代謝異常,血圧高値,脂質代謝異常を是正するという戦略で重要な意義がある.特定健康診査・特定保健指導の成果の報告では肥満の改善の程度に伴い血圧低下の程度も大きくなることが示されている[43,44].高血圧学会は,2008年4月に特定健康診

表2 特定健診・特定保健指導における高血圧対策の実際

(1) 血圧測定法：2回の血圧測定を行い，平均をとる．
(2) 血圧測定後の方針
　①健診や保健指導を行う場合には，測定血圧値に加えて家庭血圧値も参考にして判断する．
　②保健指導判定基準値の血圧 130/85 mmHg 以上では医療職が生活習慣の改善を勧める指導をする．ただし，家庭血圧が 125/80 mmHg 未満の場合，健診時の血圧が 130/85 mmHg 以上でも白衣効果とみなし，血圧高値とは判定しない．
　③健診時血圧が 130/85 mmHg 未満であっても，家庭血圧が 125/80 mmHg 以上の場合は，高値血圧〜高血圧であり，家庭血圧 135/85 mmHg 以上の場合は，仮面高血圧として，受診勧奨する．
　④140/90 mmHg 以上のときは原則，受診勧奨とする．このとき，家庭血圧を参照とする．また 140〜159/90〜99 mmHg の I 度高血圧に，糖尿病，慢性腎臓病(CKD)がある場合は，ただちに受診することを勧める．さらに，160/100 mmHg 以上(II 度高血圧以上)も，ただちに受診することを勧める．
　⑤危険因子のない I 度高血圧患者：
　原則として受診勧奨とするが，受診勧奨を前提とした情報提供を行う．情報提供にあたっては，受診者に高血圧であることを伝えるとともに，医療職が減塩，食事療法，運動療法の生活習慣改善効果を提示し，家庭血圧測定のうえ，1か月後に，医療機関を受診するよう勧める．

[JSH2019 より]

査・特定保健指導に対しての見解を示している(表2)．

現在の特定健康診査では血圧基準を，メタボリックシンドロームの基準値である 130/85 mmHg 以上としているが，この値は JSH2014 までの正常高値血圧の基準値を採用したものである．JSH2019 での正常高値血圧の基準値血圧は 130/80 mmHg 以上であり，今後この整合性を検討する必要がある．

▶ 引用文献

1) Haffner SM, et al.：Mortality from coronary heart disease in subjects with type 2 diabetes and in nondiabetic subjects with and without prior myocardial infarction. N Engl J Med 1998；339：229-234.
2) Bakris GL, et al.：Preserving renal function in adults with hypertension and diabetes：a consensus approach. National Kidney Foundation Hypertension and Diabetes Executive Committees Working Group. Am J Kidney Dis 2000；36：646-661.
3) Adler AI, et al.：Development and progression of nephropathy in type 2 diabetes：the United Kingdom Prospective Diabetes Study(UKPDS 64). Kidney Int 2003；63：225-232.
4) Hansson L, et al.：Effects of intensive blood-pressure lowering and low-dose aspirin in patients with hypertension：principal results of the Hypertension Optimal Treatment(HOT)randomized trial. Lancet 1998；351：1755-1762.
5) Cushman WC, et al.：Effects of intensive blood-pressure control in type 2 diabetes mellitus. N Engl J Med 2010；362：1575-1585.
6) Emdin CA, et al.：Blood Pressure Lowering in Type 2 Diabetes-A Systematic Review and Meta-analysis. JAMA 2015；313：603-615.
7) Brunstrom M, et al.：Effect of antigypertensive treatment at different blood pressure level in patients with diabtetes mellitus：systemic review and meta-analysis. BMJ 2016；352：i717.
8) Vijan S：Diabetes：treating hypertension. BMJ Clin Evid 2014；pii：0608.
9) Arguedas JA, et al.：Blood pressure tagets for hypertension in people with diabetes mellitus. Cochrane Database Syst Rev 2013；10：CD008277.
10) American Diabetes Association：Positon statement standards of medical care in diabetes-2018 abridged for primary care providers. Diabetes Care 2018；41：S1-S159.
11) Bangalore S, et al.：Blood pressure targets in subjects with type 2 diabetes mellitus/impaired fasting glucose：observations from traditional and bayesian random-effects meta-analyses of randomized trials. Circulation 2011；123：2799-2810.
12) Reboldi G, et al.：Effects of intensive blood pressure reduction on myocardial infarction and stroke in diabetes：a meta-analysis in 73,913 patients. J Hypertens 2011；29：1253-1269.
13) Doi Y, et al.：Impact of glucose tolerance status on development of ischemic stroke and coronary heart disease in a general Japanese population：the Hisayama study. Stroke 2010；41：203-209.
14) Sone H, et al.：Serum level of triglycerides is a potent risk factor comparable to LDL cholesterol for coronary heart disease in Japanese patients with type 2 diabetes：subanalysis of the Japan Diabetes Complications Study(JDCS). J Clin Endocrinol Metab 2011；96：3448-3456.
15) Noguchi Y, et al.：Predictive power of home blood pressure and clinic blood pressure in hypertensive patients with impaired glucose metabolism and diabetes. J Hypertens 2013；31：1593-1602.
16) Ueki K, et al.：Effect of an intensified multifactorial intervention on cardiovascular outcomes and mortality in type 2 diabetes(J-DOIT3)：an open-label, randomized controlled trial. Lancet Diabetes Endocrinolo 2017；5：951-964.
17) Cooper-DeHoff RM, et al.：Tight blood pressure control and cardiovascular outcomes among hypertensive patients with diabetes and coronary artery disease. JAMA 2010；304：61-68.
18) Sleight P, et al.：Prognostic value of blood pressure in patients with high vascular risk in the Ongoing Telmisartan Alone and in combination with Ramipril Global Endpoint Trial study. J Hypertens 2009；27：1360-1369.
19) Haller H, et al.：Olmesartan for the delay or prevention of microalbuminuria in type 2 diabetes. N Engl J Med 2011；364：907-917.
20) Parving HH, et al.：Cardiorenal end points in a trial of aliskiren for type 2 diabetes. N Engl J Med 2012；367：2204-2213.
21) Yusuf S, et al.：Telmisartan, ramipril, or both in patients at high risk for vascular events. N Engl J Med 2008；358：1547-

1559.

22) Imano H, et al.：Low-density lipoprotein cholesterol and risk of coronary heart disease among Japanese men and women：the Circulatory Risk in Communities Study(CIRCS). Prev Med 2011；52：381-386.

23) Japan Atherosclerosis Society：Japan Atherosclerosis Society (JAS)guidelines for prevention of atherosclerosis cardiovascular diseases. 2017.
（日本動脈硬化学会（編）：動脈硬化性疾患予防ガイドライン 2017．鍬谷書店，2017．）

24) Fujiyoshi A, et al.：Blood pressure categories and long-term risk of cardiovascular disease according to age group in Japanese men and women. Hypertens Res 2012；35：947-953.

25) Sever PS, et al.：Prevention of coronary and stroke events with atorvastatin in hypertensive patients who have average or lower-than-average cholesterol concentrations, in the Anglo-Scandinavian Cardiac Outcomes Trial--Lipid Lowering Arm (ASCOT-LLA)：a multicentre randomised controlled trial. Lancet 2003；361：1149-1158.

26) Stone NJ, et al.：2013 ACC/AHA guideline on the treatment of blood cholesterol to reduce atherosclerotic cardiovascular risk in adults：a report of the American College of Cardiology/American Heart Association task force on practice guidelines. J Am Coll Cardiol 2014；63：2889-2934.

27) Saku K, et al.：Randomized head-to-head comparison of pitavastatin, atorvastatin, and rosuvastatin for safety and efficacy(quantity and quality of LDL)：the PATROL trial. Cric J 2011；75：1493-1505.

28) Sabatine MS, et al.：Evolocumab and clinical outcomes in patients with cardiovascular disease. N Engl J Med 2017；376：1713-1722.

29) Robinson JG, et al.：Efficacy and safety of alirocumab in reducing lipids and cardiovascular events. N Engl J Med 2015；372：1489-1499.

30) Velasco M, et al.：Effects of prazosin and propranolol on blood lipids and lipoproteins in hypertensive patients. Am J Med 1986；80：109-113.

31) Schupp M, et al.：Angiotensin type 1 receptor blockers induce peroxisome proliferator-activated receptor-gamma activity. Circulation 2004；109：2054-2057.

32) Neter JE, et al.：Influence of weight reduction on blood pressure：a meta-analysis of randomized controlled trials. Hypertension 2003；42：878-884.

33) Elliott WJ, et al.：Incident diabetes in clinical trials of antihypertensive drugs：a network meta-analysis. Lancet 2007；369：201-207.

34) メタボリックシンドローム診断基準検討委員会：メタボリックシンドロームの定義と診断基準．日内会誌 2005；94：188-213.

35) Onat A, et al.：Metabolic syndrome：major impact on coronary risk in a population with low cholesterol levels：a prospective and cross-sectional evaluation. Atherosclerosis 2002；165：285-292.

36) Bonora E, et al.：Carotid atherosclerosis and coronary heart disease in the metabolic syndrome：prospective data from the Bruneck study. Diabetes Care 2003；26：1251-1257.

37) 大西浩文，他：地域男性住民における日本の診断基準によるメタボリックシンドロームと心イベントとの関連―端野・壮瞥町研究．医学のあゆみ 2006；219：807-808.

38) Ohnishi H, et al.：Impact of longitudinal status change in metabolic syndrome defined by two different criteria on new onset of type 2 diabetes in a general Japanese population：the Tanno-Sobetsu Study. Diabetol Metab Syndr 2016；8：64.

39) 日本高血圧学会高血圧治療ガイドライン作成委員会：高血圧治療ガイドライン 2014．81，ライフサイエンス出版，2014.

40) Aksnes TA, et al.：Impact of new-onset diabetes mellitus on cardiac outcomes in the Valsartan Antihypertensive Long-term Use Evaluation(VALUE)trial population. Hypertension 2007；50：467-473.

41) Ogihara T, et al.：Clinical outcomes in hypertensive patients with high cardiovascular risks：principal results of candesartan antihypertensive survival evaluation in Japan(CASE-J)study. J Hypertens 2006；24(Suppl 6)：30.

42) ALLHAT Collaborative Research Group：Major cardiovascular events in hypertensive patients randomized to doxazosin vs chlorthalidone：the antihypertensive and lipid-lowering treatment to prevent heart attack trial(ALLHAT). JAMA 2000；283：1967-1975.

43) 厚生労働省：特定健診・保健指導の医療適正化効果等の検証のためのワーキンググループ．中間とりまとめ．2015 年 3 月

44) 厚生労働省：特定健診・保健指導の医療適正化効果等の検証のためのワーキンググループ．最終とりまとめ．2016 年 3 月

VII 他疾患を合併した高血圧の治療

B 睡眠時無呼吸症候群(SAS)

Abstract

- 閉塞性睡眠時無呼吸症候群(OSAS)は二次性高血圧として高血圧の成因から，動脈硬化の進展，さらに心血管イベントの夜間発症のトリガーまで，早期から最終段階に至るあらゆる段階の循環器疾患の病態へ関与する．
- OSASは肥満とともに増加し，メタボリックシンドロームのハイリスク群として，今後，日本でも増加する疾患である．昼間の眠気を訴える典型的な肥満患者はもとより，夜間尿，夜間呼吸困難，夜間発症の心血管イベントや，治療抵抗性高血圧，特に治療抵抗性早朝高血圧，正常血圧にもかかわらず左室肥大を示す例では，積極的にOSASを疑う．
- OSASでは，夜間低酸素発作時に血圧変動性を伴う"non-dipper・riser型"夜間高血圧を示し，その血圧高値は早朝へ持続し，「早朝高血圧」として検出されることが多い．
- 重症OSASを合併する軽中等度の高血圧患者では，まず持続性陽圧呼吸(CPAP)療法を行う．降圧目標レベルは，胸部大動脈や心臓への睡眠時胸腔内陰圧負荷の増大を加味して，特に夜間血圧(<120/70 mmHg)を含めた，より厳格な降圧療法を行う．

閉塞性睡眠時無呼吸症候群(OSAS)は，夜間睡眠中に吸気時の上気道虚脱による気流停止から，周期的な低酸素血症を繰り返す疾患である．OSASは高血圧の成因から，動脈硬化の進展，さらに心血管イベントの夜間発症のトリガーまで，早期から最終段階に至るあらゆる段階の循環器疾患の病態へ関与する．さらに，OSASは，二次性高血圧の最も多い原疾患であると同時に，治療抵抗性高血圧の最も多い成因でもある．

本項目では，その病態を解説し，OSASを考慮した高血圧診療の要点をまとめる．

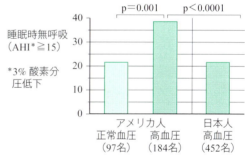

図1▶ 高血圧患者の睡眠時無呼吸症候群の頻度
日米比較(NY SHHS vs. JMS ABPM Study Wave2 Core)
[Kario K: Obstructive sleep apnea syndrome and hypertension: ambulatory blood pressure. Hypertens Res 2009; 32: 428-432 より]

1 頻度

OSASはこれまで考えられていた以上に頻度が高い．OSASの頻度は，欧米人では肥満高血圧者では30%以上，日本の高血圧患者でも10%程度にみられる(図1)[1]．OSASは男性と肥満者に多いことが知られており，メタボリックシンドロームのハイリスク群としても重要である．

今後，OSASは肥満人口の増加とともに，ますます増加することが予測される．

2 OSASの診断と重症度

高血圧診療においてはOSASを疑うことが重要である(表1)[2]．昼間の眠気，集中力の低下，抑うつ状態，イビキなどの症状がある典型的な肥満高血圧の場合はもちろんのこと，高血圧患者では自覚症状がない場合も多い．したがって，夜間尿，夜間呼吸困難(窒息感)，夜間発症の心血管イベント(心筋梗塞，脳卒中，急性大動脈解離，上室性・心室性不整脈など)の既往や，治療抵抗性高血圧，特に治療抵抗性早朝高血圧，正常血圧にもかかわ

表1 ▶ 睡眠時無呼吸症候群を疑う所見

症状	眠気、集中力の低下、抑うつ状態、早朝の不定愁訴(頭痛、倦怠感)、強いいびき、無呼吸(家族からの指摘も多い)、頻回の夜間覚醒・夜間尿、夜間呼吸困難(窒息感)
身体所見	肥満、小顎症、扁桃肥大、軟口蓋低位
血圧特性	治療抵抗性高血圧、早朝高血圧、夜間高血圧
検査所見	左室肥大(とくに診察室血圧と家庭血圧が正常の例)、心不全、脳血管障害、夜間発症の脳心血管イベント(心房細動、上室・心室不整脈を含む)、メタボリックシンドローム、慢性腎臓病、透析

[JSH2019 より]

表2 ▶ 閉塞型睡眠時無呼吸症候群に関連した循環器疾患

虚血性心疾患	急性冠症候群(急性心筋梗塞、不安定狭心症)、冠攣縮性(異型)狭心症、労作性狭心症
心不全	心不全、左室肥大
不整脈	心室性不整脈、心房細動(持続性、発作性)
大動脈疾患	胸部大動脈解離
脳血管障害	脳梗塞、脳出血

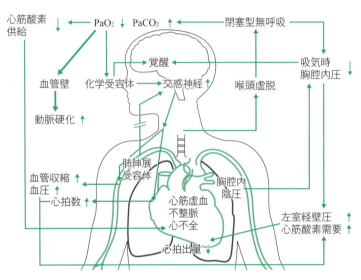

図2 ▶ 閉塞型睡眠時無呼吸の心血管系への影響

[Bradley TD, et al.: Sleep apnea and heart failure: Part I: obstructive sleep apnea. Circulation 2003; 107: 1671-1678 より]

らず左室肥大などを有する例では，OSAS を積極的に疑う．OSAS は肥満とともに増加するが，日本の OSAS の特徴として，小顎症など顔面骨格の特徴による非肥満例も多い．

OSAS のスクリーニングには携帯型パルスオキシメトリーが有用であるが，正確な診断と重症度は睡眠ポリグラフ(polysomnography：PSG)で評価する．OSAS の診断と重症度分類は，PSG により，無呼吸・低呼吸指数(apnea hypopnea index：AHI，1 時間当たりの無呼吸・低呼吸数)が 5〜15 を軽度，15〜30 を中等度，30 以上を重度 OSAS とする．治療の目安は，AHI 15 以上で症状や臓器障害のある高血圧患者では治療を考慮し(循環器疾患二次予防ライン)，AHI 30 以上で持続気道陽圧呼吸(continuous positive pressure breathing：CPAP)を含めた積極的治療を行う(循環器疾患一次予防ライン)．健康保険上は，AHI 20 以上が CPAP 治療可能ライン，40 以上が簡易 PSG だけでも治療を行うことができる重症ラインである．CPAP に忍容性がない場合，適応とならない場合は，歯科装置(マウスピース)も有用である．

3 循環器疾患のリスク

OSAS は，虚血性心疾患，心不全，不整脈，大血管疾患や脳血管障害など，あらゆる領域の循環器疾患のリスクとなる(表2)．OSAS が心血管疾患のリスクを増大させる主なメカニズムは，血管内皮障害，交感神経亢進，メカニカルストレスの増大の3つである(図2)[3]．

夜間の周期的な低酸素血症により酸化ストレスが亢進することから，血管内皮が障害され，動脈硬化が進展する．また，夜間の頻回覚醒が生じ，交感神経活動活性化されるが，それを抑制する肺

の伸展受容体反射が低下していることから，自律神経バランスは交感神経亢進に傾く．交感神経が亢進するREM睡眠時にはOSASの無呼吸発作が増悪することが知られており，さらに亢進した交感神経活性により，冠動脈スパズムが生じ，冠攣縮性狭心症が引き起こされることがある．さらに，周期的な胸腔内陰圧負荷により，心室壁や心房壁にはメカニカルストレスがかかり，左室肥大や左房リモデリングが進展し，心不全や心房細動のリスクを増加する．

4 高血圧の特徴と機序

OSASの高血圧の特徴は，昼間血圧も上昇するが，夜間血圧がより優位に上昇する夜間高血圧・non-dipper型を示すことが多いことがあげられる

表3 閉塞性睡眠時無呼吸の高血圧の特徴

治療抵抗性高血圧
仮面高血圧
夜間高血圧（non-dipper・riser型，睡眠血圧サージ）
早朝高血圧（血圧モーニングサージの増強）
心拍数増加を伴う高血圧
若年の拡張期（優位）高血圧

［Kario K：Obstructive sleep apnea syndrome and hypertension：mechanism of the linkage and 24-h blood pressure control. Hypertens Res 2009；32：537-541 より］

（表3）[4]．OSAS患者の夜間高血圧が早朝へ持続し，家庭血圧では治療抵抗性「早朝高血圧」として検出されることが多い．

さらに，OSASでは無呼吸発作時に著明な夜間血圧のサージを示す．OSASによる夜間無呼吸発作時には，交感神経バーストやメカニカルストレスが最も増大する．AHIでの重症度よりも，低酸素の程度，低酸素にさらされている時間，またREM睡眠が，夜間血圧サージの規定因子である[5]．このときに，最大の胸腔内陰圧負荷に加え，無呼吸後半から無呼吸が解除される時相に一致して著明な血圧上昇（ミッドナイト・サージ）が引き起こされる（図3）[1]．この夜間血圧サージは，臓器障害を進展するのみならず，夜間発症の心血管イベントのトリガー（誘因）となると考えられる．実際に，OSASの突然死や急性心筋梗塞は夜間発症が多い．

OSASが高血圧や血圧変動性を増大させる機序は多彩であり，先に述べた交感神経活性や酸化ストレスに続く，レニン・アンジオテンシン・アルドステロン（RAA）系の活性化や炎症反応の増加，レプチン抵抗性やインスリン抵抗性などが複合的に関与している（図4）[4]．動脈硬化が生じていない小児のOSAS患者においても，血圧モーニングサージが増強しており，OSAS患者では夜間低酸

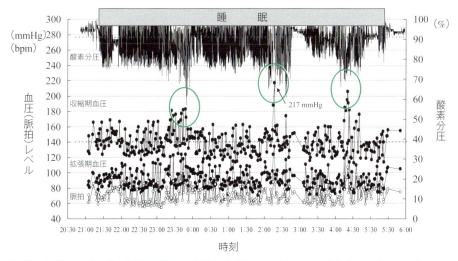

図3 低酸素トリガー夜間血圧計で検出した睡眠時無呼吸症候群の夜間血圧サージ
睡眠時無呼吸を有する高血圧患者．酸素分圧が70％未満に低下する無呼吸発作に一致して，収縮期血圧は180 mmHg以上に上昇するスリープサージ（円形）がみられる．

［Kario K：Obstructive sleep apnea syndrome and hypertension：ambulatory blood pressure. Hypertens Res 2009；32：428-432 より］

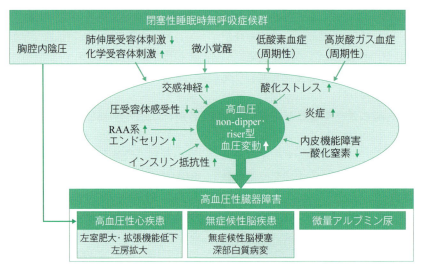

図4 閉塞性睡眠時無呼吸による高血圧と臓器障害のメカニズム

[Kario K：Obstructive sleep apnea syndrome and hypertension：mechanism of the linkage and 24-h blood pressure control. Hypertens Res 2009；32：537-541 より]

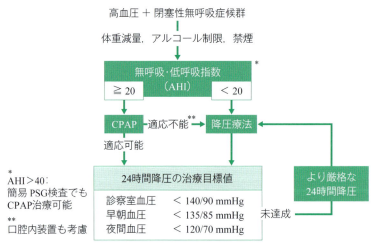

図5 睡眠時無呼吸を合併した高血圧の血圧管理指針

[Kario K：Obstructive sleep apnea syndrome and hypertension：mechanism of the linkage and 24-h blood pressure control. Hypertens Res 2009；32：537-541 より]

素血症による血管反応性や化学受容体感受性の亢進により，交感神経刺激などによる昇圧反応が亢進し，血圧変動が増大し，心血管リスクの増加につながる可能性もある．

5 OSAS合併高血圧の治療

OSASは生活習慣と深く結びついた疾患であるので，まず生活習慣を改善する．減塩に加え，肥満患者では減量を推進し，また喫煙や就寝前の飲酒を禁止する．

中等度・重症OSASを合併するⅠ度，Ⅱ度の軽症・中等症高血圧患者では，基本的にCPAP療法を優先する（図5）[4]．Ⅲ度以上の重症高血圧合併例では初診時より薬物治療が必要となることもある．

CPAP療法により大半の患者で降圧効果が得られ，non-dipperがdipperに移行し，夜間血圧サージは低下し，心血管予後も改善する．長期間の追跡研究でもCPAP療法はOSASの高血圧新規発症

を抑制する．眠気の乏しい OSAS 患者ではアドヒアランスが悪く，CPAP による降圧効果や心血管イベントの抑制効果が少ない．

　CPAP 療法が試行できない，またはアドヒアランスが悪い OSAS 患者では口腔内装置も有用であることから，耳鼻科や歯科口腔外科を含めた専門医への紹介も考慮する．

　CPAP を行い得ない OSAS 高血圧患者では，心血管ハイリスクは残存していると考え，降圧目標レベルは，胸部大動脈や心臓への無呼吸発作時の胸腔内陰圧負荷の増大（80 mmHg に達することがある）を加味し，特に夜間血圧（＜120/70 mmHg）を含めたより厳格な降圧療法を行うことが望ましい（図 5）[4]．

　CPAP を施行できない OSAS を伴う高血圧患者に対する特定の降圧薬の有用性を示す明確なエビデンスはない．小数例の検討では，β 遮断薬では昼間・覚醒時血圧の低下度に差はないものの，夜間収縮期・拡張期血圧が，Ca 拮抗薬，ACE 阻害薬，ARB よりも有意に低下したという報告もあるが（利尿薬との有意差はなし），一定の見解を得ていない．臓器障害の抑制の観点からは，OSAS 患者，特に肥満の合併例では，RAA 系が亢進し左室肥大の合併が多いことから，RAA 系抑制薬が有用であると考えられる．心不全を合併する OSAS 高血圧患者では，利尿薬投与により，喉頭浮腫が改善し OSAS の改善が期待できる．また，治療抵抗性高血圧患者では，スピロノラクトン投与，下肢の陰圧吸引，さらに腎神経焼灼術（腎デナベーション）により，降圧に加え睡眠時無呼吸発作自体も減少するとの報告があるが，いずれも少数例である．

6 おわりに

　OSAS は，正常高値血圧の早期から，ハイリスク患者心血管イベント発生の最終段階に至る，あらゆる段階の高血圧血圧患者に深くかかわる．高血圧専門医として OSAS を適切に診断・治療することは，質の高い高血圧診療を行ううえで極めて大きな意義がある．

▶ 引用文献

1) Kario K：Obstructive sleep apnea syndrome and hypertension：ambulatory blood pressure. Hypertens Res 2009；32：428-432.
2) 日本高血圧学会治療ガイドライン作成委員会：高血圧治療ガイドライン JSH2019. ライフサイエンス出版, 2019.
3) Bradley TD, et al.：Sleep apnea and heart failure：Part I：obstructive sleep apnea. Circulation 2003；107：1671-1678.
4) Kario K：Obstructive sleep apnea syndrome and hypertension：mechanism of the linkage and 24-h blood pressure control. Hypertens Res 2009；32：537-541.
5) Sasaki N, et al.：Associations between characteristics of obstructive sleep apnea and nocturnal blood pressure surge. Hypertension 2018；72：1133-1140.

VII 他疾患を合併した高血圧の治療

C 痛風・高尿酸血症，慢性閉塞性肺疾患・気管支喘息，肝疾患

Abstract

- 高血圧患者では高尿酸血症を合併することが多い．
- サイアザイド系およびループ利尿薬は尿酸値を増加させるが，ロサルタンは血清尿酸値を低下させる．
- ACE阻害薬は咳の副作用が気管支喘息の増悪と鑑別が困難なため推奨されない．
- COPD患者では，高血圧・虚血性心疾患を合併する頻度が高い．
- COPDを有する虚血性心疾患や心不全患者では，選択的β_1遮断薬を使用する．
- ラベタロールとメチルドパは薬剤性の肝障害の頻度が高いため，肝機能障害のある患者には投与しない．

1 痛風・高尿酸血症

尿酸はプリン体代謝の最終産物であり，その血中濃度は体内での産生と腎からの排泄によって決まる．血清尿酸値は高血圧発症の独立した危険因子であることが報告され，小児においても，高尿酸血症が成人期における高血圧の発症リスクと相関することが示されている．尿酸はそれ自体が強い抗酸化作用を有しているが，逆の作用で血管障害作用も有していることから，高尿酸血症が独立した心血管病の危険因子であると報告されている．一方，その他の心血管病の危険因子の存在によって血清尿酸値が影響を受けているにすぎず，尿酸は病態のマーカーであるとするものもある．現在までに尿酸低下療法によって心血管病の発症を抑制することを証明した大規模臨床試験がないため，結論は得られていない．高血圧患者では尿酸排泄が低下していることが多く，細胞の嫌気性代謝を反映して尿酸合成の増加もみられるため，高尿酸血症の合併頻度が高い．尿酸値と心血管病の発症との関係には，様々な論争があるものの，数多くの観察研究で高尿酸血症が腎障害や心血病と関連することから，高尿酸血症を合併した高血圧患者では，日本痛風・核酸代謝学会による「高尿酸血症・痛風の治療ガイドライン（第3版）」に準じて6-7-8ルールに基づく尿酸管理が推奨される（図1）[1]．

a 高血圧を合併した高尿酸血症に対する治療

高尿酸血症は体液中で溶解度を超える血清尿酸の濃度である7 mg/dLを超えるものと定義される．男性は女性よりも明らかに高値であるが，血清尿酸の飽和濃度に男女差はないため，性および年齢は問わない．過食，高プリン・高脂肪・高蛋白嗜好，常習飲酒，運動不足などの生活習慣は高尿酸血症の原因になるばかりでなく，高血圧，肥満，糖・脂質代謝異常，メタボリックシンドロームなどの合併とも深く関係するため，まずこれらの生活習慣を是正する食生活の指導が最も大切である．治療目標は6.0 mg/dL以下である．

高尿酸血症の成因は，尿酸産生の増加（尿酸産生過剰型），尿中尿酸排泄能の低下（尿酸排泄低下型），および両者の混在した混合型に大別される．高血圧合併の場合，血清尿酸値8 mg/dL以上を目安として薬物療法を考慮する．尿酸降下薬には，尿酸合成阻害薬（キサンチンオキシダーゼ阻害薬）と尿酸排泄を促進する尿酸トランスポータ（URAT1）阻害薬がある．尿酸降下薬の選択は高尿酸血症の病型分類に基づいて決定する．尿酸合成阻害薬のアロプリノロールは降圧効果[2]，内皮機能改善効果[3]が報告されている．フェブキソスタットやトピロキソスタットは病型を問わず，また中等度までの腎機能低下例でも有効であることが報告されている．一方，尿酸排泄促進薬であるプロベネシドやベンズブロマロンには降圧効果[4]，インスリン抵抗性改善効果[5]が報告されている．

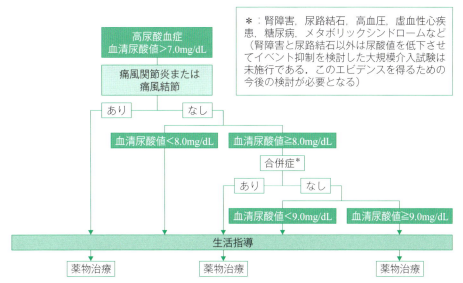

図1 高尿酸血症の治療指針
[日本痛風・核酸代謝学会ガイドライン改訂委員会(編):高尿酸血症・痛風の治療ガイドライン,第3版,診断と治療社,116,2018より]

ⓑ 各種降圧薬の血清尿酸値に及ぼす影響(表1)[1]

高尿酸血症を合併した高血圧患者では,血清尿酸値が下がる降圧薬を使用する.サイアザイド系利尿薬やループ利尿薬は血清尿酸値を上昇させ,痛風を誘発させることがあるので,痛風を起こす可能性の高い患者に使用せざるをえない場合は,血清尿酸値の推移に注意する.アンジオテンシンII受容体拮抗薬(ARB)であるロサルタンは,高血圧患者の痛風発症リスクを減少させる[6].ロサルタンを除くARBは血清尿酸値に影響を与えないが,ロサルタンはURAT1阻害による尿酸排泄促進作用を介して血清尿酸値を平均0.7 mg/dL低下させる[7].

ⓒ 高尿酸血症を合併した高血圧の降圧治療

高尿酸血症を合併した高血圧患者の降圧目標は一般的な降圧目標と同じである.高尿酸血症を合併した高血圧患者では,メタボリックシンドロームや慢性腎臓病の合併も多く,適切な尿酸値のコントロールを行うとともに,合併する病態に応じた厳格な降圧が重要である.

2 慢性閉塞性肺疾患(COPD)・気管支喘息

気管支喘息とCOPDは,閉塞性肺疾患に分類さ

表1 主要降圧薬の尿酸値に対する影響

血清尿酸値	降圧薬
上昇	サイアザイド系利尿薬 ループ利尿薬 $\beta(\alpha\beta)$遮断薬
不変	MRA
不変〜軽度低下	カルシウム拮抗薬 ARB(ロサルタン以外) ACE阻害薬
低下	ロサルタン

ARB:アンジオテンシンII受容体拮抗薬,ACE:アンジオテンシン変換酵素
[日本痛風・核酸代謝学会ガイドライン改訂委員会(編):高尿酸血症・痛風の治療ガイドライン,第3版,診断と治療社,126,2018より]

れる.気管支喘息は気道の好酸球性炎症をきたしているのに対してCOPDは好中球が関与する気道の炎症による気流閉塞性疾患であるとともに,全身性慢性炎症性疾患としてとらえられている.実際,COPD患者では虚血性心疾患を合併する頻度が高く,死因の30%は心血管病に関連したものである.COPD患者において高血圧は最も頻度の高い併存症である[8].

ⓐ 生活習慣の修正

塩分が気道過敏性に影響するかは不明である

が，塩分制限が気管支喘息やCOPDの病態に悪影響を与えることはない．COPDにおいては運動療法が勧められるが，気管支喘息では運動により発作が誘発されることもあるので注意が必要である．禁煙が両疾患に必須であることはいうまでもない．

b 降圧薬

降圧薬の使用にあたっては，気管支喘息とCOPDで異なった対応が必要である．

1. 気管支喘息

Ca拮抗薬とα遮断薬はともに気管支平滑筋に対して弛緩作用があり，気管支喘息の呼吸機能に悪影響を及ぼすことは少ない．ARBも使用しやすい薬剤の1つである．ACE阻害薬は呼吸機能に悪影響を与えることはないが[9]，日本人に多く認められる咳の副作用は，気管支喘息の増悪と鑑別が困難のため推奨されない．気管支喘息患者ではステロイド内服患者も多く，利尿薬使用時には低K血症に注意が必要である．β遮断薬は気道抵抗を増加させるので，原則禁忌である[10]．$\alpha\beta$遮断薬も基本的に使用を避けるべきである．虚血性心疾患や心不全で使用せざるを得ない場合は選択的β_1遮断薬を慎重に投与する．

2. COPD

ACE阻害薬，ARB，Ca拮抗薬，利尿薬およびα遮断薬は，COPDを増悪させることはなく，通常の使用が可能である．ただし，利尿薬は痰の粘稠度を高めるため使用の際には少量にとどめ，適切な水分摂取を指導する．β遮断薬はCOPDを有し，気管支拡張薬を使用している虚血性心疾患や心不全患者に対し，安全・有効であったとの報告もあり[11,12]，積極的な適応ではないが，禁忌ではない．選択的β_1遮断薬を使用する．

3 肝疾患

肝機能が低下した患者では，肝臓で代謝される降圧薬は血中濃度が上昇する可能性があり，なるべく腎排泄型の降圧薬を使用する．ラベタロールとメチルドパは薬剤性の肝障害の頻度が高いため，これらの薬剤は肝機能障害のある患者には投与しない．また，肝硬変患者では降圧利尿薬は急激な利尿作用によって肝性昏睡を誘発することがある．ACE阻害薬やARBは肝臓の線維化を抑制する可能性が報告されている[13]．しかしながらACE阻害薬のシラザプリルは腹水を伴う肝硬変のある患者では活性代謝物質の血中濃度が上昇し，重篤な低血圧を起こすことがあるので禁忌である．

▶▶ 引用文献

1) 日本痛風・核酸代謝学会ガイドライン改訂委員会（編）：高尿酸血症・痛風の治療ガイドライン，第3版．診断と治療社，2018．
2) Feig DI, et al.：Effect of allopurinol on blood pressure of adolescents with newly diagnosed essential hypertension：a randomized trial. JAMA 2008；300：924-932.
3) Higgins P, et al.：Xanthine oxidase inhibition for the treatment of cardiovascular disease：a systematic review and meta-analysis. Cardiovasc Ther 2012；30：217-226.
4) Soletsky B, et al.：Uric acid reduction rectifies prehypertension in obese adolescents. Hypertension 2012；60：1148-1156.
5) Ogino K, et al.：Uric acid-lowering treatment with benzbromarone in patients with heart failure：a double-blind placebo-controlled crossoverpreliminary study. Circ Heart Fail 2010；3：73-81.
6) Choi HK, et al.：Antihypertensive drugs and risk of incident gout among patients with hypertension：population based case-control study. BMJ 2012；344：d8190.
7) Naritomi H, et al.：Efficacy and safety of long-term losartan therapy demonstrated by a prospective observational study in Japanese patients with hypertension：The Japan Hypertension Evaluation with Angiotensin II Antagonist Losartan Therapy (J-HEALTH) study. Hypertens Res 2008；31：295-304.
8) Fabbri LM, et al.：Complex chronic comorbidities of COPD. Eur Respir J 2008；31：204-212.
9) Boulet LP, et al.：Pulmonary function and airway responsiveness during long-term therapy with captopril. JAMA 1989；261：413-416.
10) Covar RA, et al.：Medications as asthma triggers. Immunol Allergy Clin North Am 2005；25：169-190.
11) Stefan MS, et al.：Association between β-blocker therapy and outcomes in patients hospitalised with acute exacerbations of chronic obstructive lung disease, heart failure or hypertension. Thorax 2012；67：977-984.
12) Corrao S, et al.：Effectiveness and safety of concurrent beta-blockers and inhaled bronchodilators in COPD with cardiovascular comorbidities. Eur Respir Rev 2017；26：160123.
13) Kim G, et al.：Renin-angiotensin system inhibitors and fibrosis in chronic liver disease：a systematic review. Hepatol Int 2016；10：819-828.

column 11　糖尿病合併高血圧の薬物療法では，脳心血管病の発症を低下させるために，収縮期血圧降下目標として 140 mmHg 未満よりも 130 mmHg 未満を推奨するか？

　糖尿病合併例では血圧 130/80 mmHg 以上で，生活習慣の修正による降圧薬を開始，130/80 mmHg 未満の降圧目達成が見込める場合は，3 か月を超えない範囲で生活習慣の修正による降圧を試みる．ただし，生活習慣の修正で降圧目標が困難と考えられる場合にはただちに降圧薬を開始し 130 mmHg 未満を目指す．

　Emdin らのシステマティックレビュー(SR)ではベースラインの血圧が 140 mmHg 以上の群において，収縮期血圧 10 mmHg の減少は，総死亡，心血管イベントなどの有意なリスク減少効果を認めた．到達血圧が 130 mmHg 以上および 130 mmHg 未満の群とで臨床アウトカムに及ぼす影響を検討した SR では総死亡，心血管イベント，冠動脈疾患については，130 mmHg 以上群に対して 130 mmHg 未満群での介入効果はみられなかった．脳卒中発症，アルブミン尿の進展については，130 mmHg 以上群に対して 130 mmHg 未満群での有意なリスク減少効果が認められた．同様の結果が示されたメタアナリシス，SR はほかにも存在するが，当初より 130 mmHg 未満と 140 mmHg 未満を比較した RCT のメタアナリシスではない．またそれぞれの RCT の primary endpoint は心血管病に限定されたものではなく，到達血圧が 130 mmHg 未満となっている症例数は 140 mmHg 未満となった症例数に加えても極めて少ないことなどのバイアスを含んでおり，本テーマを検討する SR は見出されなかった．

　一方，2017 年に報告された J-DOIT3 では日本人における集学的糖尿病管理による合併症予防効果をみている．降圧目標では強化療法群を 120/75 mmHg 未満，従来療法群 130/80 mmHg 未満に設定して当初の血圧 134/80 mmHg より介入を開始，約 9 年の観察を行っている．すべての対象で降圧薬療法が実施されているわけではないが，達成血圧値は強化療法群では 123/71 mmHg，従来療法群 129/74 mmHg であった．このとき強化治療群で従来治療群に比して脳卒中の発症は 58％，冠動脈疾患の発症は 14％減少しており，脳卒中では降圧の程度に比例して有意に発症率が低下していることが示された．JSH2019 作成時の検討では，わが国で症例数が多い脳梗塞の一次予防に関してはより低い血圧値への誘導が有利であることを示している．

　最近 SBP 120 mmHg 未満を降圧目標とした ACORRD と SPRINT の対象者のメタアナリシスが行われている．ACORRD と SPRINT では AOBP 法のよる血圧測定が実施されており，通常の診察室血圧値よりも低い値が示されることを勘案しなければならないが，血管イベントは SBP 140 mmHg 未満を目標とした群に対し SBP 120 mmHg 未満を目標した群で有意に少ないこと(ハザード比 0.83；95％CI：0.74〜0.92；$P<0.001$)が明らかになった．治療効果と糖尿病有無との間に有意差の相互作用は観察されていない．特に，脳卒中，心不全は SBP 120 mmHg 未満を降圧目標で 25％の予防効果を示し，治療効果とベースライン年齢，性別，人種，心臓血管疾患との間に有意な相互作用は観察されておらず，糖尿病を含む集団でのより低い血圧管理は有効であることを示している．

　また，江口らは，1,057 例の糖尿病患者と 3,251 例の非糖尿病者の家庭血圧の検討から SBP の 135 mmHg と 125 mmHg の 2 つのカットオフ値について検討を行った．多変量調整後，脳卒中，心筋梗塞，突然死および急性大動脈解離の心血管イベントの発生をアウトカムとしている．135 mmHg のカットオフ値は糖尿病，非糖尿病両群での心血管イベントの発症を予測したが，糖尿病群では 125 mmHg のカットオフ値が独立した予測因子(ハザード比 4.35，95％CI 1.04〜18.25，$P=0.045$)であり，非糖尿病ではこの関連は見出されず，糖尿病者での家庭血圧目標値 125 mmHg 未満を支持する

結果となった．

　以上より，糖尿病合併高血圧に際しては，SBP 140 mmHg 以上の場合，その 10 mmHg 以上の低下をはかる．そして J-DOIT3 の結果から日本における集学的な糖尿病治療を鑑み，従来のガイドラインの推奨を踏襲，JSH2019 では糖尿病合併例では血圧 130/80 mmHg 以上で，生活習慣の修正による降圧薬を開始，130/80 mmHg 未満の降圧目標達成が見込める場合は，3 か月を超えない範囲で生活習慣の修正による降圧を試みる．ただし，生活習慣の修正で降圧目標が困難と考えられる場合にはただちに降圧薬を開始し 130 mmHg 未満を目指す．

　糖尿病合併高血圧の降圧目標は収縮期 140 mmHg 未満，130 mmHg 未満とするものが存在する．いずれも EBM を駆使して導き出されたものだが，コンセンサスの要素が大きくなる．前者は現時点でより現実的で達成可能な血圧値を示すことでガイドライン達成率をよくすることにより，後者はより厳密な血圧管理が（脳卒中を含む）多くの疾患発症により効果的であることを期待して治療ガイドラインとしての役割をはたすものである．いずれにしろ対象となる患者の合併症，糖尿病罹病期間などの病態をよく検討することが重要であり，個別化した血圧管理が必要となることは明らかである．

[JSH2019 ▶ CQ11 参照]

column 12　糖尿病合併高血圧の降圧治療では，Ca 拮抗薬，サイアザイド利尿薬よりも，ARB，ACE 阻害薬を優先するべきか？

　糖尿病合併高血圧の第一選択薬として ARB，ACE 阻害薬，Ca 拮抗薬，サイアザイド系利尿薬のいずれかを推奨する．ただし，微量アルブミン尿以上の蛋白尿を併存している糖尿病合併高血圧ではレニン・アンジオテンシン（RA）系阻害薬（ARB，ACE 阻害薬）を第一選択薬として推奨する．

　RA 系阻害薬とその他の降圧薬で比較する報告を 16 採用したシステマティックレビュー（SR）が実施され，全体として RA 系阻害薬とその他の降圧薬群で同等の降圧効果を得ており，両者の差違は確認できていない．害のアウトカムとしての腎機能障害（血清クレアチニン値倍化，末期腎不全（ESRD）の発生）に関しても両群間で明らかな優劣はついていない．これらの結果より糖尿病合併高血圧に対しては，同等の降圧が得られれば，上記アウトカムを考慮した場合に RA 系阻害薬を他の降圧薬よりも第一選択として推奨するエビデンスはないと考えられる．

　腎機能障害の有無で検討を行ったものの，過去の研究では血清 Cre≧1.7 mg/dL といった除外基準で対象選定していることや eGFR による感度分析は行われておらず，全体での検討に用いた論文のなかでも腎機能障害の有無別の検討には使用できない論文がほとんどであった．尿アルブミン・尿蛋白陽性の腎機能障害を対象とした論文に限った場合，アウトカム別に 1〜3 編の論文での検討となり，いずれのアウトカムに対しても RA 系阻害薬とその他の降圧薬に優劣はつかない結果であった．腎機能正常対象に限った論文は極端に少ないため，それぞれのアウトカムについての検討ができず，最終的に推奨についての検討ができなかった．

　今回の SR では明確な差異として示すことはできないが，微量アルブミン尿以上の腎機能障害を伴う場合の RA 系阻害薬の有用性は明らかであり，糖尿病ではインスリン抵抗性を介する機序がアルブミン尿発症に関与していると考えられ，微量アルブミン尿以上の蛋白尿を併存している糖尿病合併高血圧では RA 系阻害薬（ARB，ACE 阻害薬）を第一選択薬として推奨する．

[JSH2019 ▶ CQ12 参照]

VIII 認知症を合併した高血圧への対応

◆ 認知症を合併した高血圧への対応

Abstract

- 中年期の高血圧は，高齢期認知機能障害の危険因子であり認知症抑制の観点からも積極的に治療すべきである．
- 高齢期高血圧の降圧治療による認知症予防効果に関する結論は得られていないが，認知機能を悪化させるとする成績はなく，降圧薬治療は行う．
- 認知機能障害や認知症合併高血圧に対する降圧治療の効果に関するエビデンスは少ないが，脳心血管病予防のため降圧治療は考慮する．

1 高血圧と認知機能障害・認知症

アルツハイマー病をはじめとした認知症患者数の増加により，高齢者における認知症と高血圧の合併は日常診療でも普通に認められる状態である．血圧と認知機能との関係は，年齢の影響が大きい．

ⓐ 中年期の血圧

高血圧の存在は，その後の人生のステージにおける認知機能の低下に関連することが報告されている．若年期の血圧上昇が中年期の認知機能低下と関連する[1]．中年期の高血圧が高齢期の認知機能低下と関連することは繰り返し報告されている[2,3]．しかし，高齢期における血圧と認知機能との関係には一致した成績が得られていない．

修正可能な認知症リスクを評価した成績として，2011年の報告では，高血圧のアルツハイマー病への人口寄与危険度は約8％と推定されていた[4]．一方，2017年にNICEとNIHのデータをもとに算出した高血圧のアルツハイマー病に対する人口寄与危険度は2.0％であった[5]．この推定式では，中年期の高血圧は高齢期の認知症のリスク因子とされたが，65歳以上の高齢期では，聴覚障害や社会的な孤立がリスク因子であり，高血圧の寄与率は算出されていない（図1）．

ⓑ 高齢期の血圧

高齢期では，高血圧のみではなく低血圧が認知

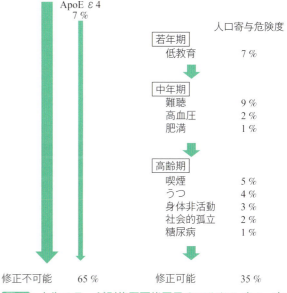

図1 人生ステージ別修正可能因子のアルツハイマー病への寄与率

［Livingston G, et al.: Dementia prevention, intervention, and care. Lancet 2017; 390: 2673-2734 より一部改変］

症と関連することを示す成績も多く存在する[6,7]．最近の報告では，Leiden在住の85歳の一般住民570名を対象として，降圧薬使用，血圧と死亡，MMSE（mini mental stete examination）変化を5年間にわたって調べた成績がある[8]．死亡率および経年性のMMSE低下が最も高かったのは，降圧薬を服用し収縮期血圧（SBP）＜140 mmHgの群であった（図2）．

高齢期の血圧と認知機能との関連が一定しない

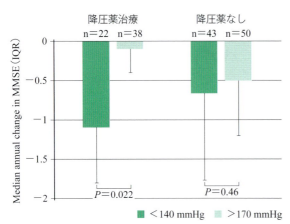

図2 降圧薬治療中の超高齢者におけるBPと認知機能低下との関係：Leiden 85-plus Study

Leiden在住の85歳の一般住民570名を対象として，降圧薬使用，血圧と死亡，MMSEの変化を5年間にわたって調べた．降圧薬服用者では，血圧正常（SBP＜140 mmHg）群が血圧高値群（SBP＞170 mmHg）よりも経年性の認知機能低下が大きかった．連続変数でみた場合も，降圧薬服用群では，SBP低下に伴い，MMSEの点数が経年性に有意に低下した．

[Streit S, et al.：Lower blood pressure during antihypertensive treatment is associated with higher all-cause mortality and accelerated cognitive decline in the oldest-old-data from the Leiden 85-plus Study. Age Ageing 2018 より]

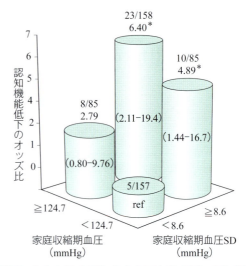

図3 家庭血圧2群と家庭血圧変動2群の認知機能低下リスク：大迫研究

ベースに認知機能障害がない地域在住の高齢者（平均年齢63歳）485名を中央値7.8年間追跡し，家庭血圧と認知機能低下との関係をみた．
年齢，性別，心血管病の既往，教育歴，ベースのMMSE点数＜27，追跡期間で補正後．
認知機能低下は，追跡期間中のMMSE＜24と定義．家庭SBP 124.7 mmHg，家庭SBP SD 8.6 mmHgは，それぞれ上位25％値．
*$P<0.05$ vs. ref.

[Matsumoto A, et al.：Day-to-day variability in home blood pressure is associated with cognitive decline：the Ohasama study. Hypertension 2014；63：1333-1338 より]

原因として，中年期の高血圧の有無が高齢期の血圧との交互作用が影響する可能性が示されている[9,10]．すなわち，高齢期の血圧と認知症との関係に中年期の高血圧が影響し，中年期に高血圧が存在した例では，高齢期の血圧低値が認知機能低下や脳萎縮と関連したと報告されている[9,10]．一方，中年期に高血圧がなかったものではこのような関係は認められなかった．したがって，高齢期高血圧の認知症リスクを評価する場合，中年期から高血圧であったか否かの情報が重要になる可能性がある．

c 血圧変動

血圧変動が認知機能障害と関連することが示されている．認知症のプロドロームと考えられる軽度認知機能障害（MCI）患者では，起立性低血圧の頻度が高く，さらに起立性低血圧を示したMCI例では認知症への進展率が有意に高かったと報告されている[11]．日差間の血圧変動と認知機能障害との関連性が日本の疫学研究において示されている．大迫研究では，認知機能障害のない高齢地域住民485名（平均年齢63歳）を中央値7.8年間追跡した成績において，認知機能低下は家庭SBPの変動と有意に関連していた（図3）[12]．久山町の成績では，認知症のない60歳以上の高齢者1,674名を5年間追跡し，中央値28日間の家庭での朝SBP，拡張期血圧（DBP）の変動係数の高値が，血管性認知症およびアルツハイマー病の発症リスク因子となった．一方，家庭SBPそのものは，血管性認知症の発症とのみ関連していた[13]．

2 高齢期高血圧治療と認知機能
（p.211 column 13）

a 観察研究

観察研究では，降圧薬による認知機能低下の抑制を示す成績も存在するが，最近報告された長期前向き観察研究のメタ解析では，降圧治療による認知症発症抑制効果は認められたが，認知機能低下の抑制には効果が認められなかった[14]．

b 介入研究

RCTメタ解析の結果も，高齢期高血圧治療が認

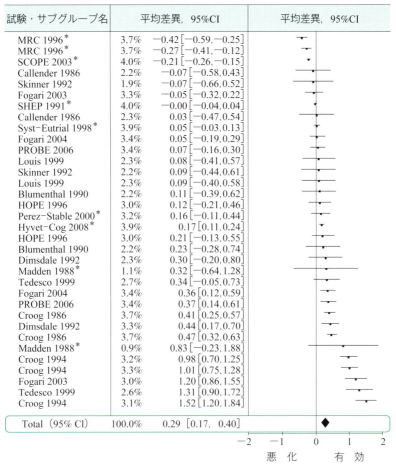

図4 脳卒中既往例を含まない患者を対象とした無作為コントロール試験における降圧薬の認知機能への効果

＊プラセボ対照試験

[Levi Marpillat N, et al.：Antihypertensive classes, cognitive decline and incidence of dementia：a network meta-analysis. J Hypertens 2013；31：1073-1082 より一部改変]

知機能低下の予防・抑制につながるかに関する結論は一定しない．脳卒中の既往のない高齢高血圧患者を対象としたプラセボ対照のRCTのメタ解析では，降圧薬治療により認知症発症には効果はなかったが，認知機能の低下は抑制された（図4）[15]．しかし，脳卒中や心血管病既往者など高リスク患者を対象としたプラセボ対照のRCTのメタ解析では，有意な効果は得られていない[16]．

したがって，降圧薬治療が高齢高血圧患者の認知症予防や認知機能を保持するという確固たるエビデンスは明確ではない．しかし，認知症のない高齢期高血圧治療が認知機能を悪化させるとする成績はなく，脳心血管病予防のため降圧薬治療は行うべきと考えられる．

3 認知症合併高血圧

認知症合併高血圧患者に対する降圧治療の有効性に関するエビデンスは少なく，JSH2014以降に発表されたエビデンスも限られている．

⬤ MCI合併高血圧

MCIは，高血圧患者では頻度が高いことが中国の横断面研究において報告されている[17]．高血圧例の中で降圧薬治療を受けているもの，血圧がコントロールされている例ではその頻度は正常血圧者と変わらない（図5）[17]．MCIから認知症への進展に関連する危険因子を調べた最近の2つのメタ解析では，高血圧は有意なリスクではなかっ

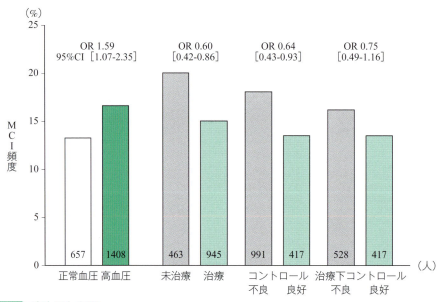

図5 ▶ 高血圧とMCI
北京在住の60歳以上の高齢者2,065名を対象とした横断面研究．MMSEに基づきMCIを診断し，高血圧との関係を調べた．MCI定義：文盲（＋）：MMSE＜17，教育期間1〜6年：＜20，教育期間7年以上：＜24．オッズ比は，年齢，教育レベル，婚姻，身体活動，喫煙・飲酒状況，BMI，中性脂肪，HDL-C，LDL-C，糖尿病，脳血管障害の既往，認知症の家族歴で補正後．
[Wu L, et al.：The association between the prevalence, treatment and control of hypertension and the risk of mild cognitive impairment in an elderly urban population in China. Hypertens Res 2016；39：367-375 より一部改変]

た[18,19]．しかし，降圧治療によりMCIからアルツハイマー病への進展が抑制されることを示す観察研究がある[20]．また，Ginkgo Evaluation of Memory（GEM）Studyのサブ解析では，ベースにMCIを有していた320例において，利尿薬服用者ではアルツハイマー病への進展が有意に少なく，他の降圧薬において抑制される傾向が認められた[21]．降圧薬服用中の高齢MCI患者784例を追跡した観察研究では，RAS阻害薬服用者は非服用者に比しアルツハイマー病への進展が少なく，認知機能の低下も抑制されていた[22]．さらにRAS阻害薬使用者間の比較では，中枢作動性ACE阻害薬，ARB使用者において認知機能の低下がより抑制されていた[22]．MCIを合併した高血圧患者では，エビデンスは少ないが，高血圧を含む動脈硬化リスクの積極的なコントロールは考慮すべきと考えられる．

ⓑ 認知症合併高血圧

認知症合併高血圧患者に関しては，その約7割が降圧薬を内服していると報告されている[23]．認知症，特にアルツハイマー病を伴う高血圧患者の降圧治療の認知機能への影響を検討した成績は多くない．アルツハイマー病患者の追跡研究において降圧薬服用者は，非服用者に比し認知機能低下が少なかった[24]．日本で行われた複数の臨床試験では，RAS系阻害薬によりアルツハイマー病患者の認知機能低下が抑制されたと報告されている[25-27]．

ⓒ 降圧目標

認知症合併高血圧患者の治療対象血圧に関するエビデンスも少ないが，過降圧の危険性を示す成績が存在する．MCIとアルツハイマー病患者を対象とした観察研究において，降圧薬服用例では昼間の血圧低値群（昼間血圧128 mmHg以下）で認知機能の低下が有意に促進していたと報告されている[28]．機序としては，過降圧に伴う脳灌流の低下が，認知機能悪化をきたす可能性が示されている[29,30]．一方，降圧薬を中止することが認知機能へ影響するかを検討したDANT試験では，降圧薬治療の中止により，血圧が上昇し起立性低血圧は改善したが，認知機能は改善しなかった[31]．

SPRINT試験参加の高齢者は，その半数以上がMCIを有している[32]．最近，厳格降圧の認知機能に及ぼす影響をみたサブ試験SPRINT-MINDの結

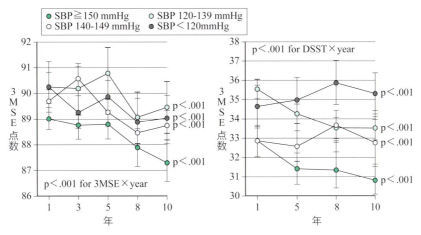

図6 厳格降圧と認知機能：Health ABC study

ABC study 参加の降圧薬治療中の認知機能正常な高齢（70～79歳）高血圧患者1,657例を1997～2007年まで追跡し，血圧と認知機能との関係を調べた．調査ごとに血圧を測定し，分類した．
3MSE：全般的認知機能テスト
DSST：digit symbol substitute test 視動作スピード，注意力，変化に対する柔軟さ，記憶を調べる．
[Hajjar I, et al.：Association of JNC-8 and SPRINT systolic blood pressure levels with cognitive function and related racial disparity. JAMA Neurol 2017；74：1199-1205 より]

果が報告された[33]．結果は，厳格降圧群においてMCIの発症が有意に抑制されていた．認知症の発症に関しては有意差には至っていなかったが，観察期間が短かったため，MCIの発症にのみ有意差がついたとの考えもある．SPRINT-MIND 2.0では，観察期間をさらに2年間延長したフォローが行われる．降圧薬服用中の高齢高血圧患者の観察研究においても，120 mmHg 未満まで降圧されていた群で認知機能の低下が少なかったことがHealth ABC study において報告されている（図6）[34]．これらは，認知症を合併した高血圧患者の成績ではないが，アルツハイマー患者では，脳血流の自動調節能は障害されていないとの報告もあり[35]，認知症合併高血圧患者の降圧治療目標に関しては，いまだ結論は出ていない．

4 米国，欧州ガイドラインでの取り扱い

ⓐ 2017 ACC/AHA ガイドライン[36]

認知機能低下と認知症（Cognitive Decline and Dementia 11.3）という項が設けられた．認知機能低下と認知症の予防への勧告として，『高血圧を有する成人では，血圧降下は認知機能低下や認知症を予防するのに適切である』と記載されている．しかし，RCTでは，統計パワーの低下，短期の観察期間，認知症診断法の不適切さなどの問題があることも述べている．Supportive textでは，いくつかのRCTにおいて降圧薬治療が認知症の発症を抑制した．認知機能の低下や認知症の発症を増悪させたRCTはない，という非常に弱い表現でまとめている．

ⓑ 2018 ESC/ESH ガイドライン[37]

認知機能障害と認知症（Cognitive Dysfunction and Dementia 8.15.4）という項が設けられた．中年期の高血圧が高齢期の認知機能低下や認知症の予測因子となることが示されている．しかし，エビデンスは，少なく一定しない．降圧薬治療による認知機能低下や認知症リスクを低下させるというメタ解析が存在すること，良好な血圧コントロールにより白質障害の進展と全般的認知機能低下を抑制したことを示す1研究が紹介されている．

いずれのガイドラインも，有効性を示すメタ解析や個別研究が存在するという点を強調した内容であり，独自のメタ解析やシステマティックレビューに基づいた内容でない．

▶引用文献

1) Yaffe K, et al.：Early adult to midlife cardiovascular risk factors and cognitive function. Circulation 2014；129：1560-1567.

2) Iadecola C, et al.：Impact of hypertension on cognitive function：a scientific statement from the American Heart Association. Hypertension 2016；68：e67-e94.
3) 「認知症疾患治療ガイドライン」作成合同委員会：認知症疾患治療ガイドライン 2017．医学書院，2017.
4) Barnes DE, et al.：The projected effect of risk factor reduction on Alzheimer's disease prevalence. Lancet Neurol 2011；10：819-828.
5) Livingston G, et al.：Dementia prevention, intervention, and care. Lancet 2017；390：2673-2734.
6) Novak V, et al.：The relationship between blood pressure and cognitive function. Nat Rev Cardiol 2010；7：686-698.
7) Glynn RJ, et al.：Current and remote blood pressure and cognitive decline. JAMA 1999；281：438-445.
8) Streit S, et al.：Lower blood pressure during antihypertensive treatment is associated with higher all-cause mortality and accelerated cognitive decline in the oldest-old-data from the Leiden 85-plus Study. Age Ageing 2018[Epub ahead of print].
9) Muller M, et al.：Joint effect of mid- and late-life blood pressure on the brain：the AGES-Reykjavik study. Neurology 2014；82：2187-2195.
10) Power MC, et al.：Life-course blood pressure in relation to brain volumes. Alzheimers Dement 2016；12：890-899.
11) Hayakawa T, et al.：Orthostatic blood pressure behavior in people with mild cognitive impairment predicts conversion to dementia. J Am Geriatr Soc 2015；63：1868-1873.
12) Matsumoto A, et al.：Day-to-day variability in home blood pressure is associated with cognitive decline：the Ohasama study. Hypertension 2014；63：1333-1338.
13) Oishi E, et al.：Day-to-day blood pressure variability and risk of dementia in a general Japanese elderly population：The Hisayama study. Circulation 2017；136：516-525.
14) Xu G, et al.：Association between antihypertensive drug use and the incidence of cognitive decline and dementia：a meta-analysis of prospective cohort studies. Biomed Res Int 2017；2017：4368474.
15) Levi Marpillat N, et al.：Antihypertensive classes, cognitive decline and incidence of dementia：a network meta-analysis. J Hypertens 2013；31：1073-1082.
16) Chang-Quan H, et al.：The association of antihypertensive medication use with risk of cognitive decline and dementia：a meta-analysis of longitudinal studies. Int J Clin Pract 2011；65：1295-1305.
17) Wu L, et al.：The association between the prevalence, treatment and control of hypertension and the risk of mild cognitive impairment in an elderly urban population in China. Hypertens Res 2016；39：367-375.
18) Cooper C, et al.：Modifiable predictors of dementia in mild cognitive impairment：a systematic review and meta-analysis. Am J Psychiatry 2015；172：323-334.
19) Li JQ, et al.：Risk factors for predicting progression from mild cognitive impairment to Alzheimer's disease：a systematic review and meta-analysis of cohort studies. J Neurol Neurosurg Psychiatry 2016；87：476-484.
20) Li J, et al.：Vascular risk factors promote conversion from mild cognitive impairment to Alzheimer disease. Neurology 2011；76：1485-1491.
21) Yasar S, et al.：Antihypertensive drugs decrease risk of Alzheimer disease：Ginkgo evaluation of memory study. Neurology 2013；81：896-903.
22) Wharton W, et al.：Modulation of renin-angiotensin system may slow conversion from mild cognitive impairment to Alzheimer's disease. J Am Geriatr Soc 2015；63：1749-1756.
23) Welsh TJ, et al.：The treatment of hypertension in people with dementia：a systematic review of observational studies. BMC Geriatr 2014；14：19.
24) Duron E, et al.：Effects of antihypertensive therapy on cognitive decline in Alzheimer's disease. Am J Hypertens 2009；22：1020-1024.
25) Kume K, et al.：Effects of telmisartan on cognition and regional cerebral blood flow in hypertensive patients with Alzheimer's disease. Geriatr Gerontol Int 2012；12：207-214.
26) Furiya Y, et al.：Renin-angiotensin system blockers affect cognitive decline and serum adipocytokines in Alzheimer's disease. Alzheimers Dement 2013；9：512-518.
27) Ohrui T, et al.：Effects of brain-penetrating ACE inhibitors on Alzheimer disease progression. Neurology 2004；63：1324-1325.
28) Mossello E, et al.：Effects of low blood pressure in cognitively impaired elderly patients treated with antihypertensive drugs. JAMA Intern Med 2015；175：578-585.
29) Tadic M, et al.：Hypertension and cognitive dysfunction in elderly：blood pressure management for this global burden. BMC Cardiovasc Disord 2016；16：208.
30) Wolters FJ, et al.：Cerebral perfusion and the risk of dementia：a population-based study. Circulation 2017；136：719-728.
31) Moonen JE, et al.：Effect of discontinuation of antihypertensive treatment in elderly people on cognitive functioning--the DANTE Study Leiden：a randomized clinical trial. JAMA Intern Med 2015；175：1622-1630.
32) Williamson JD, et al.：Intensive vs standard blood pressure control and cardiovascular disease outcomes in adults aged≥75 years：a randomized clinical trial. JAMA 2016；315：2673-2682.
33) The SPRINT MIND investigators for the SPRINT research group：Effect of intersive vs standard blood pressure control on probable dementia：a randomized clinical trial. JAMA 2019；321：553-561.
34) Hajjar I, et al.：Association of JNC-8 and SPRINT systolic blood pressure levels with cognitive function and related racial disparity. JAMA Neurol 2017；74：1199-1205.
35) de Heus RAA, et al.：Dynamic regulation of cerebral blood flow in patients with Alzheimer disease. Hypertension 2018；72：139-150.
36) Whelton PK, et al.：2017 ACC/AHA/AAPA/ABC/ACPM/AGS/APhA/ASH/ASPC/NMA/PCNA guideline for the prevention, detection, evaluation, and management of high blood pressure in adults：executive summary：a report of the American College of Cardiology/American Heart Association task force on clinical practice guidelines. Hypertension 2018；71：1269-1324.
37) Williams B, et al.：2018 ESC/ESH guidelines for the management of arterial hypertension. Eur Heart J 2018；39：3021-3104.

IX 高齢者高血圧

高齢者高血圧

Abstract

- 高齢者高血圧の特徴(血圧動揺性の増大,起立性低血圧や食後血圧低下の増加,仮面高血圧や白衣高血圧の増加など)を理解して診断する.
- 高齢者においても非薬物療法は積極的に行う.ただし,心機能,腎機能,筋骨格系疾患,認知機能,転倒リスク,栄養状態,食事の準備者,ADL,手段的ADL,患者の嗜好などを考慮して個々に方針を決定する.患者や家族の理解と同意を得ることが重要である.
- 薬物治療の開始基準は,原則として140/90 mmHg以上である.ただし,75歳以上で収縮期血圧140〜149 mmHgや自力での外来通院不能な患者(フレイル,認知症,要介護,エンドオブライフを含む)の降圧薬開始は個別に判断する.
- 降圧薬の選択は,併用療法を含めて非高齢者と同様である.
- 降圧薬は一般に常用量の1/2量から開始し,段階的に最終の降圧目標を目指す.忍容性の確認においては,副作用の発現や臓器障害に留意し,QOLにも配慮する.
- 自力で外来通院可能な健康状態にある高齢者の降圧目標は,忍容性があれば原則として,65〜74歳では130/80 mmHg未満,75歳以上では140/90 mmHg未満である.また,年齢はあくまで目安であり,治療中の患者が75歳以上になって急に降圧目標を緩める必要はなく,忍容性があれば75歳以上であっても130/80 mmHg未満を目指すことでさらに予後改善が期待できる.
- 併存疾患などによって一般に降圧目標が130/80 mmHg未満とされる場合,75歳以上でも忍容性があれば個別に判断して130/80 mmHg未満を目指す.
- 降圧下限域を設定することはできないが,収縮期血圧115 mmHg未満にすることの有用性は示されておらず,病態に応じて臓器血流不全の可能性に注意して,減薬も考慮する.
- 降圧薬治療において,血管狭窄(両側頸動脈75%以上狭窄,有意な冠動脈狭窄),血圧調節異常(起立性低血圧,起立性高血圧,食後血圧低下),自力での外来通院不能(フレイル,認知症,要介護,エンドオブライフを含む)などの症例では降圧目標や降圧スピードを個別に判断する.
- 高齢者では脱水,摂食量低下,生活環境変化などに伴い減薬や薬剤中止(一時中止を含む)が必要な場合がある.臓器予備能が低い高齢者では,家庭血圧低下時の対応など,事前の服薬指導を行う.

1 高齢者高血圧の特徴

2017年における日本の65歳以上の高齢者人口が全体の27.3%,75歳以上は13.3%である[1].「国民健康・栄養調査(2015年)」によれば,65〜74歳の63%,75歳以上の74%が高血圧を罹患しており,高血圧は加齢とともに増加する.高齢者は一般に多病であり,病態は非定型なことが多く,同じ年齢であっても生理機能の個人差が大きい.また,日本では健康度を含めて5〜10年程度の若返りが進んでいるとされる[2].高齢者を年齢によって一律に区分することには注意を要するが,とくに75歳以上高齢者では非高齢者と異なる病態生理的変化を有することが多く,フレイルや認知機能障害,ポリファーマシーなど特有な病態の合併が多くなる[3].高齢者高血圧に関する内容も,75歳以上高齢者の診療でより重要な意味をもつ.

高血圧患者における血圧調節と関連した加齢に伴う生理的・病理的変化をあげる.

- 循環器:動脈硬化と血管の弾性低下,左室壁肥大と拡張能低下
- 神経:圧受容器反射の障害,β受容体機能の低下
- 水・電解質代謝:腎機能低下による体液量調節

表1 加齢変化と高齢者高血圧の特徴

血圧調節と関連する加齢に伴う生理的・病理的変化	関連する病態への影響
動脈硬化と血管の弾性低下 圧受容器反射の障害	・孤立性収縮期高血圧の増加 ・起立性低血圧，起立性高血圧，食後血圧低下の増加 ・血圧動揺性の増大
腎機能低下やインスリン抵抗性の増大	・食塩感受性の増加
加齢に伴う要因の複合的影響	・白衣高血圧の増加 ・血圧日内変動における夜間非降圧型の増加 ・標的臓器の血流自動調節能の障害の増加 ・主要臓器血流や予備能の低下 ・心不全の易発症性

[JSH2019 より]

表2 高齢者の診察室血圧診断時の注意

注意点	具体的な対応
血圧動揺性が大きい	・繰り返し測定する：1機会複数回，複数機会の測定 ・家庭血圧測定または24時間血圧測定を併用する ・測定条件の影響：食事や服薬からの時間，直前の会話，前日の睡眠など
聴診法での聴診間隙や偽性高血圧（まれ）	・触診法を併用する ・自動血圧計での測定（オシロメトリック法）を併用する
起立性低血圧の頻度が高い	・立位血圧測定のタイミング：初診時，薬物治療開始後・増量後，立ちくらみなどの症状があるときなど ・診断基準：起立後1〜3分で20/10 mmHg以上低下
食後血圧低下の頻度が高い	・診察室血圧の判断において食事からの経過時間を確認する ・診断基準：食後の収縮期血圧が20 mmHg以上低下
仮面高血圧や白衣高血圧が多い	・家庭血圧測定または24時間血圧測定を併用する

の障害，電解質ホメオスタシスの易破綻性（特に低Na血症や低K血症の易発現性）
・糖代謝：インスリン抵抗性の増大，耐糖能障害の増加
・内分泌：レニン・アンジオテンシン系の低下，カリクレイン・キニン系，プロスタグランジン系，腎ドパミン系の低下など，昇圧系，降圧系，両系の障害

これらの加齢性変化や動脈硬化進展と関連した高齢者高血圧の特徴を表1[4]に示す．

2 高齢者高血圧の基準と疫学研究成績

日本の久山町研究[5]や，61の前向き研究から得られた脳心血管病の既往がない約100万人を対象としたメタ解析[6]で，血圧と対数変換した心血管死亡率との間に正の関連が認められ，高齢になるに従い勾配はゆるやかになるものの絶対リスクは増大し，80歳代でも正の関連を認めた．日本における19年間の追跡研究であるNIPPON DATA80[7]やEPOCH JAPAN研究[8]の75歳以上でも，血圧上昇に伴い脳心血管死のリスクは増大した．一方，高血圧による脳心血管病リスクや死亡率の増加について閾値があるとする疫学研究もあるが[9]，閾値は，解析方法や対象者数，観察期間，転帰が疾患発症か疾患による死亡かなどに影響される可能性がある．

これらの成績をふまえ，基本的には高齢者においても血圧が低いほど脳心血管病リスクは低く，脳心血管病の発症や進展を抑制するための血圧基準は非高齢者と同じとする．

3 高齢者高血圧の診断

a 高齢者の特徴を考慮した診断

高齢者の血圧レベルは総合的な診断が必要で，表2に診察室血圧について判断する際の注意を示す．高齢者では，血圧動揺性が大きく，測定条件でも血圧が変動しやすい．初診時には，触診法による血圧測定を併用し，聴診間隙や偽性高血圧を見逃さないように注意する．家庭血圧や24時間血圧測定を含め，条件に応じた血圧測定を行うことにより，起立性低血圧，食後血圧低下や仮面高血圧，白衣高血圧などの判定を行う．特に，仮面高血圧は心血管リスクが高く，診断の必要性は高い．血圧動揺性増大，起立性低血圧，起立性高血圧，食後血圧低下は，いずれも動脈硬化進展と関与している病態である．

なお，起立性低血圧の診断にはShellongテストが一般的である．SPRINTでは起立後1分で測定

して収縮期血圧 20 mmHg 以上かつ/または拡張期血圧 10 mmHg 以上の低下を起立性低血圧と診断した[10]．症状のない起立性低血圧に対しては降圧目標達成において降圧薬を調整することはなかった．ただし，収縮期血圧＜110 mmHg の場合は，試験に組み入れされなかった．

ⓑ 二次性高血圧の鑑別

初診時の治療計画における鑑別診断の際以外に，短期間に顕著な血圧上昇やコントロールの悪化がみられた場合や治療抵抗性がみられた場合には，二次性高血圧の鑑別を念頭におく．高齢者では特に，アテローム硬化による腎血管性高血圧や原発性アルドステロン症，甲状腺機能異常症（特に甲状腺機能低下症），睡眠時無呼吸症候群，薬剤誘発性高血圧に注意する．薬剤誘発性高血圧に関連しては，他院や他科からの処方，健康食品やサプリメントの使用，漢方薬〔カンゾウ（甘草）の含有〕や非ステロイド性抗炎症薬の使用についての問診は必須である．近年使用頻度が増しているがんや加齢黄斑変性症に対する分子標的薬，主として血管新生阻害薬（抗 VEGF 抗体医薬あるいは複数のキナーゼに対する阻害薬など）による血圧上昇作用にも注意が必要である．

ⓒ 標的臓器障害や合併症の診断

臓器障害や合併症については基本的に非高齢者と同様であるが，高齢者は無症候性の臓器障害を複数有している場合が多いことに注意する．降圧薬選択における積極的適応や禁忌と関連した病態把握は通常診療範囲で見過ごされることは少ない．一方で，降圧目標や降圧スピードの設定において個別に判断すべき病態は，潜在的な合併症が多いために意識して対応することが必要である．

心房細動，大動脈弁狭窄症，大動脈瘤，腎血管性高血圧，頸動脈，脳血管，冠動脈などの血管狭窄などは，血圧コントロールによる疾患増悪予防にとどまらず疾患そのものへの介入が必要な場合が多い．

血管狭窄は，問診や身体所見の診察だけでは把握できないことが多く，高齢者において緩徐なスピードでの降圧が必要とされる根拠の 1 つである．130 mmHg 未満への降圧を目指す際にはより注意が必要で，動脈硬化進展が予測される病態（脳心血管病の既往，起立性低血圧，日差変動を含めて血圧動揺性が大きいなど）では，頸部・胸部・腹部の聴診，足背動脈の脈拍蝕知のほか，積極的に足関節上腕血圧比（ABI）測定，頸動脈血管超音波，頭部 MRA，安静時および負荷心電図などの検査を考慮する．

4 高齢者高血圧の治療

ⓐ 高齢者高血圧の治療効果

プラセボを対象とした比較試験によって，高齢者であってもサイアザイド系利尿薬や Ca 拮抗薬を用いた降圧治療の有用性が証明されている．降圧薬の群間比較試験の高齢者でのサブ解析などによって，ACE 阻害薬や ARB も同等の有用性があることが確認されている．さらに，降圧目標を群間比較した臨床研究が複数発表され，140/90 mmHg 未満よりさらに積極的に降圧することの有用性を示す研究（SPRINT[10]）も発表されるに至った．ただし，少なくとも収縮期血圧 140〜149 mmHg を治療対象としたプラセボとの比較試験はない．

このような状況をふまえて，JSH2019[4]では，プラセボ対象ではなく，積極的降圧と通常降圧の比較で 140 mmHg 未満を目指すべきかどうかに関するシステマティックレビュー（SR）を実施した（詳細はガイドライン参照）．この SR で採用された臨床研究は，ADVANCE サブ解析[11]，JATOS[12]，SPRINT サブ解析[13]，SPS3 サブ解析[14]，VAL-ISH[15]，Wei ら[16]の研究の 6 つである．生命予後への影響について，JATOS を除いた 5 つの研究で全死亡と心血管死に関するメタ解析が行われ，いずれも積極的降圧の有用性を示す結果で，JSH2019[4]において高齢者高血圧の降圧目標として 140 mmHg 未満を推奨する大きな根拠となった．

高齢者においては，治療効果の判断において生活機能の維持または低下の抑制も重要である．SR においては重篤な有害事象として検討している．SR で用いた論文以外も含めて，QOL や生活機能，認知機能に関する影響を報告した論文がいくつかある．認知機能については，前向きの群間比較試験において積極的な降圧治療が認知機能を悪化させることはほぼ否定されている．SPRINT MIND

では，50歳以上（平均年齢68歳）の高血圧患者を対象に積極的降圧群での認知症発症抑制は有意差には至らなかったものの新規の軽度認知障害の発症を加えた副次評価項目の複合エンドポイントは有意に抑制された[17]．SPRINTでは，QOLを精神的な面と身体機能面で観察した研究結果が報告されており，研究登録時の状況をfit, less fit, frailtyと分けた場合，いずれの群においても積極降圧群と通常降圧群でQOLに関する指標の推移に差を認めなかった[18]．80歳以上の高齢者高血圧患者（平均血圧173/91 mmHg）を対象としたHYVETでは，利尿薬（降圧不十分な場合ACE阻害薬を追加し，75％の患者が併用）を用いて150/80 mmHg未満を目指した治療の結果，心血管病発症抑制だけでなく，認知症発症が増加しないこと[19]，骨折はむしろ減少すること[20]が報告されている．

ⓑ 降圧薬治療の対象と降圧目標

1．治療対象

降圧治療の有用性が確認されている大規模臨床研究での登録基準や登録された患者の背景を分析した結果，高齢者全般において160/90 mmHg以上であれば降圧薬治療を開始すべきである．JSH2019[4]で高齢者高血圧の降圧目標推奨決定のために行われたSRでは，150/90 mmHg以上を対象とした研究が1つ含まれ，治療中高血圧患者を対象とした研究では収縮期血圧130 mmHg以上を対象としたものも複数ある．また，後述するように75歳以上全般に140/90 mmHg未満を降圧目標とした．これらを総合的に鑑み，JSH2019[4]では原則140/90 mmHg以上の血圧レベルを高齢者での降圧薬開始基準としている．ただし，年齢や活動能力による区分は明確なものではなく，合併症の種類や目標血圧値も併せて個別に決定すべきことが多いことに注意する．例えば，75歳以上で収縮期血圧140〜149 mmHgの患者，フレイルや認知症合併患者，6 mの歩行が完遂できないようなレベル[21]の外来通院不能な患者，要介護やエンドオブライフの状態にある患者では，高血圧治療開始基準を個別に判断する．

このように個別判断の幅が大きいことの重要性は，年齢だけにこだわるべきではなく，全身の健康度合いや生活機能を含めて総合的な判断に基づいて治療開始を決定すべきことを示している．個別判断の重要性は，海外の高血圧治療ガイドラインとの比較において，日欧米での降圧治療開始基準が大きく異なるからも理解できる．米国のACC/AHAのガイドライン2017[22]では65歳以上高齢者（非施設入所，歩行可能，地域在住）に対して収縮期血圧130 mmHg以上を治療開始基準としている．非高齢者と同じく，130〜139 mmHgでの治療の原則は生活習慣修正のみであるので，降圧薬治療は140 mmHg以上といえる．ラクナ梗塞を除く脳卒中既往患者でも140 mmHg以上を治療開始基準としている．欧州のESC/ESHガイドライン2018[23]では，65歳以上は140 mmHg以上，さらに80歳以上では160 mmHg以上を降圧治療開始基準としている．

2．高齢者一般における降圧目標

JSH2019では，SRとそれに基づくメタ解析を実施した[4,24]．その結果に基づいて推奨を以下のように決定した（詳細はJSH2019を参照）．

・自力で外来通院可能な健康状態にある高齢者全般に，忍容性があれば段階的に降圧を強化し，65〜74歳では非高齢者と同様の降圧目標を，75歳以上では原則140/90 mmHg未満の降圧目標を達成することを推奨する．

・収縮期血圧が130 mmHg台の血圧に到達してから，病態，忍容性，薬剤相互作用，服薬アドヒアランス，薬剤費を個別に判断し130 mmHg未満を目指すことを考慮してよい．

JSH2014[25]と比較して65〜74歳では収縮期，拡張期ともに10 mmHgの目標値低下，75歳以上では収縮期のみ10 mmHgの目標値低下である．

拡張期血圧についてはSRを実施するための十分なエビデンスが得られなかった．高齢者では動脈硬化の進展とともに拡張期血圧が低下する場合が多く，拡張期血圧を目標とした降圧治療の介入研究が極めて限られることがその要因である．海外のガイドラインで拡張期血圧について，通常降圧（80 mmHg以上）と厳格降圧（80 mmHg未満）の比較で，厳格降圧のほうが予後良好であったことを根拠に拡張期血圧80 mmHg未満を推奨しているが，高齢者で拡張期血圧が低下することが多い機序を考えると臨床的にはあまり意義がない解析と推奨であると考える．

表3 2017年以降の高齢者高血圧の降圧目標に関するシステマティックレビュー（SR）

	JSH2019	ACC/AHA2017	ACP/AAFP2017	Cochrane レビュー2017
SR論文著者	Takamiら[24]	Reboussinら[26]	Weissら[27]	Garrisonら[28]
解析対象研究の年齢基準	75歳以上（Weiらは70歳以上）	平均年齢60歳以上	平均年齢60歳以上	65歳以上
解析対象研究の群間比較（血圧値はmmHg）	積極群の目標＜140または実薬群の到達＜140	2群以上での降圧目標の比較	積極群の目標＜140/≦85	＜140〜150/95〜100 対＜140/90
メタ解析に用いられた研究	ADVANCE JATOS SPRINT SPS3 VALISH Weiら	ACCORD Cardio-Sis HOT JATOS SPRINT SPS3 VALISHE Weiら	ACCORD Cardio-Sis HOT JATOS SPRINT VALISH	JATOS VALISH
推奨の対象年齢	75歳以上	65歳以上	65歳以上	推奨の結論なし
推奨の降圧目標（mmHg）	＜140/90	＜130/80	＜150/90	推奨の結論なし

ESC/ESH2018では，降圧目標に関する推奨に関して独自に実施されたSRはない．

国内外で発表されているSRの比較を表3に示す[24,26-28]．SRによって臨床課題の設定が違うことに伴う臨床研究の組み入れ基準が異なることがわかる．どれが正しいというのではないが，高齢化が著しい日本において60歳や65歳以上という括りで高齢者高血圧の降圧目標に関するSRを実施することは実情にそぐわないと考える．JSH2014[25]の段階で個々のエビデンスにもとづいて判断した降圧目標の推奨に対して，より厳格にすべきエビデンスが蓄積されたかがJSH2019[4]での大きな課題であったことから実施されたSRであることを理解する必要がある．また，JSH2019[4]のために実施したSRで採用した研究をもとに，75歳以上の高血圧患者で収縮期血圧を130 mmHg台からさらに130 mmHg未満に降圧することの有用性を検証可能か検討したが，推奨を決定するには十分な研究がなかった．

3．降圧目標の下限域および過降圧への注意

ESC/ESH2018では，65歳以上で忍容性があれば目標130〜139 mmHgを推奨するとしている[23]．また，18〜64歳では130 mmHgを目標として忍容性があれば130 mmHgを目指すが120 mmHg未満にしないという推奨である．すなわち，非高齢者では120 mmHgを高齢者では130 mmHgを降圧下限に設定している記載である．JSH2019[4]やACC/AHA2017[22]ではこのような降圧下限域の設定はしていない．JSH2019[4]作成における降圧下限域設定に関する議論の論点は，（1）前向きの降圧目標に関する群間比較試験や実薬対プラセボでの群間比較試験において積極降圧群で脳心血管病や死亡が増加したというエビデンスがないこと，（2）SPRINTでは高齢者を含めて積極降圧群で脳心血管病などの一次エンドポイントはむしろ減少しており，その到達血圧は120 mmHg近くであったこと，（3）降圧下限域より血圧が低下した場合に降圧薬の減量をすることが予後改善をもたらすというエビデンスはないこと，（4）過降圧に伴うと思われるふらつきや失神，腎機能低下，心臓虚血などの副作用が出現すれば当然減薬されているがその値は一律に決定できないこと，などである．

一方で，過降圧に注意すべき病態や降圧レベルは，前向きの群間比較試験での患者層別化解析による検討と，介入研究での到達血圧に関する後付解析で示されている．前者の例はSPRINTにおける登録時のeGFRを階層化した積極降圧群と通常降圧群の比較のサブ解析である．eGFR＜45 mL/

分/1.73 m²の階層では，積極降圧群での予後改善効果はなく，むしろ急性腎障害が増加した[29]．このサブ解析は高齢者に限った検討ではないが，高齢者では腎機能低下者が多いためより130 mmHg未満に降圧する際は腎機能の変化に注意する必要がある．後者の例は，いわゆるJ型現象として議論されてきたもので，その大きな要因として，両側頸動脈の75％以上狭窄，冠動脈の有意狭窄，腎動脈の有意狭窄などの病態があげられる．

　過降圧という観点ではなく，より積極的な降圧による予後改善効果を支持しない後付け解析もある．70歳以上の日本人を対象としたVALISHのサブ解析[30]では，治療期間中の収縮期血圧が130～144 mmHgの群で，130 mmHg未満群や145 mmHg以上群と比較して，最も有害事象が少なく複合脳心血管イベントも少なかった．一方で，SPRINTの75歳以上高齢者でのサブ解析結果[13]では，75歳以上においても120 mmHg未満を目指した積極降圧群で予後がよい傾向は変わらなかった．

　これらを総合的に判断すると，降圧下限域を一律に設定する必要はなく，収縮期血圧130 mmHg未満への降圧は予後改善が期待でき，130 mmHg未満のレベルになっても積極的に減薬する必要はない．ただし，130 mmHg未満に降圧した症例においては，腎機能や無症候性の有意狭窄病変を伴う動脈硬化性病変に注意して経過を見ることが求められる．さらに，実臨床においては，脳心血管病とCKDの合併患者も多く，脳虚血症状の有無，BNPなどの心不全マーカー，eGFRの経過のバランスを見ながら調整が必要な場合も少なくない．

4. 個別に降圧目標を検討すべき状況

　75歳以上の降圧目標について140/90 mmHg未満を原則とした場合，さらに130 mmHg未満を目指す場合と，JSH2014[25]のガイドラインにおける推奨である150 mmHg未満の達成レベルでよいのか個別判断が求められることも多い．エビデンスに基づく判断ではなく，非高齢者でのエビデンスを高齢者に応用すべきかどうか，個々の患者において130 mmHg未満にすることによるメリットとデメリットのバランスはどうかを考えて判断される．

　年齢による降圧目標の推奨とは別に，JSH2019での130/80 mmHg未満を目標とする病態は，脳血管障害患者（両側頸動脈狭窄や脳主幹動脈閉塞なし），冠動脈疾患患者，CKD患者（蛋白尿陽性），糖尿病患者，抗血栓薬服用中患者である[4]．いずれも，75歳以上で積極的に降圧することの有用性を示すエビデンスはない．一方で，血管狭窄による臓器血流障害が生じない状況であれば130 mmHg未満まで降圧することによる不利益は，降圧薬が増量されることによる副作用，薬剤相互作用の危険性の増加，薬剤費の増加程度である．高血圧に伴う心血管合併症の発症機序からは高齢になることで低い血圧より高い血圧が心血管系によい影響を及ぼすとは考えにくく，エビデンスの有無にかかわらず忍容性があれば降圧してよい．特に心不全は，血圧上昇が発症を助長する可能性があるため，少なくとも心不全既往があれば積極的に低い血圧レベルを目指すべきである．このことについて，薬剤選択が重要であるのか，130 mmHg未満まで降圧することが重要であるのか結論はない．抗血栓薬内服中患者については，降圧しないことによる頭蓋内出血の可能性が抗血栓薬内服中患者全般で示されている．発症機序を考慮すると，高齢者であっても忍容性があれば積極的に130 mmHg未満を目標とすべきである．

　140 mmHg以上のレベルへの降圧でもよいかもしれない病態は，自力での外来通院不能な患者全般であり，フレイル，認知症，要介護，エンドオブライフの状態については介入試験自体がない．エンドオブライフの状態では降圧治療による心血管病抑制の意義自体が乏しく，積極的に薬剤の中止を考慮する．その他の病態は，エビデンスがないだけであり降圧することのメリットを否定するものではない．SPRINTの高齢者サブ解析[13]においてフレイルであっても120 mmHg未満を目指した群で140 mmHg未満を目指した群より予後がよい傾向は，全体における有意な群間差と同じであった．しかしながら，SPRINTは自力で外来通院可能な身体状況の患者が対象であることに留意する．フレイルの診断も様々なものがあり，フレイル患者全般に対して一律に140 mmHg未満や130 mmHg未満がよいという推奨はできない．

ⓒ 生活習慣の修正

　減塩，運動，減量などの生活習慣の修正は，高齢者においても非薬物療法として有用であるた

め，積極的に行う．しかし，極端な生活習慣の変更はQOLを低下させる可能性があり，高齢者においては無理のない程度に行うように指導する．

1. 食事療法

指導に際しては，栄養状態全般を評価し，適切な栄養状態の維持や栄養状態不良の場合はその改善を基本としたうえで，減塩やKの摂取，Caの摂取を指導する．減塩について，高齢者は一般に食塩感受性が高いため有効であり推奨される．高齢者においても食塩制限は6 g/日を目標とするが，味付けの極端な変化による食事摂取量低下の危険性，過度の減塩による大量発汗時などの脱水の危険性，低Na血症の危険性を個別に判断して指導する．Kについては，腎機能障害や糖尿病に伴う高K血症に注意し，場合によってはK摂取制限も考慮する．Caは骨粗鬆症予防の観点からも積極的な摂取（1日800 mg以上）が望ましい．肥満者に対しては減量を指導するが，サルコペニア肥満の場合は，十分な量のたんぱく摂取を指導する．

2. 運動療法

運動療法は降圧薬治療中の高齢高血圧患者（平均年齢75歳）にもよい適応である[31]．有酸素運動について非高齢者では速歩を勧めることが多いが，高齢者では一般に転倒リスクが高く，関節障害のリスクも高いため，通常の速さでの歩行を指導したほうがよい場合が多い[32]．高齢者の筋肉減少対策などにレジスタンス運動の指導も勧められる．ただし，レジスタンス運動と高齢者高血圧に関する研究は少ない．冠動脈疾患，心不全，腎不全，骨・関節疾患などの合併がある場合は，事前のメディカルチェックは必須であり，各専門家の意見を考慮し運動療法の適否を個別に判断する．

3. 嗜好品

飲酒量と血圧には正の相関があり，高齢者においても飲酒量はエタノールにして20～30 mL/日以内にすることが望ましい．

喫煙は血圧に対する影響は軽度であるが，心血管病の強力な危険因子であり，高齢になってからでも禁煙を指導する．

◆ 降圧薬の選択と降圧薬治療

高齢者高血圧に対する降圧薬治療を薬剤選択から順にステップを踏んで行う（表4）．

1. 降圧薬選択（第一選択薬）

合併症のある場合の積極的適応について，左室駆出率低下を伴う心不全（ARB/ACE阻害薬，サイアザイド系利尿薬，β遮断薬），心筋梗塞後（ARB/ACE阻害薬，β遮断薬），蛋白尿/微量アルブミン尿を有するCKD（ARB/ACE阻害薬）いずれも，非高齢者と同様である．高齢者に特徴的でかつ降圧薬の選択に影響を与える病態として，誤嚥性肺炎と骨粗鬆症がある．これらの疾患を合併している高血圧患者を対象に降圧薬の影響をみた研究はないが，ACE阻害薬による誤嚥性肺炎の発症減少[33,34]やサイアザイド系利尿薬による骨粗鬆症に関連する骨折の減少[20,35]のエビデンスに基づく．

上記の積極的適応がない場合の第一選択薬は，非高齢者と同じくCa拮抗薬，ARB，ACE阻害薬，あるいは少量のサイアザイド系利尿薬である．そのなかでの選択にあたっては，降圧目標の達成を主目的に，個別の背景因子，副作用，医療費などに配慮して判断する．これらの薬剤を推奨する根拠は，プラセボとの比較試験で脳心血管病発症抑制が示されているか，その薬剤との同等性が示されているかのいずれかである．

β遮断薬については，高齢者において禁忌となる場合や使用の際に注意が必要な場合があるため，高齢者高血圧の第一選択薬とはなりにくいが，積極的適応がある場合は高齢者であっても使用する．慢性閉塞性肺疾患（COPD）合併例では，$β_1$選択性であっても安全性が十分に確立されていないため，原則禁忌とされているが，心筋梗塞で入院したCOPD患者を対象としたコホート研究（80歳以上25.4％，高血圧51.8％）において，β遮断薬の使用により死亡リスクが有意に減少したことが報告されている[36]．

2. 併用療法と配合剤

併用療法においては，積極的適応がある場合はその疾患に応じた推奨薬を順次組み合わせる．積極的適応がない場合は第一選択薬の3種類を順次組み合わせる．いずれの場合も配合剤の使用はアドヒアランスの観点で勧められる．

3. 降圧薬処方量と増量スピード：緩徐な降圧スピード

高齢者高血圧では，しばしば臓器血流障害，自動調節能障害が存在するため，積極的降圧に際し

表4 高齢者高血圧に対する降圧薬治療

ステップ	具体的な対応
降圧薬選択(第一選択薬)	非高齢者と同じ ・積極的適応がある場合：β遮断薬を含む主要降圧薬 ・積極的適応がない場合：Ca 拮抗薬，ARB/ACE 阻害薬，サイアザイド系利尿薬
降圧薬治療の新規開始時	・原則として通常量の 1/2 量から開始する ・処方開始後に転倒・骨折発症リスクが高まるため，事前の転倒リスク評価(1 年以内の転倒既往の問診など)，起立時や食後の血圧低下の可能性を含めた指導を行う
併用療法と配合剤	・単剤で降圧目標未達成の場合，異なるクラスの降圧薬の併用は降圧効果が大きい ・第一選択薬の中で併用を行う ・主要降圧薬以外の併用薬 　▶ α遮断薬：前立腺肥大の症状改善が期待される．起立性低血圧発症や増悪の可能性あり 　▶ ミネラルコルチコイド受容体拮抗薬：血清 K に注意 ・配合剤は服薬アドヒアランスの改善に有用
降圧薬増量スピード	・原則として 4 週～3 か月の間隔で増量の必要性を判断する ・降圧目標との差が大きい場合や抗血栓薬内服中などの理由で早期に降圧を図るべきと判断されれば，白衣効果を除外したうえで，通常量からの降圧薬開始やより短い間隔での降圧薬増量を行ってよい ・血管狭窄(両側頸動脈 75% 以上狭窄，有意な冠動脈狭窄)を有する患者や高度の動脈硬化疑い患者(著明な脈圧の開大，症状を伴う起立性低血圧や食後血圧低下など)では降圧スピードに特に注意する
服薬アドヒアランスの評価	・残薬の確認 ・入院管理に切り替えたときの有意な降圧
服薬アドヒアランス低下患者における要因の検討	・治療に関する患者の理解不足(降圧治療の最終目標，用法や薬効，副作用) ・認知機能障害 ・視機能や巧緻運動の障害(薬剤容器の開封能力) ・ポリファーマシー ・複雑な処方，最近の処方変更
服薬アドヒアランス低下患者への対応	・治療について患者の理解を助け，合意を得た治療 ・処方の簡便化(長時間作用型降圧薬や配合剤の利用) ・薬剤の一包化 ・服薬カレンダーや薬ケースの利用 ・同居者や介護スタッフによる服薬管理

て，降圧のスピードに配慮が必要である．特に，降圧薬治療開始時には転倒，骨折のリスクが増加するため[37,38]，一般的に降圧薬の初期量は常用量の 1/2 量から開始し，めまい，立ちくらみなどの脳虚血性徴候や狭心症状，心電図の心筋虚血所見や QOL の低下の有無に注意しつつ，4 週間から 3 か月の間隔で増量する．なお，80 歳以上の高血圧患者を対象とした HYVET では，3 か月ごとに薬剤増量適否を判断した[39]．起立性低血圧や食後血圧低下を示す症例では，一般に血圧が高いほど低下幅が大きく，症状も出現しやすい．起立性低血圧の症例においては，降圧によりむしろ起立時の血圧低下度が改善する場合が多いことも報告されている[40]．その他の具体的な対応について表4に記載した．

4. 服薬アドヒアランスの評価～アドヒアランス低下患者における要因の検討と対応

服薬アドヒアランスは，残薬確認が第一であるが，本人が意識的に服薬不良状況を隠す場合や，患者の認知機能低下により自己申告では判定できない場合がある．服薬状況の把握においては，本人だけでなく，家族や介護スタッフからも状況(残薬や服用方法と関連した服薬忘れ)を確認する．服薬アドヒアランス低下患者での原因を検討する目的も含めて高齢者総合機能評価を実施することが望まれる．特に，認知機能や手段的 ADL(日常生活活動)の評価は有用である．

高齢者の服薬アドヒアランスに関する対応の要点を表4に示す．特に薬剤の一包化は，高齢者の服薬継続が保持されるだけでなく，降圧効果を高

表5 ▶ 高齢者高血圧患者の降圧薬治療において降圧不良時の対応

ステップ	具体的なチェック項目
診察室血圧以外の方法による血圧の評価	家庭血圧，24時間自由行動下血圧(ABPM)，医療機関の待合などでの自己血圧測定などを用いる ・白衣高血圧や白衣現象の有無の評価 ・ストレス性血圧上昇の有無の評価 ・夜間血圧や服薬後数時間での血圧低下の評価(ABPM)
自己測定による血圧値の正確性の評価	自己測定の状況を直接確認する ・待合での測定も正確にできていない場合あり ・家庭血圧計では，特に手首式では血圧計が心臓の高さにあるか注意 ・上腕式では腕帯を衣服の上から巻き付けていないかなど，装着状況を確認 ・家庭血圧の測定条件を確認(測定時間，測定前の安静度，室温などの確認) 家庭血圧計の精度確認 ・診察室で診察室血圧と家庭血圧計による自己測定を比較 ・血圧計の耐用年数に注意
降圧強化の必要性の判断	・血圧の日差変動が大きい症例：血圧が低いときの状況，血圧高値の時の状況を把握したうえで，降圧強化することの危険性が高いと判断されれば降圧強化しないこともあり得る ・血圧の日内変動が大きい症例：早朝血圧高値に対する降圧薬内服時間の変更など
問診での要点	・服薬アドヒアランスの確認：残薬の有無(家人に確認することも考慮) ・薬剤誘発性高血圧に関連した薬剤やサプリメントなどの摂取の有無の確認：高齢者で頻度が多いもの：甘草を含む漢方薬やサプリメント，非ステロイド性抗炎症薬(NSAIDs) ・生活習慣の確認：食塩摂取量(尿中NaとCrからの摂取量推算の併用で指導にもつながる)，食事の準備者，食欲(味覚との関連)，体重の変化
不十分な降圧薬調整	・サイアザイド系利尿薬が未処方の場合に適応を確認 ・Ca拮抗薬やRA系阻害薬の使用量の確認
二次性高血圧の除外	高齢者での頻度の関係から注意すべき疾患 　腎実質性高血圧，腎血管性高血圧，原発性アルドステロン症，甲状腺機能低下症，睡眠時無呼吸症候群，薬剤誘発性高血圧

める．ただし，途中で用量調節できないという欠点がある．高齢では介護スタッフを含めた包括ケアが必要な患者も増えるが，介護スタッフが服薬管理をする場合，訪問回数や訪問時間を考慮した処方が必要になる．介護の実態にあわせて治療目標を再検討し，処方内容に優先順位をつけるなどの服薬管理が必要な場合もある．

e 高齢者の脱水や生活環境変化に対応した服薬指導

高齢者では各種臓器の予備能が低下しているため，血圧動揺性が大きく，降圧薬の反応も増強しやすい．特に，脱水など生活環境の変化が生じた場合は，それに応じた服薬指導が必要である．

f 高齢者高血圧患者の降圧薬治療において降圧不良時の対応

表5に，降圧不良患者に対する対応を一覧で示す．非高齢者でも同様ではあるが，特に高齢者での注意事項を中心に記載している．

▶ 引用文献

1) 内閣府：平成29年版高齢社会白書．2017 [cited 2018年4月2日]．Available from：https://www8.cao.go.jp/kourei/whitepaper/w-2017/html/gaiyou/s1_1.html.
2) 日本老年学会・日本老年医学会：「高齢者に関する定義検討ワーキンググループ」報告書．日本老年学会・日本老年医学会，2017．
3) Benetos A：Hypertension in older people. Bakris GL, et al.(eds)：Hypertension：a companion to Braunwald's heart disease, 3rd ed. 396-404, Elsevier, Philadelphia, USA, 2018.
4) 日本高血圧学会高血圧治療ガイドライン作成委員会：高血圧治療ガイドライン2019．ライフサイエンス社，2019．
5) Arima H, et al.：Validity of the JNC VI recommendations for the management of hypertension in a general population of Japanese elderly：the Hisayama study. Arch Intern Med 2003；163：361-366.
6) Lewington S, et al.：Age-specific relevance of usual blood pressure to vascular mortality：a meta-analysis of individual data for one million adults in 61 prospective studies. Lancet 2002；360：1903-1913.
7) Okayama A, et al.：Age-specific effects of systolic and diastolic blood pressures on mortality due to cardiovascular diseases among Japanese men(NIPPON DATA80). J Hypertens 2006；24：459-462.
8) Fujiyoshi A, et al.：Blood pressure categories and long-term risk of cardiovascular disease according to age group in Japa-

9) Grassi G, et al.：Threshold and target for blood pressure lowering in the elderly. Curr Atheroscler Rep 2016；18：70.
10) SPRINT Research Group, et al.：A randomized trial of intensive versus standard blood-pressure control. N Engl J Med 2015；373：2103-2116.
11) Ninomiya T, et al.：Efficacy and safety of routine blood pressure lowering in older patients with diabetes：results from the ADVANCE trial. J Hypertens 2010；28：1141-1149.
12) JATOS Study Group：Principal results of the Japanese trial to assess optimal systolic blood pressure in elderly hypertensive patients（JATOS）. Hypertens Res 2008；31：2115-2127.
13) Williamson JD, et al.：Intensive vs standard blood pressure control and cardiovascular disease outcomes in adults aged＞/＝75 years：a randomized clinical trial. JAMA 2016；315：2673-2682.
14) SPS3 Study Group, et al.：Blood-pressure targets in patients with recent lacunar stroke：the SPS3 randomised trial. Lancet 2013；382：507-515.
15) Ogihara T, et al.：Target blood pressure for treatment of isolated systolic hypertension in the elderly：valsartan in elderly isolated systolic hypertension study. Hypertension 2010；56：196-202.
16) Wei Y, et al.：Effects of intensive antihypertensive treatment on Chinese hypertensive patients older than 70 years. J Clin Hypertens（Greenwich）2013；15：420-427.
17) SPRINT MIND Investigators for the SPRINT Research Group：Effect of intensive us standard blood pressure control on probable dementia：a randomized clinical trial. JAMA 2019；321：553-561.
18) Berlowitz DR, et al.：Effect of intensive blood-pressure treatment on patient-reported outcomes. N Engl J Med 2017；377：733-744.
19) Peters R, et al.：Incident dementia and blood pressure lowering in the Hypertension in the Very Elderly Trial cognitive function assessment（HYVET-COG）：a double-blind, placebo controlled trial. Lancet Neurol 2008；7：683-689.
20) Peters R, et al.：The effect of treatment based on a diuretic（indapamide）＋/－ACE inhibitor（perindopril）on fractures in the Hypertension in the Very Elderly Trial（HYVET）. Age Ageing 2010；39：609-616.
21) Odden MC, et al.：Rethinking the association of high blood pressure with mortality in elderly adults：the impact of frailty. Arch Intern Med 2012；172：1162-1168.
22) Whelton PK, et al.：2017 ACC/AHA/AAPA/ABC/ACPM/AGS/APhA/ASH/ASPC/NMA/PCNA Guideline for the prevention, detection, evaluation, and management of high blood pressure in adults：a report of the American College of Cardiology/American Heart Association task force on clinical practice guidelines. Hypertension 2018；71：e13-e115.
23) Williams B, et al.：2018 ESC/ESH guidelines for the management of arterial hypertension：the task force for the management of arterial hypertension of the European Society of Cardiology and the European Society of Hypertension. J Hypertens. 2018；36：1953-2041.
24) Takami Y, et al.：Target blood pressure level in the treatment of the elderly hypertensive patients：systematic review and meta-analysis of randomized trials. Hypertens Res 2019（in press）.
25) 日本高血圧学会高血圧治療ガイドライン作成委員会：高血圧治療ガイドライン2014. ライフサイエンス社, 2014.
26) Rebboussin DM, et al.：Systematic review for the 2017 ACC/AHA/AAPA/ABC/ACPM/AGS/APhA/ASH/ASPC/NMA/PCNA Guideline for the prevention, detection, evaluation, and management of high blood pressure in adults：a report of the American College of Cardiology/American Heart Association task force on clinical practice guidelines. Hypertension 2018；71：e116-e135.
27) Weiss J, et al.：Benefits and harms of intensive blood pressure treatment in adults aged 60 years or older：a systematic review and meta-analysis. Ann Intern Med 2017；166：419-429.
28) Garrison SR, et al.：Blood pressure targets for hypertension in older adults. Cochrane Database Syst Rev 2017；8：CD011575.
29) Obi Y, et al.：Estimated glomerular filtration rate and the risk-benefit profile of intensive blood pressure control amongst nondiabetic patients：a post hoc analysis of a randomized clinical trial. J Intern Med 2018；283：314-327.
30) Yano Y, et al.：On-treatment blood pressure and cardiovascular outcomes in older adults with isolated systolic hypertension. Hypertension 2017；69：220-227.
31) Motoyama M, et al.：Blood pressure lowering effect of low intensity aerobic training in elderly hypertensive patients. Med Sci Sports Exerc 1998；30：818-823.
32) 楽木宏実, 他．：高齢者高血圧診療ガイドライン2017. 日老医誌 2017；54：236-298.
33) Arai T, et al.：ACE inhibitors and pneumonia in elderly people. Lancet 1998；352：1937-1938.
34) Okaishi K, et al.：Reduction of risk of pneumonia associated with use of angiotensin I converting enzyme inhibitors in elderly inpatients. Am J Hypertens 1999；12：778-783.
35) Solomon DH, et al.：Risk of fractures in older adults using antihypertensive medications. J Bone Miner Res 2011；26：1561-1567.
36) Quint JK, et al.：Effect of beta blockers on mortality after myocardial infarction in adults with COPD：population based cohort study of UK electronic healthcare records. BMJ 2013；347：f6650.
37) Butt DA, et al.：The risk of hip fracture after initiating antihypertensive drugs in the elderly. Arch Intern Med 2012；172：1739-1744.
38) Butt DA, et al.：The risk of falls on initiation of antihypertensive drugs in the elderly. Osteoporos Int 2013；24：2649-2657.
39) Bulpitt C, et al.：Hypertension in the Very Elderly Trial（HYVET）：protocol for the main trial. Drugs Aging 2001；18：151-164.
40) Masuo K, et al.：Changes in frequency of orthostatic hypotension in elderly hypertensive patients under medications. Am J Hypertens 1996；9：263-268.

column 13　降圧薬治療は高齢高血圧患者の認知機能の保持に有効か？

　降圧治療と認知機能との関係をみた観察研究，介入研究の成績をまとめる．

　降圧薬治療が高齢高血圧患者の認知機能を保持することが示唆されるが，確固たるエビデンスはない．また，降圧薬治療が認知機能に悪影響を示したという報告はない．

1　観察研究

　2017年に前向きの長期縦断観察10研究を対象としたメタ解析が報告されている．認知症の発症をみた6研究において降圧薬服用者は認知症発症リスクが低いことが示されている（RR 0.86 [95%CI 0.75〜0.99]，$P=0.033$）．一方，降圧薬治療はアルツハイマー病の発症には効果がなかった（RR 0.83 [95%CI 0.64〜1.07]，$P=0.15$）．また，認知機能障害の発症をみた2研究（RR 1.11 [95%CI 0.86〜1.43]，$P=0.415$），認知機能低下を調べた4研究（RR 0.89 [95%CI 0.57〜1.38]，$P=0.60$）においても，降圧薬服用は効果がなかった．

2　介入研究

1）認知機能への影響：脳血管障害の既往を有さない高血圧患者を対象として降圧薬治療の認知機能への効果を調べたメタ解析が2013年に報告されている．プラセボ対象7 RCTおよび降圧薬間の効果を比較した12 RCTをあわせたメタ解析では，降圧薬投与は降圧薬クラスにかかわらずベースラインからの全般的な認知機能を有意に改善した．プラセボを対象とした7RCTのみでも同様の効果が認められている．降圧薬による認知機能の改善は，言語機能以外の執行機能，即時記憶，エピソード記憶，処理速度，注意機能のすべてにおいて認められている．またMMSEを指標とした3RCTの解析でも同様の結果であった．

　脳血管障害例を対象者に含むプラセボ対象RCTの別のメタ解析では，認知機能障害への効果をみた8試験で降圧薬治療の効果は認められていない（OR 0.97 [95%CI 0.92〜1.03]，$P=0.34$）．同様に認知機能低下をみた6試験でも，効果が認められなかった（OR 0.97 [95%CI 0.92〜1.01]，$P=0.17$）．

　厳格降圧と通常降圧を比較した7RCTを対象としたメタ解析では，厳格降圧による認知機能への悪影響はないことが報告されている．

2）認知症発症への影響：脳血管障害の既往を有さない高血圧患者を対象とした2013年のメタ解析では，プラセボ対象4RCTにおいて降圧薬治療は全認知症発症に対して有意な抑制効果は認められなかった（OR 0.89 [95%CI 0.74〜1.07]）．

　脳血管障害例を対象者に含むプラセボ対象RCTのメタ解析では，認知症病型別の効果を検討している．血管性認知症の発症をみた3RCTにおいて降圧薬治療は血管性認知症の発症を抑制した（OR 0.76 [95%CI 0.57〜1.00]，$P=0.05$）．しかし，これはPROGRESS試験の寄与が大きく，その内容は脳卒中再発に伴う認知症の発症抑制であった．一方，アルツハイマー病の発症をみた2RCTでは効果がなかった（OR 0.79 [95%CI 0.53〜1.18]，$P=0.25$）．

　厳格降圧は通常降圧に比し，認知症発症に対しても悪影響は認められていない．厳格降圧の効果をみたSPRINT-MINDでは，認知症発症には差がなかったが，軽度認知機能障害の発症は厳格降圧群で有意に少なかった．

　一部に有益性を示す成績は存在するものの，高齢高血圧患者に対する降圧治療が認知機能保持効果を有することを示す確固としたエビデンスはない．これらの臨床試験には統計学的パワーの低値，不十分な追跡期間，不適切な認知症評価法などの方法論的な問題が存在する．降圧薬治療が高齢高血圧患者において認知症発症や認知機能に悪影響を示した成績はなく，脳心血管イベントをはじめとする他の合併症の予防のために，一般の高齢高血圧患者に準じて降圧薬治療は行うべきである．

［JSH2019 ▶ CQ14 参照］

X 小児の高血圧

◆ 小児の高血圧

Abstract

- 小児の血圧測定は，適切なカフを用い，3回連続して測定する．
- 小児の高血圧の診断には，小児の高血圧基準を用い，3回以上の異なる機会の血圧測定で，基準値以上の血圧が測定されなければならない．
- 健診用基準を度々超える著明な血圧上昇は二次性高血圧を考え，鑑別を行う．
- 小児の本態性高血圧の多くは，肥満に伴うものであり，左室肥大などを合併するほか，高率に成人本態性高血圧に移行するので，適切な対応が必要である．
- 低出生体重児の肥満は高血圧の高リスクであり，血圧測定が必要である．
- 薬物療法は ACE 阻害薬，ARB，Ca 拮抗薬などの新しい降圧薬が用いられている．

1 小児の高血圧の頻度，経年変化

日本で，健常小児を対象に血圧健診を行うと，小中学生の約 0.1〜3％ に高血圧が見出される[1]．小児の高血圧の疫学研究を対象にしたメタアナリシスでも，高血圧の頻度は約 3％ である[2]．小児の血圧の経年変化では，1994〜2010 年にかけて収縮期血圧，拡張期血圧とも低下傾向があると報告されている[3]．

2 小児の血圧測定と高血圧基準値

高血圧の診断には，的確な血圧測定が不可欠である．小児でも座位で，右上腕の血圧を測定する．幼児は保護者の膝に抱いてもらい座位で測定する．小児の血圧測定は適切なサイズのカフを選択することが大切で，水銀血圧計用として3〜6歳未満は 7 cm 幅，6〜9 歳未満は 9 cm 幅，9 歳以上は 12 cm 幅（成人用）のものが市販されている．ただし，年齢より上腕周囲長や体格にあわせたほうがよく，ゴム嚢の幅が上腕周囲長の 40％ を超え，長さが上腕周囲を 80％ 以上取り囲むものを選ぶ．聴診法による血圧測定が望ましいが，小児では安静が保てないことも多いため，オシロメトリック法による電子血圧計の使用も可能である．ただし，拡張期血圧が聴診法よりも低くなる傾向があるこ

表1 ▶ 小児の年代別，性別高血圧基準

		収縮期血圧（mmHg）	拡張期血圧（mmHg）
幼児		≧120	≧70
小学校	低学年	≧130	≧80
	高学年	≧135	≧80
中学校	男子	≧140	≧85
	女子	≧135	≧80
高等学校		≧140	≧85

［JSH 2019 より］

とを勘案する[4]．血圧測定は3回以上連続して測定し，原則として，安定した2つの測定値の平均値を採用する．ただし，3回目の測定値を採用している報告もある[5]．また，高血圧の診断には，3回以上の異なる機会での血圧測定で，基準値を超えることが必要である．

日本では小児の血圧に関する報告は乏しい．JSH2014 ではオシロメトリック法による電子血圧計を使用した一般的な血圧健診で得られたデータをもとに高血圧基準を定め，JSH2019 でもこの基準値を小児の高血圧基準（表1）とした．一方，延べ1万人以上の日本人小児を対象とした，電子血圧計による信頼できる血圧測定で得られた年齢別血圧値をもとに，高血圧（95 パーセンタイル値）の基準が報告されている[6]．この高血圧基準値を管理

用基準とする．この管理用基準値は健診用基準より10〜15 mmHg低い．糖尿病や慢性腎臓病(CKD)などの基礎疾患をもち，血圧を厳密に管理する必要がある小児は，管理用基準を用いるのが望ましい．

3 小児高血圧の病態

血圧健診で発見される高血圧は，ほとんどが本態性高血圧に該当する病態である．小児本態性高血圧の診断には，二次性高血圧を示唆する症状がなく，年齢(思春期)，高血圧の程度(軽度)，肥満，家族歴，低出生体重児などを参考にする．通常，小学校低学年以下は本症と診断しない．小児の本態性高血圧でも，インスリン抵抗性[7]や食塩摂取過剰[8]など，成人と同様の機序が存在する．

年齢が小さいほど，また血圧が高いほど二次性高血圧を考える．小児の二次性高血圧は腎臓に関係した高血圧が60〜80%を占め，なかでも膀胱尿管逆流に伴う瘢痕腎(逆流性腎症)や先天性腎尿路奇形による慢性腎不全が問題になる．

4 小児肥満と高血圧

小学校高学年〜中学生の肥満者の3〜5%が高血圧で，正常体格者(0.5%)より明らかに多い[9]．肥満度が増すにつれ高血圧有病率は高くなり，小児肥満に特徴的な収縮期高血圧は，軽度肥満では男子1.6%，女子3.1%であるが，高度肥満では男8.3%，女子12.5%と著明に増加する[9]．小児肥満の血圧上昇には，主に，内臓脂肪蓄積に伴う，インスリン抵抗性，高インスリン血症が関与している．また，レプチン増加も関連している[7]．高血圧と肥満[10]はそれぞれ高率に成人の本態性高血圧や肥満に移行するので，小児期のうちに改善したほうがよい．

5 胎児期の栄養と高血圧

胎生期の栄養状態が本態性高血圧の発症に深くかかわることが明らかにされてきている．日本の成績でも，3歳児の血圧は出生体重が小さいほど，また3歳時の体重が重いほど高かった[11]．さらに，4,626人を出生から20年間追跡した成績では，出生体重が小さいほど，また3歳から20歳までの身長増加率が小さいほど，それぞれ独立して20歳時の血圧上昇と血清コレステロール上昇に関連していた[12]．

高度肥満小児を対象にした検討では，出生体重が小さいほど高血圧を含むメタボリックシンドロームになりやすい[10]．低出生体重であるほど，ネフロン数が少なく，インスリン抵抗性にもなりやすい[13]．その児が，出生後に肥満になると高血圧に進展すると考えられている[14]．

6 小児・高校生の本態性高血圧の問題点

小児・高校生の本態性高血圧の問題点として，合併症(臓器障害)と成人本態性高血圧への移行が問題になる．合併症として，14〜42%に左室肥大(左室筋重量増加)，頸動脈内膜-中膜壁肥厚，腎障害(尿中アルブミン排泄)，眼底小動脈の変化などが報告されている[15]．成人本態性高血圧への移行はさらに大きな問題である．中学時代の血圧と20年後の血圧を比較したわが国の成績では，高血圧であった中学生は20.9%が依然として高血圧であり，正常血圧の中学生では5.5%が高血圧であった[16]．同様に，大学生を8〜26年後に調査した成績では，高血圧群は44.6%，正常血圧群は9.2%が高血圧であった[17]．したがって，小児本態性高血圧は早期から積極的な対策をとる必要がある．

7 小児期における生活習慣の修正

小児の血圧追跡調査によれば小児期の高血圧は成人の高血圧に相関し，その相関強度は年長小児および思春期においてより強くなることが知られている[18]．その管理・治療の基本となるのが生活習慣の修正である．

ⓐ 食事療法

肥満に伴う高血圧は正常BMIの児と比較してBMI＞99パーセンタイルで4倍，95〜98パーセンタイルで2倍といわれている[19]．肥満における食事療法の基本はエネルギー摂取の制限，適切な栄養配分，および「どか食い」などの誤った摂食行動の修正である．このような摂食行動の修正には家族を巻き込んだ治療介入が効果的である[20]．ま

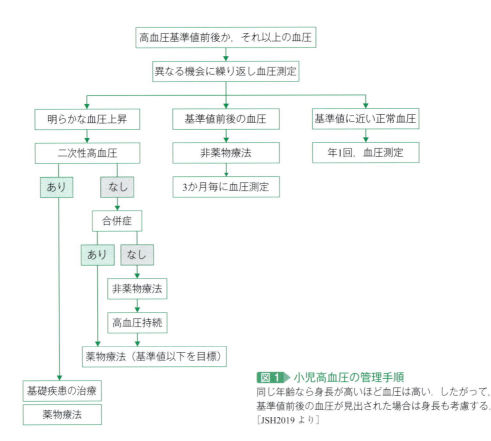

図1 ▶ 小児高血圧の管理手順
同じ年齢なら身長が高いほど血圧は高い．したがって，基準値前後の血圧が見出された場合は身長も考慮する．
[JSH2019 より]

表2 ▶ 厚生労働省「日本人の食事摂取基準2015」
Naの摂取基準の目標　食塩相当(g/日)

性別	男性	女性
年齢	目標値	目標値
1〜2歳	3.0未満	3.5未満
3〜5歳	4.0未満	4.5未満
6〜7歳	5.0未満	5.5未満
8〜9歳	5.5未満	6.0未満
10〜11歳	6.5未満	7.0未満
12〜14歳	8.0未満	7.0未満
15〜17歳	8.0未満	7.0未満

た，成人同様に小児においても食塩の過剰摂取は血圧上昇も関与する可能性が考えられている．新生児期から減塩を行うと小児期の血圧上昇は抑制される[21]．そして小児・青年（8〜18歳）を対象とした研究では食塩摂取量と血圧および高血圧リスクは正の相関を示し，肥満児ではその傾向がさらに強かったと報告されている[22]．さらに近年日本においては少子化が進んでいるにもかかわらず低出生体重児はゆるやかに増加している．そのような児においては体重の過度な増加は高血圧のハイリスク因子となるため早期の治療介入が望ましい[23]．

食塩摂取制限（表2）やK摂取の奨励などは成人に準じる．小児においても野菜や果物の積極的な摂取，豆類や植物由来の食事や低脂肪食品の摂取は血圧の低下に関連する．

b 運動療法

運動が血圧を低下させる明確なエビデンスは得られてないが，これまでの研究から1週間当たり3〜5回，1回当たり30〜60分の中等度から強度の有酸素運動を行うことが推奨されている[24]．

c 睡眠

小児においても睡眠障害は高血圧との関連があるとされている．とくに閉塞性睡眠時無呼吸症候群（OSAS）の程度が強いほど高血圧のリスクは高く治療介入が必要である．

表3 小児の高血圧で適応が認められた降圧薬(いずれも1日1回経口投与)

	一般名	製品名(規格単位)	用法・用量(1日量)	備考
ACE阻害薬*	エナラプリル	レニベース(錠2.5, 5, 10 mg)	生後1か月以上に0.08 mg/kg	
	リシノプリル	ゼストリル, ロンゲス(錠5, 10, 20 mg)	6歳以上に0.07 mg/kg(最高用量20 mg)	
ARB	バルサルタン	ディオバン(錠20, 40, 80, 160 mg)	6歳以上に使用(体重35 kg未満:20〜40 mg, 体重35 kg以上:40 mg)	
	カンデサルタン	ブロプレス(錠2, 4, 8, 12 mg)	1〜6歳まで0.05〜0.3 mg/kg, 6歳以上2〜8 mg, 最大12 mg. 腎症を伴う場合には低用量から投与を開始し必要に応じ8 mgまで増量	公知申請中
Ca拮抗薬	アムロジピン	ノルバスク, アムロジン(錠/OD錠 2.5, 5 mg)	6歳以上に2.5 mg	

いずれも年齢,症状などにより適宜増減する.
*腎機能低下の小児に対しては,原則として推奨されない.投与する場合は少量からはじめ,腎機能をチェックしながら慎重に投与量を決める.
[JSH2019より]

8 高血圧の管理

高血圧の管理手順は図1に示す通りである.基準値を超える高血圧を認めた場合には時間をあけてさらに2回の血圧測定を行い確認するとともに,異なる機会に繰り返して同様の測定を行う.これにより常に血圧が基準値を超える場合には白衣性高血圧を除外する目的で家庭血圧測定や24時間連続血圧測定(ABPM)を行う.白衣性高血圧や中等度〜高度肥満がなければ二次性の高血圧の可能性が高いので腎臓を中心に精査を進める.これらの測定を経て高血圧,基準値前後の血圧,基準値に近い血圧の診断を行い,図1に示す手順に従って管理を行う.血圧管理のゴールは<90パーセンタイルあるいは<130/80 mmHgの低いほうに設定する[25].

a 非薬物療法

小児・青年期の高血圧は軽症例が多いので,前述のような食事や運動などの生活習慣の修正が対策の中心となる.食事はまず食塩摂取量を減らすことである.食塩の過剰摂取は高血圧の原因となるのみならず,過度に食欲が亢進することも知られている.肥満に伴う高血圧ではエネルギー摂取制限と同時に生活習慣のなかに運動を取り入れることが大切である[24].

b 薬物療法

高血圧小児における薬物療法の適応は,生活習慣に対する非薬物療法が効果を示さず高血圧が続く場合,症候性の高血圧となった場合,薬物療法を必要とする二次性高血圧,標的臓器障害の合併,慢性腎臓病(CKD)の存在,糖尿病の存在などである.

この10数年間に海外ではACE阻害薬,ARB,Ca拮抗薬などの比較的新しい降圧薬の小児に対する評価が行われてその効果が明らかとなってきており,わが国においても小児に対する降圧薬の評価が進められている.特にCKDに対してはACE阻害薬とARBの蛋白尿に対する効果が評価されるようになった.また左室肥大(left ventricular hypertrophy:LVH)においてもACE阻害薬かARBが用いられている.これらの薬剤はいずれも単剤で少量から開始し2〜4週ごとに評価を行い血圧が正常化(<90パーセンタイル)するまで(あるいは最大投与量になるか,副作用が出現するまで)増量する.表3に現在まで小児に使用可能な薬剤を示した.古くから用いられてきたカプトプリル,プロプラノロール,ニフェジピン徐放剤,フロセミドなどの降圧薬に関しては今後も治験の見通しはなくオフラベルの扱いとなっている[26].

c 特殊な場合の降圧療法

CKD小児ではACE阻害薬を用い血圧を正常化法に保つと腎予後はより良好であると報告されて

いる．LVH に関しても CAE 阻害薬で厳格に降圧を図ると LVH は改善する．

9 小児高血圧の診断・治療にかかわる課題

小児高血圧の早期発見のためには小児の健診事業に血圧の測定を組み込む必要がある．幼児の場合には血圧測定に多少の困難はあるとはいえ，血圧の測定をしなければ無症状の高血圧は発見できないので対策ができないからである．NICU のフォローアップ外来，肥満外来，母子保健法で定められた 3 歳児健診，学校保険法で定められた学校腎臓健診，心臓健診などは高血圧発見のためのチャンスである．

実際には学校に血圧計が必要であり，血圧測定にも時間がかかり，成長過程の児童生徒にフィットするマンシェットも揃えなくてはならない．しかし，現時点でも多くの学校の保健室には自動血圧計が備えられているので，マンシェットを揃えてしまえば年に 1 回の血圧検診の実施は可能ではないかと考えられる．

また小児期高血圧の頻度は慢性的な病態である肥満，OSAS，低出生体重，CKD などで高くなることが知られており[25]，それを把握したうえで病態に沿った予防的な食事・運動の管理を行うべきである．

そして，これらを土台として高校を卒業するまでの間に正確な診断とモニタリングを行い，現時点では 20 代でフォローされなくなり 30 代で把握されるまでのミッシングリンクを解消させていくことが課題である．

引用文献

1) 菊池　透，他．：小児肥満における血圧測定の有用性の検討．肥満研 2005；11：69-73．
2) Sun J, et al.：Definition of pediatric hypertension：are blood pressure measurements on three separate occasions necessary? Hypertens Res 2017；40：496-503．
3) Shirasawa T, et al.：Secular trends in blood pressure among Japanese schoolchildren：a population-based annual survey from 1994 to 2010. J Epidemiol 2012；22：448-453．
4) 新井田麻美，他：自動血圧計を使用した小児の高血圧治療の基準値をどうするか？．小児高血圧研会誌 2015；12：22-30．
5) 菊池　透，他：学童，生徒の血圧測定における測定回数の影響．小児保健研 2002；61：322-327．
6) 菊池　透，他：日本人小児の性別学年別血圧基準値の検討（見附スタディから）．小児高血圧研会誌 2011；8：21-25．
7) Nishina M, et al.：Relationship among systolic blood pressure, serum insulin and leptin, and visceral fat accumulation in obese children. Hypertens Res 2003；26：281-288．
8) Lava SA, et al.：Salt intake in children and its consequences on blood pressure. Pediatr Nephrol 2015；30：1389-1396．
9) 菊池　透，他：小児肥満の疫学的アプローチ．肥満研 2004；10：12-17．
10) Abe Y, et al.：Lower birth weight associated with current overweight status is related with the metabolic syndrome in obese Japanese children. Hypertens Res 2007；30：627-634．
11) Hashimoto N, et al.：The relationship between the intrauterine environment and blood pressure in 3-year-old Japanese children. Acta Paediatr 1996；85：132-138．
12) Miura K, et al.：Birth weight, childhood growth, and cardiovascular disease risk factors in Japanese aged 20 years. Am J Epidemiol 2001；153：783-789．
13) Hales CN, et al.：The thrifty phenotype hypothesis. Br Med Bull 2001；60：5-20．
14) Zandi-Nejad K, et al.：Adult hypertension and kidney disease：the role of fetal programming. Hypertension 2006；47：502-508．
15) Rao G：Diagnosis, epidemiology, and management of hypertension in children. Pediatrics 2016；138：e20153616．
16) Uchiyama M：Risk factors for the development of essential hypertension：long-term follow-up study in junior high school students in Niigata, Japan. J Human Hypertens 1994；8：323-325．
17) Kawasaki T, et al.：A 17-year follow-up study of hypertensive and normotensive male university students in Japan. Hypertens Res 2003；26：445-452．
18) Chen X, et al.：Tracking of blood pressure from childhood to adulthood：a systematic review and meta-regression analysis. Circulation 2008；117：3171-3180．
19) Parker ED, et al.：Change in weight status and development of hypertension. Pediatrics 2016；137：e20151662．
20) Kalarchian MA, et al.：Family-based treatment of severe pediatric obesity：randomized, controlled trial. Pediatrics 2009；124：1060-1068．
21) Geleijnse JM, et al.：Long-term effects of neonatal sodium restriction on blood pressure. Hypertension 1997；29：913-917．
22) Yang Q, et al.：Sodium intake and blood pressureamong among US children and adolescents. Pediatrics 2012；130：611-619．
23) Luyckx VA, et al.：Effect of fetal and child health on kidney development and long-term risk of hypertension and kidney disease. Lancet 2013；382：273-283．
24) Torrance B, et al.：Overweight, physical activity and high blood pressure in children：a review of the literature. Vasc Health Risk Manag 2007；3：139-149．
25) Flynn JT, et al.：Clinical practice guideline for screening and management of high blood pressure in children and adolescents. Pediatrics 2017；140：e20171904．
26) Chu PY, et al.：Anti-hypertensive drugs in children and adolescents. World J Cardiol 2014；6：234-244．

XI 女性の高血圧

◆ 女性の高血圧

Abstract

- 女性の高血圧は男性の高血圧とは，①性周期がある，②閉経期がある，③妊娠という点で異なっている．
- 女性の血圧は閉経期以後に急に上昇傾向となる．
- 妊娠高血圧症候群は，妊娠時に高血圧を認めた場合であり，4つに病型分類される．
- 妊娠高血圧は，妊娠20週以降にはじめて高血圧と診断され，分娩後12週までに正常に復する．
- 妊娠高血圧腎症は，妊娠20週以降にはじめて高血圧を発症し，蛋白尿を認めるかその他の異常を合併する場合である．
- 高血圧合併妊娠は，高血圧が妊娠前あるいは妊娠20週までに存在し，合併症を伴わない場合である．
- 加重型妊娠高血圧腎症は，高血圧が妊娠前あるいは妊娠20週までに存在し，蛋白尿を認めるかその他の異常を合併する場合である．
- 収縮期血圧160 mmHg以上または，拡張期血圧110 mmHg以上を認める場合を重症と規定する．
- 妊娠高血圧腎症や加重型妊娠高血圧腎症では，母体の臓器障害または子宮胎盤機能不全を認める場合を重症と規定する．
- 妊娠前より高血圧がある場合，高血圧合併妊娠とする．
- 降圧薬としてメチルドパ，ニフェジピン，ラベタロールを使用する．
- RA系阻害薬は原則使用しない．

女性の高血圧は男性とは異なった見方をすべきである．従来，教科書やガイドラインではどの疾患においても，性差について十分に考慮して診断や治療指針が述べられているものは少ない．血圧についてみると，女性では40歳代前半までは男性と比較してその頻度は半分近くである．しかし40歳代後半から急速にその頻度は増し，60歳になる頃にはほとんどその頻度に男女差はなくなってくる．それにはエストロゲンとテストステロンという女性と男性のホルモンが重要な役割を果たしている[1]．また明確な成因は不明であるが，若年者にみられる二次性高血圧では女性に多くみられるものがいくつかあげられる．①若年者で比較的女性に多い二次性高血圧，②妊娠のときにみられる高血圧，③閉経期を境として多くみられるようになる高血圧の3つについて専門医として理解をしておくべき事柄を中心に記載する．

表1 ▶ 女性にみられる二次性高血圧

- 高安病（大動脈およびその分岐動脈の炎症で，内腔狭窄や拡張をきたす疾患．原因は不明であるが，自己免疫異常などが考えられている．若年女性に好発し，高血圧を合併することが多い．高安動脈炎（大動脈炎症候群）ともいう）
- 線維筋性による腎血管性高血圧
- クッシング症候群
- 全身性エリトマトーデス
- 慢性腎炎

1 若年女性にみられる二次性高血圧

若年女性によくみられる二次性高血圧について表1に示した．このなかで，まず注目すべき疾患として高安病がある．高安病は全身の比較的太い血管に炎症性変化をきたすことで，大動脈の狭窄や腎動脈狭窄を起こしてくる．女性に多いとされている．頭痛や全身倦怠感で血圧を測定した際に，高血圧発見の糸口となることが多い．それ以外では，発熱や貧血といった血圧とは直接関係ない症状で発症することも多く，なかなか高血圧が発見されない場合もある．血圧上昇以外にも身体

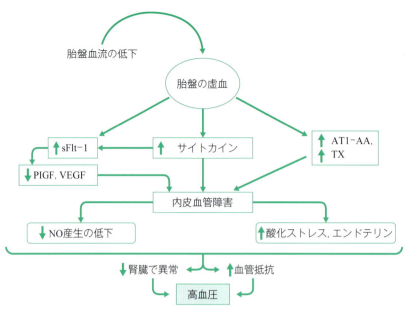

図1 妊娠高血圧腎症の発症機構

虚血にさらされた胎盤では，多くの血管作動物質が産生され放出される soluble fms-like tyrosine kinase-1（sFlt-1）が妊娠高血圧腎症の病態のなかで，現在最も重要視されている．それ以外にも TX（thromboxane）や AT1-AA（angiotensin type 1 receptor antagonist：アンジオテンシンタイプ1受容体に対する抗体）も関連しているとされている．その結果 VEGF（vascular endothelial growth factor）や PIGF（placental growth factor）が低下し内皮機能が保持できなくなりそれが NO の産生低下やエンドテリンの増加，酸化ストレスの亢進が起こり，腎臓での何らかの異常とともに全身血管抵抗が増加し高血圧となり妊娠高血圧腎症が起こると考えられている．
[Ranthe MF, et al.：Pregnancy loss and later risk of atherosclerotic disease. Circulation 2013；127：1775-1782 より]

所見としては頭部や腹部の血管性雑音，大動脈弁閉鎖不全症，さらに高安病の発見の糸口となった眼底での網膜動脈の蛇行など，主に血管に関係した所見がみられる．現時点では大動脈炎は，検査所見で血沈の亢進や C-reactive protein（CRP）が上昇している場合には，副腎皮質ステロイドホルモンが有効であるとされている．しかし血沈が正常値であるときは，すでに変性した血管障害のみが残されていると考え，副腎皮質ステロイドホルモンの有効性は少ないと思われる．

次に高安病と同様に腎血管性高血圧を呈することが多い疾患に腎動脈の線維筋性変化による腎血管性高血圧がある[2]．この疾患の原因も十分には解明されておらず，根治的な治療法もないのが現状である．この疾患の場合には高安病と異なり，頭痛やめまいといった血圧上昇に伴ってみられる症状で見つけ出されることが多い．この疾患の場合には腎動脈に特徴的な数珠状の変化が血管造影で認められる．この変性した腎動脈に対しては血管拡張術が有効であるとされている[3,4]．

副腎疾患のなかで女性に多い高血圧としてはクッシング病，クッシング症候群があげられる[5,6]．クッシング病，クッシング症候群はいずれもが副腎皮質ホルモンであるグルココルチコイドの過剰によってもたらされる．前者は下垂体前葉に後者は副腎に主として腫瘍病変が形成される結果起こる．したがって両者ともに治療は腫瘍の外科的切除である．

2 妊娠高血圧症候群（HDP）

a HDP とは

妊娠に伴い血圧は一般に下降するが，35週前後でほぼ血圧値は妊娠前に戻ることがほとんどである．一般には図1[3]に概略を示す．正常の妊娠では妊娠直後より血圧は下降しはじめる．このとき，心拍出量はやや増加するが，末梢血管抵抗は著明に低下する．それに伴って腎血流量は増大し，糸球体濾過量も増加する．その傾向は妊娠12週頃でピークとなり，徐々に末梢血管抵抗は増大しはじめ，それに伴い血圧も少しずつ上昇し，妊娠36週前後でほぼ妊娠前の状態に戻っていく．

ここで重要なことは腎機能も妊娠週数が増すに従い増加傾向となり，35週から下降し，妊娠前に

は正常に戻る点である（図2）[7]．

妊娠時に高血圧（140/90 mmHg以上）を認めた場合，HDPとする．HDPは妊娠高血圧腎症，妊娠高血圧，加重型妊娠高血圧腎症，高血圧合併妊娠に分類される．表2をみてわかるように妊娠高血圧は妊娠20週を過ぎて血圧が上昇し，さらに出産後多くは12週以内に正常に復するとされている．このなかで，蛋白尿が出現することがあり，妊娠高血圧腎症としている．HDPのなかでも問題となるのは，母体と児がともに生命の危険にさらされる妊娠高血圧腎症・加重型妊娠高血圧腎症である．この頻度は日本では明確な統計はないが，前者は0.05～0.1％程度，後者は10％前後と考えられている．病態についても十分には解明されていないが，以下に述べるような機序が想定されている．まず何らかの原因で虚血が起こる．この結果図1に示すような変化が起こって，HDPが形成されるとされている．そのなかで，日本では肥満を有し，かつHDPとなる女性が増加していることは，ほかの様々な因子と相まって妊娠高血圧腎症の形成に関与していると考えられる．ここにあげた様々な因子のなかでは内皮障害に関与するVEGF（vascular endothelial growth factor）とPlGF（placenta growth factor）と内皮障害に対して保護的に働くsFlt-1（soluble fms-like tyrosine kinase 1）が重要視されている．これら血管増生因子の平衡関係が崩れる結果，図1に示すように酸化ストレスの増大，エンドテリンの増加，プロスタグランジンの変化，レニン・アンジオテンシン系変化などが複雑に絡み合ってHDP，とくに妊娠高血圧腎症が形成されてくるものと考えられている[8]．

ⓑ HDPをどう評価するか

妊娠高血圧症の唯一の診断法は血圧測定であり，血圧値によって定義されている．しかし血圧測定に関して，日本妊娠高血圧学会では日本高血圧学会のそれを参考に表1に示すように下記のようにしている．

①5分以上の安静後，上腕に巻いたカフが心臓の高さにあることを確認し，座位で1～2分間隔にて2回血圧を測定し，その平均値をとる．2回目の測定値が5 mmHg以上変化する場合は，安定するまで数回測定する．測定の30分以内にはカフェイン摂取や喫煙を禁止する．

②初回の測定時には左右の上腕で測定し，10 mmHg以上異なる場合には高いほうを採用する．

③測定機器は水銀血圧計と同程度の精度を有する自動血圧計とする．

実際90％近くの妊婦では外来座位の血圧測定で問題がないと考えられる．いわゆる白衣高血圧（医師や看護師などの医療関係者が血圧を測定すると，しばしば高い血圧値を示す）を示す妊婦（特に最近では肥満の妊婦）が多い印象がある．これについては十分なデータがないが肥満では一般にインスリン抵抗性を示すことが多く，それは交感神経系の亢進をもたらしている可能性が高い[9]．この交感神経系の亢進は白衣高血圧を生じる1つの要因となることが考えられる．

これらをふまえて妊娠中の家庭血圧も一般に用いられている診断基準に準じて135/85 mmHgを超えたとき高血圧と診断する．それにより白衣高血圧や仮面高血圧を除外する．家庭血圧では妊娠20週では102/60 mmHg，30週で130/80 mmHg，38週から39週で110/68 mmHg，40週で126/80 mmHgとの報告もされている[10]．

ⓒ 妊娠高血圧の治療

妊娠高血圧の治療をどう行うかについて現時点では少なくとも160/100 mmHg前後まではそれほど積極的に降圧を行う必要がないとされている[11-14]．

①治療

妊娠高血圧の場合，いくつかの注意点が必要であり，これが真に妊娠高血圧腎症（従来の妊娠中毒症）に進展するかどうか，また妊娠以前に，すでに高血圧があり見逃されているかどうか，さらに最近の日本では高齢での出産が多くなり，また肥満者や糖尿病を有する女性の妊娠が増加しつつあることより，十分な注意をもって経過をみていくことが望まれる．一般には妊娠高血圧が妊娠高血圧腎症にまでなるのは10％前後（国によってかなりの差がある）とされている．また高血圧を有する女性の妊娠は数％とされており，これらが，妊娠高血圧腎症に至る割合は20％前後とされている．ではどのように対処するのか．現在までの多くの報告をみると，妊娠高血圧の女性で収縮期血圧が160 mmHg以下，もしくは拡張期血圧が100

表2 ▶ 妊娠高血圧症候群(HDP)の定義および分類(日本妊娠高血圧学会,日本産科婦人科学会,2018)

1．名称
　和文名称　"妊娠高血圧症候群"
　英文名称　"hypertensive disorders of pregnancy(HDP)"とする．

2．定義
　妊娠時に高血圧を認めた場合，妊娠高血圧症候群とする．妊娠高血圧症候群は妊娠高血圧腎症，妊娠高血圧，加重型妊娠高血圧腎症，高血圧合併妊娠に分類される．
　血圧測定法：
　1．5分以上の安静後，上腕に巻いたカフが心臓の高さにあることを確認し，座位で1～2分間隔にて2回血圧を測定し，その平均値をとる．2回目の測定値が5 mmHg以上変化する場合は，安定するまで数回測定する．測定の30分以内にはカフェイン摂取や喫煙を禁止する．
　2．初回の測定時には左右の上腕で測定し，10 mmHg以上異なる場合には高いほうを採用する．
　3．測定機器は水銀血圧計と同程度の精度を有する自動血圧計とする．
　蛋白尿：蛋白尿(300 mg/日以上もしくは，随時尿で蛋白尿/クレアチニン比が0.3 mg/mg・Cr以上)

3．症候による亜分類
①重症について
　次のいずれかに該当するものを重症と規定する．なお，軽症という用語は高リスクでない妊娠高血圧症候群と誤解されるため，原則用いない．
　1．妊娠高血圧・妊娠高血圧腎症・加重型妊娠高血圧腎症・高血圧合併妊娠において，血圧が次のいずれかに該当する場合
　　　収縮期血圧≧160 mmHg　拡張期血圧≧110 mmHg
　2．妊娠高血圧腎症・加重型妊娠高血圧腎症において，母体の臓器障害または子宮胎盤機能不全を認める場合
　　　＊蛋白尿の多寡による重症分類は行わない．

4．病型分類
①妊娠高血圧腎症(preeclampsia：PE)
　1) 妊娠20週以降にはじめて高血圧を発症し，かつ，蛋白尿を伴うもので，分娩後12週までに正常に復する場合
　2) 妊娠20週以降にはじめて発症した高血圧で，蛋白尿を認めなくても以下のいずれかを認める場合で，分娩後12週までに正常に復する場合
　　　i) 基礎疾患のない肝機能障害　(肝酵素上昇［ALTもしくはAST＞40 IU/L］，治療に反応せずほかの診断がつかない重度の持続する右季肋部もしくは心窩部痛)
　　　ii) 進行性の腎障害　(血清クレアチニン＞1.0 mg/dL，ほかの腎疾患は否定)
　　　iii) 脳卒中，神経障害　(間代性痙攣，子癇，視野障害，一次性頭痛を除く頭痛など)
　　　iv) 血液凝固障害　(HDPに伴う血小板減少［＜15万/μL］・血液内凝固症候群・溶血)
　3) 妊娠20週以降にはじめて発症した高血圧で，蛋白尿を認めなくても子宮胎盤機能不全(胎児発育不全［FGR］，臍帯動脈血流波形異常，死産)を伴う場合
②妊娠高血圧(gestational hypertension：GH)
　妊娠20週以降にはじめて高血圧を発症し，分娩後12週までに正常に復する場合で，かつ妊娠高血圧腎症の定義に当てはまらないもの．
③加重型妊娠高血圧腎症(superimposed preeclampsia：SPE)
　1) 高血圧が妊娠前あるいは妊娠20週までに存在し，妊娠20週以降に蛋白尿，もしくは基礎疾患のない肝腎機能障害，脳卒中，神経障害，血液凝固障害のいずれかを伴う場合
　2) 高血圧と蛋白尿が妊娠前あるいは妊娠20週までに存在し，妊娠20週以降にいずれかまたは両症状が増悪する場合
　3) 蛋白尿のみを呈する腎疾患が妊娠前あるいは妊娠20週までに存在し，妊娠20週以降に高血圧が発症する場合
　4) 高血圧が妊娠前あるいは妊娠20週までに存在し，妊娠20週以降に子宮胎盤機能不全を伴う場合
④高血圧合併妊娠(chronic hypertension：CH)
　高血圧が妊娠前あるいは妊娠20週までに存在し，加重型妊娠高血圧腎症を発症していない場合

付　記
1．妊娠蛋白尿
　妊娠20週以降にはじめて蛋白尿が指摘され，分娩後12週までに消失した場合をいうが，病型分類には含めない．
2．高血圧の診断
　白衣・仮面高血圧など，診察室での血圧は本来の血圧を反映していないことがある．特に，高血圧合併妊娠などでは，家庭血圧測定あるいは自由行動下血圧測定を行い，白衣・仮面高血圧の診断およびその他の偶発合併症の鑑別診断を行う．
3．関連疾患
　i) 子癇　(eclampsia)
　　妊娠20週以降にはじめて痙攣発作を起こし，てんかんや二次性痙攣が否定されるものをいう．痙攣発作の起こった時期によって，妊娠子癇・分娩子癇・産褥子癇と称する．子癇は大脳皮質での可逆的な血管原性浮腫による痙攣発作と考えられているが，後頭葉や脳幹などにも浮腫をきたし，各種の中枢神経障害を呈することがある．
　ii) HDPに関連する中枢神経障害
　　皮質盲，可逆性白質脳症(posterior reversible encephalopathy syndrome：PRES)，高血圧に伴う脳出血および脳血管攣縮などが含まれる．
　iii) HELLP症候群
　　妊娠中・分娩時・産褥時に溶血所見(LDH高値)，肝機能障害(AST高値)，血小板数減少を同時に伴い，ほかの偶発合併症によるものではないものをいい，いずれかの症候のみを認める場合は，HELLP症候群とは記載しない．
　　HELLP症候群の診断はSibaiの診断基準＝溶血：血清間接ビリルビン値＞1.2 mg/dL，血清LDH＞600 IU/L，病的赤血球の出現　肝機能：血清AST(GOT)＞70 IU/L，血清LDH＞600 IU/L　血小板数減少：血小板数＜10万/mm³に従うものとする．
　iv) 肺水腫
　　HDPでは血管内皮機能障害から血管透過性が亢進し，しばしば浮腫をきたす．重症例では，浮腫のみでなく肺水腫を呈する．
　v) 周産期心筋症
　　心疾患の既往のなかった女性が，妊娠・産褥期に突然心不全を発症し，重症例では死亡に至る疾患である．HDPは重要な危険因子となる．

［日本産科婦人科学会，日本産婦人科医会：産婦人科診療ガイドライン—産科編2017より改変して作表］

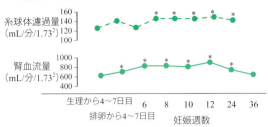

図2 正常妊娠でみられる血圧の変化
正常の妊娠では妊娠直後より血圧は下降しはじめる．このとき，心拍出量はやや増加するが，末梢血管抵抗は著明に低下する．それに伴って腎血流量は増大し，糸球体濾過量も増加する．その傾向は妊娠12週頃でピークとなり，徐々に末梢血管抵抗は増大しはじめ，それに伴い血圧も少しずつ上昇し，妊娠36週前後でほぼ妊娠前の状態に戻っていく．
〔Chapman AB：The structure-function relationship in preeclampsia. Kidney Int 1998；54：1394-1395 より〕

mmHg以下の場合には降圧治療を行ったとしても胎児の死亡や早産，さらに胎児の発育にはほとんど影響を与えないとされている[13,14]．しかし血圧を下降させることにより，胎児の発育が障害されることもあることより，十分な注意が必要である．ではどのような場合に降圧治療が必要かということになると，①臓器障害（蛋白尿，脳症あるいは心筋症）がある場合，あるいは②血圧が収縮期で160 mmHg以上，あるいは拡張期が110 mmHg以上となったときには積極的に降圧治療を行うことが求められる．従来降圧治療を受けている女性が妊娠した場合には，なるべく降圧薬を中止，もしくは減量することが求められ，降圧治療は軽中等症の高血圧の場合には，少なくとも積極的な降圧治療は不要と現在は考えられている[15,16]．

最近報告されたCHIPS（The Control of Hypertension In Pregnancy Study）[17]では非重症例の妊婦の拡張期血圧の降圧目標を100 mmHgと85 mmHgに分けてみたところ母体死を含む妊娠関連の合併症および新生児の集中管理室入院などすべての面での差がなかったとしている．しかし母体の高血圧の重症化への進展は85 mmHg降圧目標群で有意に防ぐことができており，これはこの試験の参加者の50％以上が高血圧合併妊娠であったことに注目すべきと考えられる．

また通常の高血圧治療で行われる生活習慣の改善，特に減塩についてはp.225 column 14を参照していただき，またそれ以外の栄養や減量に関してはほかの疾患—肥満，糖尿病，脂質異常症—がある場合も考慮して慎重に行う必要がある[18,19]．

②どのような降圧薬を使用するか
（1）高血圧合併妊娠

高血圧合併妊娠ではどのような降圧治療を行うのか，また降圧目標をどこに置くのかはエビデンスになる十分な成績が示されていないので今後の課題とされる．最近報告されたメタ解析では高血圧合併妊娠では妊娠高血圧腎症の発症が8倍以上となる可能性が示唆されている[20,21]．

第一選択の経口降圧薬にはメチルドパ，ニフェジピン，ラベタロールを用いる．選択に際しては後に述べる降圧薬の特徴と副作用を考慮し，患者にあった選択を行う．また2剤を併用する場合にはメチルドパとラベタロールは交感神経抑制薬であり，徐放性ニフェジピンは血管拡張薬に分類されており，異なる降圧作用機序の組み合わせが望ましい．

（2）重症高血圧，高血圧緊急症

妊婦あるいは産褥女性に収縮期血圧≧180 mmHgあるいは拡張期血圧≧120 mmHgが認められたら「高血圧緊急症」と診断し，降圧治療を開始する．

重症高血圧では脳血管，心，腎などの母体臓器障害を防ぐための速やかな降圧治療が必要である[22]．それゆえ現時点では妊娠高血圧に対する降圧薬療法の適応は重症高血圧の基準を超えるものと考えるのが妥当である．なお，胎児が未熟な時

表3 授乳期間に服用可能と考えられる降圧薬

	一般名	妊娠と薬情報センターの評価	LactMed（米国国立衛生研究所）の評価	RID(%)*
Ca拮抗薬	ニフェジピン	可能	可能	1.9
	ニカルジピン	可能	可能	0.07
	アムロジピン	可能	可能	1.4
	ジルチアゼム	可能	可能	0.87
αβ遮断薬	ラベタロール	可能	可能だが，早産児では他の薬剤推奨	0.2〜0.6
β遮断薬	プロプラノロール		可能	0.28
中枢作動薬	メチルドパ	可能	可能	0.11
血管拡張薬	ヒドララジン	可能	可能	
ACE阻害薬	カプトプリル	可能	可能	0.02
	エナラプリル	可能	可能	0.17

*：相対授乳摂取量（RID）：10%以下であれば授乳可能であり，1%以下ではまず問題にならないとされる．
"LactMed"は北米を中心として利用されているウェブサイトで，参考になる．
[JSH2019より]

期に降圧治療を続けながら妊娠期間の延長を図ることは，母体の危険を回避しつつ児の予後改善が得られるとの成績もあるものの，必ずしも確立したエビデンスといえるだけのデータ数ではないと考えられる[23]．

また，具体的な薬物療法開始基準については，収縮期血圧は160〜170 mmHg，拡張期血圧は105〜110 mmHgとわずかながら提唱者により差がある[14,21]．ただし子癇発症の前駆症状のある場合は速やかな薬物療法が必要である[24]．

静注薬は，ニカルジピン，ニトログリセリン，ヒドララジンを用いる．静注薬による降圧は，経口薬で降圧が不良である場合，分娩時の緊急性高血圧の降圧に用いる．その場合，児の状態に留意し，胎児心拍モニタリングを行う．

（3）降圧薬療法の降圧目標

重症高血圧の降圧目標は160/110 mmHg未満とされており，それ以上どこまで降圧するかは母体および児の状況から判断すべきで産科医との密接な連携が求められる．

（4）分娩直後の注意点

HDPは，通常妊娠が終結すると軽快すると考えられている．しかし，重症・早発型HDPではただちに症状が改善しない．また，分娩直後〜48時間後に子癇やHELLP（hemolysis, elevated liver enzymes and low platelets）症候群の発症が多くみられ分娩後3日は，重症では厳重な血圧管理が必要である．

3 授乳に関する降圧薬

日本では国立成育医療研究センター母性医療診療部がその相談の窓口として開かれており，および北米を中心に使用されているLactMedも参考になる．さらに授乳に関しては日本では国立成育医療研究センター妊娠と薬情報センター（http://www.ncchd.go.jp/kusuri/）がその相談の窓口として開かれているので相談されることを勧める．また小児科医ともしっかりとした連携をとることが求められる．

ここでは最近の知見および現在一般に用いられている評価をもとに表3を作成した．

最後にJSH2014からの主な変更点は①英語名称の変更，②分類の変更，③第一選択薬の変更であることを付記する．

4 更年期における高血圧

女性の死因では循環器疾患が癌よりも多い[25]．更年期には，中心性肥満，総コレステロール値上昇，HDLコレステロール値低下などの動脈硬化危険因子が集簇し，血圧管理不十分と相まって，高齢期女性での循環器疾患発症をきたしている可能性がある．

近年における，女性の高血圧罹患者の増加は，男性に比べて急峻であり，高齢女性において顕著

である[25-27]．世界的にみて，2000～2025年にかけて，高血圧は男性で9%増加し，女性では13%増加すると予測している[28]．特に65歳以上では女性のほうが男性よりも高血圧患者が増加している．その理由としては，世界的な高齢化，特に女性が男性よりも長寿化していることが関係している．閉経前と比べて，閉経後は高血圧の割合が2倍となるとの報告もあるが，体重増加・脂質異常の影響も指摘されている[29,30]．メタ解析では，血圧管理や降圧薬の有用性の性差は明らかではない[31]．

a 閉経後の血圧上昇の機序

エストロゲン・プロゲステロンの作用変化による可能性があげられている[29,30]．エストロゲンには，血管拡張作用，血管リモデリングを防止，血管障害への反応性低下，腎保護作用，交感神経活動の低下作用などが報告されている．また，プロゲステロンには，内皮依存性血管拡張作用が報告されている．

血管内皮機能障害は典型的にはNO産生の低下によって特徴づけられる．エストロゲンは，細胞内カルシウム濃度上昇を介して，内皮のNO合成酵素を活性化してNO産生を促進する[32]．また，エストロゲンには抗酸化作用も認められる．

エストロゲンには，AT1受容体やACEを減少させる作用が報告されており[33,34]，RAS系亢進を防止している．つまり，閉経後には，RAS系の活性化を起こし得る．

女性では，人種による差異も報告されているが，閉経後に肥満となることが多い[29,30,35]．肥満はメタボリック症候群として，種々のリスク（インスリン抵抗性，糖尿病，脂質異常症，高レプチン血症）が集合しており，血圧上昇にも関与し得る[35]．肥満にならない場合でも，脂肪の分布が皮下脂肪から内臓脂肪に変わることも報告されている[36]．

体重増加，高レプチン血症や高齢化は，交感神経活動性を高めることが知られている[37]．交感神経活動と高血圧に関しては，腎除神経による降圧などからも明らかである[38]．さらに，閉経前と比べて閉経後には，交感神経活動が高いと報告されている[39]．閉経後の女性では，肥満や交感神経活動亢進が高血圧の原因となる可能性はあるが，非肥満女性の高血圧を説明することはできない．

更年期女性では，神経症やうつ傾向になることがある．神経症・うつ傾向は，心血管病のリスクであり，男性よりも女性に多く見受けられる[40]．神経症・メンタルストレスで交感神経系は亢進し，血圧上昇を引き起こし得る．一方，高血圧患者では神経症・うつ傾向が多いとの報告もある[41]．このように，神経症・うつ傾向と高血圧発症との関連性は一様ではない．

b ホルモン補充療法の血圧への影響

更年期におけるホルモン補充療法（hormone replacement therapy：HRT）の血圧への影響は，対象者や使用する薬剤の種類や血圧測定方法によって異なり，一致した見解が得られていない[30]．エストロゲンとプロゲステロンを用いた場合，軽度の収縮期血圧の上昇が報告されている[42]．一方，drospirenoneとエストラジオールを用いた研究では，24時間収縮期血圧が低下したと報告されている[43]．HRTでは，がん発症，血液凝固能亢進などの副作用が知られており，経過観察の際には血圧のみならず副作用をモニターすることが必要である．

c 女性の高血圧の特徴

女性の高血圧の特徴は，まず，治療抵抗性高血圧が多く，その理由として，食塩感受性亢進と交感神経活動亢進が考えられている．その結果として，心血管イベントも同年代の男性と比べ多い傾向がある．次に，閉経による性ホルモンの変化の影響がある．さらに，ピルなど，女性のみが服用する薬剤によって血圧が上昇する場合があることである．

女性では，降圧薬の副作用が男性の2倍多いとの報告がある[44]．ACE阻害薬での空咳や，Ca拮抗薬での末梢性浮腫が多い[45]．利尿薬使用時の低K血症や低Na血症の出現も女性に多いという報告がある[46]．

▶ 引用文献

1) Reckelhoff JF：Gender differences in the regulation of blood pressure. Hypertension 2001；37：1199-1208.
2) Heyborne KD, et al.：Renal artery stenosis during pregnancy：a review. Obstet Gynecol Surv 1991；46：509-514.
3) Ranthe MF, et al.：Pregnancy loss and later risk of atherosclerotic disease. Circulation 2013；127：1775-1782.

4） Thorsteinsdottir B, et al.：Adverse outcomes of renovascular hypertension during pregnancy. Nat Clin Pract Nephrol 2006；2：651-656.
5） Keely E：Endocrine causes of hypertension in pregnancy--when to start looking for zebras. Semin Perinatol 1998；22：471-484.
6） Sammour RN, et al.：Adrenalectomy for adrenocortical adenoma causing Cushing's syndrome in pregnancy：a case report and review of literature. Eur J Obstet Gynecol Reprod Biol 2012；165：1-7.
7） Chapman AB：The structure-function relationship in pre-eclampsia. Kidney Int 1998；54：1394-1395.
8） Karumanchi SA, et al.：Advances in the understanding of eclampsia. Curr Hypertens Rep 2008；10：305-312.
9） Girouard J, et al.：Previous hypertensive disease of pregnancy is associated with alterations of markers of insulin resistance. Hypertension 2007；49：1056-1062.
10） Metoki H, et al.：Daily serial hemodynamic data during pregnancy and seasonal variation：the BOSHI study. Clin Exp Hypertens 2012；34：290-296.
11） Abalos E, et al.：Antihypertensive drug therapy for mild to moderate hypertension during pregnancy. Cochrane Database Syst Rev 2001；2：CD002252.
12） Abalos E, et al.：Antihypertensive drug therapy for mild to moderate hypertension during pregnancy. Cochrane Database Syst Rev 2018；10：CD002252.
13） Lewis R, et al.：The use of calcium-channel blockers in pregnancy. New Horiz 1996；4：115-122.
14） Sibai BM：Chronic hypertension in pregnancy. Obstet Gynecol 2002；100：369-377.
15） Podymow T, et al.：Antihypertensive therapy in pregnancy. Semin Nephrol 2004；24：616-625.
16） Sibai B, et al.：Pre-eclampsia. Lancet 2005；365：785-799.
17） Magee LA, et al.：Less-tight versus tight control of hypertension in pregnancy. N Engl J Med 2015；372：407-417.
18） Schoenaker DA, et al.：The association between dietary factors and gestational hypertension and pre-eclampsia：a systematic review and meta-analysis of observational studies. BMC Med 2014；12：157.
19） Allen R, et al.：Effect of diet- and lifestyle-based metabolic risk-modifying interventions on preeclampsia：a meta-analysis. Acta Obstet Gynecol Scand 2014；93：973-985.
20） Bramham K, et al.：Chronic hypertension and pregnancy outcomes：systematic review and meta-analysis. BMJ 2014；348：g2301.
21） Magee LA, et al.：Diagnosis, evaluation, and management of the hypertensive disorders of pregnancy：executive summary. J Obstet Gynaecol Can 2014；36：575-576.
22） Jones DC, et al.：Outcome of pregnancy in women with moderate or severe renal insufficiency. N Engl J Med 1996；335：226-232.
23） Churchill D, et al.：Diuretics for preventing pre-eclampsia. Cochrane Database Syst Rev 2007；1：CD004451.
24） Podymow T, et al.：Hypertension in pregnancy. Adv Chronic Kidney Dis 2007；14：178-190.
25） Ong KL, et al.：Gender difference in blood pressure control and cardiovascular risk factors in Americans with diagnosed hypertension. Hypertension 2008；51：1142-1148.
26） Roger VL, et al.：Heart disease and stroke statistics-2011 update：a report from the American Heart Association. Circulation 2011；123：e18-e209.
27） Lloid-Jones DM, et al.：Hypertension in adults across the age spectrum：current outcomes and control in the community. JAMA 2005；294：466-472.
28） Kearney PM, et al.：Global burden of hypertension：analysis of worldwide data. Lancet 2005；365：217-223.
29） Lima R, et al.：Hypertension in postmenopausal women. Curr Hypertens Rep 2012；14：254-260.
30） Pimenta E：Hypertension in women. Hypertens Res 2012；35：148-152.
31） Turnbull F, et al.：Do men and women respond differently to blood pressure-lowering treatment? Results of prospectively designed overviews of randomized trials. Eur Heart J 2008；29：2669-2680.
32） Weiner CP, et al.：Induction of calcium-dependent nitric oxide synthases by sex hormones. Proc Natl Acad Sci USA 1994；91：5212-5216.
33） Nickenig G, et al.：Estrogen modulates AT1 receptor gene expression in vitro and vivo. Circulation 1998；97：2197-2201.
34） Gallagher PE, et al.：Estrogen regulation of angiotensin-converting enzyme mRNA. Hypertension 1999；33：323-328.
35） Ford FS, et al.：Trends in obesity and abdominal obesity among adults in the United States from 1999 to 2008. Int J Obes（Lond）2011；35：736-743.
36） Wildman RP, et al.：Cardiovascular disease risk of abdominal obesity vs metabolic abnormalities. Obesity（Silver Spring）2011；19：853-860.
37） Hall JE, et al.：Obesity-induced hypertension：role of sympathetic nervous system, leptin and melanocortins. J Biol Chem 2010；85：17471-17276.
38） Kassab S, et al.：Renal denervation attenuates sodium retention and hypertension associated with obesity. Hypertension 1995；25：893-897.
39） Hogarth AJ, et al.：Sympathetic nerve hyperactivity of essential hypertension is lower in postmenopausal women than in men. J Hum Hypertens 2008；22：544-549.
40） Steiner M, et al.：Hormones and mood：from menarche to menopause and beyond. J Affect Disord 2003；74：67-83.
41） Garcia-Vera MP, et al.：Differences in emotional personality traits and stress between sustained hypertension and normotension. Hypertens Res 2010；33：203-208.
42） Wassertheil-Smoller S, et al.：Effect of estrogen plus progestin on stroke in postmenopausal women. The Women's Health Initiative：a randomized trial. JAMA 2003；289：2673-2684.
43） White WB, et al.：Effects of a new hormone therapy, drospirenone and 17-beta-estradiol, in postmenopausal women with hypertension. Hypertension 2006；48：246-253.
44） Lewis CE, et al.：Efficacy and tolerance of antihypertensive treatment in men and women with stage 1 diastolic hypertension. Results of the treatment of mild hypertension Study. Arch Intern Med 1996；156：377-385.
45） Kloner RA, et al.：Sex- and age- related antihypertensive effects of amlodipine. The amlodipine cardiovascular community trial study group. Am J Cardiol 1996；77：713-722.
46） Igho Pemu P, et al.：Hypertension in women：part I. J Clin Hypertens（Greenwich）2008；10：406-410.

column 14　妊娠高血圧で減塩は推奨されるか？

　日本では欧米諸国と比して一般に食塩摂取量が多く，これは妊婦にも当てはまる．一般の高血圧患者では減塩により循環血液量が減少し，それにより降圧がもたらせるが，妊娠では逆にすでに循環血液量はすでに減少しており，塩分制限を行うことでさらに循環血液量が減少し，胎盤血流の減少，腎血流量の減少が起こるとされている．

　今回18歳以上の妊娠高血圧症候群を対象に，①母体死亡の低下，②尿蛋白・子癇前症の低下，③帝王切開の低下，④低血圧発症の増加，⑤胎児・新生児の死亡の低下，⑥早産の増加，⑦低出生体重児の増加について検討を行った．

　既存のシステマティックレビュー(SR)であるDuleyらのAltered dietary salt for preventing pre-eclampsia, and its complications(Cochrane Database Syst Rev 2005；4：CD005548)および，国内外の論文をもとにSRを行った．Cochraneでは13の論文を含む2つのトライアルをもとにSRが行われており，今回その他11の論文を加え検討したところ，すべてのアウトカムについて，減塩による有益性は認められず，また不利益も認められなかった．

　今回のSRではイベント数が極めて少ない，文献毎の差異が大きく，また信頼区間も幅広いなど，SRを行って結論を得ることは難しいと判断した．その問題点は介入群への減塩として，多くは2～3 g/日と非常に厳しい減塩を行っており，対照群はこれまでの食生活の継続や10 g/日程度の塩分摂取量であった．食塩摂取量は，欧米では平均10 g/日未満であるのに比し，日本では11 g/日以上である．このことをふまえて軽度の減塩食での検討を抽出すると，7 g/日の減塩食を介入群とした日本の論文では，妊娠高血圧症候群(重症を除く)では7 g/日の減塩食では血圧は低下し有用であった．一方，重症妊娠高血圧症候群では血圧低下がみられず逆にヘマトクリットの上昇，尿酸の上昇，腎機能の低下がみられ，悪影響をもたらしたと報告されている．

　以上から欧米のガイドラインでは，一般には妊娠高血圧症候群に対して塩分制限は推奨されていない．現在出されている日本産科婦人科学会によるガイドラインおよび日本妊娠高血圧症候群の治療指針2015では7～8 g/日の塩分制限を推奨している．

[JSH2019 ▶ CQ15参照]

XII 特殊条件下の高血圧

A 高血圧緊急症・切迫症

> **Abstract**
> - 高血圧緊急症は，血圧高値に関連して標的臓器に急性に障害が進行している病態であり，緊急に降圧を図る必要がある．緊急症が疑われる症例には，迅速な診察と検査によって診断および病態の把握を行い，早急な治療開始が必要である．
> - 高血圧性脳症や急性大動脈解離に合併した高血圧，重症高血圧による肺水腫を伴う急性心不全，重症高血圧を伴う急性冠症候群，褐色細胞腫クリーゼ，子癇や重症高血圧を伴う妊娠などは高血圧緊急症であり，入院のうえ，ただちに経静脈的降圧治療を開始する必要がある．原則として，関連する臓器別専門医や高血圧専門医のいる施設に治療を依頼する．
> - 急速に臓器障害の進行がない，または，進行の可能性が低い持続性の著明な高血圧（通常 180/120 mmHg 以上）は切迫症として内服薬により降圧を図るが，臓器障害を有する例や治療抵抗性を示す例が多く，高血圧専門医へのコンサルテーションが望ましい．
> - 加速型-悪性高血圧は，拡張期血圧が 120〜130 mmHg 以上で，眼底に著明な高血圧性変化があり，腎機能障害が急速に進行している．放置すると全身の高血圧合併症が出現して予後不良である．実際の治療においては，切迫症として対応できるが，治療初期は緊急症に準じて対処する．

1 高血圧緊急症・切迫症[1]

ⓐ 定義，病態

高血圧緊急症とは単に血圧が異常に高いだけの状態ではなく，血圧の高度の上昇（多くは 180/120 mmHg 以上）によって，脳，心，腎，大血管などの標的臓器に急性の障害が生じ進行する病態である．迅速に診断し，ただちに降圧治療を開始しなければ標的臓器障害が急速に進展し，致命的になり得る．緊急症には，高血圧性脳症や急性大動脈解離に合併した高血圧，重症高血圧による肺水腫を伴う急性心不全，高度の高血圧を伴う急性冠症候群，褐色細胞腫クリーゼ，子癇や重症高血圧を伴う妊娠などが該当する．しかし，緊急症であるかどうかは血圧値のみでは判断できない．高度な高血圧を有さなくても，小児や高血圧の病歴のない妊婦の症例では，急性糸球体腎炎や子癇などが急性に発症してこの病態が生じる場合がある．また，急性冠症候群や大動脈解離など臓器障害が進行する疾患を合併する場合は，緊急降圧の対象となる．一方，急速な臓器障害の進行がない，またはその可能性が低い場合は切迫症として扱う．

診療早期に迅速に病態の把握を行い緊急症か切迫症かを判断し，どのような薬物を用いるか，その投与法，降圧目標レベル，およびそれに到達するまでの時間などを決定する．本症の診断や評価は救急外来や急性期病棟・集中治療室にて行われるため，そのような環境での研修も必要となる．

おもな高血圧緊急症および切迫症の病態を表1[1]に示す．

ⓑ 病態の把握，診断

血圧レベルが異常に高く，高血圧緊急症が疑われる場合は，速やかに病歴聴取，診察，および必要な検査を行い，病態の把握に努める．緊急症を疑ったときに行うべき診察と検査，初期対応を表2[1]に示す．評価においては，まず緊急降圧が必要な病態か，すなわち高血圧緊急症あるいは切迫症なのかを，診察と必要最低限の検査で迅速に診断し，入院治療の必要性や使用薬物とその投与法，降圧目標レベルなど初期治療計画を決定する．降圧治療を開始したら，それと並行してさらなる病態把握に努め，必要な検査を随時追加していく．

病歴聴取では，脳心血管病の既往や高血圧の有

表1　高血圧緊急症

- 加速型-悪性高血圧
  （網膜出血や乳頭浮腫を伴う高血圧）
- 高血圧性脳症
- 急性の臓器障害を伴う重症高血圧
  　脳出血
  　くも膜下出血
  　アテローム血栓性脳梗塞
  　頭部外傷
  　急性大動脈解離
  　急性心不全
  　急性心筋梗塞および急性冠症候群
  　急性または急速進行性の腎不全（腎移植後を含む）
- 脳梗塞血栓溶解療法後の重症高血圧*
- カテコラミンの過剰
  　褐色細胞腫クリーゼ
  　モノアミン酸化酵素阻害薬と食品・薬物との相互作用
  　交感神経作動薬の使用
  　降圧薬中断による反跳性高血圧
  　脊髄損傷後の自動性反射亢進
- 収縮期血圧≧180 mmHg あるいは拡張期血圧≧120 mmHg の妊婦
- 子癇
- 手術に関連したもの
  　緊急手術が必要な患者の重症高血圧*
  　術後の高血圧
  　血管縫合部からの出血
- 冠動脈バイパス術後
- 重症火傷
- 重症鼻出血

加速型-悪性高血圧，周術期高血圧，反跳性高血圧，火傷，鼻出血などは重症でなければ切迫症の範疇に入りうる．
*ここでの「重症高血圧」は，各病態に応じて緊急降圧が必要な血圧レベルが考慮される．
〔JSH2019 より〕

表2　高血圧緊急症を疑った場合の病態把握のために必要なチェック項目

病歴，症状
　高血圧の診断・治療歴，交感神経作動薬ほかの服薬，頭痛，視力障害，神経系症状，悪心・嘔吐，胸・背部痛，心・呼吸器症状，乏尿，体重の変化など
身体所見
　血圧：測定を繰り返す（拡張期血圧は 120 mmHg 以上のことが多い），左右差
　脈拍，呼吸，体温
　体液量の評価：頻脈，脱水，浮腫，立位血圧測定など
　中枢神経系：意識障害，けいれん，片麻痺など
　眼底：線状-火炎状出血，軟性白斑，網膜浮腫，乳頭浮腫など
　頸部：頸静脈怒張，血管雑音など
　胸部：心拡大，心雑音，III 音，IV 音，肺野湿性ラ音など
　腹部：肝腫大，血管雑音，（拍動性）腫瘤など
　四肢：浮腫，動脈拍動など
緊急検査
　尿，末梢血（スメアを含む）
　血液生化学（尿素窒素，クレアチニン，電解質，糖，LDH，CK など）
　心電図，胸部 X 線（2 方向），必要に応じ動脈血ガス分析
　必要に応じ，心・腹部エコー図，頭部 CT または MRI，胸部・腹部 CT スキャン
　必要に応じ，血漿レニン活性，アルドステロン，カテコラミン，BNP 濃度測定のための採血

〔JSH2019 より〕

　無，高血圧治療中の場合は使用降圧薬や内服状況を確認する．発症前の血圧レベル（降圧薬内服中の場合は，治療管理状況）を把握し，治療計画の策定に際して考慮する．意識障害や認知症などのために本人からの聴取が難しい場合は，家族から情報を得る．また，治療中断をきっかけに緊急症が生じることもあり，服薬アドヒアランスの把握も重要となる．

　鑑別診断を進めるために，特徴的な症状の有無を確認する．具体的には，頭痛，悪心・嘔吐（高血圧性脳症などを疑わせる），息切れ（急性心不全などを疑わせる），胸痛（虚血性心疾患の合併などを疑わせる），背部痛（大動脈解離などを疑わせる），視野・視力障害（脳血管障害や眼底出血・乳頭浮腫などを疑わせる）などがないかを聴取する．

　診察では，意識障害などの神経学的異常，頸動脈雑音，頸静脈怒張，心音の亢進・減弱，III 音・IV 音の聴取，心雑音，肺野湿性ラ音，腹部血管雑音，肝腫大や下腿浮腫の有無などを系統的にチェックしていく．眼底検査は必須で，乳頭浮腫や出血，白斑など高血圧性網膜症の有無を確認する．最近は眼底検査を行う機会が減ってきたが，日頃から検査手技を習得しておきたい．血圧は両上肢で測定し，左右差がないかを確認する．10 mmHg 以上の左右差がある場合は，大動脈解離も鑑別診断にあげて評価を進める．血圧の左右差は，胸郭出口症候群や高安動脈炎などの疾患でもあり得るが，緊急性を判断する観点から，大動脈解離の有無が重要となる．また，小児では大動脈縮窄症による高血圧が原因のこともあり，上下肢の血圧測定も必要である．

　一般検査では，検尿（尿蛋白，尿潜血，尿糖，ケトン体，円柱の有無），血球検査（貧血の有無など），生化学検査（腎機能，電解質異常，心筋逸脱

酵素上昇，脂質代謝異常，糖代謝異常の有無など），心電図（左室肥大の有無，虚血性変化の有無など），胸部X線（心拡大，縦隔拡大，肺うっ血の有無など）などをチェックする．通常，悪性高血圧やそれに準じる病態，腎疾患合併，妊娠合併では，尿蛋白が陽性となることが多い．尿蛋白陽性の場合は，糸球体腎炎や腎硬化症，糖尿病性腎症などの糸球体障害や尿細管障害の存在を疑う．尿潜血や円柱も糸球体疾患の存在を疑わせる．なお，尿蛋白量は降圧によりある程度は減少するが，腎実質の障害が強い場合またはそれらが原因の場合には，減少の程度は少ない．慢性腎障害では腎性貧血を生じていることもあり，貧血の程度を評価することで腎障害の持続期間の目安となることもある．また，破砕赤血球は，微小血管障害性溶血性貧血を伴う悪性高血圧やHELLP症候群など，小動脈のフィブリノイド壊死などを伴う臓器障害の急性進行や全身状態悪化の可能性を示唆する．急性心不全が疑われる場合はBNP値（NT-ProBNP値）も測定しておきたい．

画像検査ではベッドサイドで，短時間かつ簡便に施行可能な心エコーや腹部エコー検査が有用である．心エコー検査で評価できる高血圧関連項目として左室肥大，左室心筋重量，左房径，左室容量，左室流入血流速波形などがあり，収縮能や拡張能の評価が可能である．腹部エコーでは腎の形態学的評価（サイズ，その左右差など）やDoppler法による腎内外の血流評価を行う．特に腎血管性高血圧は，二次性高血圧のなかでは比較的頻度が高く，急性降圧の際に腎機能障害の要因となること，また繰り返す原因不明の急性心不全に腎血管性高血圧が隠れていることがあり，その評価は重要である．体液量の評価として下大静脈径とその呼吸性変動をチェックしておくと，治療の参考になる．心エコーや腹部エコー検査を正しく実施・評価できるようになるには経験が必要であり，日頃からスキルアップに努めたい．治療の緊急性が高い場合の初期評価は短時間で終了する．

さらに，必要に応じて頭部CT（脳血管障害の有無），頭部MRI（脳血管障害，高血圧性脳症の有無），胸部・腹部CT（大動脈解離の有無）も行う．腎機能障害がある場合は，造影剤の使用は難しく，注意を要する．頭部MRIは高血圧性脳症の診断に有用である．

C 治療

1. 治療の原則

緊急症の場合，治療は入院のうえ行う．集中治療室かそれに準ずる施設で観血的血圧モニタリング下に降圧治療を行うのが望ましい．血圧がある程度低下し病態が安定していれば非観血的に血圧をモニタリングすることも可能であるが，高度な高血圧の場合，血圧測定時にカフ圧が非常に高くなるため，患者の苦痛や皮膚障害の原因となることもある．急速で大きな降圧は，臓器灌流圧の低下により虚血性障害を引き起こす可能性がある．したがって，高血圧緊急症では，効果発現が早くて作用持続時間が短く，即座に調整可能な静注薬を使用する．一般的な降圧目標は，はじめの1時間以内では平均血圧で25％未満の降圧にとどめ，次の2〜6時間では160/100 mmHg程度まで降圧し，その後24〜48時間かけて140/90 mmHg未満まで細心の注意を払い降圧する．しかし，大動脈解離，急性冠症候群や血圧が急激に上昇した高血圧性脳症（急性糸球体腎炎や子癇などが原因となる）などでは，治療開始の血圧レベルおよび降圧目標値は低くなる．脳出血急性期では速やかに収縮期血圧を140 mmHg未満に低下させる（p.138「VI-A. 脳血管障害」参照）．血圧の高度の上昇を認める妊婦において，降圧療法が子癇を予防するか否かのエビデンスはない．しかし，けいれんの有無にかかわらず，妊婦の収縮期血圧≧180 mmHgあるいは拡張期血圧≧120 mmHgが認められたら高血圧緊急症と診断する．降圧治療をただちに開始し，1時間以内に収縮期血圧140 mmHg未満まで降圧する．

表3[1]に日本で使用可能な注射薬とその用法・用量，効果発現・作用持続時間，副作用・注意点およびおもな適応を示す．ニトロプルシドは瞬時に作用が発現し，持続も短いため降圧の速度，レベルを調節しやすい．2 mg/kg/分までであれば，シアン中毒は生じにくい．しかし日本では，ニトロプルシドの使用経験が少ないこと，さらに添付文書上の適応疾患の制限や副作用に対する懸念から，Ca拮抗薬が使用されることが多い．積極的適応薬のない疾患の場合は，ニカルジピンが使用し

表3 高血圧緊急症に用いられる注射薬（降圧薬）

薬剤		用法・用量	効果発現	作用持続	副作用・注意点	おもな適応
血管拡張薬	ニカルジピン	持続静注 0.5〜6 μg/kg/分	5〜10分	60分	頻脈，頭痛，顔面紅潮，局所の静脈炎など	ほとんどの緊急症．頭蓋内圧亢進や急性冠症候群では要注意
	ジルチアゼム	持続静注 5〜15 μg/kg/分	5分以内	30分	徐脈，房室ブロック，洞停止など	左室駆出率の低下した心不全（HFrEF）を除くほとんどの緊急症
	ニトログリセリン	持続静注 5〜100 μg/分	2〜5分	5〜10分	頭痛，嘔吐，頻脈，メトヘモグロビン血症，耐性が生じやすいなど．遮光が必要	急性冠症候群
	ニトロプルシド・ナトリウム	持続静注 0.25〜2 μg/kg/分	瞬時	1〜2分	悪心，嘔吐，頻脈，高濃度・長時間でシアン中毒など．遮光が必要	ほとんどの緊急症．頭蓋内圧亢進や腎障害例では要注意
	ヒドララジン	静注 10〜20 mg	10〜20分	3〜6時間	頻脈，顔面紅潮，頭痛，狭心症の増悪，持続性の低血圧など	子癇（第一選択薬ではない）
交感神経抑制薬	フェントラミン	静注 1〜10 mg 初回静注後0.5〜2 mg/分で持続投与してもよい	1〜2分	3〜10分	頻脈，頭痛など	褐色細胞腫，カテコラミン過剰
	プロプラノロール	静注 2〜10 mg（1 mg/分）→ 2〜4 mg/4〜6時間ごと			徐脈，房室ブロック，心不全など	他薬による頻脈抑制

肺水腫，心不全や体液の貯留がある場合にはフロセミドやカルペリチドを併用する
添付文書上は，ニカルジピンとジルチアゼムが「高血圧性緊急症」を適応疾患として有している
［JSH2019 より］

やすい．Ca拮抗薬の場合は，作用持続が比較的長いため用量調節に注意が必要である．2011年6月の添付文書改訂により，頭蓋内出血および脳卒中急性期で頭蓋内圧が亢進している患者に対して，ニカルジピンは使用禁忌から慎重投与に変更されたため使いやすくなった．ニカルジピン投与時には降圧に伴う反射性頻脈に注意を払う．ジルチアゼムは急性心不全以外の緊急症で使用できる．頻脈は起こりにくいが，逆に房室ブロック，徐脈，心不全に注意が必要である．ニトログリセリンは冠動脈拡張作用や静脈拡張作用があり，急性冠症候群を伴う高血圧緊急症に有用であるが，降圧作用は他の薬物に比べるとやや弱い．ヒドララジンは妊娠合併の高血圧緊急症に用いられるが，降圧度の予測ならびに用量調節が難しい．

持続する血圧上昇に伴う圧利尿により体液量が減少している場合，降圧薬の増量により過度な降圧が起こりやすく，必要に応じて生理食塩水の輸液を行う．逆に，心不全，腎不全の合併や体液貯留がある場合は，ループ利尿薬（フロセミド）の投与やカルペリチド（α型ヒト心房性ナトリウム利尿ポリペプチド製剤）の持続静注を併用する．また，頻脈を伴う場合はβ遮断薬の併用を行う．なお，短時間作動型β遮断薬のランジオロールは頻脈性不整脈に関する適応のみで，高血圧に関する適応は有していない．

初期降圧目標に達したら，内服薬を開始し，注射薬は用量を漸減して中止する．切迫症では緊急降圧による予後改善のエビデンスはない．切迫症では高血圧の病歴が長く慢性の臓器障害がみられる場合も多く，臓器血流の自動調節能の下限が高くなっている．このため降圧治療は，診断後24〜48時間かけて比較的緩徐に160/100 mmHg程度まで降圧を図る．切迫症では内服薬により血圧がコントロールできる場合が多い．Ca拮抗薬のニフェジピンカプセル内容物の投与やニカルジピン注射

薬のワンショット静注は，過度の降圧や反射性頻脈をきたすことがあるため行わない．選択すべき降圧薬は病態により異なるが，一般的にCa拮抗薬は降圧効果が安定しており使用しやすい．レニン・アンジオテンシン（RA）系阻害薬のなかでは，カプトプリルは作用発現が速く，持続も短いので投与量を調整しやすい．RA系が亢進している悪性高血圧や脱水状態では過度の降圧をきたすおそれがあり，少量（6.25～12.5 mg）から投与を始める．腎機能障害例では，ACE阻害薬やARB投与1～2日後より高K血症をきたしやすいので注意が必要である．両側性や単腎性の腎血管性高血圧例では腎不全が容易に生じるため，疑わしい例ではこれらの薬剤を使用しないか，投与する場合は血清クレアチニン値や血清K値の監視が必要である．

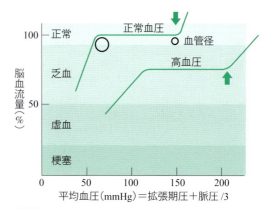

図1 ▶ 脳血流の自動調節と高血圧脳症
↑より高い血圧となるとブレークスルーが生じて脳浮腫が生じる

2 おもな高血圧緊急症および切迫症

1. 高血圧性脳症[1]

急激または著しい血圧上昇により血圧値が脳血流自動調節能上限を超え必要以上に脳血流量が増加，血液脳関門が破綻し血管原性脳浮腫を生じる状態である（図1）．高血圧性脳症は最も重篤な高血圧緊急症であり，適切に治療されなければ，脳出血，昏睡，死に至る．徐々に悪化する頭痛，悪心・嘔吐，意識障害，けいれんなどを伴うが，神経巣症状は比較的まれである．長期の高血圧者では220/110 mmHg以上，正常血圧者では160/100 mmHg以上で発症しやすい（図1）．後者では，妊娠に伴う子癇や小児の急性糸球体腎炎などが原因となる．頭部MRI検査では，頭頂～後頭葉の白質を中心に血管原性浮腫を呈する可逆性後部白質脳症（posterior reversible encephalopathy syndrome：PRES）の所見がみられることが多く，脳血管障害との鑑別に有用である．脳梗塞では，原則として緊急降圧が禁忌であるため，その除外は重要である．

脳血流の自動調節能が障害されているため，急激で過度な降圧により脳虚血に陥る可能性がある．そのため，最初の2～3時間で25%程度の降圧がみられるように降圧を行う．用量を調節しやすい静注薬（持続静注）で治療をはじめ，血圧値と神経症状を監視しながら，降圧速度を調整する．ニカルジピンの静注は脳組織酸素供給を減少させないため，神経徴候を伴う高血圧緊急症の治療に有用である．ジルチアゼムやニトロプルシドも使用可能である．細胞外液の増加を伴う例ではフロセミドを併用する．ジルチアゼムやニトロプルシドも使用可能であるが，ヒドララジンは頭蓋内圧を上昇させるため用いない．

2. 脳血管障害

p.138「VI-A．脳血管障害」を参照．

3. 重症高血圧合併妊娠および子癇など

特に妊娠30週以降は，児の出産も含め高血圧の管理は産科医が主体となり，必要に応じて高血圧専門医に相談がある．降圧薬として，ヒドララジン静注，ニカルジピン持続静注，ニトログリセリン持続静注が使用可能である．Ca拮抗薬を使用する場合は，Ca拮抗薬の子宮弛緩作用により，子宮弛緩出血が起こりうることに注意をする．胎盤機能不全を起こさない安全な降圧レベルのエビデンスはない．妊婦の収縮期血圧≧180 mmHgあるいは拡張期血圧≧120 mmHgが認められたら高血圧緊急症と診断する．降圧治療をただちに開始し，1時間以内に収縮期血圧を140 mmHg未満まで降圧する[2]．児の状態に留意して胎児心拍モニタリングを行う．妊婦の高血圧性脳症や子癇では，血圧がコントロールされた後も，胎盤機能，腎機能障害，蛋白尿の増加，生化学検査・凝固系異常などの是正には時間を要するため，肺水腫，胎盤早期剥離，HELLP症候群が発症する可能性に引き続き注意を払う．

4. 急性心不全[1,3]

高度の高血圧では，末梢血管抵抗の増加と心肥

大に伴う左心室の拡張不全などの要因のため，左心室拡張末期圧が上昇し，肺水腫を伴う急性心不全が発症する．虚血性心疾患やその他の駆出率低下をきたす基礎心疾患を有していることもある．また，心房細動の出現が契機となり，急性心不全を発症することもある．

重症高血圧による肺水腫を生じた急性心不全では，ただちに治療を開始する．血管拡張薬を用いた治療が中心となる．硝酸薬(ニトログリセリンや硝酸イソソルビド)の舌下やスプレーおよび静脈投与が肺うっ血の軽減に有効である[3]．急性肺水腫に対しては陽圧換気も有用である．緊急降圧が必要な場合は，ニトロプルシド，ニトログリセリン，Ca拮抗薬(ニカルジピン)の静注薬が選択可能である．ニトロプルシドは効果発現が早く，後負荷とともに静脈系も拡張させて前負荷も軽減するため好ましい．冠動脈疾患を合併する場合はニトログリセリンが有用であるが，降圧作用がやや弱く耐性を生じやすい．カルペリチド(α型ヒト心房性ナトリウム利尿ポリペプチド製剤)は血管拡張作用と利尿作用を併せ持ち，ニコランジルやカルペリチドの持続静注も用いられる[3]．体液量が多い場合には，フロセミドを併用する．カルペリチドを投与する際は，低用量〔0.025〜0.05 μg/kg/分(場合により 0.0125 μg/kg/分)〕から開始する．最大 0.2 μg/kg/分まで使用可能である．

明確な降圧目標は定められていないが，症状の改善をみながら降圧を行う(通常 10〜15% 程度の収縮期血圧の低下)．一定の降圧が得られた後は，内服治療に移行する．駆出率低下を伴う際は ACE 阻害薬やループ利尿薬を投与する．ARB や長時間作用型 Ca 拮抗薬も使用可能である．駆出率が比較的保たれていれば β 遮断薬の内服治療も有効である．駆出率低下がある例で β 遮断薬を使う場合は，少量より徐々に増量する．

5. 急性冠症候群(急性心筋梗塞，不安定狭心症)に重症高血圧が合併[1]

血圧上昇を伴う狭心症発作では，まず狭心症発作時の通常の治療を行う．すなわち，冠血流の改善を図る目的で，亜硝酸剤の舌下投与や口腔内噴霧を行う．急性冠症候群に高血圧が合併した場合も同様で，血圧を低下させて心筋酸素需要量を減少させるとともに，冠血流量の増加を図るために

ニトログリセリンの持続静注を行う．ただし，下壁梗塞で右室梗塞合併が疑われる場合は，左室の前負荷が減少すると心拍出量が低下して循環動態を悪化させる危険性があるため，ニトログリセリンの投与は避ける．著明な徐脈など禁忌がなければ β 遮断薬を併用する．徐脈以外の禁忌のために β 遮断薬が使用できない場合やニトログリセリンの持続静注で降圧が不十分な場合はジルチアゼムを用いる．収縮期血圧 140 mmHg 未満を目標に血圧を管理する．

6. 大動脈解離

p.167「VI-D．血管疾患」を参照．

7. 褐色細胞腫クリーゼ[1]

褐色細胞腫クリーゼはカテコラミンの過剰分泌による急激な血圧の上昇により高血圧性脳症，急性心不全，加速型-悪性高血圧などの高血圧緊急症を惹起する．クリーゼがいったん発症すると，その致死率は 15% に達するとの報告もあり，血圧だけでなく全身の循環動態の管理が重要である．血圧上昇に対しては，α 遮断薬のフェントラミン 2〜5 mg を 1 mg/分のスピードで血圧の反応をみながら 3〜5 分ごとに静注する．初回量の静注後は，持続静注を行ってもよい．収縮期血圧は治療開始1時間以内に 140 mmHg 未満まで降圧する[2]．選択的 α_1 遮断薬であるドキサゾシンなどの内服薬も同時に開始して，安定した降圧が得られるようにする．Ca拮抗薬の持続静注の併用も降圧の維持には有用である．頻脈に対しては β 遮断薬が有効であるが，十分量の α 遮断薬を投与した後に用いないと，過剰分泌されたカテコラミンが α 受容体を介して血管収縮を亢進させ，さらに血圧上昇を引き起こす危険性がある．このため，β 遮断薬の単独投与は禁忌である．体液量は減少しているため，α 遮断薬投与後は生理食塩水などを十分量輸液して低血圧を予防する．

8. 加速型-悪性高血圧[1]

拡張期血圧が 120〜130 mmHg 以上であり，腎機能障害が急速に進行し，放置すると全身症状が急激に悪化し，心不全，高血圧性脳症，脳出血などを発症する予後不良の病態である．従来は，眼底に乳頭浮腫(Keith-Wagener 分類 IV 度)を伴う悪性高血圧と出血や浸出性病変のみ(Keith-Wagener 分類 III 度)を伴う加速型高血圧を区別していたが，

両者に臓器障害の進行や生命予後に差はなく，最近はまとめて加速型-悪性高血圧とよぶ．海外では「網膜出血や乳頭浮腫を伴う高血圧（hypertension with retinal hemorrhages and/or papilledema）」といわれることもある．

降圧薬治療の普及や社会・生活環境の改善などにより，近年，その発症頻度は減少している．しかし，2000年以降の米国の入院統計では，本症の減少は認められておらず，高血圧治療のさらなる啓発が重要かもしれない．英国の経年的な検討では，1977年以前の症例に比べ，1997～2006年までの症例では，5年生存率が32.0％から91.0％まで著しく改善していた．発症時の腎機能障害の程度が5年間の死亡・透析の予後予測因子になっていた．一方，発症後平均5.6年の経過で31％が末期腎不全に至るとの報告もあり，腎予後は依然として悪い[4]．

本症の基礎疾患としては本態性高血圧が最も多く，高血圧発症時から血圧が高い特徴を有し，降圧治療の中断や長期にわたる精神的・身体的負荷が本症の発症に関与すると報告されている．RA系は亢進していることが多い．一方，二次性高血圧のなかでは，腎血管性高血圧の頻度が高く，加速型-悪性高血圧の20～35％に腎動脈狭窄がみられたとの報告もある．原発性アルドステロン症や褐色細胞腫も本症をきたし得る．腎実質性高血圧を原因とする場合は，腎障害が進行した若年者のことが多く，体液貯留傾向のためRA系の亢進は軽度であり，本態性高血圧とは病態が異なる．

検尿では，蛋白尿や顕微鏡的血尿を認め，末梢血においては，血小板減少と破砕赤血球を伴う微小血管障害性溶血性貧血がみられることもある．腎機能障害の程度は基礎疾患や病態の経過により様々である．著明な圧利尿により，体液量の減少とともに低Na血症を認めることがある．また，二次性アルドステロン症による低K血症が約50％にみられる．

加速型-悪性高血圧は切迫症として取り扱われるが，細動脈病変が進行する病態であり，緊急症に準じて治療されるべきである．治療開始後，急速に正常域まで降圧する必要はなく，急速な降圧はむしろ重要臓器の虚血をきたす危険があるため行わない．最初の24時間の降圧は拡張期血圧100～110 mmHgまでにとどめる．多くは経口薬で目標血圧への到達が可能であり，Ca拮抗薬が頻用される．しかし，ニフェジピンカプセル内容物の投与は過度の降圧や反射性頻脈を起こす危険性があり，禁忌である．特に，本態性高血圧を基礎疾患とする場合，RA系の亢進が病態形成に深く関与している．著しい血圧上昇の結果，圧利尿のため体液量が減少し，その結果RA系がさらに亢進して，血圧がより一層上昇するという悪循環が病態の基本である．そのため，この悪循環を遮断するRA系阻害薬が著効する．しかし，著しく亢進したRA系がRA系阻害薬により遮断されると過度の降圧が生じるため，これらの薬物は少量より開始する．高血圧性臓器障害を有していることが多く，長期間にわたる厳格な降圧治療の継続が重要である．

▶▶ 引用文献

1) 日本高血圧学会高血圧治療ガイドライン作成委員会：高血圧治療ガイドライン2019．ライフサイエンス出版，2019．
2) Whelton PK, et al.：2017 ACC/AHA/AAPA/ABC/ACPM/AGS/APhA/ASH/ASPC/NMA/PCNA guideline for the prevention, detection, evaluation, and management of high blood pressure in adults. a report of the American College of Cardiology/American Heart Association Task Force on Clinical Practice Guidelines. Hypertension 2018；71：e13-e115.
3) 日本循環器学会/日本心不全学会合同ガイドライン：急性・慢性心不全診療ガイドライン（2017年改訂版）．
4) Amraoui F, et al.：Long-term renal outcome in patients with malignant hypertension：a retrospective cohort study. BMC Nephrol 2012；13：71.

XII 特殊条件下の高血圧

B 高血圧緊急症以外の一過性血圧上昇

Abstract

- 一過性の高度の血圧上昇例で進行性の臓器障害がみられない場合は，褐色細胞腫を除いて緊急降圧の対象にはならない．
- 高度の血圧上昇が持続すれば，年齢や病態を考慮したうえで，降圧薬を使用してもよい．
- 精神的要因の関与が考えられれば，必要に応じメンタルヘルスケア専門医と連携のうえ，抗不安薬・抗うつ薬の投与や精神・心理的アプローチを併用した診療も考慮する．

一過性の血圧上昇は，救急診療の場で遭遇することが多く，降圧薬使用の可否の判断を迫られる．進行性あるいは慢性の臓器障害がなく，一過性の著明な血圧上昇例（表1)[1]は，褐色細胞腫を除き緊急降圧の対象とはならない．しかし，30分以上の安静にもかかわらず，収縮期血圧が180 mmHgを超える場合には，年齢や病態を考慮したうえで，降圧薬を使用してもよい．その場合も，ただちに血圧を正常化する必要はなく，160/100 mmHg程度を目指す．また，安静のみで血圧が徐々に低下することが多い[2]ことも考慮して，降圧薬使用の有無は慎重に判断する．

表1 一過性に高度の血圧上昇を示す症例

- 圧受容体反射機構の障害
- 不安に伴う過換気
- パニック発作（パニック障害）
- 偽性褐色細胞腫
- 褐色細胞腫

[JSH2019より]

1 高齢者や自律神経障害を有する者

圧受容体反射機構に障害のある者では血圧変動が大きく，収縮期血圧180 mmHg以上の高血圧を呈することがある．ニフェジピンカプセル内容物など短時間作用型の降圧薬の投与は，急速かつ過度な降圧によって脳や心臓など主要臓器の虚血を引き起こす可能性があるため，投与は禁忌である．疼痛や尿閉など血圧上昇の原因があれば取り除く．

2 パニック発作（パニック障害），過換気[1]

パニック発作（パニック障害）や過換気においても，頻脈，動悸，頭痛，呼吸困難などの症状を伴った発作性血圧上昇を認める．パニック障害は罹患率も高く，精神的要因が大きく関与している．発作時には強い不安・恐怖感があり，繰り返し発症することが特徴である．パニック障害では選択的セロトニン再取り込み阻害薬（selective serotonin reuptake inhibitor：SSRI）や抗不安薬の使用が発作の予防に有効である[3]．このため，これらを用いてパニック発作を予防することにより，発作に伴う一過性血圧上昇の抑制も期待でき，実際に有効であったとの報告もある．

過換気症候群では，呼吸回数が増え，主として指の感覚異常，めまい，動悸，頭痛などの症状を呈する．血中の二酸化炭素濃度の低下から呼吸性アルカローシスとなり，細胞内カルシウムイオン濃度が上昇し，血管が収縮するため血圧が上昇する．過換気には不安障害やパニック障害を伴っていることも多く，降圧治療を難しくしている一因と考えられる．過換気発作の予防には認知行動療法など精神科的アプローチが有用と考えられるが[3]，これが一過性血圧上昇を予防するという直接的なエビデンスはない．これらストレスや精神的要因の関与が大きい症例に使用する降圧薬とし

ては，αβ遮断薬や中枢性降圧薬が適しているが，降圧薬のみで血圧をコントロールすることは困難であることも多く，メンタルヘルスケア専門医にコンサルトしたうえで抗不安薬・抗うつ薬などの使用や心理療法，行動療法など精神・心理的アプローチを併用することも考慮する[4]．

3 偽性褐色細胞腫[1]

頭痛，胸痛，めまい，悪心，動悸，発汗などの身体症状と著明な血圧上昇を発作性に呈する二次性高血圧として褐色細胞腫がある．一方，褐色細胞腫に似た臨床症状を呈し，多くは収縮期血圧が200 mmHgを超えるものの，画像診断において腫瘍性病変を認めず，カテコラミンの上昇も軽度にとどまる「偽性褐色細胞腫」とよばれる病態がある．精神的背景が明らかでないことも多く，パニック障害とは異なる．褐色細胞腫は見逃されると致命的になることもあるため，確実な鑑別を要し，注意深い問診と経過観察が必要である．精神的背景の存在が疑われる場合は，精神科や心療内科などメンタルヘルスケア専門医と連携をとり診療を行う[5]．

引用文献

1) 日本高血圧学会高血圧治療ガイドライン作成委員会：高血圧治療ガイドライン2019．ライフサイエンス出版，2019．
2) Park SK, et al.：Comparing the clinical efficacy of resting and antihypertensive medication in patients of hypertensive urgency：a randomized, control trial. J Hypertens 2017；35：1474-1480.
3) Katon WJ：Panic disorder. N Engl J Med 2006；354：2360-2367.
4) Pickering TG, et al.：Paroxysmal hypertension：the role of stress and psychological factors. J Clin Hypertens 2008；10：575-581.
5) Mann SJ：Severe paroxysmal hypertension（pseudopheochromocytoma）. Curr Hypertens Rep 2008；10：12-18.

XII 特殊条件下の高血圧

C 外科手術前後の血圧コントロール

Abstract

- 高血圧患者の周術期合併症の発症予防には、褐色細胞腫など二次性高血圧の鑑別と高血圧性臓器障害・合併症の評価を行うことが重要である．
- 待機的手術で血圧が 180/110 mmHg 以上であれば，血圧のコントロールを優先させる．
- 原則として手術当日朝の内服も含めて，周術期を通じた経口または経静脈的降圧薬の継続使用により，血圧のコントロールを図る．
- 手術当日の新たな β 遮断薬の投与開始は行わないが，慢性的に投与している場合は投与を継続する．冠動脈疾患の高リスク者（冠攣縮性狭心症や気管支喘息患者などは除く）では術前早期（7 日以上前）からの β 遮断薬の投与開始も考慮する．
- 利尿薬，ARB，ACE 阻害薬服用者では，術中・術後の低血圧，体液量減少，腎機能低下の出現に注意する．
- 疼痛，不安や興奮などの除去も血圧上昇を抑えるうえで重要である．

1 術前の高血圧および臓器障害の評価[1]

高血圧患者は必ずしも術前に適切な診断，臓器障害の評価，治療を受けているとは限らない．未治療高血圧者については二次性高血圧の鑑別を行うとともに，高血圧性臓器障害と合併症の評価を行い，周術期のリスクを認識することが重要である．特に脳血管障害，頸動脈狭窄，左室肥大，冠動脈疾患，腎機能障害など周術期の血圧低下によって虚血性合併症が生じやすい病態の有無についての評価が必要となる．褐色細胞腫では，適切な投薬治療を行わずに麻酔・手術を行うと，致命的になり得るため，疑われる例では手術を延期して検索を進め，診断が確定すれば目的の手術の前に血圧をコントロールのうえ，まず腫瘍摘出術を行う．腎血管性高血圧，原発性アルドステロン症，クッシング症候群などは術前に 160/100 mmHg 未満にまで血圧がコントロールされていれば問題は少ないが，待機的手術であれば治癒可能な二次性高血圧の治療を先に行う．180/110 mmHg 未満の高血圧は周術期の心血管合併症の独立した危険因子とはならないが，術前の血圧は目標血圧未満にコントロールすることを目指す．緊急性が高くない待機的手術で血圧が 180/110 mmHg 以上であれば，手術を延期することも考慮する．180/110 mmHg 以上の高血圧または高リスク患者に対して内視鏡下手術や侵襲的検査などを行う場合も，リスクとベネフィットを個別に考慮して施行の可否を判断する．

2 手術前後の血圧変化

胃全摘または亜全摘術を受けた降圧薬服用中の高血圧患者において，術後には，体重減少を伴った降圧，血清 Na 低下，血清 K 上昇，貧血を認め，自由行動下血圧測定（ABPM）で評価した 24 時間血圧も平均で収縮期 8.2 mmHg，拡張期 2.6 mmHg 低下したと報告されている[2]．手術の内容によっては，術後に体重，体液量，電解質，腎機能などが変化して，血圧管理に影響を与える場合がある．

3 周術期の降圧薬の使用[1]

降圧薬は手術当日まで服用させるのが原則で，術後もできるだけ早期に再開する．特に β 遮断薬を慢性的に使用している場合は，投与を中断すると心拍数増加や血圧上昇のリスクとなるので，投与を中断しないように注意する．β 遮断薬を非心

臓手術の術前に投与すると，周術期の心臓イベントを抑制してより安全に手術が行えるのではないかと期待されてきた．しかし，研究内容の一部に問題点が指摘されているDECREASE試験関係を除いて解析を行ったACC/AHAのシステマティックレビューでは，手術当日のβ遮断薬の投与により非致死的心筋梗塞は抑制したものの総死亡と非致死的脳卒中の発症が増加した[3]．このため，手術当日の新たなβ遮断薬は投与しないことが勧められる[4]．しかし，β遮断薬の投与は，非致死的心筋梗塞の発症抑制も期待されることから，冠動脈疾患リスクの高い場合は投与開始時期も含めて慎重に適応を検討する．新たに投与を開始する場合は，術前7日以上前からの投与開始が望ましく，必要に応じて循環器内科医と相談する（p.237 column 15参照）．

利尿薬は術中の低血圧や術後の脱水，低K血症などが懸念される場合は術前の中止も考慮する．またACE阻害薬やARBを投与中の場合，周術期の体液量減少に伴い，過度な血圧低下や腎機能障害の発症が懸念される．ACE阻害薬やARBの継続投与により，低血圧のリスクのみならず，重大な脳心血管イベント（死亡，脳卒中，心筋傷害）が増加するという報告もある[5]．高齢者などリスクの高い例での術前の投与中止の可否に関しては，病態や手術の侵襲度などを勘案して判断する．術前に投与を中止した場合は，術後速やかに投与を再開する．緊急手術および術中の血圧上昇に対しては，経静脈的にCa拮抗薬（ニカルジピン，ジルチアゼム），ニトログリセリン，ニトロプルシドなどを持続投与することにより降圧の維持を図る．術後は循環動態が不安定であるため，できるだけ早期に降圧療法を再開し，経口投与ができない場合は経静脈的投与を行う．また術後の疼痛や不安，興奮など血圧を上昇させる要因に対しても適切な対処が必要である．

4 歯科手術と血圧管理

歯科治療中にも脳卒中など心血管病の発症リスクがあることから，歯科治療に際しても，高血圧の有無と血圧管理状況について事前に評価しておく．血圧が180/110 mmHg以上であれば，緊急処置以外は内科医への紹介を優先して血圧をコントロールする[6]．降圧薬を服用中の患者では，歯科治療当日も服用を忘れないように指導し，治療開始前の血圧をコントロールしておくことが重要である．歯科治療中の疼痛，不安を伴う処置や時間を要する歯科手技などで血圧上昇が大きい要因となるが，治療開始前の血圧がコントロールできていれば問題は少ない．アドレナリン（エピネフリン）を含む局所麻酔薬により，血漿アドレナリン濃度は上昇し，心拍数は一過性に増加する．しかし，その使用量が多くなければ血圧への影響は少なく[7]，確実に疼痛をコントロールしておくことが重要である．少なくとも3 mL程度の局所麻酔薬（1/8万アドレナリン含有2%リドカイン）の投与では血圧に対する影響は少ない．その使用量を考慮しつつ，疼痛管理に必要な麻酔は確実に行う．強い不安を訴える患者には抗不安薬の処方も考慮する．

▶▶ 引用文献

1) 日本高血圧学会高血圧治療ガイドライン作成委員会：高血圧治療ガイドライン2019. ライフサイエンス出版, 2019.
2) Kiyohara K, et al.：Perioperative blood pressure variability in the treated hypertensive patients. Clin Exp Hypertens 2013；35：291-294.
3) Wijeysundera DN, et al.：Perioperative beta blockade in noncardiac surgery：a systematic review for the 2014 ACC/AHA guideline on perioperative cardiovascular evaluation and management of patients undergoing noncardiac surgery. A report of the American College of Cardiology/American Heart Association Task Force on Practice Guidelines. Circulation 2014；130：2246-2264.
4) Fleisher LA, et al.：2014 ACC/AHA guideline on perioperative cardiovascular evaluation and management of patients undergoing noncardiac surgery. a report of the American College of Cardiology/American Heart Association Task Force on Practice Guidelines. Circulation 2014；130：e278-e333.
5) Roshanov PS, et al.：Withholding versus continuing angiotensin-converting enzyme inhibitors or angiotensin II receptor blockers before noncardiac surgery. an analysis of the Vascular events In noncardiac Surgery patIents cOhort evaluatioN Prospective Cohort. Anesthesiology 2017；126：16-27.
6) Herman WW, et al.：New national guidelines on hypertension：a summary for dentistry. J Am Dent Assoc 2004；135：576-584.
7) Nakamura Y, et al.：Cardiovascular and sympathetic responses to dental surgery with local anesthesia. Hypertens Res 2001；24：209-214.

column 15　脳心血管病の高リスクを有する患者の非心臓手術において，周術期のβ遮断薬使用は推奨されるか？

　脳心血管病の高リスクを有する患者の非心臓手術において，心筋梗塞などの重大な周術期心臓イベントを予防して，いかに安全に手術を行うかが模索されてきた．特に，β遮断薬は心筋酸素消費量を減ずることで心筋保護効果を有し，周術期の心臓イベントの発症抑制が期待され，臨床研究も実施されてきた．DECREASE-I 研究（Dutch Echocardiographic Cardiac Risk Evaluation Applying Stress Echocardiography Study）などでは，β遮断薬の使用により心臓死や非致死的心筋梗塞の発症を抑制し，有害事象は認めなかった．しかし，その後の研究では，非致死的心筋梗塞は減少したが，総死亡と脳卒中の増加がみられた．DECREASE-I 研究では，研究プロトコール上の問題や研究内容の一部に問題点が指摘されるなど，データの信頼性に懸念が示されている．また，DECREASE-I 研究では，β遮断薬が少なくとも手術1週間以上前に開始されるなど，他の研究との相違点もある．このため，本テーマのCQでは，2014年にAmerican College of Cardiology（ACC）/American Heart Association（AHA）が発表した周術期のβ遮断薬投与に関するシステマティックレビューを用い，DECREASE研究関連を除いた解析結果をもとに推奨を作成した．

　DECREASE 研究を除外したメタアナリシスでは，非致死的心筋梗塞は減少したが，非致死的脳卒中と総死亡のリスクが増加した．これらのメタアナリシスに用いた試験は，手術前1日以内（手術当日）にβ遮断薬の投与が新たに開始されていた．うっ血性心不全の発症に関しては，ACC/AHAの論文中に示されているデータを用いて新たにメタアナリシスを実施し，β遮断薬投与による有意差は認めなかった．以上より，手術当日の新たなβ遮断薬投与開始は，総死亡，非致死的脳卒中の発症リスクを増加させるため行わないことが推奨され，これはACC/AHA 2017 高血圧治療ガイドラインとも一致している．

　脳心血管病の高リスク者に対して，術前の早い時期からβ遮断薬投与を行うと，総死亡や心血管病イベント発症の抑制がみられるとの観察研究も多い．これまでに行われた観察研究では，術前7日以内あるいは急性に新たにβ遮断薬を投与した場合に，総死亡を含む脳心血管病のイベント発症に悪影響を与えており，周術期のβ遮断薬投与開始の時期が総死亡や脳心血管病のイベント発症に大きく影響している可能性を強く示唆している．また，Revised Cardiac Risk Index（RCRI；高リスク手術，虚血性心疾患，心不全，脳卒中，インスリンの使用，腎不全）が3つ以上の高リスク者や既知の心筋虚血を有する者では，心血管病のイベント発症抑制のメリットも期待され，β遮断薬による死亡や脳卒中発症の有害事象を勘案したうえで周術期の投与も考慮し得る．投与によるリスクとベネフィットを十分に認識したうえで，術前に投与を開始する場合には，外科医，麻酔科医，循環器内科医で協議することが勧められる．さらに，投与をする際は，手術7日以上前からの開始が望ましく，血圧と心拍数を厳重に監視のうえ，低血圧と徐脈を避け過剰投与とならないように用量調整に細心の注意を払う．一方，既に慢性的にβ遮断薬が投与されている場合は，中止による血圧や心拍数のリバウンド現象が懸念され，また周術期の投与中止による総死亡の増加も示されているため，周術期も継続して投与する．

　周術期に使用するβ遮断薬の違いにより，脳心血管病のイベント発症に差がある可能性が指摘されている．アテノロールやビソプロロールに比し，メトプロロールの使用が脳卒中の増加など脳心血管病のアウトカムに悪影響を与えるとの報告もある．このため，周術期に投与するβ遮断薬としてアテノロールもしくはビソプロロールを推奨している海外のガイドラインもある．

[JSH2019 ▶ CQ16 参照]

XIII 治療抵抗性高血圧

◆ 治療抵抗性高血圧

Abstract

- 治療抵抗性高血圧は，利尿薬を含むクラスの異なる3剤の降圧薬を用いても血圧が目標まで下がらないものと定義される．
- 治療抵抗性あるいはコントロール不良の高血圧患者には，食塩過剰摂取や肥満，飲酒などの生活習慣，服薬アドヒアランス不良，白衣現象，降圧薬の不適切な選択や用量，睡眠時無呼吸症候群，原発性アルドステロン症などの二次性高血圧，腎障害や体液量増加，他薬剤による降圧効果の減弱などの要因を考慮し，適切な対策をとることが重要である．
- 診療においては十分な問診を行い，患者とのコミュニケーションをとり，生活習慣の修正および服薬指導を行う．降圧薬は利尿薬を含む作用機序の異なる薬剤を併用する．積極的適応がある薬剤を優先するが，Ca拮抗薬とARBあるいはACE阻害薬，利尿薬の併用が主体となる．薬剤は十分な用量を使用し，服薬回数や時間を考慮する．
- 効果不十分な場合にはアルドステロン拮抗薬が有用である．その他，病態にあわせて，αβ遮断薬あるいはα遮断薬やβ遮断薬を追加する．
- 腎動脈内のカテーテルによる腎神経の除神経や頸動脈近くの電極による圧受容体刺激といった新しい治療法が開発され，治療抵抗性高血圧に効果的であるかが検討されている．
- 臓器障害が存在する可能性が高いこと，高リスク群を多く含み脳心血管病の発症も多いこと，さらに二次性高血圧の可能性があることから，高血圧専門医では，とくに，このカテゴリーの患者の対応に習熟することが必要である．

1 治療抵抗性高血圧の定義と頻度，予後

a 定義

治療抵抗性高血圧は，利尿薬を含む3剤のクラスの異なる降圧薬を用いても血圧が目標まで下がらないものと定義される[1]．4剤以上の降圧薬で血圧が目標値に到達しているものも，コントロールされた治療抵抗性高血圧とされる．しかし，厳密な意味での治療抵抗性高血圧あるいは難治性高血圧は，十分な生活習慣の修正を行ったうえで，利尿薬を含む適切な用量の3剤の降圧薬を投与しても目標血圧まで下がらない状態である[2]．実際の診療においては，2～3剤の降圧薬でコントロール不良であるが定義を満たさないものも，コントロール不良高血圧として扱い，治療抵抗性高血圧と同様の対策をとることが実際的である[3]．

なお，5剤以上を用いても，血圧が目標に達しない高血圧は難治性高血圧と定義される[4-6]．

b 頻度

降圧治療を受けていても血圧がコントロールされていない患者は多く，治療抵抗性高血圧を呈する者も少なくないと考えられる．治療抵抗性高血圧の頻度は，診断基準や目標血圧値，対象とする集団により異なる．一般診療においては数パーセント程度とされる一方，高血圧の専門外来や腎臓内科の診療では，その頻度が半数以上であることもある[7]．

アメリカの健康・栄養調査NHANES 2003～2008では，3種類の降圧薬で血圧が140/90 mmHg以上，あるいは血圧値にかかわらず4種類以上の降圧薬治療がなされているものを治療抵抗性高血圧とした場合，その頻度は治療中の高血圧者の12.8%であった[8]．また，治療中の高血圧患者のメタ解析研究（961,035例）において治療抵抗性の頻度は，20件の観察研究からは13.7%，4件のRCTからは16.3%と報告されている[9]．日本の報告で

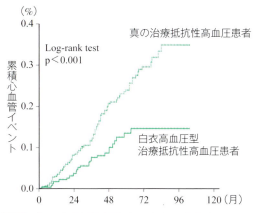

図1 真の治療抵抗性高血圧患者と白衣高血圧型の治療抵抗性高血圧患者の心血管予後

[Salles GF, et al.：Prognostic influence of office and ambulatory blood pressure in resistant hypertension. Arch Intern Med 2008；168：2340-2346 より]

は，J-HOME研究において，3剤以上服薬しても自宅または病院で血圧コントロールが不十分な者13％であった[10]．治療抵抗性高血圧の罹患率についての報告は少ないが，アメリカの調査では，高血圧を発症し治療が開始された約20万人の患者のうち，平均1.5年後に約2％が治療抵抗性高血圧であった[11]．

厳密な定義を満たす治療抵抗性高血圧の頻度は，以上の報告より低いと考えられるが，実際の数値は明らかではない．難治性高血圧の頻度は欧米および東アジアのコホート研究から，0.5〜1.7％と報告されている[4-6]．

ⓒ 臓器障害と予後

治療抵抗性高血圧患者は心肥大や腎障害などの臓器障害を伴うことが多いことが示されている[12]．多くの観察研究から血圧が高いほど予後不良であることは明らかで，また臓器障害を伴う患者の予後はそうでない患者より不良であることから，治療抵抗性高血圧患者の予後は，血圧コントロールが良好で臓器障害はない患者に比べると不良と考えられる．実際，高血圧を発症し治療が開始された多数例での検討で，治療抵抗性高血圧患者はそうでない患者に比べて心血管イベントが多いことが報告されている[11]．

治療抵抗性高血圧患者を対象とした研究では，腎障害や糖尿病，肥満などの合併症を有する場合には予後は不良であることが示されている[13]．また，24時間血圧の高値や夜間降圧の消失も予後不良の要因となり，白衣高血圧型の患者は持続性高血圧の患者より心血管予後は良好であることが報告されている（図1）[14]．

2 治療抵抗性高血圧の要因

治療抵抗性高血圧を呈する症例については，その要因を考慮し，適切な対策をとることが重要である．治療抵抗性を示す要因は多いが，小さすぎるカフの使用や偽性高血圧などにより正確な血圧値が捉えられていないこと，白衣高血圧・白衣現象などの血圧測定に関連する問題，服薬アドヒアランスの不良，食塩過剰摂取や肥満，飲酒過多など患者の生活習慣にかかわる問題，睡眠時無呼吸症候群，体液量過多など患者の病態，降圧薬の組み合わせや用量の問題，薬効持続時間の問題，血圧を上げたり降圧薬の作用を減弱するような薬物や食品の摂取，および二次性高血圧などがあげられる（表1）[3]．患者，医師，高血圧自体のいずれかまたは複数に治療抵抗性の原因があることに留意を要する[13]．

これらの要因のなかでは，白衣高血圧・白衣現象[15]，アドヒアランス不良[16]，睡眠時無呼吸症候群[17]の頻度が高いことが示されている．原発性アルドステロン症や腎血管性高血圧などの二次性高血圧も少なくない．

また，降圧薬の使用法など医師に原因がある場合も多いことが指摘されている[18,19]．ガイドラインに沿って降圧治療の強化が必要な場合でも，医療者側がそれを行わずに経過観察を続けていることをInertia（イナーチア，慣性，非対応）とよぶ[19]．イナーチアを減らすためには，医師がガイドラインを遵守する心構えをもつことに加えて，家庭血圧測定などを通じて患者が治療参加を行うこと（コンコーダンスの形成など），薬剤師，看護師，管理栄養士などの医療スタッフによるチーム医療が有用とされる．

本来の定義であれば，医師の要因も含めこれらの要因についての対策が十分にとられたうえでの血圧コントロール不良が治療抵抗性高血圧や難治性高血圧となるため，十分に対策がとられていな

表1 高血圧治療における治療抵抗性およびコントロール不良高血圧の要因と対策

要因	対策
血圧測定上の問題 　小さすぎるカフ(ゴム嚢)の使用 　偽性高血圧	カフ幅は上腕周囲の40%、かつ、長さは少なくとも上腕周囲を80%取り囲むものを使用する 高度な動脈硬化に注意する
白衣高血圧、白衣現象	家庭血圧、自由行動下血圧測定により確認する
服薬管理の問題 　(服薬アドヒアランス不良)	十分な説明により服用薬に対する不安を取り除く、副作用が出ていれば他剤に変更する 繰り返す薬物不適応には精神的要因も考慮する、経済的問題も考慮する 患者の生活に合わせた服薬スケジュールを考える、医師の熱意を高める
生活習慣の問題 　食塩摂取の過剰 　肥満(カロリー摂取過剰、運動不足) 　過度の飲酒	減塩の意義と必要性を説明する、管理栄養士と協力して繰り返し指導する エネルギー制限や運動について繰り返し指導する エタノール20〜30 mL/日以内にとどめるよう指導する
睡眠時無呼吸症候群	CPAP(持続性陽圧呼吸)など適切な治療を行う
体液量過多 　利尿薬の使い方が適切でない 　腎障害の進行	3種以上の併用療法では、1薬を利尿薬にする、腎機能低下例(eGFR 30 mL/分/1.73 m^{2}未満)ではループ利尿薬を選択する、利尿薬の作用持続を図る 減塩を指導し、上に述べた方針に従い利尿薬を用いる
降圧薬の組み合わせ、用量が不適切 薬効持続が不十分	異なる作用機序をもつ降圧薬を組み合わせる、利尿薬を含める、十分な用量を用いる 早朝高血圧、夜間高血圧の場合は、降圧薬を夜または夕に用いる
血圧を上昇させうる薬物や食品	非ステロイド性抗炎症薬、副腎皮質ステロイド、カンゾウ(甘草)を含む漢方薬、グリチルリチン製剤、経口避妊薬、シクロスポリン、エリスロポエチン、抗うつ薬、分子標的薬などを併用していれば、可能であれば中止あるいは減量する、各薬物による昇圧機序あるいは相互作用に応じた降圧薬を選択する
二次性高血圧	特徴的な症状・所見の有無に注意し、スクリーニング検査を行う、高血圧専門医に紹介する

[JSH 2019より]

い場合を偽性治療抵抗性高血圧や偽性難治性高血圧とすることもある[20]。

3 治療抵抗性高血圧への対策

ⓐ 白衣現象

白衣現象による見かけの治療抵抗性高血圧の場合は、家庭血圧や24時間血圧がコントロールされていれば、降圧治療の強化は不要とされる[3]。白衣高血圧型の治療抵抗性高血圧は、真の治療抵抗性高血圧に比べて臓器障害は軽度で予後は良好であることが示されている[14,15]。したがって、治療抵抗性高血圧には、家庭血圧測定を必ず行ってもらう方針で望む。

ⓑ 生活習慣の修正

食塩の過剰摂取、利尿薬が適切に使用されていない場合、腎機能が低下している場合では、体液量過多と関連して治療抵抗性高血圧を示すことが多い。この場合は、食塩制限が効果的である(表1)[3]。たとえば、利尿薬を含む降圧薬を服用中の治療抵抗性高血圧患者においても、厳格な食塩制限により24時間血圧は大きく低下することが示されている(図2)[21]。また、肥満者におけるカロリー制限による減量や、大量飲酒者における飲酒制限も重要である。

ⓒ 降圧薬治療

1. 服薬アドヒアランス

降圧薬治療においては患者の治療に対するアドヒアランス、また患者とのコンコーダンス形成は

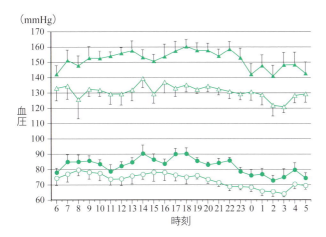

図2 治療抵抗性高血圧患者における食塩制限（3 g/日）の降圧効果

[Pimenta E, et al.：Effects of dietary sodium reduction on blood pressure in subjects with resistant hypertension：results from a randomized trial. Hypertension 2009；54：475-481より]

表2 治療抵抗性高血圧およびコントロール不良高血圧への薬物治療

Ca拮抗薬，ACE阻害薬/ARB，利尿薬の3剤で目標血圧に達しない場合
1. 増量，または服薬法変更（1日2回あるいは夜1回に）
2. MR拮抗薬の追加（血清Kに注意）
3. 交感神経抑制薬（αβ遮断薬，β遮断薬，α遮断薬）の追加
4. さらなる併用療法
    a．中枢性交感神経抑制薬の追加
    b．血管拡張薬（ヒドララジンなど）の追加
    c．ジヒドロピリジン系と非ジヒドロピリジン系Ca拮抗薬の併用
    d．ARB，ACE阻害薬，直接的レニン阻害薬のうち，2種の併用（血清K，腎機能に注意）
    e．サイアザイド系利尿薬とループ利尿薬の併用
5. 適切な時期に高血圧専門医に相談

[JSH 2019より]

重要である．特に服薬アドヒアランス不良は治療抵抗性高血圧の大きな要因となっている．説明が不十分で患者が降圧治療を十分に受け入れていないことや，医師が降圧薬の副作用に気づかないことは，服薬アドヒアランスの不良の要因となる．治療抵抗性高血圧患者に対しては，服薬アドヒアランスを確認し，不良の場合には患者の治療に対する認知度を上げる努力や適切な降圧薬の選択および患者が受け入れやすい降圧薬の投与法を工夫することが重要である．そのためにも患者の経済的，心理的問題に対しても配慮が必要である．

2. 薬物治療の基本

治療抵抗性高血圧の治療では，利尿薬を含む作用機序の異なる降圧薬の多剤併用が原則となる（表2）[3]．降圧薬の選択については積極的適応がある薬剤を優先するが，Ca拮抗薬とARBあるいはACE阻害薬と利尿薬の組み合わせが主体となるであろう．また，血圧コントロールには十分な量を用いることが重要である．高用量のCa拮抗薬およびARBと標準用量の利尿薬の組み合わせは，高度の高血圧やコントロール不良の高血圧患者の血圧を効果的に下げることが示されている[22]．

利尿薬については，使用されていなければ禁忌でない限り使用を開始し，使用されていれば用量と種類の調整を試みる．症例によっては，急性腎不全（AKI）の出現，電解質，代謝などへの影響に注意しながら，推奨用量より高用量の使用も検討する．腎機能がeGFR 30 mL/分以上の場合には，サイアザイド系利尿薬を，30 mL/分未満の場合はループ利尿薬を選択することが原則である．ループ利尿薬のうちフロセミドは，作用時間が短いため1日複数回の投与が必要である．より作用時間の長い薬剤（トラセミドなど）を用いることも考慮する．

3. さらなる降圧療法

Ca拮抗薬，ARBあるいはACE阻害薬と利尿薬の3剤併用でも降圧が不十分な場合は，薬剤を増量する．朝1回を朝夜の2回または夜1回の服薬に変更する，さらに降圧薬を追加する，などにより血圧コントロールをはかる．治療抵抗性高血圧では，特に降圧薬の持続時間が不十分であると，降圧が十分でない時間帯が生じやすい．朝夜の家庭血圧での評価や24時間自由行動下血圧測定による血圧日内変動の評価を行い，降圧薬の種類のみならず，投薬時間も調節することが望ましい．

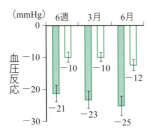

図3 治療抵抗性高血圧患者に対するスピロノラクトン追加投与の効果

[Nishizaka MK, et al.: Efficacy of low-dose spironolactone in subjects with resistant hypertension. Am J Hypertens 2003;16:925-930 より]

降圧薬の眠前投与により，治療抵抗性高血圧患者の24時間血圧や夜間血圧が低下し，降圧目標達成率が高まることが示されている[23]．

3剤併用でも降圧が不十分な治療抵抗性高血圧に対しては，アルドステロン拮抗薬の有効性が報告されており，推奨される（p.136 column 5 参照)[24-27]（図3）．ただし，腎障害を伴う場合やほかのRAS阻害薬との併用の際には高K血症の出現に注意を要する．

JSH2019のメタ解析では，治療抵抗性高血圧を呈する患者に25〜50 mg/日のスピロノラクトン追加投与は，プラセボおよびドキサゾシンやビソプロロールと比較して診察室血圧および診察室外血圧を有意に低下させることが明らかになっている．ただし，いずれの試験も観察期間が短く，患者背景も不均一であり，死亡や脳心血管イベントの発症に対する長期的な抑制効果や有害事象の発症への影響に関しては不明である．これまでの研究はおもにアルダクトンを用いたものであり，その他のアルドステロン拮抗薬については，臨床現場で個別に有効性を検討する必要もある．

また，αβ遮断薬やα遮断薬，β遮断薬といった交感神経抑制薬も効果的であろう．早朝や日中の高血圧は，交感神経系が関与する場合が多い．それでも血圧コントロールが不良な場合には，治療抵抗性の要因について見直すとともに，さらに降圧薬を追加する．αメチルドパなどの中枢性交感神経抑制薬や，ヒドララジンなどの血管拡張薬が候補となる．また，原則として同じクラスの薬物の重複は避けるが，ジヒドロピリジン系と非ジヒドロピリジン系Ca拮抗薬の併用，サイアザイド系利尿薬とループ利尿薬の併用，ACE阻害薬あるいはレニン阻害薬とARBの併用は試みられることがある．このような多剤併用や高用量投与の際には，副作用が起こりやすいため十分な注意を要する．専門医が行うか，または専門医へのコンサルトが必要である．

d デバイスによる降圧療法

主に治療抵抗性高血圧を対象に，様々なデバイスの開発が行われている．実臨床への適応が行われているものはないが，今後，その開発が進むものと期待される．

1. 腎交感神経デナベーション

カテーテルによる腎交感神経デナベーション（RDN）とは，大腿動脈から挿入したカテーテルを腎動脈に誘導し，血管内膜側から高周波を発生させ外膜に局在する腎神経を焼灼し，血圧を低下させる最新の医療技術である．2009年にはじめて治療抵抗性高血圧に臨床応用され，その後も降圧薬での治療と比較し，診察室血圧や24時間血圧測定値を明らかに低下することが報告され臨床応用が期待された[28-30]．しかしながら，2014年に発表された単盲検比較試験であるSYMPLICITY-3において[31]，RDNが偽手術群を対照として，RDNの安全性は問題ないものの，血圧低下への効果に対しては偽手術群と差がないという結果となり，本治療が改めて見直されることとなった．SYMPLICITY-3の結果により，治療手技，焼灼部位，患者要因の差などが，本治療の効果の有無に差が出る可能性が示唆された[32,33]．以後，機器開発が進み，高周波だけでなく超音波を用いた機器に加え，患者選択の厳格な基準が設けられた臨床試験が行われている．また，未治療，軽症・中等症高血圧症例を対象にした，RDN群と偽手術群の盲検比較試験において，診察室血圧と24時間血圧値がRDN術群で有意に低下したことが報告されている[34-36]．長期的な血圧低下効果や安全性の問題，すべての症例に効果があるわけではないこと，RDNの成功を確かめる手段が血圧評価によるものしかなく，手技のエンドポイントがないなど，未解決な問題が多い．しかし，治療抵抗性高血圧だけでなく，軽症高血圧症例への非薬物療法の高血圧治療手段としても期待されている．

2. 頸動脈圧受容器の刺激デバイス

治療抵抗性高血圧に対して，頸動脈洞を電気的に刺激する，または，頸動脈ステントにより圧受容体の感受性を上げることにより，全身の交感神経を抑制し降圧を行うデバイスの開発が試みられている．前者では，頸動脈洞の近くに埋め込んだ電極からの電気刺激を行うデバイスが使用されており，RCTも行われ，有意な降圧が認められると報告されている[37,38]．しかし，現時点では，長期効果，安全性，手術手技が必要であるとの観点で，一般的な治療とはなっていない．さらに，改良されたデバイスが開発中である．また，後者については，頸動脈洞を内部からステント留置により進展させ圧受容体感受性を上げて，降圧を目指す治療が開発されている[39]．少人数を対象とした試験では，有効な降圧が認められており，今後，RCTなどを通じて臨床応用が検討される予定である．

3. 動脈-静脈瘻形成

腸骨動脈・静脈へのデバイス挿入で動静脈瘻を形成することにより，降圧を生じさせることが報告されている[40]．治療抵抗性高血圧へのRCTも行われ，有意な降圧が報告されている[41]．しかし，静脈側の狭窄の出現などの副作用があり，実用化へのハードルはまだ高いといえる．また，この治療により心不全が発症する可能性についても今後，検討が必要であろう．

文献

1) Calhoun DA, et al.：Resistant hypertension：diagnosis, evaluation, and treatment：a scientific statement from the American Heart Association Professional Education Committee of the Council for High Blood Pressure Research. Hypertension 2008；51：1403-1419.
2) Moser M, et al.：Clinical practice. Resistant or difficult-to-control hypertension. N Engl J Med 2006；355：385-392.
3) 日本高血圧学会高血圧治療ガイドライン作成委員会（編）：高血圧治療ガイドライン 2019．ライフサイエンス出版，2019
4) Armario P, et al.：Prevalence and clinical characteristics of refractory hypertension. J Am Heart Assoc 2017；6：e007365.
5) Cao G, et al.：Prevalence, clinical characteristics and echocardiography parameters of non-resistant, resistant and refractory hypertension in Chinese. Postgrad Med 2017；129：187-192.
6) Calhoun DA, et al.：Refractory hypertension：determination of prevalence, risk factors, and comorbidities in a large, population-based cohort. Hypertension 2014；63：451-458.
7) Kaplan NM, et al.：Treatment of hypertension：drug therapy. Kaplan's Clinical Hypertension, 10th edition. 192, 273-275, Lippincott Williams & Wilkins, 2010.
8) Percell SD：Prevalence of resistant hypertension in the United States, 2003-2008. Hypertension 2011；57：1076-1080.
9) Achelrod D, et al.：Systematic review and meta-analysis of the prevalence of resistant hypertension in treated hypertensive populations. Am J Hypertens 2015；28：355-361.
10) Oikawa T, et al.：J-HOME Study Group：Characteristics of resistant hypertension determined by self-measured blood pressure at home and office blood pressure measurements：the J-HOME study. J Hypertens 2006；24：1737-1743.
11) Daugherty SL, et al.：Incidence and prognosis of resistant hypertension in hypertensive patients. Circulation 2012；125：1635-1642.
12) Cuspidi C, et al.：High prevalence of cardiac and extracardiac target organ damage in refractory hypertension. J Hypertens 2001；19：2063-2070.
13) 河野雄平：治療抵抗性高血圧への対処．日内会誌 2012；101：707-711.
14) Salles GF, et al.：Prognostic influence of office and ambulatory blood pressure in resistant hypertension. Arch Intern Med 2008；168：2340-2346.
15) de la Sierra A, et al.：Clinical features of 8295 patients with resistant hypertension classified on the basis of ambulatory blood pressure monitoring. Hypertension 2011；57：898-902.
16) Bunker J, et al.：How common is true resistant hypertension？J Hum Hypertens 2011；25：137-140.
17) Pedrosa RP, et al.：Obstructive sleep apnea：the most common secondary cause of hypertension associated with resistant hypertension. Hypertension 2011；58：811-817.
18) Ono A, et al.：Factors relating to inadequate control of blood pressure in hypertensive outpatients. Hypertens Res 2003；26：219-224.
19) Milman T, et al.：Clinical inertia in the pharmacological management of hypertension：a systematic review and meta-analysis. Medicine（Baltimore）2018；97：e11121.
20) Williams B, et al.：2018 ESC/ESH guidelines for the management of arterial hypertension. Eur Heart J 2018；39：3021-3104.
21) Pimenta E, et al.：Effects of dietary sodium reduction on blood pressure in subjects with resistant hypertension：results from a randomized trial. Hypertension 2009；54：475-481.
22) Oparil S, et al.：Triple therapy with olmesartan medoxomil, amlodipine besylate, and hydrochlorothiazide in adult patients with hypertension：the TRINITY multicenter, randomized, 12 week, parallel-group study. Clin Ther 2010；32：1252-1269.
23) Hermida RC, et al.：Effects of time of antihypertensive treatment on ambulatory blood pressure and clinical characteristics of subjects with resistant hypertension. Am J Hypertens 2010；23：432-439.
24) Nishizaka MK, et al.：Efficacy of low-dose spironolactone in subjects with resistant hypertension. Am J Hypertens 2003；16：925-930.
25) Chapman N, et al.；Anglo-Scandinavian cardiac outcomes trial investigators：Effect of spironolactone on blood pressure in subjects with resistant hypertension. Hypertension 2007；49：839-845.
26) Liu P, et al.：Addition of spironolactone in patients with resis-

tant hypertension : a meta-analysis of randomized controlled trials. Clin Hypertens 2017 ; 39 : 257-263.
27) Zhao D, et al. : A meta-analysis of add-on use of spironolactone in patients with resistant hypertension. Int J Cardiol 2017 ; 233 : 113-117.
28) Krum H, et al. : Catheter-based renal sympathetic denervation for resistant hypertension : a multicentre safety and proof-of-principle cohort study. Lancet 2009 ; 373 : 1275-1281.
29) Esler MD, et al. : Renal sympathetic denervation in patients with treatment-resistant hypertension(the symplicity htn-2 trial) : a randomised controlled trial. Lancet 2010 ; 376 : 1903-1909.
30) Azizi M, et al. : Optimum and stepped care standardised antihypertensive treatment with or without renal dener vation for resistant hypertension(denerhtn) : a multicentre, open-label, randomized controlled trial. Lancet 2015 ; 385 : 1957-1965.
31) Bhatt DL, et al. : A controlled trial of renal denervation for resistant hypertension. N Engl J Med 2014 ; 370 : 1393-1401.
32) Kandzari DE, et al. : Predictors of blood pressure response in the symplicity htn-3 trial. Eur Heart J 2015 ; 36 : 219-227.
33) Sakakura K, et al. : Anatomic assessment of sympathetic periarterial renal nerves in man. J Am Coll Cardiol 2014 ; 64 : 635-643.
34) Townsend RR, et al. : Catheter-based renal denervation in patients with uncontrolled hypertension in the absence of antihypertensive medications(SPYRAL HTN-OFF MED) : a randomised, sham-controlled, proof-of-concept trial. Lancet 2017 ; 390 : 2160-2170.
35) Azizi M, et al. : Endovascular ultrasound renal denervation to treat hypertension(RADIANCE-HTN SOLO) : a multicentre, international, single-blind, randomised, shamcontrolled trial. Lancet 2018 ; 391 : 2335-2345.
36) Kandzari DE, et al. : Effect of renal denervation on blood pressure in the presence of antihypertensive drugs : 6-month efficacy and safety results from the SPYRAL HTN-ON MED proof-of-concept randomised trial. Lancet 2018 ; 391 : 2346-2355.
37) Bisognano JD, et al. : Baroreflex activation therapy lowers blood pressure in patientswith resistant hypertension : results from the double-blind, randomized, placebo-controlled rheos pivotal trial. J Am Coll Cardiol 2011 ; 58 : 765-773.
38) Wachter R, et al. : An exploratory propensity score matched comparison of second-generation and first-generation baroreflex activation therapy systems. J Am Soc Hypertens 2017 ; 11 : 81-91.
39) Spiering W, et al. : Endovascular baroreflex amplification for resistant hypertension : a safety and proof-of-principle clinical study. Lancet 2017 ; 390 : 2655-2661.
40) Burchell AE, et al. : Device-based therapy for hypertension. Curr Hypertens Rep 2016 ; 18 : 61.
41) Lobo MD, et al. : Central arteriovenous anastomosis for the treatment ofpatients with uncontrolled hypertension(the ROX CONTROL HTN study) : a randomised controlled trial. Lancet 2015 ; 385 : 1634-1641.

XIV 二次性高血圧

A 二次性高血圧の概論

> **Abstract**
> - ある特定の原因による高血圧を二次性高血圧といい，原因を同定して治療すると効果的に血圧を降下させることができるため，二次性高血圧を疑い，適切な診断を行うことが重要である．
> - 二次性高血圧の原因のなかで，比較的頻度の高いものとして，睡眠時無呼吸症候群，腎実質性高血圧，腎血管性高血圧，原発性アルドステロン症などがある．二次性高血圧を示唆する一般的な特徴として，重症あるいは治療抵抗性高血圧であることや，若年発症の高血圧や急激な高血圧発症などがあげられる．
> - 二次性高血圧の可能性はすべての高血圧患者の診療において念頭におくべきであり，示唆する所見を見逃さずに，適切な検査を施行することが重要である．鑑別診断などの結果，二次性高血圧の可能性が高い場合，専門医に紹介する．

1 二次性高血圧とは

ある特定の原因による高血圧を二次性高血圧といい，原因を特定できない本態性高血圧とは病態も治療方針も大きく異なっている．二次性高血圧では，通常の治療で目標血圧を達成することが難しい治療抵抗性高血圧を呈することが多いが，高血圧をきたす原因が同定できれば，その原因に対する特異的な治療を行うことにより効果的に血圧を降下させることができる．したがって，高血圧患者の診察では，二次性高血圧の可能性を念頭におき，適切な診断を行うことが重要である．

2 二次性高血圧をきたす疾患

二次性高血圧の原因のなかで比較的頻度の多いものとして，睡眠時無呼吸症候群，腎実質性高血圧，腎血管性高血圧，原発性アルドステロン症などがあげられる．そのなかでも頻度が多いと考えられている睡眠時無呼吸症候群は，高血圧をきたす原因として常に考慮すべき病態である．機序として，無呼吸や低呼吸による脳内の低酸素が，交感神経系やレニン・アンジオテンシン（RA）系を亢進させることによって高血圧を発症させたり血圧変動性を増大させたりする可能性が考えられている．

腎実質性高血圧は，慢性糸球体腎炎や糖尿病性腎症などの糸球体疾患だけでなく，慢性腎盂腎炎などの間質性腎疾患や多発性嚢胞腎なども原因となる．これら慢性腎臓病（CKD）では50～70％程度に高血圧を合併することが報告されており[1]，腎機能低下が高度になるにしたがい高血圧を呈する頻度が高くなる．ただし，高血圧が先行してCKDを呈している症例もしばしばみられることから，高血圧がCKDの結果なのか原因なのか鑑別することが困難なことも多い．

腎血管性高血圧では，腎動脈の狭窄によるRA系の亢進が血圧上昇をもたらす．診断に際しては，画像診断による形態的診断を基本に行い，血漿レニン活性測定など機能的診断は補助的に用いる．すなわち，腎動脈超音波をまず行い，腎機能に応じて非造影MRAや造影CTAを考慮する．

副腎からのアルドステロンの過剰分泌が原発性アルドステロン症における高血圧発症の機序である．スクリーニング検査の対象者の拡大によって，確定診断に至る症例が増加している．また，原発性アルドステロン症患者では脳心血管疾患を合併することが多いため，二次性高血圧の原因のうち特に注意すべき疾患である．片側性病変と両側性病変で治療方針が異なるため局在診断が重要であり，疑われた場合は副腎静脈サンプリングの施行できる施設へ紹介することが望ましい．

表1 ▶ 二次性高血圧の原因疾患と示唆する所見，鑑別に必要な検査

二次性高血圧一般（示唆する所見）
若年発症の高血圧，中年以降発症の高血圧，重症高血圧，治療低抵抗性高血圧，それまで良好だった血圧の管理が難しくなった場合，急速に発症した高血圧，血圧値に比較して臓器障害が強い場合，血圧変動が大きい場合

原因疾患	示唆する所見	鑑別に必要な検査
腎血管性高血圧	RA系阻害薬投与後の急激な腎機能悪化，腎サイズの左右差，低K血症，腹部血管雑音，夜間多尿	腎動脈超音波，腹部CTA，腹部MRA
腎実質性高血圧	血清Cr上昇，蛋白尿，血尿，腎疾患の既往	血清免疫学的検査，腹部CT，超音波，腎生検
原発性アルドステロン症	低K血症，副腎偶発腫瘍，夜間多尿	血漿レニン活性，血漿アルドステロン濃度，負荷試験，副腎CT，副腎静脈採血
睡眠時無呼吸症候群	いびき，肥満，昼間の眠気，早朝・夜間高血圧	睡眠ポリグラフィー
褐色細胞腫	発作性・動揺性高血圧，動悸，頭痛，発汗，高血糖	血液・尿カテコールアミンおよびカテコールアミン代謝産物，腹部超音波・CT，MIBGシンチグラフィー
クッシング症候群	中心性肥満，満月様顔貌，皮膚線条，高血糖，低K血症，年齢不相応の骨密度の減少・圧迫骨折	コルチゾール，ACTH，腹部CT，頭部MRI，デキサメタゾン抑制試験
サブクリニカルクッシング症候群	副腎偶発腫瘍，高血糖，低K血症，年齢不相応の骨密度の減少・圧迫骨折	コルチゾール，ACTH，腹部CT，デキサメタゾン抑制試験
薬物誘発性高血圧	薬物使用歴，低K血症，動揺性高血圧	薬物使用歴の確認
大動脈縮窄症	血圧上下肢差，血管雑音	胸腹部CT，MRI・MRA，血管造影
先端巨大症	四肢先端の肥大，眉弓部膨隆，鼻・口唇肥大，高血糖	IGF-1，成長ホルモン，下垂体MRI
甲状腺機能低下症	徐脈，浮腫，活動性減少，脂質・CK・LDH高値	甲状腺ホルモン，TSH，自己抗体，甲状腺超音波
甲状腺機能亢進症	頻脈，発汗，体重減少，コレステロール低値	甲状腺ホルモン，TSH，自己抗体，甲状腺超音波
副甲状腺機能亢進症	高Ca血症，夜間多尿，口渇感	副甲状腺ホルモン
脳幹部血管圧迫	顔面けいれん，三叉神経痛	頭部MRI
その他	（尿路異常，ナットクラッカー症候群，レニン産生腫瘍など）	

［JSH2019より］

　二次性高血圧をきたすほかの原因として次のような病態があげられる．内分泌性高血圧のうち，褐色細胞腫はカテコールアミンの過剰分泌により，クッシング症候群やサブクリニカルクッシング症候群はコルチゾールの過剰分泌によって，高血圧をきたす．そのほか，甲状腺機能低下症あるいは甲状腺機能亢進症，副甲状腺機能亢進症，先端巨大症も高血圧の原因となる．血管性高血圧として，高安動脈炎や結節性多発動脈炎，全身性強皮症などの血管炎症候群や，大動脈縮窄症，大動脈弁逆流症などがあげられる．脳幹部血管による頭側延髄腹外側野の圧迫は交感神経亢進を介して高血圧をきたす．また，脳腫瘍や脳血管障害でも高血圧を呈する．薬剤誘発性高血圧は比較的頻度が多く，高血圧の診療では内服薬の確認が重要である．NSAIDs，カンゾウ（甘草）を含む漢方薬，グルココルチコイド，免疫抑制薬，エリスロポエチン製剤，女性ホルモン関連薬，交感神経刺激作用を有する薬剤，分子標的薬などが原因となることも多い．単一遺伝子異常に起因する先天性の血圧異常は，存在するがまれである．

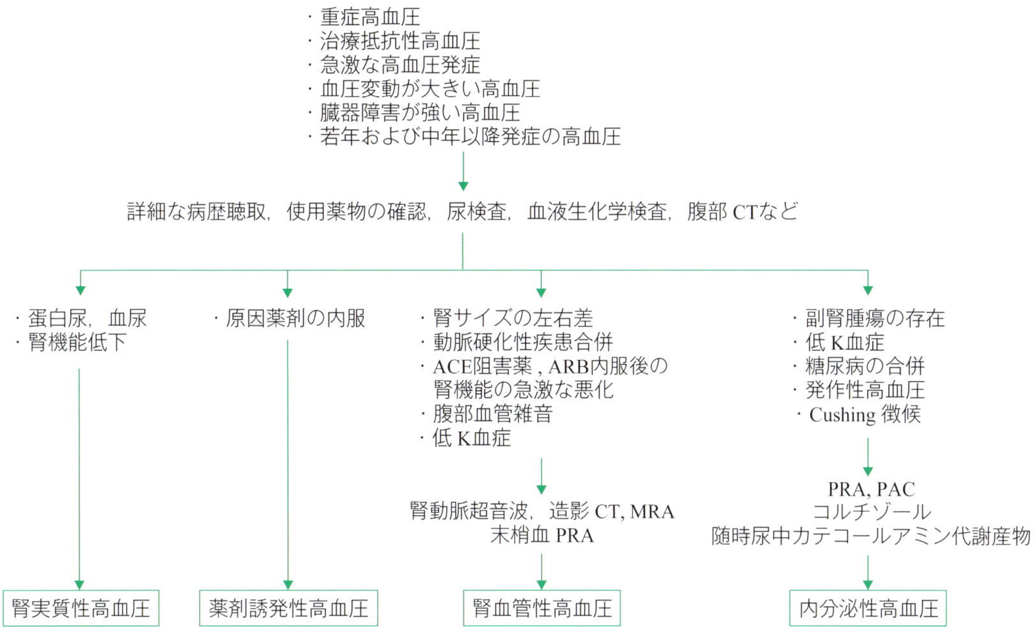

```
                    ・重症高血圧
                    ・治療抵抗性高血圧
                    ・急激な高血圧発症
                    ・血圧変動が大きい高血圧
                    ・臓器障害が強い高血圧
                    ・若年および中年以降発症の高血圧
                              ↓
        詳細な病歴聴取，使用薬物の確認，尿検査，血液生化学検査，腹部CTなど
              ↓           ↓          ↓              ↓
     ・蛋白尿，血尿   ・原因薬剤の内服   ・腎サイズの左右差      ・副腎腫瘍の存在
     ・腎機能低下                ・動脈硬化性疾患合併     ・低K血症
                            ・ACE阻害薬，ARB内服後の  ・糖尿病の合併
                              腎機能の急激な悪化      ・発作性高血圧
                            ・腹部血管雑音         ・Cushing徴候
                            ・低K血症
                                   ↓              ↓
                            腎動脈超音波，造影CT, MRA    PRA, PAC
                            末梢血 PRA              コルチゾール
                                                随時尿中カテコールアミン代謝産物
              ↓           ↓          ↓              ↓
         腎実質性高血圧    薬剤誘発性高血圧    腎血管性高血圧        内分泌性高血圧
```

図1 二次性高血圧の診断手順

3 二次性高血圧の頻度

二次性高血圧の頻度は，以前は高血圧患者の5～10%程度と考えられていたが[2-4]，スクリーニング検査の適応拡大によって原発性アルドステロン症が従来考えられていたよりも多いという報告があったり，睡眠時無呼吸症候群が二次性高血圧としても認識されたりしたことから，少なくとも高血圧患者の10%以上が二次性高血圧であると推定される．また，二次性高血圧は治療抵抗性高血圧を示すことが多いため，治療抵抗性を示す高血圧患者での二次性高血圧の頻度はさらに高くなる．近年，原発性アルドステロン症だけでも高血圧患者の5～10%前後を占めると報告されており[5,6]，内分泌性高血圧のなかで最も頻度が高い．ほかに腎実質性高血圧や，腎血管性高血圧が，それぞれ高血圧患者の2～5%，1%程度と報告されており，二次性高血圧の原因としてこれらによるものの頻度が比較的高い．睡眠時無呼吸症候群は，二次性高血圧として最も頻度が高い原因であるとの報告があり[7]，今後，診断検査の普及によって，二次性高血圧患者として認識される症例が増加していくことが予想される．

4 二次性高血圧のスクリーニング

二次性高血圧を示唆する一般的な特徴として，重症あるいは治療抵抗性高血圧であることや，若年発症の高血圧や急激な高血圧発症などがあげられ，このような高血圧患者では二次性高血圧の可能性が高いため，詳細な病歴聴取と診察，適切な検査が必要である．主な二次性高血圧について，示唆する所見と鑑別に必要な検査を表1に示す[8]．二次性高血圧の可能性はすべての高血圧患者の診療において念頭におくべきであり，示唆する所見を見逃さずに適切な検査を施行することが重要ではあるものの，医療経済的にすべての高血圧患者にスクリーニング検査を実施することは推奨されない．

図1に示したように二次性高血圧を示唆する特徴を持った高血圧症例では，詳細な病歴や身体所見をとるとともに，尿検査，血液検査を必ず行い，場合によっては腹部CTなども施行する．そこで何らかの異常を認めた場合には，適切な内分泌学的検査，各種画像診断などの検査を施行し，二次性高血圧の確定診断をすることが重要である．個々の二次性高血圧の診断と治療の詳細については，本書における各論とともに日本高血圧治療ガイドライン2019も参照していただきたい[8]．

引用文献

1) Whaley-Connell AT, et al.：CKD in the United States：Kidney Early Evaluation Program(KEEP) and National Health and Nutrition Examination Survey(NHANES) 1999-2004. Am J Kidney Dis 2008；51：S13-S20.
2) Sinclair AM, et al.：Secondary hypertension in a blood pressure clinic. Arch Intern Med 1987；147：1289-1293.
3) Anderson GH, et al.：The effect of age on prevalence of secondary forms of hypertension in 4429 consecutively referred patients. J Hypertens 1994；12：609-615.
4) 尾前照雄：高血圧症の病態と予後. 日内会誌 1985；74：401-415.
5) Rossi GP, et al.：A prospective study of the prevalence of primary aldosteronism in 1125 hypertensive patients. JACC 2006；48：2293-2300.
6) Omura M, et al.：Prospective study on the prevalence of secondary hypertension among hypertensive patients visiting a general outpatient clinic in Japan. Hypertens Res 2004；27：193-202.
7) Pedrosa RP, et al.：Obstructive sleep apnea：the most common secondary cause of hypertension associated with resistant hypertension. Hypertension 2011；58：811-817.
8) 日本高血圧学会高血圧治療ガイドライン作成委員会：日本高血圧治療ガイドライン 2019(JSH2019). ライフサイエンス出版，2019.

XIV 二次性高血圧

B 腎実質性高血圧

Abstract

- 腎実質性高血圧とは，腎実質障害に伴って発症する高血圧で，二次性高血圧として頻度が高い．
- 糸球体疾患では初期から高血圧が発症するのに対して，間質性腎疾患では腎機能低下が進行してから高血圧が発症することが多い．ただし，多発性囊胞腎では早期から高血圧を合併しやすい．
- 高血圧が発症すると腎症の進行が加速されるため，心血管事故抑制と同時に腎保護の両面で降圧療法は重要である．
- 慢性糸球体腎炎や糖尿病性腎症などの糸球体疾患では一般に糸球体血圧が上昇し，尿蛋白量は多い．尿蛋白ありの場合，あるいは CKD 重症度区分における蛋白尿 A2，A3 区分では RA 系阻害薬を主体に 130/80 mmHg 未満の積極的降圧が必要である．
- 間質性腎疾患では一般に糸球体血圧は正常〜低値を示し，尿蛋白量は少ない．蛋白尿なしの場合（CKD A1 区分）には降圧薬の種類は問わず，ベースラインの腎機能，年齢に配慮した降圧目標を設定する．ただし，尿蛋白が増加すれば糸球体疾患と同様に RA 系阻害薬を主体に積極的降圧を行う．

1 定義と頻度

　腎疾患による腎機能障害に伴って発症する高血圧であり，二次性高血圧のなかでは頻度が高く，高血圧全体の 2〜5% を占めるとされる[1-3]．40 歳以上の一般住民を対象とした久山町研究では，1961 年からの 20 年間に 131 例の高血圧者が剖検され，腎実質性高血圧は全体の 3.1% であった[3]．血圧上昇の機序には体液量の増大やレニン・アンジオテンシン（RA）系の亢進などが関与する．

　一方，高血圧の持続は腎障害をさらに増悪させて原疾患の進展を促進する．その結果，高血圧もさらに重症化するという悪循環が形成されてしまう．この悪循環を抑制するために，腎実質性高血圧では原疾患の治療に加えて厳格な血圧管理が必要となる．糸球体疾患や多発性囊胞腎では比較的早期から血圧が上昇しやすいが，慢性腎盂腎炎などの間質性腎疾患では，腎機能低下が進行してはじめて高血圧が発症することが多い[4,5]．なお，急性糸球体腎炎などでも血圧上昇を認めるが一過性であることが多く，血圧管理が臨床的に問題になるのは慢性腎臓病（CKD）に伴う高血圧である．

2 診断

　CKD と高血圧の間には密接な関係が存在することから，両者が合併している場合，どちらが原因で，どちらが結果なのか判定できないことも多い．腎実質性高血圧の診断では，高血圧に先行する腎障害が存在することを確認することが決め手となる．そのためには，定期検診などの尿所見と血圧経過の把握が特に重要である．蛋白尿・血尿・種々の円柱の存在など多彩な尿所見が高血圧の発症に先行して認められる場合には，腎実質性疾患の存在が疑われる．過去の検査所見や経過が不明な場合には，現在の尿所見が腎実質性高血圧と高血圧性腎障害（腎硬化症）の鑑別に有用である．尿蛋白が 1 g/日（または 1 g/gCr）以上ある場合には，原発性の糸球体疾患の可能性が高い．腎硬化症では腎不全症例や悪性高血圧の場合を除けば，尿蛋白は多くても 1 日 1 g 以下（ほとんどの場合は 1 日 0.5 g 以下）である．しかしながら，腎疾患でもシェーグレン症候群や薬剤性腎障害など間質が主病変の場合には尿蛋白は少ないことが多く，むしろ尿濃縮力障害の存在やほかの全身所見が参考になる．また，良性腎硬化症では肉眼的血尿を認めることはまずない．一方，原発性糸球体疾患

表1 腎実質性高血圧と腎硬化症の鑑別

	腎実質性高血圧	腎硬化症 （高血圧性腎障害）
家族歴	腎疾患を認めることあり	高血圧あり
病歴	腎障害が高血圧に先行	高血圧が腎障害に先行
尿所見		
尿蛋白	1 g/日以上のことあり	1 g/日以下
尿潜血	あり	なし～軽度
尿沈渣	多彩な円柱	硝子円柱程度
画像所見	糖尿病性腎症では腫大	萎縮，表面不整など

では糸球体出血を認めることが多い．糸球体性の出血の場合は，（尿路出血の場合と異なり）尿中赤血球の形態が不揃いであったり変形あるいは破壊されていることが多い．さらに，赤血球円柱が認められれば糸球体疾患が存在すると考えられる．糸球体疾患ではしばしば上皮・顆粒あるいは硝子円柱など様々な円柱を認めるが，腎硬化症では硝子円柱程度である．したがって，検尿は高血圧患者全員に施行すべきであり，継続して異常がある場合は，腹部エコーないしCTにより腎形態の評価を行う必要がある．腎実質性高血圧と腎硬化症の鑑別ポイントを表1に示す．

CKD，特に腎実質性疾患では，早期治療により予後が改善される可能性があるため，腎実質性疾患の存在が疑われたならば速やかに腎臓専門医へ紹介することが強く推奨される．

3 病態と特徴

腎実質性高血圧の特徴は食塩摂取量の増加に伴い高血圧が重症化する"食塩感受性高血圧"を呈しやすいことである．すなわち，慢性糸球体腎炎などの糸球体疾患では糸球体で濾過されるNa量が減少し，糖尿病性腎症では初期から尿細管におけるNa再吸収が亢進してNaバランスが正に傾くためNa摂取量の増加に伴い全身血圧が上昇しやすくなる．さらに，食塩感受性高血圧を伴う腎実質性高血圧では，全身血圧のみならず糸球体血圧も上昇しているのが特徴である．正常の腎臓では腎灌流圧が80～180 mmHgの比較的広い範囲を変動しても，糸球体前輸入細動脈の血管抵抗を調節することで腎血流量およびGFRは一定に保たれ

る（自動調節：autoregulation）が，腎実質性疾患が慢性的に持続すると自動調節が障害され，全身の高血圧が糸球体に伝わりやすくなるためである．GFRは糸球体濾過係数と（主に糸球体毛細血管内圧によって規定される）有効濾過圧の積で決定されるが，糸球体疾患で濾過係数が低下しても糸球体血圧が上昇すれば有効濾過圧が上昇してGFRを正常に維持することが可能となる．すなわち，慢性糸球体腎炎などでは，濾過係数の低下を糸球体血圧の上昇によって代償して濾過機能を維持している．一方，糖尿病性腎症では糸球体血圧の上昇によりGFRが増加して亢進したNa再吸収量を上回るNaを尿細管に負荷することが可能となる．このように，糸球体過剰濾過の状態になってはじめてNaバランスを維持できるようになる．短期的に濾過機能の維持に合目的であると思われる糸球体高血圧であるが，長期的には糸球体硬化のリスクであり，長期的な腎保護のためには抑制する必要がある．臨床的には糖尿病性腎症や尿蛋白量の多いCKDは治療を要する糸球体高血圧を伴っている可能性が高い．

4 原疾患と降圧療法

a 糖尿病性腎症と慢性糸球体腎炎

糖尿病性腎症や慢性糸球体腎炎では初期から高血圧を合併する頻度が高く，腎機能障害の進行につれ血圧はさらに上昇する．末期腎不全に至ると高血圧はほぼ必発する．腎生検組織所見で高度な組織障害を有する例ほど高血圧を呈しやすい．原因として，上述のNa排泄障害（食塩感受性亢進）による体液貯留，RA系の不適切な活性化，交感神経系の関与などが考えられている．

一般に，糸球体血圧の上昇を反映して尿蛋白量は多く顕性蛋白尿を呈する．基本治療として減塩と蛋白摂取制限，それに禁煙を指導する．蛋白摂取制限は輸入細動脈の拡張を抑制し，糸球体血圧を低下させる効果が期待される[6]．降圧薬療法としては，輸出細動脈を拡張させて糸球体血圧を低下させるRA系阻害薬を中心として130/80 mmHg未満への積極的な降圧が推奨される．RA系阻害薬の腎保護効果は尿蛋白の減少によって確認できる．また，尿蛋白を伴う糸球体疾患では受診間の

血圧変動が腎不全の危険因子となることが報告されており[7]，変動性を考慮した血圧管理も重要である．しかしながら，RA系阻害薬単剤では降圧目標の達成がしばしば困難であり，長時間作用型Ca拮抗薬やサイアザイド系利尿薬などの併用により十分な降圧を図ることが重要である．血圧が非常に高いⅢ度高血圧や脳心血管病（CVD）リスクの高い症例ではCa拮抗薬の併用が望ましい．可能ならば，尿蛋白を減少させて腎保護効果を有するCa拮抗薬を考慮する．一方，減塩によってもなお体液量が過剰の症例には，まずサイアザイド系利尿薬の併用を考慮するが，腎機能が低下すると（CKDステージG4〜G5：eGFR＜30 mL/min/1.73 m²）無効になるので，長時間作用型ループ利尿薬に変更または併用する．

ⓑ 慢性腎盂腎炎[4,5]

慢性腎盂腎炎を代表とする間質性腎疾患では，糸球体疾患とは異なり初期に高血圧を呈することはまれである．尿細管・間質障害によるNa喪失と尿濃縮力低下のため脱水に陥りやすく，高血圧を呈するのは腎機能がかなり低下してからである．一般に，糸球体血圧は正常ないし低値を示し，尿蛋白量は少ない．降圧薬の種類は問わず，ベースラインの腎機能，年齢に配慮した降圧目標を設定する．ただし，尿蛋白が増加すれば糸球体疾患と同様にRA系阻害薬を主体に積極的降圧を行う．

ⓒ 多発性囊胞腎[8]

両側の腎臓の皮質と髄質に多数の囊胞が形成され，実質の萎縮と線維化を生じる疾患である．診断には腹部エコーまたはCTで両側腎臓に多数の囊胞が存在することを確認することが必要である．多発性囊胞腎の大部分を占める，常染色体優性多発性囊胞腎（autosomal dominant polycystic kidney disease：ADPKD）の原因遺伝子はPKD1（16番染色体短腕）とPKD2（4番染色体長腕）であり，そのほかに常染色体劣性遺伝形式を示すものもある．PKD1が80〜90％を占め，残りがPKD2である[9]．多発性囊胞腎により医療機関を受療している患者数は，人口2,000〜4,000人に1人である[10]．疾患は進行性で腎機能は経時的に低下し，50歳代で約40％が末期腎不全に陥るが，PKD1異常患者はPKD2異常患者よりも進行が速いと考えられている[11]．腎外病変としては肝臓や膵臓などの他臓器囊胞，頭蓋内脳動脈瘤および僧帽弁逸脱症などの弁疾患が合併しやすい．高血圧は本態性高血圧に比べて若年に発症することが多く腎機能が正常な初期から約60％に認められ[12]，末期腎不全に達するとほぼ必発する．囊胞による血管系の圧排によって腎局所が虚血に陥り，その結果としてレニン分泌や交感神経活性が亢進することが高血圧の発症に関与すると考えられている．現時点では推奨降圧薬や降圧目標は明確に規定できないため，降圧薬の種類は問わず，ベースラインの腎機能，年齢に配慮した降圧目標を設定する．未治療の高血圧によって腎機能の悪化・総腎容積の増加，心弁膜疾患や脳動脈瘤破裂による死亡の可能性が高まるため，高血圧の早期発見と早期治療は重要である．

▶引用文献

1) Sinclair AM, et al.：Secondary hypertension in a blood pressure clinic. Arch Intern Med 1987；147：1289-1293.
2) Gifford RW Jr：Evaluation of the hypertensive patient with emphasis on detecting curable causes. Milbank Mem Fund Q 1969；47：170-186.
3) 尾前照雄：高血圧の病態と予後．日内会誌 1985；74：401-405.
4) Blythe WB：Natural history of hypertension in renal parenchymal disease. Am J Kidney Dis 1985；5：A50-A56.
5) Jacobson SH, et al.：Development of hypertension and uraemia after pyelonephritis in childhood：27 year follow up. BMJ 1989；299：703-706.
6) Zeller K, et al.：Effect of restricting dietary protein on the progression of renal failure in patients with insulin-dependent diabetes mellitus. N Engl J Med 1991；324：78-84.
7) Sethna CB, et al.：Blood pressure and visit-to-visit blood pressure variability among individuals with primary proteinuric glomerulopathies. Hypertension 2017；70：315-323.
8) 厚生労働科学研究費補助金難治性疾患等政策研究事業（難治性疾患政策研究事業）難治性腎疾患に関する調査研究班（丸山彰一 監修）：エビデンスに基づく多発性嚢胞腎（PKD）診療ガイドライン 2017. 1-30, 東京医学社, 2017.
9) Mizoguchi M, et al.：Genotypes of autosomal dominant polycystic kidney disease in Japanese. J Hum Genet 2002；47：51-54.
10) Higashihara E, et al.：Prevalence and renal prognosis of diagnosed autosomal dominant polycystic kidney disease in Japan. Nephron 1998；80：421-427.
11) Hateboer N, et al.：Comparison of phenotypes of polycystic kidney disease types 1 and 2. European PKD1-PKD2 Study Group. Lancet 1999；353：103-107.
12) Higashihara E, et al.：Clinical aspects of polycystic kidney disease. J Urol 1992；147：329-332.

XIV 二次性高血圧

C 腎血管性高血圧

Abstract

- 腎血管性高血圧（RVHT）は腎動脈の狭窄や閉塞による高血圧で，全高血圧患者の約1％にみられる．中・高年者では粥状動脈硬化が，若年者では線維筋異形成が主な成因となる．粥状動脈硬化性RVHTは，虚血性心疾患や閉塞性動脈硬化症などほかの血管病変を合併することが多い[1]．
- RVHTを疑う患者像は，若年発症高血圧，重症高血圧，治療抵抗性高血圧，増悪する高血圧，腹部血管雑音，腎サイズの左右差，レニン・アンジオテンシン（RA）系阻害薬での腎機能の悪化などである[1]．
- RVHTの診断は，画像診断を中心とする形態的診断を基本とし，機能診断は補助的に使用する．形態的診断のスクリーニングとして腎動脈超音波検査は有用であり，同検査が施行できない場合には，腎機能に応じてMRA，CTAなどを考慮する[1]．
- RVHTでは，目標血圧達成まで，RA系阻害薬，Ca拮抗薬，利尿薬，β遮断薬などを用いた多剤併用を行うが，RA阻害薬の使用については下記の留意を要する．
  ▶ 片側性RVHTでは，RA系阻害薬の使用は降圧，腎機能保持，生命予後改善に有利であるため検討する．
  ▶ 両側性RVHTでは，RA系阻害薬の使用は急速な腎機能障害をもたらす可能性があり，原則禁忌である[1]．
- 線維筋異形成RVHTでの経皮的腎血管形成術（PTRA）は，高い降圧効果が得られ，長期予後が比較的良好であるため積極的に検討する[1]．
- 粥状動脈硬化性RVHTでのPTRAと降圧薬治療の併用は，降圧薬のみの治療と比べて優れた治療効果は証明されていないため，適応は限定的である[1]．

1 定義と頻度

腎血管性高血圧（RVHT）は，腎動脈の狭窄あるいは閉塞による腎灌流圧の低下により，高血圧を呈する．二次性高血圧の主要な原因となり，重症高血圧や腎不全の原因疾患としても重要である．中高年者では粥状動脈硬化性，若年者では線維筋性異形成によるものが多く，高安動脈炎も少なくない（表1）[2]．腎動脈狭窄は片側性狭窄が多いが，両側性狭窄も少なくない．心血管系の臓器障害や疾患を合併することも多いことから，早期診断と適切な治療が重要となる．RVHTの頻度は高血圧患者の約1％とされるが，腎動脈狭窄の罹患頻度は原因や合併疾患によって異なる．粥状動脈硬化性の腎動脈狭窄の罹患頻度は加齢とともに多くなり，特に，虚血性心疾患，脳卒中，心不全や末梢血管疾患を合併した症例では多くなる．線維筋異形成は一般住民の0.4％と推定されており，女性に多い[3]．また，腎動脈の狭窄や閉塞による進行性の腎機能障害は虚血性腎症とよばれ，欧米での検討では，末期腎不全の基礎疾患の10％前後を占める[1]．

表1 粥状動脈硬化性と線維筋異形成の違い

	粥状動脈硬化性	線維筋異形成（FMD）
年齢	>50歳	15〜50歳
頻度	約90%	約10%
性差	なし	女性に多い
狭窄部位	入口部，近位部	中間部，遠位部

［Dworkin LD, et al.：Clinical practice. Renal-artery stenosis. N Engl J Med 2009；361：1972-1978 より一部改変］

2 病態

腎動脈狭窄による腎灌流圧の低下により，レニン分泌の上昇や二次性アルドステロン症による高血圧を呈する（図1）．その病態は片側性と両側性

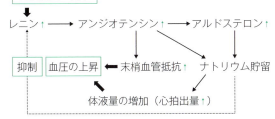

図1 腎血管性高血圧での血圧上昇の機序
[Norman MK, et al.：Kaplan's clinical hypertension, 11th ed. 1-461, Wolters Kluwer, 2015 より一部改変]

表2 腎血管性高血圧の診断の手がかり

・若年発症の高血圧
・治療抵抗性高血圧，悪性高血圧
・RA 系阻害薬開始後の腎機能の増悪
・説明のつかない腎機能障害，腎萎縮または腎サイズの左右差（1.5 cm 以上）
・説明のつかない突然発症型肺水腫
・脳心血管病の合併
・腹部の血管雑音
・夜間多尿
・低 K 血症

[JSH2019 より]

の狭窄ではやや異なる．片側性では，非狭窄側の腎臓での Na 利尿が亢進するために，Na・水貯留は軽度であることが多い．両側性では，体液量の増加を伴うことで，レニン・アンジオテンシン（RA）系は抑制されることがある．

3 診断

ⓐ 診断の手がかり[1]

RVHT や虚血性腎症を疑わせる病歴，臨床徴候を表2に示す．腹部血管雑音は必須ではないものの，聴取する場合は有力な所見となる．RVHT の有無で身体所見を比較した検討では，腹部血管雑音の聴取の頻度は，RVHT では 46％，本態性高血圧では 9％ であり，側腹部からは，それぞれ 12％ と 1％ であった[4]．

ⓑ 確定診断のための検査（図2）[1]

RVHT の診断は，病歴・臨床徴候により推測され，形態学的評価により支持され，治療効果によって確定される．したがって，個々の患者背景，施設の検査精度，各検査法の長所と短所を考慮しながら診断を進める．診断のための検査には，腎動脈超音波，CT 血管造影（CTA），磁気共鳴血管造影（MRA）などの形態学的診断と，血漿レニン活性（PRA），腎シンチ・スキャン（レノグラム），カプトリル負荷 PRA などの機能的診断がある．各種検査の感度・特異度を比較したメタ解析の結果を図3[5]に示す．

1．腎動脈超音波

パルスドプラ法で，①腹部大動脈，②左右腎動脈，③腎区域動脈などでの血流速を記録する．大

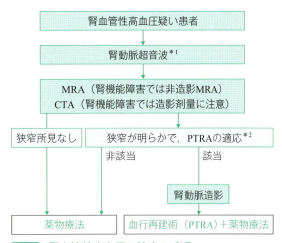

図2 腎血管性高血圧の診療の手順
*1 施行が困難な場合は MRA もしくは CTA を優先する
*2 血行動態的に有意な腎動脈狭窄症を有し，かつ，1）線維筋性異形成，2）治療抵抗性高血圧，3）増悪する高血圧・悪性高血圧，4）原因不明または繰り返す肺水腫・心不全，5）両側性または片腎での腎動脈狭窄
[JSH2019 より]

動脈，腎動脈での収縮期最高血流速度（PSV）と，区域動脈での PSV，拡張末期血流速度（EDV）を計測して，renal aortic ratio（RAR＝腎動脈起始部 PSV/腹部大動脈 PSV）や，renal resistive index〔RI＝区域動脈での（PSV−ESD）/PSV〕を算出する．腎動脈狭窄では，狭窄部位での PSV の上昇（＞1.8〜2.0 m/sec）と狭窄後乱流を認め，RAR＞3.5 で 60％ 以上の狭窄が疑われる．腎内血流では特徴的な波形（post stenotic pattern）を示す（表3）[6]．また，ステント埋め込み後の評価においても，ドプラエコーは有効である．

本検査は非侵襲的かつ簡便に行えることから，スクリーニング検査として優れているものの，手技には習熟を要し，その精度は施行者の技術に依

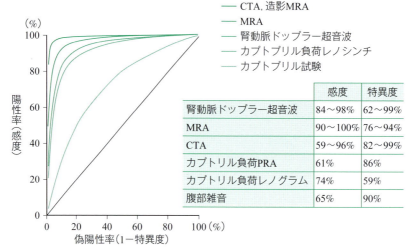

図3 CTA, MRA, 腎動脈ドップラー超音波, カプトプリル負荷レノシンチ, カプトプリル試験の感度, 特異度（ROC曲線：55試験のメタ解析）

[Vasbinder GB, et al.: Diagnostic tests for renal artery stenosis in patients suspected of having renovascular hypertension: a meta-analysis. Ann Intern Med 2001; 135: 401-411 より]

表3 腎動脈狭窄の超音波検所見

直接所見（腎動脈での所見）
・腎動脈の収縮期最高血流速（PSV）>180 cm/sec
・RAR（腎動脈起始部PSV/腹部大動脈PSV）>3.5
・狭窄後の乱流

間接所見（腎内の動脈血流）
・収縮早期ピーク波（ESP）の欠如
・収縮期加速時間（AT）>0.07 sec
・平坦な血流波形
・RIの左右差>0.15

[Hirsch AT, et al.: ACC/AHA 2005 Practice Guidelines for the management of patients with peripheral arterial disease (lower extremity, renal, mesenteric, and abdominal aortic). Circulation 2006；113：e463-e654 より一部改変]

存し，検査時間はほかの超音波検査と比べて時間を要する．また，肥満や腸管ガスにより腎動脈の描出が困難な場合があることに留意する．

2. 磁気共鳴血管造影（MRA），CT血管造影（CTA），腎動脈造影

腎動脈超音波が施行できない，もしくは同検査で狭窄が確定できない場合には，MRAやCTAを用いた評価を考慮する．それぞれの長所と短所を表4に示す[7]．造影MRAの精度は高いが，腎機能障害（eGFR<30 mL/分/1.73 m^2）では腎性全身性線維症のリスクが高くなるために原則として施行できない[8]．造影剤を用いない非造影MRAは，造影MRAとほぼ同等の精度とする報告もある

が[9]，検査時間を要し，使用装置や検査担当者の技量に依存する．また，金属を有する場合は施行できず，ステント留置後での腎動脈の評価はできない．

CTAの空間・時間分解能はMRAや動脈造影よりも優れており[10]，鮮明で高品質な画像が得られるが，石灰化病変では狭窄を過大評価することがある．また，ヨード造影剤，電離放射線を用いるために，腎障害や放射線被曝の問題があり，腎機能を考慮して造影剤の使用量を決定する[11]．

腎動脈超音波，MRA，CTAでも狭窄が明らかでない，また，経皮的腎動脈形成術（PTRA）の施行を検討する場合は，カテーテルを用いた大動脈造影あるいは左右の選択的腎動脈造影が考慮される．

3. 機能的診断

PRAは簡易であるが，両側性の腎動脈狭窄の場合には高値にならないことがあり，また腎血管性高血圧患者で20%が正常であり，本態性高血圧患者の一部でも上昇が認められる．カプトプリル負荷PRA, カプトプリル負荷レノグラムは，MRAやCTAと比較すると，感度・特異度がやや劣る（図3）．一方，カプトプリル負荷レノグラムには，分腎機能，腎血流の左右差を評価できる利点もある．従来行われてきた上記の機能的診断は，画像を中心とする形態学的診断との精度の比較から現在世界中の指針でスクリーニングとしては適さないとの見解

表4 ▶ CTAとMRAの利点と欠点

	CTA	MRA
長所	・感度,特異度が非常に高い ・検査時間が短い ・腎動脈の石灰化やプラークの評価が可能 ・閉所恐怖症でも施行できる ・ほかの腹腔内臓器の評価ができる	・放射線被爆がない ・非造影MRAでは造影剤合併症がない ・造影剤は腎毒性がほとんどない ・ほかの腹腔内臓器の評価ができる
短所	・腎機能障害ではヨード造影剤が使用しにくい ・放射線被曝 ・非常に強い石灰化は評価が困難 ・血流の機能的評価が困難	・狭窄を過大評価する可能性がある ・金属の埋め込み例では施行できないことがある. ・閉所恐怖症では施行が困難 ・高度腎障害患者での腎性全身性線維症(NSF)の危険性 ・血流の機能的評価が困難

[岩嶋義雄,他:腎血管性高血圧.内分泌画像検査・診断マニュアル.184-199,診断と治療社,2011より一部改変]

が主流であり,補助的に使用することが望ましいと考えられる.

4 治療

RVHTの治療には,降圧薬を中心とした薬物治療,PTRAまたは外科的バイパス手術による血行再建術,腎摘がある.粥状動脈硬化性の腎動脈狭窄へのPTRAについては,これまでの大規模臨床試験[12-14]やメタ解析[15,16]において,薬物療法のみの治療と比べて優れた治療効果は証明されておらず,個々の患者の病態,原因疾患に応じて治療法を選択する.また,いずれの治療法を選択した場合でも,血清クレアチニン濃度の推移や腎動脈超音波などを定期的に観察する必要がある.

ⓐ 薬物治療

JSH2019では「腎血管性高血圧への効果的な薬物療法は確立されていないものの,これまでのPTRAの有効性を検証した無作為化対照試験(RCT)での薬剤は,降圧薬,スタチン,アスピリンの組み合わせとなっており,これらに禁煙,糖尿病での血糖管理,などを組み合わせることは効果的と考えられる.」としている[1].

RVHTでは,目標血圧値の到達に複数の降圧薬を必要とすることが多い.降圧薬間の効果を比較したRCTはないものの,RA系阻害薬(ACEIやARB)は腎動脈狭窄での生命予後,心血管疾患リスク,腎予後を改善させることが多くの観察研究で示されている[17].

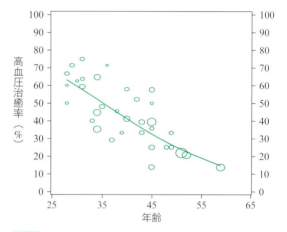

図4 ▶ 線維筋性異形成の1,616名を対象とした,年齢と経皮的腎動脈形成術後4か月での高血圧治癒率

[Trinquart L, et al.: Efficacy of revascularization for renal artery stenosis caused by fibromuscular dysplasia: a systematic review and meta-analysis. Hypertension 2010;56:525-532 より]

狭窄側の腎臓では,輸出細動脈を収縮させることで糸球体内の濾過圧を保持している.したがって,両側腎動脈狭窄症例においてはRA系阻害薬は原則禁忌である.また,ACE阻害薬やARBは少量より開始し,血清クレアチニンが開始前と比べて30%以上増加するなどの腎機能の急速な悪化を認めた場合には,中止もしくはほかの降圧薬への切り替えを検討すべきである.ほかの降圧薬では,RA系を阻害するβ遮断薬は効果的であり,Ca拮抗薬はRA系への影響が少なく,α遮断薬も用いてよい.利尿薬はRA系を亢進させるが,腎機能障害や水貯留を伴うときには適応となる.

表5 JSH2019，アメリカ心臓協会（AHA），アメリカ心臓病学会（ACC），欧州心臓病学会（ESC）でのPTRAの施行を検討すべき基準

JSH 2019	アメリカ心臓協会（AHA）/ アメリカ心臓病学会（ACC）[*1]	欧州心臓病学会（ESC）[*2]
血行動態的に有意な腎動脈狭窄症を有し，かつ， 1）線維筋性異形成（FMD） 2）治療抵抗性高血圧 3）増悪する高血圧・悪性高血圧 4）原因不明または繰り返す肺水腫・心不全 5）両側性または片腎での腎動脈狭窄．	1．薬物治療が困難な場合 ・治療抵抗性高血圧 ・腎機能の増悪 ・難治性の心不全 2．線維筋性異形成（FMD）	1．高血圧かつ/または腎機能障害を合併した線維筋性異形成（FMD） 2．原因不明の繰り返す心不全，急激発症の肺水腫を合併した粥状動脈硬化性

[*1] Whelton PK, et al.：2017 ACC/AHA/AAPA/ABC/ACPM/AGS/APhA/ASH/ASPC/NMA/PCNA guideline for the prevention, detection, evaluation, and management of high blood pressure in adults. Hypertension 2018；71：e13-e115 より
[*2] Aboyans V, et al.：2017 ESC guidelines on the diagnosis and treatment of peripheral arterial diseases, in collaboration with the European Society for Vascular Surgery（ESVS）. Eur Heart J 2018；39：763-816 より

ⓑ 血行再建術

手技的に困難でない限りPTRAが優先されるが，その適応については線維筋性異形成と粥状動脈硬化症で異なる．

線維筋性異形成では，粥状動脈硬化症と比べて高い降圧効果や，降圧薬の減量や中止が期待できることから，積極的に検討する．降圧効果は，若年者や高血圧罹患歴の短いもので大きいことがメタ解析で示されている（図4）．ただし，線維筋性異形成でのPTRAは基本的にステントを併用しないことなどから，術後の再狭窄も少なくない[18]．

粥状動脈硬化性では，これまでのRCTにおいて，降圧薬のみの治療と比べて降圧効果，腎機能の推移，脳心血管病発症予防，のいずれも優れた治療効果は証明されず[12-14]，その適応に注意する必要がある．しかし，これらのRCTには，高度狭窄症例が多くなく，PTRA後の抗血小板薬の内服期間が短い，ステント内狭窄の有無が明らかでない，薬物治療群からPTRA併用群への移行例がある，などの問題がある．

PTRAの治療効果の予測因子に関する検討はいくつかあるものの[19-22]確立されていない．また，粥状動脈硬化性では，ステントを併用することで再狭窄率の低下が期待できるものの，定期的な術後の観察が必要である[18]．

JSH2019[1]，米国心臓協会（AHA）/米国心臓病学会（ACC），欧州心臓病学会（ESC）での，PTRAの施行を考慮できる基準を表5に示す．

▶ 引用文献

1）日本高血圧学会高血圧治療ガイドライン作成委員会：高血圧治療ガイドライン2019．ライフサイエンス出版，2019.
2）Dworkin LD, et al.：Clinical practice. Renal-artery stenosis. N Engl J Med 2009；361：1972-1978.
3）Plouin PF, et al.：Fibromuscular dysplasia. Orphanet J Rare Dis 2007；2：28.
4）Simon N, et al.：Clinical characteristics of renovascular hypertension. JAMA 1972；220：1209-1218.
5）Vasbinder GB, et al.：Diagnostic tests for renal artery stenosis in patients suspected of having renovascular hypertension：a meta-analysis. Ann Intern Med 2001；135：401-411.
6）Hirsch AT, et al.：ACC/AHA 2005 practice guideline for the management of patients with peripheral arterial disease（lower extremity, renal, mesenteric, and abdominal aortic）. Circulation 2006；113：e463-e654.
7）岩嶋義雄，他：腎血管性高血圧．内分泌画像検査．診断マニュアル．184-199，診断と治療社，2011.
8）NSFとガドリニウム造影剤使用に関する合同委員会：腎障害患者におけるガドリニウム造影剤使用に関するガイドライン第2版．2009年9月2日改訂．
9）Khoo MM, et al.：Renal artery stenosis：comparative assessment by unenhanced renal artery MRA versus contrast-enhanced MRA. Eur Radiol 2011；21：1470-1476.
10）Vasbinder GB, et al.：Diagnostic tests for renal artery stenosis in patients suspected of having renovascular hypertension：a meta-analysis. Ann Intern Med 2001；135：401-411.
11）日本腎臓学会，他（編）：腎障害患者におけるヨード造影剤使用に関するガイドライン2012．東京医学社，2012.
12）ASTRAL investigators；wheatley K, et al.：Revascularization versus medical therapy for renal-artery stenosis. N Engl J Med 2009；361：1953-1962.
13）Bax L, et al.：Stent placement in patients with atherosclerotic renal artery stenosis and impaired renal function：a randomized trial. Ann Intern Med 2009；150：840-848.
14）Cooper CJ, et al.：Stenting and medical therapy for atherosclerotic renal-artery stenosis. N Engl J Med 2014；370：13-22.

15) Jenks S, et al.: Balloon angioplasty, with and without stenting, versus medical therapy for hypertensive patients with renal artery stenosis. Cochrane Database Syst Rev 2014; 12: CD002944.
16) Riaz IB, et al.: Meta-analysis of revascularization versus medical therapy for atherosclerotic renal artery stenosis. Am J Cardiol 2014; 114: 1116-1123.
17) Wilcox CS: Use of angiotensin-converting-enzyme inhibitors for diagnosing renovascular hypertension. Kidney Int 1993; 44: 1379-1390.
18) Trinquart L, et al.: Efficacy of revascularization for renal artery stenosis caused by fibromuscular dysplasia: a systematic review and meta-analysis. Hypertension 2010; 56: 525-532.
18) Iwashima Y, et al.: Incidence and risk factors for restenosis, and its impact on blood pressure control after percutaneous transluminal renal angioplasty in hypertensive patients with renal artery stenosis. J Hypertens 2016; 34: 1407-1415.
19) Zeller T, et al.: Predictors of improved renal function after percutaneous stent-supported angioplasty of severe atherosclerotic ostial renal artery stenosis. Circulation 2003; 108: 2244-2249.
20) Murphy TP, et al.: Relationship of albuminuria and renal artery stent outcomes: results from the CORAL randomized clinical trial (cardiovascular outcomes with renal artery lesions). Hypertension 2016; 68: 1145-1152.
21) Iwashima Y, et al.: Effects of percutaneous transluminal renal angioplasty on office and home blood pressure and home blood pressure variability in hypertensive patients with renal artery stenosis. Hypertension 2017; 69: 109-117.
22) Iwashima Y, et al.: Association between renal function and outcomes after percutaneous transluminal renal angioplasty in hypertensive patients with renal artery stenosis. J Hypertens 2018; 36: 126-135.

XIV 二次性高血圧

D 内分泌性高血圧

> **Abstract**
> - 内分泌性高血圧は適切な診断・治療により治癒・改善が期待できるため，疑い例は積極的に専門医(高血圧学会，内分泌学会)に紹介する．
> - 原発性アルドステロン症(PA)は頻度が高く，治療抵抗性高血圧の原因となり，脳・心血管系・腎の臓器障害が少なくないため，高血圧，特にPA高頻度の高血圧群において積極的にスクリーニングする．
> - クッシング症候群は特徴的身体所見，治療抵抗性の高血圧や糖尿病に注目する．副腎偶発腫瘍ではサブクリニカルクッシング症候群を鑑別する．
> - 褐色細胞腫・パラガングリオーマは発作性高血圧や副腎偶発腫瘍で疑い，カテコールアミンとその代謝産物測定と画像検査で診断する．悪性疾患として分類されており，初回術後も慎重に経過観察する．

1 概念

内分泌性高血圧とは，内分泌臓器の腫瘍や過形成によるホルモン過剰により高血圧をきたす疾患群の総称であり，二次性高血圧のなかでは約10～20%と頻度が高い．内分泌性高血圧は血漿レニン活性と血漿アルドステロン濃度の値の組み合わせで鑑別診断や治療選択が可能である．古典的な内分泌性高血圧としては，原発性アルドステロン症(PA)，クッシング症候群，褐色細胞腫，先端巨大症，甲状腺機能亢進症，甲状腺機能低下症などがある．日常診療で最も高頻度なのはPAと考えられる．

過剰となるホルモンの作用により，高血圧に加えて，耐糖能障害・糖尿病，脂質異常症，高尿酸血症，肥満などのメタボリックシンドロームを呈することが多い．さらに，レニン・アンジオテンシン，アルドステロン，コルチゾールの過剰では，尿中K排泄増加の結果，低K血症を合併することがある．原因疾患が診断されないと，個々の病態に対する薬物治療(降圧薬，糖尿病治療薬，脂質異常症治療薬，K製剤など)が長期にわたり継続される可能性がある．原因疾患の診断と根本的治療が最も重要であり，積極的に専門医(日本高血圧学会，日本内分泌学会)への紹介を考慮する．

2 原発性アルドステロン症(PA)

ⓐ 疾患の概念

副腎からアルドステロンが過剰に分泌される結果，腎尿細管からのNa・水再吸収の増加による循環血漿量増加，高血圧を呈するとともに，腎からのK排泄による低K血症を示す．高血圧と低K血症の組み合わせが典型例の特徴である．一側性の良性腺腫によるアルドステロン産生腺腫(APA)と両側性の過形成を呈する特発性アルドステロン症(IHA)が代表的な病型であるが，両側性腺腫，一側性過形成，家族性高アルドステロン症(グルココルチコイド反応性高アルドステロン症など)などの非典型的な病型も報告されている．診断が確定すれば，APAでは片側副腎摘出，IHAではMR拮抗薬などの薬物治療で病態の改善，治癒が可能である．近年，日本高血圧学会[1]，米国内分泌学会[2]，日本内分泌学会[3,4]，フランス内分泌学会[5]から診療ガイドラインが発表されている．

ⓑ 治療が重要な理由

食塩を過剰に摂取するとレニン・アンジオテンシン・アルドステロン系を抑制し，血漿アルドステロン濃度(PAC)が低下するが，食塩を過剰に摂取してもPACが十分に低下しない場合にはPAが疑われる．PAは食塩感受性高血圧(食塩摂取過剰

により血圧上昇をきたし，減塩により血圧が低下する)を呈し，利尿薬を含む3種類の降圧薬でもコントロールできない治療抵抗性高血圧を呈する例が多い．そのために，PAでは脳血管疾患，虚血性心疾患，心房細動などの不整脈，末梢動脈疾患などの合併症が，本態性高血圧患者より3〜5倍多い．日本人のPA患者の心血管合併症について，多施設共同の後ろ向き研究(JPAS研究)[6]では，PA患者2,582名(平均53.2歳，血圧141.4/86.5 mmHg，糖尿病合併16.9%)のうち，心血管疾患9.4%，脳卒中7.4%，不整脈4.0%，心房細動2.8%，虚血性心疾患2.1%，心筋梗塞0.9%，心不全0.6%であり，低K血症，片側病変，PAC≧125 pg/mLの症例で心血管疾患のリスクが高いことが示された．片側病変によるPAでは副腎摘出術により完治する症例も多く，早期にPA患者を発見し適切な治療を行うことが重要である．

C 診療の基本ステップ

1．臨床症状

本症の臨床症状は，アルドステロン過剰に基づく水・Naの貯留による高血圧，低K血症と代謝性アルカローシスが特徴となる．多くの症例は高血圧が唯一の症状であり，無症状や後頭部痛，頭重感，めまい，動悸などの自覚症状がある．血圧の日内変動は少なく，夜間の血圧低下がないnon-dipper型が多い．顕著な高アルドステロン血症を認める例では，低K血症に関連して多飲多尿(特に夜間尿)，筋力低下を認めるが，半数以上の症例では血清K濃度は正常範囲である．

2．診断のアルゴリズム

1) スクリーニング検査

いずれのガイドラインもスクリーニング，機能確認検査，サブタイプ診断，治療の4つのステップで進めることを推奨している．

(1) スクリーニングの対象(表1)

スクリーニング対象はガイドラインによって若干異なるが，JSH2019[1]，日本内分泌学会[4]では医療経済的な観点から160/100 mmHg(Ⅱ度)以上の高血圧患者を対象とし，米国内分泌学会[2]では150/100 mmHgとJSH2019[1]より幅広いスクリーニングを推奨している．さらに，睡眠時無呼吸症候群が米国内分泌学会[2]，JSH2019[1]には加えられ

表1 スクリーニング検査が推奨されるPA有病率の高い高血圧群

- 低K血症(利尿薬誘発性も含む)合併高血圧
- 若年者の高血圧
- Ⅱ度以上の高血圧
- 治療抵抗性高血圧
- 副腎偶発腫瘍を伴う高血圧
- 若年の脳血管障害合併例
- 睡眠時無呼吸を伴う高血圧

[JSH2019より]

た．これは，睡眠時無呼吸症候群とPAの重複例が多いことや，睡眠時無呼吸症候群の重症度がスピロノラクトン投与により改善したという報告に基づいている．米国内分泌学会は，PA患者の第一度近親者の高血圧患者も対象に含めているが，家族性高アルドステロン2型は，病因遺伝子は不明であるが，PA全体の7%程度を占めることからスクリーニング対象に加えられた．フランス内分泌学会では180/110 mmHg以上の重症高血圧を含めて日米と共通の対象を推奨している[5]．

(2) スクリーニングの注意点

高血圧患者のなかからPA患者が以前より明らかに高率に発見されるようになった契機は，低K血症ではなく，アルドステロン/レニン比(ARR)を導入するようになったためである．

第一に，PAのスクリーニングでは，血漿レニン活性(PRA)または血漿活性型レニン濃度(ARC)とPACを早朝〜午前中に同時採血により測定して，PAC(pg/mL)/PRA(ng/mL/時)比(ARR)＞200またはPAC(pg/mL)/ARC(pg/mL)比＞40〜50[7]がカットオフ値に用いられる．

第二に，ARRは，できるだけ午前中に随時採血を行うことが推奨される．PACの日内変動で早朝〜午前中に高値を示す例が多いため，安静臥床30分後の条件は望ましいが，まず随時採血(座位)でスクリーニング検査を1回行うことが推奨された．

第三に，PACの単位に注意が必要である．多くの施設ではPACの単位はpg/mLであるが，米国などではng/dLも使われており，数値がpg/mL表示のほうがng/dL表示の10倍大きくなる．

第四に，ARRは分母の低レニンにより容易に高値を示すことから，低レニン性低アルドステロン

症による偽陽性の対策として，JSH2019[1]では，ARR＞200に加えてPAC＞120 pg/mLも規定している．しかし，PAC≦120 pg/mLでもPAの可能性を否定できない．

第五に，PACは降圧薬の服用により変動するため，併用薬剤の影響を考慮する必要がある（p.64「IV-D．内分泌検査」表1参照）．ARB，ACE阻害薬，利尿薬，MR拮抗薬などの多くの降圧薬はPRAを上昇させるために偽陰性となることがあり，一方，β遮断薬や直接的レニン阻害薬はPRAを抑制するために偽陽性となることがある．そのため，ガイドラインではCa拮抗薬，α遮断薬に変更して2週間以上（MR拮抗薬の場合は2か月以上）経過した後に，スクリーニング検査を推奨している．しかし，PA以外の症例ではβ遮断薬や直接的レニン阻害薬によりPRAが抑制されれば，PACも低下するために偽陽性はそれほど問題にならない．また，実地診療では多くの降圧薬を内服中の症例が多く，安全面からCa拮抗薬とα遮断薬のみに変更できない例も多いので，まず初診時の内服状況下でスクリーニング検査（medication-contaminated screening）を行い，PRAが上昇していなくて，PAC/PRA比＞200のときは薬剤の変更を行う必要はなく，スクリーニング陽性とみなし，その状況でPAC/PRA比が境界域や陰性のときに，降圧薬の変更を考慮するのが実践的である．降圧薬の変更を推奨している理由はPRAが上昇するからであり，PRA＜1 ng/mL/時であれば必要ない．

米国内分泌学会では，ARRの実数を明記することを避けて，200～400以上とした．ARR＞200を用いるとスクリーニング陽性率は10％（大半が両側性副腎過形成），ARR＞400を用いると5％（大半が片側性腺腫）の可能性が高いことが付記された[2]．

2）機能確認検査（p.65「IV-D．内分泌検査」表2参照）

第2段階の機能確認検査は，スクリーニング陽性者の確定診断または除外診断の目的のアルドステロン抑制試験が中心であるが，日本ではフロセミド立位によるレニン刺激試験も含まれる．日本内分泌学会の初版のガイドライン[3]では，2種類以上の検査が陽性の場合にPAと確定診断したが，同学会からのコンセンサス・ステートメント[4]や日本高血圧学会[1]，米国内分泌学会[2]のガイドラインでは，少なくとも1種類以上の検査陽性でPAと確定診断とされた．

ガイドラインにより，採用されている機能確認検査とカットオフ値に違いがあり，各検査の性能の優劣についてのエビデンスはない．また，今回の米国内分泌学会の改訂ガイドライン[2]では，機能確認検査は必ずしも全症例で必要ではなく，ARR高値（特に＞1,000），PAC＞200 pg/mL，低K血症など明らかなPA所見が認められる場合は省略可能とされた（図1）．

低K血症がある症例ではPACが低下するために偽陰性を示すことがあるので，K製剤で是正してから機能確認検査を実施すべきである．

本ステップは，アルドステロンの自律的産生を確認するための「確定診断検査」と考えられるが，実際には特異度が高い検査が多く，「PAの除外診断」として行われている．低K血症や著明なPAC高値を示す明らかなPA症例には不要であることが追加され，合理的な改訂が加えられた．

（1）機能確認検査の注意点

単一のアルドステロン抑制試験が優れているとのエビデンスは乏しく，感度より特異度が高い検査が多く，主に除外診断の位置づけである．一方，両側性PAや一部のアルドステロン産生腺腫において，PACがレニン・アンジオテンシン系依存性の症例があり，PA症例であってもアルドステロンが抑制される偽陰性例があり，確定診断，除外診断のいずれの性能も不十分である．

カプトプリル試験や経口食塩負荷試験は外来で実施可能である．フロセミド立位試験は身体的負担が大きいので実施するときには患者の状況をよく考慮する．生理食塩水負荷試験は急性容量負荷によるレニン・アンジオテンシン系の抑制が強く，約20％の症例で偽陰性となる．また，検査時間が長く，心・腎機能低下例では適さないが，近年は座位で生理食塩水負荷試験を行うことにより偽陰性が減るという報告がある[8]．

また，PAで副腎腫瘍をCTで認める例の約10％では副腎性サブクリニカルクッシング症候群（SCS）の合併があり，デキサメタゾン抑制試験を行う必要がある．

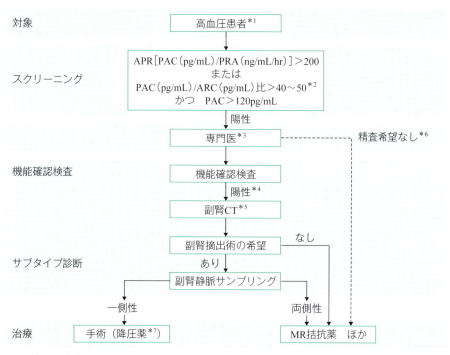

図1 ▶ PA診療の手順
［JSH2019より］

*1：特にPA有病率の高い高血圧群を対象とする．
*2：ARRがカットオフ境界域のときは，降圧薬をCa拮抗薬，α遮断薬などに変更し2週間後に再検する．
*3：日本高血圧学会，日本内分泌学会専門医に紹介．
*4：p.65「Ⅳ-D．内分泌検査」表2のうち少なくとも1種類の陽性を確認．
*5：悪性腫瘍が疑われる大きな腫瘍を認める場合は手術を検討する．造影剤が使用可能な症例では，Thin slice CT にて副腎腫瘍の存在と両側副腎静脈の描出が有用である．
*6：スクリーニング陽性で，精査希望がないときは，MR拮抗薬投与を検討する．
*7：副腎摘出術後も高血圧が持続するときは降圧薬を投与する．

　また，スクリーニング検査と同様に，降圧薬の内服中でも，PRAが抑制されている状況であれば，降圧薬の変更や中止を行わずに機能確認検査での評価が可能である．

3）サブタイプ診断検査

　第3段階では，副腎静脈サンプリング（AVS）などによってPAのサブタイプを判定する．PAの大半の症例は，片側性のAPA（30～40％）と，両側副腎過形成によるIHA（60～70％）に分類される（表2）．APAの腫瘍径は10 mm以下の小さな例が多く，5 mm以下の腫瘍はCTで検出できないため，CT陰性のAPAは約半数に認め，CTとアルドステロン過剰産生病変が一致しない例がある．また，剖検例の検討から，40歳以上の症例では，加齢に伴って非機能性副腎腫瘍が増えることが示されている．したがって，CTのみを用いたサブタイプ診断は困難であり，AVSがサブタイプ診断のgold standardとされるが，高度な技術を必要とし，片側・両側病変の評価基準が標準化されていないために判定が難しい例もある．

　AVSの判定基準として，カテーテルの副腎静脈への挿入は，selectivity index（SI）が用いられており，下大静脈や末梢静脈から副腎静脈へのコルチゾール濃度のステップアップの指標であり，基礎値では2～3倍以上，ACTH負荷では5倍以上のときに挿入成功と判定される場合が多い（p.70「Ⅳ-D．内分泌検査」表3参照）．また，局在診断としては，カテーテル先端の位置により，副腎からのドレナージ血流が，その他の血液によりさまざまな割合で希釈されることから副腎静脈局所のホルモンの基準値の設定がなされていない．そこで，左右副腎静脈および下大静脈（末梢静脈）血液中の

表2 原発性アルドステロン症のサブタイプ

	アルドステロン産生腺腫	特発性アルドステロン症
頻度	40〜50%	50〜60%
臨床的特徴	高アルドステロン血症 低K血症	血漿アルドステロン濃度正常〜高値 血清K濃度正常
副腎組織	副腎腺腫（多くは片腎性）	両側副腎過形成
治療	腹腔鏡下片側副腎摘出術	薬物療法（MR拮抗薬など）
病態生理	イオンチャネル遺伝子体細胞変異 （KCNJ5，ATP1A1，ATP2B3，CACNA1D，CTNNB1など）	不明

アルドステロンとコルチゾール濃度を測定し，アルドステロン/コルチゾール（A/C）比を計算してその左右比を lateralized ratio（LR）として ACTH 負荷では 4 倍以上のときに高値側の片側性病変と判定する基準が国際的にはよく用いられている．また，副腎静脈 A/C 比（低値側）と下大静脈 A/C 比の比を contralateral ratio（CR）として 1 未満のときに低値側を健常側と判定する基準も LR に次ぐ基準として用いられている（p.70「IV-D．内分泌検査」表3参照）．AVS に関する問題点は施行方法，判定基準，ACTH 負荷の有無，超選択的副腎静脈分枝採血，左右の順次または同時採血など施設により様々な違いがあり標準化はされていない．

手術治療を検討する場合には原則として AVS が不可欠であるが，JSH2019 では AVS が省略できる病像として，「スクリーニング陽性で 35 歳未満の若年者で，低K血症とCTで典型的な片側腫瘍（低吸収性）を認める症例」では AVS を行わずに CT 陽性の副腎腫瘍摘出術を考慮できることが示された[1,9]．また，血清 K 濃度が正常範囲で，CT で両側副腎に径 1 cm 以上の腫瘍を認めない例では，約 94% が両側病変であることから，AVS を行わずに MR 拮抗薬の治療を考慮できることが示された[10]．

4）治療

PA の 2 つのサブタイプは臨床像が通常大きく異なっており，APA では重症の高血圧，PAC 高値，低K血症を示す例が多く，両側性副腎過形成では軽症例が多い（表2）．ガイドラインでは，重症型の片側性 PA に片側副腎摘出術，軽症型の両側性 PA に MR 拮抗薬を中心とする薬物治療を推奨している．予後は高アルドステロン血症や低K血症の改善，治癒（生化学的治癒）と高血圧の改善，治癒（臨床的治癒）に分けて評価する必要がある[11]．片側病変では腹腔鏡下副腎摘出術が第一選択で，術後は生化学的治癒が期待できる．しかし，高血圧の罹病期間や重症度，本態性高血圧の合併などから術後の血圧正常化率は約 30% である．一方，手術適応や手術希望がない例および両側病変では，MR 拮抗薬で高血圧と低K血症を治療するが，血圧コントロールが不十分なときは，Ca 拮抗薬，利尿薬，ACE 阻害薬，ARB の併用を行う．

治療方針の決定には，疾患の特徴（高血圧や低血圧の重症度，性別や年齢），医療スタッフの特徴（治療方針の共有，経験のある放射線科医や臨床データの蓄積の有無），患者の希望（根治手術の希望，治療方針に対する納得，医療費）の 3 つの因子を参考にするのがよい．重症の高血圧や低K血症，PAC＞200 pg/mL などの重症の PA は APA の可能性が高く AVS を行う意義が高い．また若年，特に若年女性では，将来の妊娠中に内服可能な降圧薬が少ないことから AVS を積極的にすすめるべきである．医療スタッフとして AVS の経験豊富な放射線科医がいる施設は積極的に行い，不在の施設ではそのような施設への紹介を検討すべきである．患者の希望として，患者に手術療法と薬物療法のメリット，デメリットを説明したうえで，根治手術の希望を確認することが重要である．

手術療法と薬物療法の長期予後の差は不明であるが，脳心血管病発症率の低下，左室肥大の減少，高血圧の改善，低K血症の減少，腎機能障害の増加については両治療による有意差を認めていないが，内服降圧薬数の減少についてのみ副腎摘出術のほうが有意に内服薬を減量した（p.283 column 16 参照）．全体としては，両者の治療予後の明らかな差は認められなかった．最近の報告では，心血管死亡[12]や新規心房細動発症の抑制[13]は手術療法で優れているとの報告がある．

スクリーニング陽性で，無症状や多忙などのために機能確認検査やAVSを希望しない患者に対しては，JSH2019[1]では米国内分泌学会の改訂ガイドラインと同様に，PAの診断未確定であっても，公衆衛生的観点から心血管イベント抑制を目的としてMR拮抗薬の投与による降圧治療を推奨している(図1)．

現在，MR拮抗薬はエプレレノンとスピロノラクトンの2種類が臨床で使用されている．薬物治療では，血圧，血清K濃度のコントロールとPRA非抑制(≧1 ng/mL/時[14])を目安にMR拮抗薬の用量調整を行えば，本態性高血圧の心血管リスクと同等であることが後ろ向きコホート研究で示された．スピロノラクトンは，強力なMR拮抗作用を有するが，アンドロゲン受容体への拮抗，プロゲステロン受容体の刺激作用があるため，女性化乳房などの副作用が懸念される．一方，エプレレノンはスピロノラクトンに比べてMR拮抗作用は弱いが，MRへの選択性が高く，性ホルモン受容体への影響が少ないため，スピロノラクトンに特有の副作用は認められないのがメリットである．スピロノラクトンは代謝物の半減期が10時間以上と長いために分1投与でよいが，エプレレノンの半減期が4～6時間と短いために，PA患者に対しては分2投与が有効である．選択的MR拮抗薬のエプレレノンは，副作用も少なく，PA患者にも有効であるが，アルドステロン分泌過剰が著明な症例ではMR阻害の力価が弱いのが欠点である．

エプレレノンは中等度の腎機能障害(クレアチニン・クリアランス＜50 mL/分)，重度の肝機能障害(Child-Pugh分類クラスCの肝硬変)，微量アルブミンまたは蛋白尿を伴う糖尿病，K製剤投与中では高K血症の危険があり禁忌である．MRに高親和性で高選択性な新規の非ステロイド型MR拮抗薬エサキセレノンの製造販売が承認された．エサキセレノンは，重度の腎機能障害(eGFR 30 mL/分/1.73 m²未満)，K製剤投与中では禁忌であるが，中等度の腎機能障害(eGFR 30以上60未満)やアルブミン尿または蛋白尿を伴う糖尿病では禁忌ではなく慎重投与とされ，投与できる患者層が拡大したが，引き続き高K血症には注意が必要である．

d JSH2014との変更点

1) スクリーニング検査が推奨されるPA有病率の高い6つの高血圧群に，睡眠時無呼吸を伴う高血圧が加えられた．

2) スクリーニング検査において，PACとPRAまたはARCの検査の両者とも可能とし，カットオフ値はPAC/PRAでは200以上，PAC/ARCでは40～50以上で，かつPAC＞120 pg/mLのときに陽性とした．

3) スクリーニング検査の採血条件が，JSH2014では「まずは15分から30分の座位後に測定し，陽性の場合は，より厳密な条件(早朝空腹時，約30分の安静臥床後)での再検査あるいは専門医への紹介を検討する」とされていたが，JSH2019[1]では「早朝—午前中に随時採血(座位)で測定し，陰性のときはより厳密な条件(早朝，空腹，安静臥床後)で再検査，あるいは専門医への紹介を検討する」に変更された．

4) 降圧薬内服中のスクリーニング検査では，JSH2014では2週間以上の休薬またはCa拮抗薬，α遮断薬，ヒドララジンに変更後に測定することを推奨していたが，JSH2019[1]では，まずその条件でスクリーニング検査を行うことを推奨し，ARRが陰性のときは，降圧薬をCa拮抗薬，α遮断薬などに変更して2週間後に再検するとされた．

5) スクリーニング陽性でその後の精査希望がないときは，MR拮抗薬の投与を検討することが診断アルゴリズムに加えられた．

6) 局在診断ではJSH2014と同様に手術治療を検討する場合には原則としてAVSが不可欠であるとしているが，JSH2019[1]ではAVSが省略できる病像として，「スクリーニング陽性で35歳未満の若年者で，低K血症とCTで典型的な片側腫瘍(低吸収性)を認める症例」ではAVSを行わずにCT陽性の副腎腫瘍摘出術を考慮できることが示された．また，血清K濃度が正常範囲で，CTで両側副腎に径1 cm以上の腫瘍を認めない例では，約94％が両側病変であることから，AVSを行わずにMR拮抗薬の治療を考慮できることが示された．

7) 薬物療法で治療する場合，MR拮抗薬のみで血圧コントロールができないときは，Ca拮抗薬，

利尿薬や，血清 K 濃度に注意しながら ACE 阻害薬，ARB を併用することが記された．

8) MR 拮抗薬で治療する場合，血圧，血清 K 濃度のコントロールに加えて，PRA 非抑制（≧1 ng/mL/時）を目安に MR 拮抗薬の用量調整を行うと，本態性高血圧の心血管リスクと同等であることが示された．

9) ステロイド型 MR 拮抗薬（スピロノラクトン，エプレレノン）に加えて，非ステロイド型 MR 拮抗薬エサキセレノンの製造販売が承認された．エサキセレノンは，エプレレノンと同様に K 製剤の併用は禁忌であるが，アルブミン尿または蛋白尿を伴う糖尿病患者や中等度の腎機能障害（eGFR>30 mL/分/1.73 m^2 以上，60 mL/分/1.73 m^2 未満）のある患者において禁忌から慎重投与とされ，高 K 血症には注意が必要である．

10) 手術療法，薬物療法の治療方針の決定について，JSH2014 では特に言及されていなかったが，JSH2019[1]では疾患の特徴（高血圧や低 K 血症の重症度，性別，年齢），医療スタッフの特徴（治療方針の共有，経験のある放射線科医や臨床データの蓄積の有無），患者の希望（根治手術への希望，治療方針に対する納得，医療費）の 3 つの因子を参考にして決定するという指針が示された．

e 専門医への紹介のタイミング

高血圧患者，特に PA 高頻度の高血圧群で積極的にスクリーニングし，陽性であれば専門医に紹介する．ARR は採血条件や降圧薬の影響で変動がありえるため，適宜再検査を考慮する．

3 その他のミネラルコルチコイド過剰症

その他のミネラルコルチコイド過剰症では，MR 活性化によるネガティブフィードバックにより PRA と PAC は正常〜低値を示す．

先天性副腎皮質過形成（17α-水酸化酵素欠損症，11β-水酸化酵素欠損症）やデオキシコルチコステロン（DOC）産生腫瘍では，DOC がリガンドとして MR を活性化して高血圧と低 K 血症を示す．漢方薬内服などの甘草（グリチルリチン酸）摂取による偽性アルドステロン症では，グリチルリチン酸が 11β-水酸化ステロイド脱水素酵素 2 型の酵素活性を抑制し，コルチゾールからコルチゾンへの変換が低下するために腎臓内に蓄積したコルチゾールがリガンドとして MR を活性化して高血圧と低 K 血症を示す．

リドル症候群では，腎臓の皮質集合管細胞の上皮性 Na チャネル（ENaC）のの β サブユニット（*SCNN1B*）遺伝子および γ サブユニット（*SCNN1G*）遺伝子の変異により，ENaC の蛋白分解酵素のユビキチンリガーゼ Nedd4 との結合が阻害される結果，ENaC 発現が亢進する常染色体優性遺伝の疾患で，高血圧と低 K 血症をきたす．リドル症候群は MR 活性化ではなく ENaC 活性化が病態の本体であるため，MR 拮抗薬は無効で ENaC 阻害薬（triamterene）が有効である．

4 クッシング症候群

a 疾患の概念

コルチゾールの自律性かつ過剰分泌によるクッシング徴候，高血圧，糖尿病などを呈する．ACTH 非依存性と ACTH 依存性に大別され，前者には副腎腺腫や両側副腎過形成による狭義のクッシング症候群が，後者には下垂体 ACTH 産生腫瘍によるクッシング病，異所性 ACTH 産生腫瘍がある．心筋梗塞，静脈血栓塞栓症，脳卒中などが本症の死亡率への関与が大きい[15-17]．

b どのような場合に疑うか

中心性肥満，満月様顔貌，野牛様脂肪沈着，赤色皮膚線条，皮膚の菲薄化，多毛，座瘡などに注目する．非特異的所見として，高血圧，糖尿病，脂質異常症，骨粗鬆症，尿路結石，爪白癬などがある．一般検査では好酸球減少，低 K 血症に注意する．副腎偶発腫瘍の約 8% を占めると報告されている．副腎 SCS は，副腎偶発腫瘍があり，コルチゾールの自律的分泌はあるが特徴的な身体所見を示さない．

c 診断

24 時間尿中遊離コルチゾールの増加，夜間血清コルチゾール高値（>5 μg/dL），デキサメタゾン

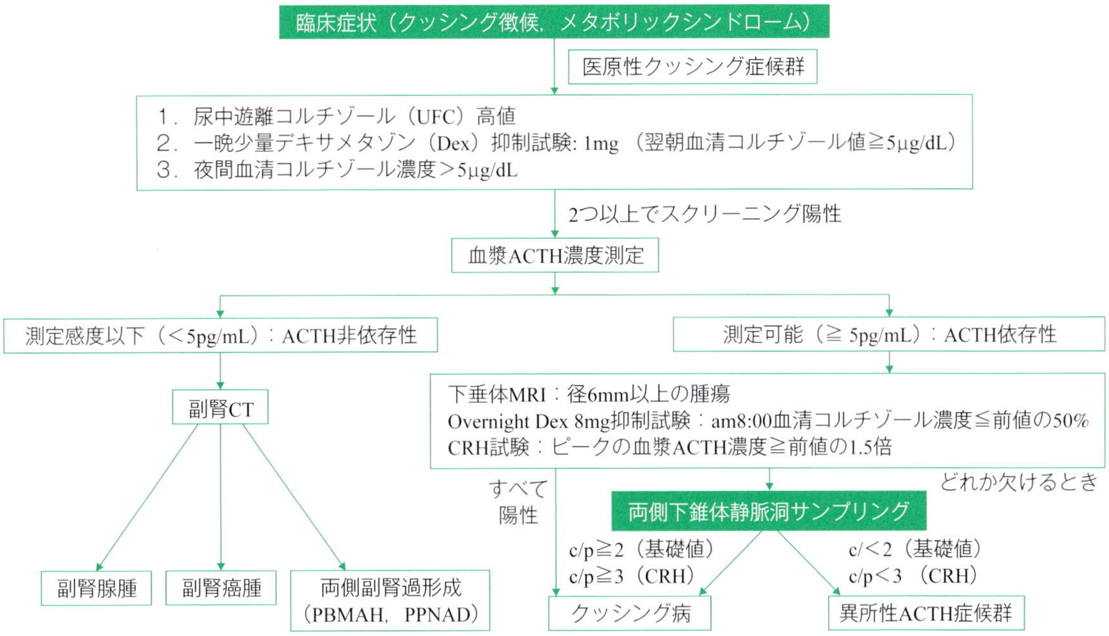

```
臨床症状(クッシング徴候,メタボリックシンドローム)
                    │
                    ├─→ 医原性クッシング症候群
                    │
  1. 尿中遊離コルチゾール(UFC)高値
  2. 一晩少量デキサメタゾン(Dex)抑制試験:1mg(翌朝血清コルチゾール値≧5μg/dL)
  3. 夜間血清コルチゾール濃度>5μg/dL
                    │
              2つ以上でスクリーニング陽性
                    ↓
              血漿ACTH濃度測定
```

測定感度以下(<5pg/mL):ACTH非依存性 　　　測定可能(≧5pg/mL):ACTH依存性

副腎CT

下垂体MRI:径6mm以上の腫瘍
Overnight Dex 8mg抑制試験:am8:00血清コルチゾール濃度≦前値の50%
CRH試験:ピークの血漿ACTH濃度≧前値の1.5倍

すべて陽性 / どれか欠けるとき → 両側下錐体静脈洞サンプリング

副腎腺腫 / 副腎癌腫 / 両側副腎過形成(PBMAH, PPNAD)

c/p≧2(基礎値)　c/p<2(基礎値)
c/p≧3(CRH)　　c/p<3(CRH)
クッシング病　　異所性ACTH症候群

図2 クッシング症候群の診療のアルゴリズム
PBMAH:primary bilateral macronodular adrenal hyperplasia(原発性両側性大結節性副腎過形成)
PPNAD:primary pigmented nodular adrenocortical disease(原発性色素正結節状副腎皮質病変)

抑制試験(一晩法)でのコルチゾール抑制欠如(デキサメタゾン1mg後の翌朝コルチゾール>5μg/dL)を確認する.次いで,血中ACTHの抑制の有無からACTH依存性,非依存性を鑑別し,副腎CT,下垂体MRI,CRH試験などにより副腎病変,下垂体病変を検索する(図2).副腎性SCSの新診断基準[18](図3)に準拠して診断する.SCSの診断において,従来はデキサメタゾン8mg抑制試験の結果が含まれていたが,新診断基準ではデキサメタゾン1mg抑制試験のコルチゾール値により分類され,1.8μg/dL未満のときにコルチゾールの自律的分泌なしと判断して非機能性副腎腺腫と診断する.1.8μg/dL以上3.0μg/dL未満のときには,2項目(ACTH分泌抑制かつ日内リズム消失)を満たすときにSCSと診断する.3.0μg/dL以上5.0μg/dL未満のときには4項目(ACTH分泌抑制,コルチゾール日内リズム消失,副腎アドステロールシンチグラフィで健常側抑制,血中DHEA-S低値)のうち1つ以上を満たせばSCSと診断する.5.0μg/dL以上のときは,ただちにSCSと診断される.下垂体性サブクリニカルクッシング病は本邦でも報告例が少なく,欧米では疾患概念自体がまだ受け入れられていない.

d 治療

副腎腺腫では腹腔鏡下副腎摘出術,クッシング病では経蝶形骨洞下垂体摘出術,異所性ACTH産生腫瘍では原因病巣の外科的摘出が第一選択である.手術不能例では,副腎性クッシング症候群では11β-水酸化酵素阻害薬メチラポンや副腎溶解薬ミトタン(o, p'-DDD)の投与を,クッシング病ではカベルゴリンやパシレオチドの投与を行う.SCSは,高血圧,骨粗鬆症,耐糖能異常などを合併する場合や腫瘍径が4cm以上や増大傾向のある場合には悪性を考慮して摘出術を検討する[18].

e 専門医への紹介のタイミング

クッシング徴候,治療抵抗性の高血圧と糖尿病の合併,副腎偶発腫瘍を認めた場合は専門医に紹介する.

f JSH2014との変更点

クッシング症候群の診断,治療に関してJSH2014から変更はない.副腎性SCSの診断基準が改訂され,デキサメタゾン1mg抑制試験のカットオフ値が4つに分類(1.8μg/dL未満,1.8以上3.0未満,3.0以上5.0未満,5.0以上)され,デキ

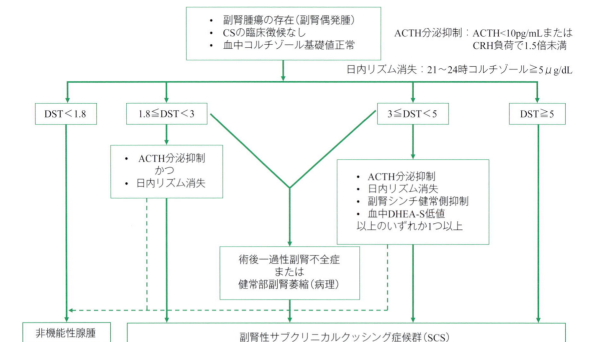

図3 副腎性サブクリニカルクッシング症候群（SCS）の新診断基準
〔Yanase T, et al：New diagnostic criteria of adrenal subclinical Cushing's syndrome. Endocr J 2018；65：383-393 より〕

サメタゾン 8 mg 抑制試験は ACTH 依存性クッシング症候群の鑑別診断のときのみに推奨される．

5 褐色細胞腫・パラガングリオーマ（PPGL）

ⓐ 疾患の概念

副腎髄質由来の褐色細胞腫と傍神経節由来のパラガングリオーマがあり，総称して「褐色細胞腫・パラガングリオーマ（PPGL）」と呼ばれる．カテコールアミン過剰による高血圧や耐糖能異常を合併する．副腎外性，両側性，多発性がおのおの約 10% を占める．従来は約 10% と考えられた遺伝子異常を認める例は 40% 程度であることが明らかになった．厚労省研究班の診療指針に準拠して診断・治療する（図4）．2017 年改定の WHO 分類では PPGL は悪性としての疾患コードに変更になり，全例悪性の可能性があると考えられるようになった[19,20]．

ⓑ どのような場合に疑うか

高血圧（特に治療抵抗性，発作性，糖尿病合併例），頭痛，動悸，発汗，顔面蒼白などの多彩な症状から疑う．最近は副腎偶発腫瘍として発見されることが多い．

高血圧発作は運動，ストレス，排便などで誘発される．メトクロプラミド静注による高血圧発作もある．

ⓒ 診断

血中カテコールアミン，24 時間尿中カテコールアミン排泄量，代謝産物メタネフリン，ノルメタネフリンの尿中排泄量などの増加（正常上限の 3 倍以上を目安）を確認する．スクリーニングは随時尿メタネフリン，ノルメタネフリン排泄量の高値（＞500 ng/mgCr）で行い，高値例は 24 時間蓄尿中メタネフリン，ノルメタネフリン排泄量の増加（正常上限の 3 倍以上）を確認する[19,20]．血漿遊離メタネフリン，ノルメタネフリン濃度（2019 年 1 月より保険適用）をスクリーニング検査に用いることが可能となった．血漿遊離メタネフリン，ノルメタネフリン濃度は，煩雑な 24 時間蓄尿を行わずに 1 回の血液検査で実施可能で，高感度（96～100%）であるが，特異度がやや低い（85～89%）欠点がある．したがって，PPGL の低リスク群〔治

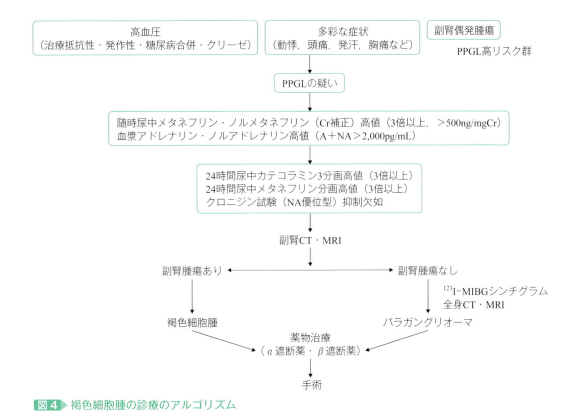

図4 褐色細胞腫の診療のアルゴリズム

療抵抗性高血圧，アドレナリン過剰分泌による発作症状(動悸，発汗過多，頭痛，振戦，蒼白など)〕では24時間尿中メタネフリン，ノルメタネフリンをまず測定し，一方，高リスク群〔PPGLの家族歴，MEN2などに伴う家族性PPGL，PPGL術後，副腎偶発腫瘍(脂肪含量が少ない)〕では血漿遊離メタネフリン，ノルメタネフリン濃度を測定するというように分けて行うのが効率的である．

誘発試験(グルカゴン，メトクロプラミド)やフェントラミン試験は特異性，安全性に問題があり，推奨されない．CTで腫瘍の局在を確認するが，造影剤はクリーゼ誘発の可能性があるため添付文書上，原則禁忌とされている．やむをえず実施する際にはフェントラミン，プロプラノロールの準備と患者への十分な説明が必要である．

MRIではT_1強調像で低信号，T_2強調像で高信号が特徴である．副腎腫瘍を認める場合でも多発性や悪性を疑う場合，病変部位の局在が不明な場合，^{123}I-MIBGシンチグラフィや全体幹CTを実施する．^{123}I-MIBGシンチグラフィは^{131}I-MIBGシンチグラフィよりも感度，解像度にすぐれる．悪性を疑う場合は^{18}F-FDG-PETも有用である．

d 治療

腫瘍摘出が原則である．術前の血圧管理と循環血漿量補正および術中のクリーゼ防止のため，ドキサゾシンなどの$α_1$遮断薬を投与する．$β$遮断薬は頻脈，不整脈治療目的で併用するが，単独投与は$α$作用が増強されるため禁忌である．最大の課題は悪性例で，病理組織での鑑別が困難なため，念のため術後も長期にわたり経過観察することが望ましい．褐色細胞腫クリーゼではフェントラミンの静注，点滴を行い，以後は$α_1$遮断薬を投与する．また，チロシン水酸化酵素阻害剤メチロシン(デムサー®)の製造販売が承認され，PPGLのカテコラミン分泌過剰状態の改善の目的で使用可能となる．

e 専門医への紹介のタイミング

発作性高血圧や副腎腫瘍から疑われた場合は専門医に紹介する．

f JSH2014との変更点

1) JSH2014では，診断は随時尿および24時間蓄尿中メタネフリン，ノルメタネフリン排泄量の増加（正常上限の3倍以上）とされていたが，JSH2019[1]ではこれに加えて血漿遊離メタネフリン，ノルメタネフリン濃度が保険適用となり，PPGLの疑いが強い症例に特に有用である．
2) 病名が，褐色細胞腫とパラガングリオーマを別々ではなく，「褐色細胞腫・パラガングリオーマ（PPGL）」と総称されるようになった．
3) 以前は悪性褐色細胞腫は約10％とされてきたが，PPGLのWHO分類による疾患コードが悪性と定められたために，原則としてPPGLは全例悪性として扱われることになった．
4) 遺伝子検査として腹部・骨盤部PPGLでSDHB遺伝子変異があると悪性が40％程度と多く，両側副腎PPGLではMEN2やフォン・ヒッペル・リンドウ病を疑ってRET，VHL遺伝子検査が有用である．
5) 治療は腫瘍摘出であり，周術期の血圧管理と循環血漿量補正や術中のクリーゼ防止のため，$α_1$遮断薬や$β$遮断薬の併用に加えて，JSH2019[1]ではカテコラミン分泌過剰状態の改善目的で製造販売が承認されたメチロシンも使用できるようになる．

6 その他の内分泌性高血圧

a 先端巨大症

四肢先端の肥大，前額部突出などの特徴的な身体所見から疑い，約40％に高血圧を認める．血中GH，IGF-1高値および75g経口ブドウ糖負荷試験におけるGHの抑制欠如（>0.4 ng/mL），下垂体腫瘍の存在から診断する．循環血液量および末梢血管抵抗の増加，腎ENaC活性の亢進，交感神経活性の亢進や睡眠時無呼吸症候群の合併が高血圧をきたす主な病態である．治療の原則は経蝶形骨洞下垂体摘出術である．

b 甲状腺機能亢進症

血中T_3の上昇により，交感神経$β$受容体活性が亢進し，心拍数および心収縮力が増加して，収縮期高血圧と脈圧の増大を認める．動悸，振戦，食欲亢進，体重減少，甲状腺腫，眼球突出などから疑う．fT3，fT4，TSH，TSH受容体抗体（TRAb）を測定して診断する．治療は抗甲状腺剤投与である．無痛性甲状腺炎などその他の甲状腺中毒症との鑑別が必要で，専門医に紹介する．

c 甲状腺機能低下症

慢性甲状腺炎（橋本病）が主な原因である．甲状腺ホルモンの低下により，心拍出量，心収縮力の低下，徐脈に加えて，末梢抵抗の増大，血管内皮由来放出因子（EDRF）の低下の結果，高血圧をきたす．倦怠感などの非特異的な症状，甲状腺腫，脂質異常症などが発見のきっかけとなる．治療は甲状腺ホルモンの補充療法である．

d 原発性副甲状腺機能亢進症

約40～65％に高血圧を認め，レニン・アンジオテンシン・アルドステロン系の亢進，抵抗血管の拡張能の低下，昇圧ホルモンの反応性亢進などにより高血圧をきたすが，副甲状腺腺腫摘出術後の血圧変化は一定していない．高Ca血症，尿路結石などが発見のきっかけとなる．治療は病的副甲状腺の摘出である．

▶▶引用文献

1) 日本高血圧学会高血圧治療ガイドライン作成委員会（編）：高血圧治療ガイドライン2019. ライフサイエンス出版，2019.
2) Funder JW, et al.：The management of primary aldosteronism：case detection, diagnosis, and treatment：an endocrine society clinical practice guideline. J Clin Endocrinol Metab 2016；101：1889-1916.
3) 西川哲男，他：原発性アルドステロン症の診断治療ガイドライン-2009-. 日内分泌会誌 2010；86(suppl.)：1-19.
4) 日本内分泌学会，他：わが国の原発性アルドステロン症の診療に関するコンセンサスステートメント．日内分泌会誌 2016；92(suppl.)：ii-49.
5) Amar L, et al.：SFE/SFHTA/AFCT primary aldosteronism consensus：introduction and handbook. Ann Endocrinol 2016；77：179-186.
6) Ohno Y, et al.：Prevalence of cardiovascular disease and its risk factors in primary aldosteronism. Hypertension 2018；71：530-537.
7) Morimoto R, et al.：Rapid screening of primary aldosteronism by a novel chemiluminescent immunoassay. Hypertension 2017；70：331-341.
8) Ahmed AH, et al.：Seated saline suppression testing for the diagnosis of primary aldosteronism：a preliminary study. J Clin Endocrinol Metab 2014；99：2745-2753.

9) Umakoshi H, et al.：Accuracy of adrenal computed tomography in predicting the unilateral subtype in young patients with hypokelaemia and elevation fo aldosterone in primary aldosteronism. Clin Endocrinol 2018；88：645-651.
10) Umakoshi H, et al.：Significance of computed tomography and serum potassium in predicting subtype diagnosis of primary aldosteronism. J Clin Endocrinol Metab 2018；103：900-908.
11) Miller BS, et al.：Redefining the definitions of biochemical and clinical cure for primary aldosteronism using the primary aldosteronism surgical outcome(PASO)classification system. World J Surg 2018；42：453-463.
12) Wu VC, et al.：Long term outcome of aldosteronism arter target treatments. Sci Rep 2016；6：32103.
13) Rossi GP, et al.：Adrenalectomy lowers incident atrial fibrillation in primary aldosteronism patietns at long term. Hypertension 2018；71：585-591.
14) Hundemer GL, et al.：Cardiometabolic outcomes and mortality in medically treated primary aldosteronism：a retrospective cohort study. Lancet Diabetes Endocrinol 2018；6：51-59.
15) Lacroix A, et al.：Diagnosis and differenatial diagnosis of Cushing's syndrome. Lancet 2015；386：913-927.
16) Nieman LK, et al.：Diagnosis and differential diagnosis of Cushing's syndrome：an endocrine society clincial practice guideline. J Clin Endocrinol Metab 2008；93：1526-1540.
17) Nieman LK, et al.：Treatment of Cushing's syndrome：an Endocrine Society clinical practice guideline. J Clin Endocrinol Metab 2015；100：2807-2831.
18) Yanase T, et al.：New diagnostic criteria of adrenal subclinical Cushing's syndrome：opinion from the Japan Endocrine Society. Endocr J 2018；65：383-393.
19) Lenders JW, et al.：Pheochromocytoma and paraganglioma：an endocrine society clinical practice guideline. J Clin Endocrinol Metab 2014；99：1915-1942.
20) 日本内分泌学会(監修)，日本内分泌学会「悪性褐色細胞腫の実体調査と診療指針の作成」委員会(編)：褐色細胞腫，パラガングリオーマ診療ガイドライン 2018．診断と治療社，2018．

XIV 二次性高血圧

E 血管性高血圧

Abstract

- 高安動脈炎は大動脈と主要分枝，肺動脈，冠動脈などに閉塞または拡張性病変をきたす原因不明の非特異的大型血管炎である．日本では特に女性に多い．上肢血圧の左右差，脈拍欠損，頭部虚血症状などをきっかけに診断される．大動脈弁逆流症や腎動脈狭窄の合併は二次性高血圧を引き起こし，予後と大きく関係する．炎症抑制を目的としてステロイドが使用される．
- 結節性多発動脈炎や全身性強皮症に合併する高血圧は予後に大きく影響し，厳重な管理が必要である．
- 大動脈縮窄症は先天性と後天性がある．先天性のものは他の心内奇形を合併することもあり，乳児例の予後は不良である．後天性のものは高安動脈炎に起因することが多い．狭窄部より近位では血圧が高く遠位で低い．外科的，あるいは血管内治療が必要となる．

1 高安動脈炎[1]

a 概論

1. 定義

高安動脈炎は，大動脈およびその主要分枝や肺動脈，冠動脈に閉塞性，または拡張性病変をきたす原因不明の非特異的大型血管炎である．

2. 疫学

日本の患者数は推定約 6,000 人を越えており，女性に多く（男：女＝1：9），20 歳前後に好発するが，男性では好発年齢がない．年間 300 人前後の新規患者が発生している．

3. 病因・分類

発生機序は依然不明であるが，何らかの感染などが引き金となり，自己免疫的な機序により血管炎が進展すると考えられている．遺伝的素因として HLA-B52，HLA-B39 との関連が報告されている．病変部位や形態を血管造影により評価し，I〜V 型に分類し，さらに冠動脈病変・肺動脈病変の有無を加味する（図1）[2]．日本では鎖骨下動脈，左総頸動脈などの分枝血管に病変が及ぶ例が多い．

4. 症状

初期は，発熱，倦怠感などの非特異的症状を呈する．確定診断がつく頃にはめまい，失神，上肢血圧の左右差，脈拍欠損，上肢易疲労感，指のしびれ感，冷感，上肢痛などの症状が出現しており，

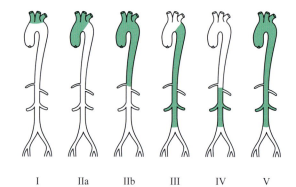

図1 血管造影における高安動脈炎の分類
I 型： 大動脈弓分枝血管
IIa 型：上行大動脈，大動脈弓ならびにその分枝血管
IIb 型：IIa 病変＋胸部下行大動脈
III 型： 胸部下行大動脈，腹部大動脈，腎動脈
IV 型： 腹部大動脈，かつ/または，腎動脈
V 型： IIb＋IV 型（上行大動脈，大動脈弓ならびにその分枝血管，胸部下行大動脈に加え，腹部大動脈，かつ／または，腎動脈）

I〜V 型に加え，さらに冠動脈病変を有するものには C（＋），肺動脈病変を有するものには P（＋）と表記する．
［Hata A, et al.：Angiographic findings of Takayasu arteritis；new classification. Int J Cardiol 1996；54：155-164 より］

これらは血管病変の進行を示唆する症状であるため，非特異的症状の段階で本症を疑うことが重要である．特異的な診断マーカーはない．約 1/3 に大動脈弁逆流症を認め，予後に大きな影響を与える．

本症の約 40％ に高血圧が合併し[3]，二次性高血

圧の原因疾患として重要である．また，予後と大きく関連する．高血圧の発生機序としては，①腎血管性，②大動脈狭窄症性（異型大動脈縮窄症），③大動脈弁逆流性，④大動脈壁硬化性高血圧があげられる[1]．両側鎖骨下動脈狭窄を伴う例では上肢の血圧は大動脈圧より低値を示し，過小評価されるので注意を要する．

5．診断

活動期には白血球増多，赤沈亢進，CRP陽性，γグロブリンの増加などを認める．身体所見では脈拍触知・血圧の左右差・上下肢差，心・血管雑音，頸動脈洞反射亢進などに注意する．超音波検査，造影CT，MRIが病変の形態診断に有用である．また，FDG-PETは活動性診断や治療効果判定に用いられる[4]．これら画像診断の発達によって早期の診断が可能となり，2000年以降の発症例では高血圧や大動脈弁逆流症の合併率は低下してきている[5]．

6．治療

副腎皮質ステロイド療法が内科治療のゴールドスタンダードである．赤沈，CRPなどの炎症反応と臨床症状，FDG-PET所見に応じて漸減していくが，HLA-B52陽性例ではステロイド抵抗性を示すことが多い．血管病変に伴う臓器虚血に対しては抗血小板薬や抗凝固薬を，大動脈弁逆流症や高血圧の合併例に対してはそれぞれの病態に応じた薬物療法を行う．降圧治療は，腎血管性高血圧あるいは本態性高血圧に準ずるが，頭頸部血管に狭窄病変を有する症例に対しては，脳灌流圧の低下に配慮する必要がある．

外科的治療は，大動脈弁逆流症に対するBentall手術，頭頸部血管・腎動脈狭窄・異型大動脈縮窄症に対するバイパス術などがある．腎血管性高血圧に対しては経皮的腎動脈形成術（PTRA）が低侵襲性で第一選択として施行されるが，長期開存率はバイパス術より低値であり，その適応は慎重に判断する必要がある[1]．いずれにおいても十分に炎症が沈静化してから行うことが望まれる．

2 その他の血管炎性高血圧

結節性多発動脈炎（periarteritis nodosa：PN）では，腎動脈を含む全身の中小筋型動脈や細動脈の壊死性動脈炎が高血圧をきたす．急性期にはステロイド・パルス療法と免疫抑制薬の併用が行われる．進行性全身性強皮症（progressive systemic sclerosis：PSS）は腎血管の攣縮により高血圧をきたす．いずれも悪性高血圧・腎不全へと進展することがあり生命予後と関連する．血圧管理は腎実質性高血圧あるいは本態性高血圧に準ずる．PSSにおいてはACE阻害薬やCa拮抗薬の有用性が示されている[6]．

3 大動脈縮窄症[7]

ⓐ 概論

1．定義

大動脈弓に狭窄があり，通常縮窄部は動脈管流入部もしくはそれより中枢側に存在する．狭窄は限局性から広範な大動脈弓低形成まであり，狭窄の程度は様々である．

2．疫学

日本では先天性心疾患の1.9％を占める．ターナー症候群の35％に本症が合併するとされる．乳児例，特に管前型は心不全を発症し予後不良である．

3．病因・分類

胎生期の大動脈形成過程で部分的な未発達が起こり生じる．幼児例は主として動脈管付着部に大動脈狭部より近位の狭窄（管前性）で，ほかの心内奇形を合併する複合型が多い．成人例は遠位の狭窄（管後型）で限局しており，心内奇形を伴わない単純型が多い．後天性（異型大動脈縮窄症）のものは高安動脈炎が原因であることが多い．

4．症状

下行大動脈に沿う前胸部〜背部の血管雑音，上肢高血圧，上下肢の血圧差，下肢血管拍動の減弱があれば疑う．学童期以降には，下肢の冷感，しびれ，間欠性跛行を訴える場合もある．無症状で経過し，聴診などで偶然発見されることもある．若年性の高血圧をみたら本症を疑う．

本症の高血圧の発症機序は，大動脈縮窄部位からの動脈反射波の増大，上半身の末梢血管抵抗の増加や大動脈のWindkessel作用の減弱などの機械的因子に加え，全身の血管リモデリングの進行やレニン・アンジオテンシン（RA）系・交感神経系賦活化などが考えられる．

5. 診断

狭窄部末梢への血流は側副血行路で補われ，鎖骨下動脈分枝と下行大動脈分枝との間で著しく発達する．X線写真上，拡張した肋間動脈は，肋骨の侵食像として認められる(rib notching)．また両鎖骨上窩では，側副血行路で振戦を伴う収縮期雑音や連続性雑音が聴取される．心電図上，管前型では右軸偏位と右室肥大が，管後型では左室肥大と左軸偏位が認められる．足関節上腕血圧比(ABI)により下肢の血圧が上肢と同程度か，低下していることが確認される．超音波検査，造影CT，MRIにより縮窄部の形態評価が可能である．カテーテル検査では狭窄の前後で圧較差を評価し得る．収縮期圧較差20 mmHg以上を有意な縮窄と定義する．

6. 治療

原則として，小児期に縮窄部切除＋端々吻合法などの外科的治療による狭窄の解除ないしバルーンカテーテルによる血管形成術を施行する．より早期に処置することが良好な予後を規定するが[8]，33％程度に術後の高血圧再燃がみられる[9]．近年，成人期におけるステント留置術による長期的降圧効果が報告されている[10]．

本症の最も一般的な死因は，高血圧に起因する脳出血や大動脈破裂など動脈硬化性病変やうっ血性心不全であるが，心内膜炎やくも膜下出血などにより死亡することもある．降圧療法とともにほかのリスクファクターのコントロールも行う．安静時の血圧だけでなく，24時間自由行動下血圧測定(ABPM)や運動負荷による血圧上昇が，術後慢性期の高血圧再燃の予測因子になるという報告がある[11,12]．

4 心拍出量増加を伴う血管性高血圧

大動脈弁逆流症，動脈管開存症，動静脈瘻などでは，主に1回心拍出量の増加のため収縮期高血圧をきたす．それぞれの病態に応じた降圧治療を行うが，原疾患に対する根本治療で高血圧の改善が期待できる．

▶ 引用文献

1) 日本循環器学会：血管炎症症候群の診療ガイドライン(2017年改訂版). http://www.j-circ.or.jp/guideline/pdf/JS2017_isobe_h.pdf
2) Hata A, et al.：Angiographic findings of Takayasu arteritis；new classification. Int J Cardiol 1996；54：155-164.
3) 橋本博史：厚生省特定疾患免疫疾患調査研究班「難治性血管炎分科会」平成13年度研究報告書. 21-25, 2002.
4) Isobe M：Takayasu arteritis revisited：current diagnosis and treatment. Int J Cardiol 2013；168：3-10.
5) Ohigashi H, et al.：Improved prognosis of Takayasu arteritis over the past decade：comprehensive analysis of 106 patients. Circ J 2012；76：1004-1011.
6) Bussone G, et al.：The scleroderma kidney：progress in risk factors, therapy, and prevention. Curr Rheumatol Rep 2011；13：37-43.
7) 日本循環器学会(編)：成人先天性心疾患診療ガイドライン(2011年改訂版). (http://www.j-circ.or.jp/guideline/pdf/JCS2011_niwa_h.pdf).
8) Toro-Salazar OH, et al.：Long-term follow-up of patients after coarctation of the aorta repair. Am J Cardiol 2002；89：541-547.
9) Canniffe C, et al.：Hypertension after repair of aortic coarctation-A systematic review. Int J Cardiol 2013；167：2465-2461.
10) Meadows J, et al.：Intermediate outcomes in the prospective, multicenter coarctation of the aorta stent trial (COAST). Circulation 2015；131：1656-1664.
11) Luijendijk P, et al.：Usefulness of exerciseinduced hypertension as predictor of chronic hypertension in adults after operative therapy for aortic isthmic coarctation in childhood. Am J Cardiol 2011；108：435-439.
12) Lee MG, et al.：Twenty-four-hour ambulatory blood pressure monitoring detects a high prevalence of hypertension late after coarctation repair in patients with hypoplastic arches. J Thorac Cardiovasc Surg 2012；144：1110-1116.

XIV 二次性高血圧

F 脳・中枢神経系疾患による高血圧

Abstract

- 脳血管障害急性期や脳腫瘍，脳（脊髄）炎，脳外傷などによる頭蓋内圧亢進に伴って生じる交感神経活動亢進を伴った高血圧はCushing反応とよばれる．この病態においては原疾患の治療や脳浮腫軽減療法を行う．
- 交感神経活動の中枢である頭側延髄腹外側野（RVLM）が蛇行，拡張した周辺血管による圧迫で刺激されて生じる，交感神経活動の亢進を伴った高血圧を神経血管圧迫症候群とよぶ．
- 特に片側顔面けいれんや三叉神経痛など神経症状を伴った例では，積極的な検索を行い減圧手術の適応について検討する．
- 中枢性機序の関与が大きい高血圧に対して降圧療法を行う場合は，β遮断薬，α遮断薬，中枢性交感神経抑制薬，さらに交感神経抑制作用を有するCa拮抗薬やRA系阻害薬の使用が有用である．

1 脳・中枢神経疾患における高血圧

脳血管障害急性期には脳出血，脳梗塞などの病型にかかわらず血圧は上昇する．脳血管障害における血圧管理についてはp.138「VI-A．脳血管障害」を参照されたい．脳腫瘍など頭蓋内の占拠性病変，脳炎，脳外傷などの中枢神経疾患では，いわゆるクッシング反応とよばれる高血圧を呈することがある．これは，頭蓋内圧の亢進による脳虚血に反応して代償的に交感神経活動が亢進し，血圧を上昇させて脳血流を維持しようとする機構である．さらに血圧上昇に伴って圧受容体反射を介した徐脈を生じる．この機序による高血圧では，原疾患に対する治療や脳浮腫軽減療法を行い，必要に応じて交感神経を抑制する降圧薬の投与を行う．

2 中枢性昇圧機序

図1に動脈圧受容体反射に関与する部位と交感神経活動の伝達経路を示す[1]．
末梢の圧受容器からの求心性神経は延髄孤束核，ついで尾側延髄腹外側野（caudal ventrolateral medulla：CVLM）を経由して頭側延髄腹外側野（RVLM）に投射している．RVLMニューロンの軸索は脊髄中間外側核まで下行して交感神経節前線維に連結し，交感神経節で節後線維に連結する．すなわち，RVLMは圧受容体反射を介した末梢からの入力と視床下部・大脳辺縁系など上位中枢の入力を受け，交感神経活動を統合，規定する「交感神経興奮性出力の中枢」として血圧調節に重要な役割を演じている．

RVLMはアンジオテンシンII，一酸化窒素，活性酸素，Rho-kinaseなど様々な物質による調節を受けており，これらの異常によるRVLMニューロンの機能亢進が本態性高血圧の成因の一部となる可能性が示唆されている．RVLMニューロンは電気的刺激や興奮性アミノ酸などによる化学的刺激により興奮し，交感神経活動の亢進を介した昇圧をもたらすが，蛇行，拡張した周辺動脈による圧迫でも刺激を受け，高血圧を発症することが報告されており，神経血管圧迫（neurovascular compression）症候群とよばれている．

3 神経血管圧迫症候群

a 病態

1985年にJannettaら[2]が53例の外科治療成績を報告して以来，本症候群が知られるようになった．責任血管としては後下小脳動脈およびその分枝が多く，随伴する神経症状は片側顔面けいれん，三叉神経痛，舌咽神経痛の順であった．図2

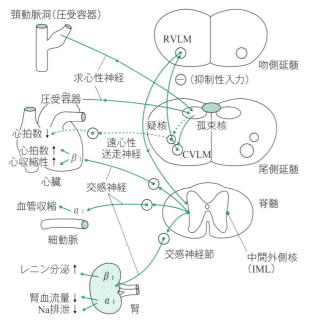

図1 ▶ 交感神経活動の伝達経路
[熊谷裕生, 他：末梢神経と高血圧. 熊谷裕生, 他(編)：高血圧ナビゲーター. 第2版, 110-111, メディカルレビュー社, 2008 より]

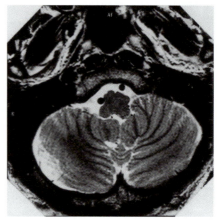

図2 ▶ 右椎骨動脈による延髄の圧迫
[Makino Y, et al.：Autonomic function in hypertensive patients with neurovascular compression of the ventrolateral medulla oblongata. J Hypertens 1999；17：1257-1263 より]

にMakinoら[3]の報告で提示された右椎骨動脈による延髄圧迫例のMRI所見を示す. 神経血管圧迫症候群の昇圧機序は, 交感神経活動亢進によるもので, 実際に血漿ノルアドレナリンの増加や筋交感神経活動の亢進など, 交感神経活動の亢進を支持する成績が報告されている[3-5].

b 治療

片側顔面けいれんや三叉神経痛など神経症状を伴っている例については, 積極的に外科的減圧術を検討すべきであろう. Jannettaらの報告では, 減圧術を施行した42例中32例において降圧を認めている[2]. その後, 日本においても減圧術により降圧を認めた治療抵抗性高血圧例が報告されている[6]. 特に治療抵抗性高血圧例を対象とした本症候群の検索と減圧術の有効性について少数例での検討が報告されているが, 随伴する神経症状がない例において減圧術を行うか否かについては, 有効性と安全性を検討する無作為化試験がなく, 慎重に適応を検討すべきと思われる. 本症候群が疑われる症例において降圧薬治療を行う場合は, β遮断薬, α遮断薬, 中枢性交感神経抑制薬が有効であり, RA系阻害薬, 交感神経抑制作用をあわせもつCa拮抗薬の併用も有用である.

▶▶ 引用文献

1) 熊谷裕生, 他：末梢神経と高血圧. 熊谷裕生, 他(編)：高血圧ナビゲーター. 第2版, 110-111, メディカルレビュー社, 2008.
2) Jannetta PJ, et al.：Neurogenic hypertension：etiology and surgical treatment. I. Observations in 53 patients. Ann Surg 1985；201：391-398.
3) Makino Y, et al.：Autonomic function in hypertensive patients with neurovascular compression of the ventrolateral medulla oblongata. J Hypertens 1999；17：1257-1263.
4) Schobel HP, et al.：Hypertension in patients with neurovascular compression is associated with increased central sympathetic outflow. J Am Soc Nephrol 2002；13：35-41.
5) Smith PA, et al.：Relationship of neurovascular compression to central sympathetic discharge and essential hypertension. J Am Coll Cardiol 2004；43：1453-1458.
6) Sasaki S, et al.：Neurovascular decompression of the rostral ventrolateral medulla decreases blood pressure and sympathetic nerve activity in patients with refractory hypertension. J Clin Hypertens 2011；13：818-820.

XIV 二次性高血圧

G 遺伝性高血圧

Abstract

- 二次性高血圧のなかで，遺伝性高血圧の占める頻度は極めて低い．
- 代表的な遺伝性高血圧として，リドル症候群，ゴードン症候群，AME，GRA，家族性アルドステロン症3型，11β-水酸化酵素欠損症，17α-水酸化酵素欠損症，妊娠時増悪早期発症高血圧，代謝異常クラスターに加え，近年原因遺伝子が明らかとなった短指症を伴う遺伝性高血圧が知られている．
- 原因遺伝子として，アルドステロンの生合成，尿細管レベルでの水・電解質の再吸収に関わる因子が多い．
- 若年発症，治療抵抗性，家系内集積，電解質異常などを認める低レニン性高血圧では，遺伝性高血圧も疑うことが重要である．

本態性高血圧における遺伝因子の関与に関しては，JSH2019[1]に述べられたように，一般集団における1つの遺伝子変異（または多型）の影響は1mmHg程度に過ぎず，さらに500を超える遺伝子座が血圧異常に関連することが明らかとなっており遺伝情報のみで診断することは困難である．一方で，頻度は非常に少ないが，単一遺伝子変異に起因し，遺伝子解析により診断が可能となる先天性の血圧異常症がある．本項では代表的な遺伝性高血圧症の原因遺伝子，臨床的特徴，鑑別診断のポイントについて述べる（表1）[1]．数多くの遺伝性血圧異常症の原因遺伝子変異を同定したLiftonらが提唱した概念図（図1）[2]では，本態性高血圧も含めた多くの血圧調節遺伝子が，レニン・アンジオテンシン系および下流の腎尿細管におけるNa再吸収にかかわる因子であることがわかる．

1 リドル症候群

リドル症候群は遺伝性高血圧のなかでは比較的頻度が高く，常染色体優性の遺伝形式をとる．腎尿細管の上皮型アミロライド感受性Naチャネル（ENaC）のβ，γサブユニット遺伝子（*SCNN1B*, *SCNN1G*）変異によりENaCを不活性化しているユビキチンリガーゼであるNEDD4（neural precursor cell expressed developmentally down-regulated protein 4）との結合が阻害され，ENaC活性が亢進しTe Na再吸収が増加し，低レニン性高血圧，低アルドステロン，低K血症の病態を呈する[3]．家族歴，低アルドステロン，スピロノラクトンやエプレレノン無効などが原発性アルドステロン症との鑑別ポイントとなる．

同遺伝子のN末の変異では，遺伝性低血圧症である偽性低アルドステロン症I型（PHA I）が惹起されることから，同じ遺伝子内でも変異部位により血圧への影響は正反対となることがある．家族歴，低アルドステロン，スピロノラクトンやエプレレノン無効などが原発性アルドステロン症との鑑別ポイントとなる．

2 ゴードン症候群

ゴードン症候群（Gordon hyperkalemia-hypertension syndrome）は偽性低アルドステロン症II型（PHA II）ともよばれ，高K血症を伴う家族性の高血圧が特徴である．本症候群は原因の違いから，①遺伝子がいまだ同定されず領域だけが1q31-q42にマッピングされたPHA2A，②セリン-スレオニンキナーゼであるWNK（with-no-lysine kinase）ファミリーのWNK4によるPHA2B（17q21）[4]，③WNK1によるPHA2C（12p13），④ユビキチン化蛋白であるKLHLK3（kelch-like family member 3）によるPHA2D，⑤CUL3（cullin 3）によるPHA2Eの5種類に分類される．正常の腎機能

表1 遺伝性血圧異常症の原因遺伝子と臨床的特徴

遺伝性高血圧	原因遺伝子	臨床的特徴
リドル症候群	上皮型 Na チャネルβ，γ サブユニット（*SCNN1B*，*SCNN1G*），常優	低 PRA，低 PAC，代謝性アルカローシス
ゴードン症候群（PHA II B，II C，II D，II E）	セリン-スレオニンキナーゼ（II B：*WNK4*，II C：*WNK1*），ユビキチン化蛋白（II D：*KLHL3*，II E：*CUL3*），常優	高 K，低 PRA，代謝性アシドーシス，PAC 正常，サイアザイド反応性
ミネラルコルチコイド過剰症候群（AME）（New 症候群）	11β-水酸化ステロイド脱水素酵素（*HSD11B2*），常劣	低 PRA，低 PAC，低 K，発育遅延，代謝性アルカローシス，スピロノラクトン反応性
グルココルチコイド奏効性アルドステロン症（GRA）〔家族性アルドステロン症 1 型（FH I）に相当〕	11β-水酸化酵素（*CYP11B1*）とアルドステロン合成酵素（*CYP11B2*）のキメラ，常優	低 PRA，低 PAC，低 K は少ない，グルココルチコイド，スピロノラクトン反応性
家族性アルドステロン症 3 型（FH III）	G 蛋白共役型内向き整流 K チャネル（*KCNJ5*），常優	低 PRA，低 PAC，高 18-オキソコルチゾール，副腎過形成，高 18-ヒドロキシコルチゾール
11β-水酸化酵素欠損症（11β-OHD）	11β-水酸化酵素（*CYP11B1*），常劣	先天性副腎過形成，低 PRA，高 DOC，高 ACTH，低コルチゾール，男性化
11α-水酸化酵素欠損症（11α-OHD）	17α-水酸化酵素（*CYP17*），常劣	先天性副腎過形成，低 PRA，高 DOC，高 ACTH，低コルチゾール，女性化
妊娠時増悪早期発症高血圧	ミネラルコルチコイド受容体（MR）（*NR3C2*），常優	20 歳未満発症，子癇発症，プロゲステロンが変異 MR に作用し昇圧
短指症を伴う遺伝性高血圧症（HTNB）	ホスホジエステラーゼ 3A（*PDE3A*），常優	E 型短指症，食塩非感受性・加齢性重症高血圧，50 歳未満脳卒中発症，圧受容体反射変化
代謝異常クラスター（高血圧，高コレステロール血症，低 Mg 血症）	ミトコンドリア tRNA，イソロイシン（*MTTI*），母系遺伝	低 Mg，低 K，浸透率 50％，50 歳未満発症
遺伝性低血圧	**原因遺伝子**	**臨床的特徴**
バーター症候群 1，2 型	1 型：Na-K-2Cl 共輸送体（*SLC12A1*），常劣 2 型：ATP 感受性 K チャネル（*KCNJ1*），常劣	重症，低 K，低 Mg，代謝性アルカローシス，高プロスタグランジン E$_2$ 血症の別名あり，高 PRA，高 PAC
バーター症候群 3，4 型	3 型：腎 Cl チャネル（*CLCNKB*），常劣 4 型：Barttin（*BSND*），常劣	小児発症，多尿，テタニーは少ない，低 K，高 PRA，高 PAC，高 Ca 尿症
ギテルマン症候群	サイアザイド感受性 Na-Cl 共輸送体（*SLC12A3*），常劣	思春期発症，バーターより軽症，低 Ca 尿症，高 PRA，高 PAC，低 K，低 Mg
偽性低アルドステロン症 I 型（PHA I）	ミネラルコルチコイド受容体（*NR3C2*），常優（PHA I A） 上皮型 Na チャネル $\alpha/\beta/\gamma$ サブユニット（*SCNN1A/B/G*），常劣（PHA I B）	新生児-乳幼児期発症，高 PRA，高 K，低 Na，年齢とともに症状改善（PHA I A），PHA I B はより重症

常優：常染色体優性遺伝，常劣：常染色体劣性遺伝
〔JSH2019 より〕

でありながら高 K 血症を伴う高血圧があり，軽度の高クロライド血症，代謝性アシドーシス，レニン活性の低下を伴い，サイアザイド系利尿薬で生理学的異常が是正されるのが特徴となる．

3 ミネラルコルチコイド過剰症候群（AME）

低 K 血症を中心とする臨床症状を呈するミネラルコルチコイド過剰症候群（the syndrome of apparent mineralcorticoid excess：AME）の原因は 11β 水酸化ステロイド脱水素酵素 2 型遺伝子（*HSD11B2*）

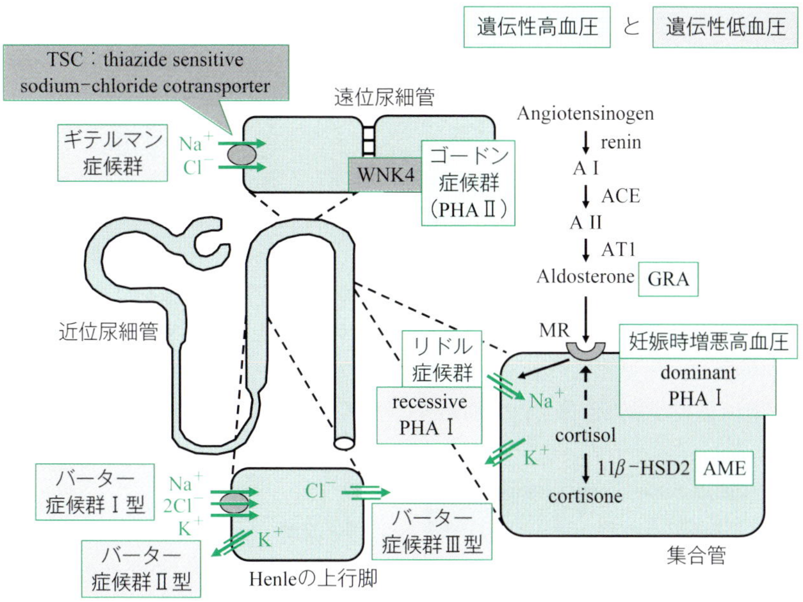

図1 ► Liftonらの提唱した遺伝性血圧異常症の代謝マップ

[Lifton RP, et al.：Molecular mechanisms of human hypertension. Cell 2001；104：545-556 より改変]

変異である[5]．本酵素の活性低下によってコルチゾール（F）から不活性型のコルチゾン（E）への変換が低下し，生じた過剰なコルチゾールがミネラルコルチコイド受容体（MR）にも作用して高血圧を引き起こす．本症ではE/F比およびその両者の尿中代謝産物であるテトラヒドロ型（THE，THF）のTHE/THF比がともに低下する．

4 グルココルチコイド奏効性アルドステロン症（GRA）

グルココルチコイド奏効性アルドステロン症（glucocorticoide-remediable aldosteronism：GRA）はデキサメタゾン抑制性アルドステロン症（dexamethasone suppressible hyperaldosteronism：DSH）ともよばれる．原因は隣接する11β水酸化酵素遺伝子（*CYP11B1*）とアルドステロン合成酵素遺伝子（*CYP11B2*）の間に不均等交差が生じ，転写調節を行うプロモータ部分は*CYP11B1*，翻訳されるのは*CYP11B2*というキメラ遺伝子となり，ACTHによってアルドステロン合成が調節されるようになり，アルドステロン過剰分泌を伴う低レニン性高血圧，低K血症が生じる[6]．グルココルチコイド投与により病態やアルドステロン過剰が改善されることで原発性アルドステロン症と鑑別できる．

5 家族性アルドステロン症3型（FHⅢ）

家族性アルドステロン症3型（FH Ⅲ）は小児期発症の高血圧で，GRAに似た病態を呈し，アルドステロン過剰，18-オキソコルチゾールや18-水酸化コルチゾールの高値を認め，グルココルチコイド投与では病態が改善せず，副腎摘出術を要する常染色体優性の疾患である．原因遺伝子はKチャネルの一種である*KCNJ5*（pottasium channel, inwardly rectifying, subfamily J, member 5）であることが近年同定され，変異により副腎皮質球状層の細胞のCa流入が増加，アルドステロン合成と細胞増殖が亢進することが示されている[7]．

6 11β-水酸化酵素欠損症（11β-OHD）

11β-水酸化酵素欠損によって中間代謝産物であるデオキシコルチコステロン（DOC）やアンドロゲンの過剰産生が生じ，男性化徴候や高血圧を呈する．本酵素の遺伝子（*CYP11B1*）の解析では，点突然変異，欠失，挿入など種々の異常の報告があり，遺伝形式は常染色体劣性である[8]．

7 17α-水酸化酵素欠損症（17α-OHD）

本酵素の遺伝子（*CYP17*）の翻訳領域の変異により17α-水酸化酵素産生や活性の障害が生じ，グルココルチコイドや男性ステロイド生成不全を惹起するとともに，発現調節を行うACTHの上昇に伴い，アルドステロン，DOC，コルチコステロン（B）などが上昇する[9]．臨床症状としては，低レニン性高血圧，低K血症，代謝性アルカローシス，性的発達障害などが特徴で，男児では外陰部の女性化が認められる．遺伝形式は常染色体劣性である．

8 妊娠時増悪早期発症高血圧

早期発症高血圧患者において，ミネラルコルチコイド受容体（MR）遺伝子（*NR3C2*）変異のスクリーニングよりS810L変異などが同定されている[10]．変異によりMRの立体構造が変化し，通常は結合しないプロゲステロンがMRを活性化し，高血圧，低K血症などをきたすため，妊娠時に増悪するのが特徴である．遺伝形式は常染色体優性である．

9 短指症を伴う遺伝性高血圧（HTNB）

本症候群（HTNB）の存在は古くから知られており[11]，E型短指症，加齢とともに上昇する食塩非感受性の重症高血圧，線維芽細胞の増加，吻側延髄腹外側野での神経血管の接触，圧受容器反射による血圧調節異常，未治療では50歳以前に脳卒中による死亡が多いという特徴を有する．2015年に6家系から原因遺伝子座として*PDE3A*（ホスホジエステラーゼ3Aをコードする）の6個のミスセンス変異が同定された[12]．間葉系幹細胞に由来する血管平滑筋細胞や軟骨細胞の *in vitro* 解析から，分子的な発症機序を理解する手掛かりも得られており，これらの変異は，プロテインキナーゼAが仲介する*PDE3A*リン酸化を増加させることで機能獲得を引き起こし，cAMPを加水分解する活性の増加や細胞増殖の増強を引き起こしていると報告されている．

10 代謝異常クラスター（a cluster of metabolic defects）

ミトコンドリアのトランスファーRNA（tRNA）遺伝子の変異による高血圧，高コレステロール血症，低Mg血症を合併する疾患群が報告されている[13]．ミトコンドリアは母親のみから子孫に受け継がれる特異な遺伝形式をとり，tRNA遺伝子変異がmRNAの認識，結合，イソロイシンの蓄積を阻害することから，加齢に伴うミトコンドリア機能の変化，高血圧や合併症の進展に個人差がある可能性を示唆する報告となっている．

▶▶引用文献

1) 日本高血圧学会高血圧治療ガイドライン作成委員会：高血圧治療ガイドライン2019．ライフサイエンス出版，2019．
2) Lifton RP, et al.：Molecular mechanisms of human hypertension. Cell 2001；104：545-556.
3) Lifton RP：Genetic determinants of human hypertension. Proc Natl Acad Sci USA 1995；92：8545-8551.
4) Wilson FH, et al.：Human hypertension caused by mutations in WNK kinases. Science 2001；293：1107-1112.
5) Wilson RC, et al.：A mutation in the HSD11B2 gene in a family with apparent mineralocorticoid excess. J Clin Endocrinol Metab 1995；80：2263-2266.
6) Lifton RP, et al.：A chimaeric 11 beta-hydroxylase/aldosterone synthase gene causes glucocorticoid-remediable aldosteronism and human hypertension. Nature 1992；355：262-265.
7) Mulatero P, et al.：KCNJ5 mutations in european families with nonglucocorticoid remediable familial hyperaldosteronism. Hypertension 2012；59：235-240.
8) Naiki Y, et al.：A nonsense mutation（TGG［Trp116］-->TAG［Stop］）in CYP11B1 causes steroid 11 beta-hydroxylase deficiency. J Clin Endocrinol Metab 1993；77：1677-1682.
9) Oshiro C, et al.：Seventeen alpha-hydroxylase deficiency with one base pair deletion of the cytochrome P450c17（CYP17）gene. J Clin Endocrinol Metab 1995；80：2526-2529.
10) Geller DS, et al.：Activating mineralocorticoid receptor mutation in hypertension exacerbated by pregnancy. Science 2000；289：119-123.
11) Bilginturan N, et al.：Hereditary brachydactyly associated with hypertension. J Med Genet 1973；10：253-259.
12) Maass PG, et al.：PDE3A mutations cause autosomal dominant hypertension with brachydactyly. Nat Genet 2015；47：647-653.
13) Wilson FH, et al.：A cluster of metabolic defects caused by mutation in a mitochondrial trna. Science 2004；306：1190-1194.

XIV 二次性高血圧

H 薬剤誘発性高血圧

Abstract

それぞれの薬剤使用時に，高血圧の出現や血圧コントロール不良を生じた場合の対応は次に示すとおりである．
- 非ステロイド性抗炎症薬（NSAIDs）は長期間の使用を避ける．避けられない場合には減量する．使用降圧薬の増量，未使用であればCa拮抗薬を用いる．
- カンゾウ（甘草），グリチルリチン製剤は減量，中止を考慮し，抗アルドステロン薬を使用する．
- グルココルチコイドも減量，中止を考慮．できない場合には主要降圧薬による降圧を行う．
- 免疫抑制薬は中止が困難であるので，Ca拮抗薬あるいはACE阻害薬との併用を行う．
- エリスロポエチンの減量，中止を考慮する．主要降圧薬による降圧を図る．
- エストロゲン製剤の使用を中止する．ACE阻害薬，ARBを用いる．
- 交感神経刺激作用を有する薬剤は減量，中止を考慮する．必要があればα遮断薬を用いる．
- がん分子標的薬（主として血管新生阻害薬）は可能であれば減量，中止を考慮する．主要降圧薬による降圧を図る．

　非ステロイド性抗炎症薬（NSAIDs），カンゾウ（甘草）製剤，グルココルチコイド，シクロスポリン，エリスロポエチン，経口避妊薬，交感神経刺激薬などは高血圧を誘発するとともに，降圧薬の降圧効果を減弱させる可能性がある．近年，がん分子標的薬による高血圧の誘発も報告されている．高齢者では高血圧に他の疾患を合併し，複数の医療機関を受診していることが多く，血圧管理ができていた患者の血圧管理が困難になった場合や，コントロール不良あるいは治療抵抗性高血圧の場合には，原因の一つとして薬剤誘発性高血圧の可能性を考慮する．また，これらの薬剤を使用する場合には血圧管理に留意する必要がある．表1にまとめを示す．

1 非ステロイド性抗炎症薬（NSAIDs）

　高齢者や腎機能障害者では，腎プロスタグランジンが腎機能を代償するとともに，血圧上昇を抑制している．NSAIDsは，アラキドン酸からプロスタグランジンの産生過程でシクロオキシゲナーゼ（COX）を阻害し，腎プロスタグランジン産生抑制により水・Na貯留と血管拡張抑制を引き起こし[1]，血圧を上昇させると考えられる．COXにはCOX-1と炎症時に誘導されるCOX-2というアイソフォームがある．古典的NSAIDsは非選択的に両者を阻害し，COX-2選択的阻害薬は後者を主に阻害する．しかし，非選択的NSAIDsとCOX-2選択的阻害薬の心血管系への有害作用は，各NSAIDsによるCOX-1とCOX-2の抑制比やCOXの組織特異的分布などと関連しているため，使用にあたっては同等の管理が求められる．急性疾患におけるNSAIDsの短期間使用では血圧への影響は少ないが，慢性疾患に対する長期使用時には血圧管理，評価が重要である．

　高齢者高血圧患者では，NSAIDs投与により急性腎機能障害を生じやすく，昇圧が促進される可能性がある．利尿薬とNSAIDs併用患者では利尿薬単独投与患者より心不全発症リスクが増加する．利尿薬は腎尿細管でのNaCl再吸収抑制と同時に，プロスタサイクリン産生を刺激し降圧効果を発揮するが，NSAIDsの併用で，これらの効果が減弱する．したがって高齢者高血圧患者へのNSAIDs投与時には，一定期間少量を用いて，血圧や腎機能チェックなどきめの細かい観察が重要である．腎機能低下を認めてもNSAIDsを中止できない場

表1 ▶ 薬剤誘発性高血圧の原因薬物と高血圧治療法

原因薬物	高血圧の原因	高血圧治療への対策
非ステロイド性抗炎症薬（NSAIDs）	腎プロスタグランジン産生抑制による水・Na貯留と血管拡張抑制，ACE阻害薬・ARB・β遮断薬・利尿薬の降圧効果を減弱	NSAIDsの減量・中止，使用降圧薬の増量，Ca拮抗薬
カンゾウ（甘草） グリチルリチンを含有する肝疾患治療薬，消化器疾患治療薬，漢方薬，健康補助食品，化粧品など	11β-水酸化ステロイド脱水素酵素阻害によるコルチゾール半減期延長に伴う内因性ステロイド作用増強を介した水・Naの貯留とK低下	漢方薬などの減量・中止，MR拮抗薬
グルココルチコイド	アンジオテンシノーゲンの産生増加，エリスロポエチン産生増加，NO産生抑制などが考えられるが十分には解明されていない	グルココルチコイドの減量・中止，Ca拮抗薬，ACE阻害薬，ARB，β遮断薬，利尿薬，アルドステロン拮抗薬など
シクロスポリン・タクロリムス	腎毒性，交感神経賦活，カルシニューリン抑制，血管内皮機能障害など	Ca拮抗薬，Ca拮抗薬とACE阻害薬の併用，利尿薬など
エリスロポエチン	血液粘稠度増加，血管内皮機能障害，細胞内Na濃度増加など	エリスロポエチンの減量・中止，Ca拮抗薬，ACE阻害薬，ARB，β遮断薬，利尿薬など
エストロゲン 経口避妊薬，ホルモン補充療法	アンジオテンシノーゲンの産生増加	エストロゲン製剤の使用中止，ACE阻害薬，ARB
交感神経刺激作用を有する薬物 フェニルプロパノールアミン，三環系抗うつ薬，四環系抗うつ薬，セロトニン・ノルアドレナリン再取込み阻害薬，モノアミンオキシダーゼ阻害薬など	α受容体刺激，交感神経末端でのカテコラミン再取込みの抑制など	交感神経刺激作用を有する薬物の減量・中止，α遮断薬
がん分子標的薬 血管新生阻害薬（抗VGEF抗体医薬，複数のキナーゼに対する阻害薬など）	細小血管床の減少，NO合成低下，腎機能低下など	可能であれば該当薬の減量・中止，通常の降圧薬を用いる

［JSH2019より］

合には，アセトアミノフェンへの変更を考える．

また，ACE阻害薬，β遮断薬の降圧効果は，NSAIDsとの併用によって減弱する．ARBも，ACE阻害薬と同等に影響を受ける[2]との報告もみられる．Ca拮抗薬の降圧効果への影響は少ないとされる．

2 カンゾウ（甘草），グリチルリチン

肝疾患治療薬，消化器疾患治療薬，その他，多くの漢方薬，健康補助食品，化粧品などに含まれているカンゾウ（甘草）の成分であるグリチルリチンは，腸管内細菌のグルクロニダーゼによりグリチルレチン酸に加水分解される．グリチルレチン酸は，コルチゾールを不活性のコルチゾンへ代謝する11β-水酸化ステロイド脱水素酵素（HSD2）を強力に阻害することによりコルチゾールの半減期を延長して内因性ステロイド作用を増強させ[3]，水・Naの貯留，K低下をきたし，偽性アルドステロン症を発症させる．本症はグリチルリチン製剤を服用している患者の約20％に認められるが，発症の危険因子はグリチルリチンの投与量，投与期間，年齢（60歳以上）であるとされている．高血圧と同時に低K血症を認め，低レニン活性，血漿アルドステロン濃度低値であれば本症を疑い，グリチルリチンを含有する薬物などの使用を確認する．

病歴として患者自身から漢方薬，健康補助食品などの利用が報告されることは少ないので，使用の有無について医療者側から質問するなどの注意を要する．治療はカンゾウ（甘草）あるいはグリチルリチン製剤の中止で，臨床的には数週間（最大4か月）で血圧，レニン・アンジオテンシン系は改善する．抗アルドステロン薬の併用で改善は早まり，内皮機能も回復する[4]．

3 グルココルチコイド

グルココルチコイドは慢性疾患の長期治療においても低用量であれば高血圧をきたすことは少ないが，中等量以上のグルココルチコイド長期投与は高頻度に高血圧を合併する[5]．高齢者では他の薬剤と同様，用量依存的に血圧上昇度が大となり，プレドニゾロン 20 mg/日以上の服用で上昇は顕著になり，37.1％に高血圧が観察され，高血圧家族歴陽性者が陰性者と比較して高頻度となる[6]．

昇圧機序は，アンジオテンシノーゲンの産生増加によるアンジオテンシン II 増加，エリスロポエチン産生増加による血管収縮，一酸化窒素（NO）の産生抑制あるいはスーパーオキシド過剰産生による NO の利用障害による血管内皮機能障害，ミネラルコルチコイド受容体刺激などが考えられているが，十分に解明されていない．

治療はグルココルチコイドの減量あるいは中止が第一であるが，困難であれば，Ca 拮抗薬，ACE 阻害薬，ARB，β遮断薬，利尿薬，アルドステロン拮抗薬などを用いる．

4 免疫抑制薬

臓器移植，骨髄移植などの拒絶反応の抑制に用いられるシクロスポリンやタクロリムスは，投与量，治療期間，病態別で異なるものの，高頻度に高血圧を発症させる．昇圧機序として腎毒性[7]，交感神経活性化[8]，カルシニューリン抑制[9]，血管内皮細胞機能障害[10]などが考えられている．治療には Ca 拮抗薬が有効であるが，シクロスポリン，タクロリムスの血中濃度を上昇させる可能性があり，免疫抑制薬の血中濃度測定も考慮する．Ca 拮抗薬と ACE 阻害薬との併用がより有効との報告もある[11]．利尿薬も有効とされるが，腎移植症例では尿酸代謝に注意する．

5 エリスロポエチン

腎性貧血治療薬のエリスロポエチンは，市販後調査によると 29％の血圧上昇が報告されている[12]．昇圧機序は，貧血の改善によるヘマトクリット値の上昇，血液粘稠度の増加に伴う末梢血管抵抗の上昇や，細胞内 Na 濃度の上昇，血管内皮機能障害，遺伝的素因の関与も考えられる．透析前では，エリスロポエチンによる血圧上昇が観察されない[13]との報告もある．高血圧を発症するか，血圧が上昇した場合には，エリスロポエチンを減量，中止する．軽度の昇圧であれば降圧薬の有用性も報告されているが[14]，慢性透析患者（日本透析医学会患者登録）における血圧コントロールは十分でないとの報告もある[15]．

6 エストロゲン

エストロゲンは経口避妊薬や更年期障害の治療薬として用いられるが，大量使用では副作用として血圧上昇や血栓塞栓症をきたす．エストロゲンによる昇圧機序は，肝臓におけるアンジオテンシノーゲンの産生増加がいわれているが，詳細は明らかになっていない．経口避妊薬と健康状態を調査した成績では，使用者は年齢をマッチした非使用者に比較してわずかに血圧と脂質レベルが高かったが，健康に対する満足度や QOL が高く，経口避妊薬は安全に使用できると評価された[16]．昇圧の程度は用量依存性であるが，経口避妊薬使用時には定期的に血圧測定を行い，昇圧が認められる場合は他の避妊法を選択する．中止できない場合には，ACE 阻害薬あるいは ARB の投与を考慮する．

7 交感神経刺激薬

交感神経刺激作用を有する薬物は血圧上昇をきたす可能性がある．総合感冒薬に含まれるフェニルプロパノールアミンの過量服用により血圧上昇をきたすことがある．β遮断薬の単独服用時に併用すると，α受容体刺激優位になるため著しい血圧上昇をきたす可能性がある．三環系抗うつ薬や四環系抗うつ薬は交感神経末端でのカテコールアミン再取り込みを抑制することにより，末梢交感神経抑制薬の降圧効果を抑制し，高血圧クリーゼ[17]や高血圧緊急症[18]を呈することがある．抗うつ薬であり神経障害性疼痛の治療薬として用いられるセロトニン・アドレナリン再取り込み阻害薬（serotonin-noradrenaline reuptake inhibitor：SNRI）

も交感神経刺激作用により昇圧をきたすことがいわれている．

パーキンソン病治療薬に用いられるモノアミン酸化酵素（MAO）阻害薬も血圧上昇や起立性調節障害をきたす．MAO阻害薬と三環系抗うつ薬の併用は禁忌である．エフェドリンやメチルエフェドリンとの併用も血圧上昇，頻脈をきたすことがある．これらの薬物により高血圧が生じた場合には，減量あるいは中止が必要であるが，中止できない場合にはα遮断薬，中枢性交感神経抑制薬を投与する．

消化器疾患治療薬として用いられるドパミン（D_2）受容体拮抗薬のメトクロプラミドやβ遮断薬，三環系抗うつ薬などは，褐色細胞腫の顕性化や高血圧クリーゼをきたすので注意が必要である．

8 がん分子標的薬

悪性腫瘍治療や加齢黄斑変性症に使用される血管新生阻害作用を有するがん分子標的薬（主として抗VEGF抗体医薬や複数のキナーゼに対する阻害薬）の重大な副作用として，高血圧誘発と心筋梗塞，脳梗塞発症が指摘されている[19,20]．高血圧発症頻度は薬剤や腫瘍の種類，人種などにより異なる．高血圧発症機序は，細小血管床減少やVEGF阻害によるNO産生低下による末梢血管抵抗の増加，腎機能障害などが考えられている[21,22]．抗VEGF抗体医薬などによる治療開始前に高血圧がある場合には厳格な降圧を図る．高血圧が発症した場合には，該当薬の減量や休薬を考慮するとともに，通常の降圧薬を用いた治療を行う．

▶▶引用文献

1) Antman EM, et al.：Use of nonsteroidal anti-inflammatory drugs：An update for clinicians：a scientific statement from the American Heart Association. Circulatio 2007；115：1634-1642.
2) Fogari R, et al.：Italian collaborative study group：effect of indomethacin on the antihypertensive efficacy of valsartan and lisinopril：a multicentre study. J Hypertens 2002；20：1007-1014.
3) Cosmetic ingredient review expert panel：Final report on the safety assessment of glycyrrhetinic acid, potassium glycyrrhetinate, disodium succinoyl glycyrrhetinate, glyceryl glycyrrhetinate, glycyrrhetinyl stearate, stearyl glycyrrhetinate, glycyrrhizic acid, ammonium glycyrrhizate, trisodium glycyrrhizate, methyl glycyrrhizate, and potassium glycyrrhizinate. Int J Toxicol 2007；26（Suppl 2）：79-112.
4) Quasschning T, et al.：Aldosterone receptor antagonism normalizes vascular function in liquorice-induced hypertension. Hypertens 2001；37：801-805.
5) Panoulas VF, et al.：Long-term exposure to medium-dose glucocorticoid therapy associates with hypertension in patients with rheumatoid arthritis. Rheumatology（Oxford）2008；47：72-75.
6) Sato A, et al.：Glucocorticoid-induced hypertension in the elderly. Relation to serum calcium and family history of essential hypertension. Am J Hypertens 1995；8：823-828.
7) Andoh TF, et al.：Subclinical renal injury induced by transient cyclosporine exposure is associated with salt-sensitive hypertension. Am J Transplant 2001；1：222-227.
8) Sander M, et al.：Sympathetic neural mechanisms of cyclosporine-induced hypertension. Am J Hypertens 1996；9：121s-138s.
9) Zhang W, et al.：Calcineurin inhibitors cause renal afferent activation in rat：a novel mechanism of cyclosporine-induced hypertension. Am J Hypertens 2000；13：999-1004.
10) Lungu AO, et al.：Cyclosporine A inhibits flow-mediated activation of endotherial nitric-oxide synthase by altering cholesterol content in caveolae. J Biol Chem 2004；279：48794-48800.
11) Halimi JM, et al.：Enalapril/amlodipine combination in cyclosporine-treated renal transplant recipients：a prospective randomized trial. Clin Transplant 2007；21：277-284.
12) 鈴木正司，他：EPO使用基準のガイドライン作成の調査．平成4年度厚生科学研究腎不全医療研究事業研究報告書．165-172，1993．
13) Miyashita K, et al.：Blood pressure response to erythropoietin injection in hemodialysis and predialysis patients. Hypertens Res 2004；27：79-84.
14) 大久保政明，他：腎性貧血を呈する慢性血液透析患者におけるエリスロポエチン長期投与成績．日腎会誌 1993；35：171-177．
15) Iseki K, et al.：Prevalence and determinants of hypertension in chronic hemodialysis patients in Japan. Ther Apher Dial 2007；11：183-188.
16) Du Y, et al.：Use of oral contraceptives in Germany：prevalence, determinants and use-associated health correlates. Results of National Health Surveys from 1984 to 1999. Eur J Obstet Gynecol Reprod Biol 2007；134：57-66.
17) Hui KK：Hypertensive crisis induced by interaction of clonidine with imipramine. J Am Geriatr Soc 1983；31：164-165.
18) Abo-Zena RA, et al.：Hypertensive urgency induced by an interaction of mirtazapine and clonidine. Pharmacotherapy 2000；20：476-478.
19) Feldman DR, et al.：Phase I trial of bevacizumab plus escalated doses of sunitinib in patients with metastatic renal cell carcinoma. J Clin Oncol 2009；27：1432-1439.
20) Dienstmann R, et al.：Toxicity as a biomarker of efficacy of molecular targeted therapies：focus on EGFR and VEGF inhibiting anticancer drugs. Oncologist 2011；16：1729-1740.
21) Sane DC, et al.：Angiogenic growth factors and hypertension. Angiogenesis 2004；7：193-201.
22) Izzedine H, et al.：Manegement of hypertension in angiogenesis inhibitor-treated patients. ANN Oncol 2009；20：807-815.

column 16 原発性アルドステロン症の治療として，副腎摘出術を施行した場合と，MR拮抗薬で治療を行った場合で，予後に差はあるか？

1 原発性アルドステロン症の治療方針の原則と現実

原発性アルドステロン症(PA)の病型は，通常片側病変のアルドステロン産生腺腫(APA)と両側病変による特発性アルドステロン症(IHA)の2つに分けられる．スクリーニング，機能確認検査でPAと診断された後，副腎静脈サンプリングの実施により局在，病型診断が行われ，片側病変と局在診断された場合に，病側の副腎摘出術が行われる．一方，患者が根治手術を希望しない場合，手術不能の場合，スクリーニング以降の検査を希望しない場合には局在は不明であるが，MR拮抗薬を第一選択とする薬物治療を原則として生涯にわたり継続することが必要になる．このように病型によって治療方針が異なるだけでなく，病型にかかわらず手術を行わない症例はすべてMR拮抗薬の治療となることから，実際には薬物治療は両側病変と手術を行わない症例すべてが対象となる．

2 副腎摘出術とMR拮抗薬治療による予後のエビデンス

APA，IHAのそれぞれに対して副腎摘出術とMR拮抗薬の治療を比較した研究は現在までに存在しない．そのため，本テーマであるJSH2019のCQ17はAPAに対して副腎摘出術，IHAに対してMR拮抗薬の治療を行った文献による結果であることに留意すべきである．この2群間で，全死亡率，脳心血管病発症率の低下，左室肥大の減少，高血圧の改善，低K血症の減少，腎機能障害の増加，内服降圧薬数の減少について検討した結果，全死亡率に関してはイベント数が少ないために評価できなかった．脳心血管病発症率の低下，左室肥大の減少，高血圧の改善，低K血症の減少，腎機能障害の増加については両治療による有意差を認めなかった．しかし，内服降圧薬数の減少についてのみ，副腎摘出術のほうが有意に内服薬を減量した．全体としては，両者の治療予後の明らかな差は認められなかった．

しかし，今回の文献検索以降の最近の報告では，手術群が非手術群より全死亡および脳心血管病発症率を抑制したという台湾からの報告がなされた．また，心房細動の発症率を本態性高血圧群とAPA手術群では有意差を認めなかったが，IHAでMR拮抗薬内服群では，むしろ増加していたという前向き試験の結果が報告された．これらの結果をふまえると，APAを積極的に診断して副腎摘出術を検討すべきとも考えられる．また，MR拮抗薬治療において，血漿レニン活性(PRA)の抑制が解除（＞1 ng/mL/時）されるように用量調整を行えば，本態性高血圧と心血管予後が同等となるが，PRA抑制持続群（≦1 ng/mL/時）では本態性高血圧よりも心血管予後が不良との報告がなされた．以上の結果から，MR拮抗薬の治療では，血圧値，血清K濃度，PRAを指標に用量調整することが重要であることが示唆される．

以上より，片側病変の場合は，アルドステロン過剰の正常化と高血圧の治癒・改善が期待できるため，病側の副腎摘出術が推奨される．一方，両側病変の場合，患者が手術を希望しないまたは手術不能の場合，スクリーニング以降の検査を希望しない場合は，MR拮抗薬を第一選択とする薬物治療を行い，原則として生涯にわたる継続が必要である．

［JSH2019 ▶ CQ17 参照］

XV 臨床研究を適切に行うために

◆ 臨床研究を適切に行うために

1 臨床研究の変遷と研究者に求められるもの

　臨床研究は本来診療上の疑問を解決するために存在し，高血圧領域でも多くの血圧と予後に関連を評価する観察研究や薬剤を含む介入と予後の因果関係を評価するランダム化比較試験が行われており，その結果はガイドラインに反映されている．今日われわれはさまざまな降圧薬を使用することができるが，それは日本では治験とよばれる臨床試験の結果承認されたものである．結局高血圧診療は臨床研究，臨床試験に支えられているといえる．

　臨床研究は，かつてはジェンナーの種痘研究のように医師と患者の比較的個人レベルの関係性で成り立つ実験的治療研究の意味合いが強かったが，その後はより大きな集団を対象としたもの，国家がかかわるもの，最近では製薬会社の開発のための治験や市販後の販売促進の色合いが強い研究も増えて，変遷とともに多くの問題が生じてきた（図1）．高血圧領域でも過去にはVA研究やMRC高齢者高血圧研究のように公的な資金で降圧そのものの妥当性を問うような研究が多かったが，その後は降圧薬の開発に伴って降圧薬の比較試験が多くなった．従来の利尿薬＋β遮断薬と比較的新しいACE阻害薬，ARB，Ca拮抗薬の比較試験が行われ，日本からも二重盲検法を採用したNICS-EH試験の結果が報告されている．"Me too drugs"〔同じクラス（薬理作用）の似たような薬剤〕が多く，基礎的研究を含めてその薬剤独特のメリットを喧伝するような研究も増えた．しかしその後日本のARBを用いた臨床試験において研究計画，データ収集と管理，アウトカムの測定，利益相反管理などに関して多くの問題が露呈し，臨床研究法が施行されるに至った．日本では治験ですら省令GCP（医薬品の臨床試験の実施の基準に関する省令）施行は1997年であり，一連の試験が実施されたときに治験以外の臨床試験についてのアカデミアでの研究基盤などはほぼ存在しておらず，その状態であのような規模の研究を実施するなら齟齬が生じることは避けられなかった．現在では臨床研究基盤はかなり強化されているといえるが，病院全体で治験以外の臨床研究に取り組むという体制が完成しているところはまだまだ少ない．一方で高血圧領域では新薬が長らくなかったこともあって（注：2019年1月8日に第一三共は

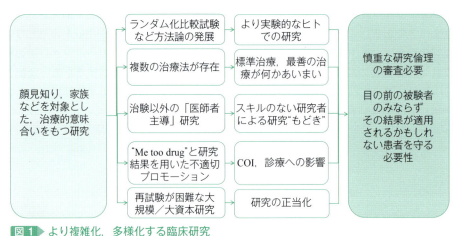

図1　より複雑化，多様化する臨床研究

選択的ミネラルコルチコイド受容体拮抗薬エサキセレノンについて製造販売承認を取得した），製薬会社にサポートされた薬剤の比較研究などは姿を消しつつある．したがって研究費に関するCOIは深刻な事例は少なくなるが，一方で高血圧領域には問うべき重要な未解決の問題は多いにもかかわらず企業からの寄付金，研究費の減少，臨床研究法施行で臨床研究の実施はますます容易ではなくなるであろう．公的研究費に目を向けても現在では新たな医薬品，医療機器開発が奨励され，対象疾患も難病，稀少疾病，稀少がんなどこれまで製薬会社の開発対象にならなかった疾患の治療法の開発に向かっている．このままでは画期的なシーズが出ない限りcommon diseaseとしての高血圧の研究に大型の研究費がつくことは想定しにくい．しかし治療抵抗性高血圧はある種の難病であるし，公衆衛生学的には最も日本で大きな問題の一つであり，本年12月に議員立法による脳卒中・循環器病対策基本法が成立し，高血圧研究にも予算が配分される可能性はある．研究費獲得を考えても，質の高い研究を実施するための支援人材を含む基盤を整備しておくべきである．研究に関するエラーやミスコンダクトの防止にはまずこれが必須である．

2 利益相反のハンドリングと研究倫理 高血圧専門医は正しいスキルとリテラシーを

高血圧患者の診療に関連する薬剤について製薬会社と契約したうえでの研究は今後も特定臨床研究として実施される可能性がある．また残念ながら臨床研究法下で実施される特定臨床研究は負担が大きいと「臨床研究法逃れ」として，本来臨床試験として実施されるべき研究を「観察研究」の形態を装い実施しようとする研究もある．製薬会社と契約して研究費をもらって研究を実施することそのものは問題がないが，もしその研究が対象となる被験者の保護が十分ではない，あるいは研究のデザインやデータ収集管理，解析に齟齬があり誤った結果を出すようであれば非倫理的でありかつ利益相反の管理は十分ではないことになる．研究費の額の問題ではない．特定臨床研究として認定審査委員会に申請せず，企業の研究費で行う「観察研究」はまさに後者で研究倫理，利益相反の点からも大きな問題であり，このような研究は実施すべきではない．もちろん通常の観察研究（適切にデザインされた前向きあるいは後ろ向きコホート研究）であればよいが，研究費の供給元である企業の薬剤を一定数処方する集団を医師の裁量で設定し，やはり医師の裁量でその薬剤を使用しない集団を設定し，これを比較するなどといったデザインでは正しい結論は得られず，「観察研究」とはいえない．まずその比較する集団は恣意的に選択された集団であり，比較可能性は保障されていない．規定された集団に対してほかに選択肢があるのに特定の薬剤だけを使うのは「医師の裁量としているが，これは明らかな介入である．比較する集団はしばしば全く異なる集団である．これはほかに治療の選択肢が多いcommon diseaseでの特定の薬剤の登録研究についてもいえることである．残念ながら倫理審査委員会の負荷の大きな施設ではこれらの研究が迅速審査ですり抜けてしまう可能性がある．

研究計画作成においては臨床研究の重要な要素，すなわち患者の定義と登録する集団の設定，関連する変数の定義と測定，介入試験であれば介入および対照群の定義と妥当性，安全性，アウトカムの定義と測定法，目的にあったデザイン（RCTにするかコホート研究にするか，非盲検か盲検かなど）の選択が必要である．研究代表者はこれらを正しいロジックをもって設定できるスキルが求められる．そのうえで実務として適切なデータ収集，管理，解析，品質の管理を行わなければならない．これらができて初めて利益相反は管理できるといえるし，倫理的な問題も少ないと考えられる．バルサルタンの一連の研究でまず問題になったのはPROBE法を用いた非盲検試験であるが，客観的な評価が困難なイベントをアウトカムの一部として設定したことにある（デザインとアウトカムの不整合）．確かに二重盲検法による研究は費用もかかり，診療における費用の切り分けなど解決が難しい課題も多くなる．結局臨床研究を行ううえではある種のトレードオフが必要で二重盲検ができないならエンドポイントをそれにあわせて設定する方法，連続変数を用いたアウ

トカムで評価する方法などがあり，「何が何でもハードエンドポイントを使わないとバイアスが生じるリスクが高い」という考えも極端すぎるが，客観性の低いエンドポイントが多く発生し，それだけ差が生じた場合も結果の解釈に困る．これは実は本邦で行われたいくつかのARB試験だけの問題はなく，プラバスタチンのMEGA研究でも同様の問題が起こっている[1]．もともとPROBEデザインは過去のHOT研究などのような「治療方針（例：目標血圧の比較）」の比較のために開発された方法であるので，本来薬剤同士を厳密に比較するためのものではない[2]．高血圧領域での未解決の問題は多く，その多くは治療方針の問題であり，非盲検試験をどのように適切に実施するか今後専門医は議論していくべきである．確かにJIKEI HEART studyのような研究不正は盲検化すればある程度予防できた可能性もあるが，それを支える研究基盤がないままの実施となれば結局解決には程遠いであろう．

利益相反，研究倫理に関連するもう一つの大きな問題は実施中の試験に関連する安全性情報の取り扱いである．糖尿病薬カナグリフロジンは心血管イベント評価試験において下肢切断のリスクを増加させることが中間解析で報告され，FDAからの警告もあり2017年の時点で米国の添付文書に記載されている[3]．ところが日本では「クラスエフェクトかもしれない」や「下肢切断リスクは日本人にとっては重要ではない」との根拠のはっきりしない理由で対応が遅れ添付文書の改訂は遅れた．このような安全性に関する懸念が生じた場合，該当する薬剤を割りつけるような臨床試験では患者に説明したうえでの再同意が必要となり，事実筆者の関与した試験では説明したうえで再同意となった．しかしほかの試験でこのような適切な安全性情報の取り扱いが行われていたかどうかは明らかではない．カナグリフロジンを製造，販売する製薬会社から研究費の提供を受けている場合患者に知らせないままで試験を続行するならCOIは適切に管理できていないことになる．尿酸降下薬のフェブキソスタットの動脈硬化や腎機能などへの有益な作用を証明しようとする試験も多く実施されているが，最近アロプリノールと比較してむしろ死亡率が上昇することが報告された[4]．これも本来参加した患者には説明が必要な事項であるが，このような結果になった根拠のない説明は配布されてもなぜか添付文書にも記載されておらず，被験者の保護という観点での利益相反の管理が十分であったかどうかは明らかではない．利益相反の管理として実施中の試験における当該薬剤の有害事象の報告だけではなく，ほかの研究からの情報も適切に処理して被験者保護として必要なことを速やかに行う必要がある．

3 高血圧の臨床研究はどこへ向かうのか？ ビッグデータはバイアスの塊である

最近の臨床研究の方向性で懸念されるのは自分でデータを集める必要のない「ビッグデータ」解析や「リアルワールドデータ」に向かいすぎることである．患者を登録集積し追跡する「レジストリ研究」やデータベース研究が推奨されているが，われわれはなぜランダム化比較試験が登場したのか，なぜ多変量解析におけるモデル（例：Coxの比例ハザードモデル）やプロペンシティスコアマッチングのような手法が開発されたのかもう一度考えるべきである．ビッグデータなるデータの集積は昔から存在したが，診療情報はそもそもある研究計画に沿って収集されたものではない．たとえ何らかの変数（例：治療の有無）とアウトカムの関連が認められたとしても通常交絡因子の影響が大きく「真実」からは遠い可能性がある．さらにいわゆる保険病名の問題，アウトカムの診断の問題など解析する前に多くの問題が存在する．確かにRCT，特に開発型の臨床試験の「やりにくさ」や結果の一般化可能性における限界は認識されるべきであるものの，雑多なデータや明らかに恣意的なデータ（先述したほかに治療の選択肢が多いcommon diseaseでの特定の薬剤の登録研究やRCTが特定臨床研究に相当するがゆえに編み出された不適切な「観察研究」での2群比較）を「リアルワールドデータ」と称してその代用にすることは間違っている．そもそも仮説を創出する研究と仮説を検証する研究はデザインも異なるし，観察研究やレジストリデータをたとえ優秀な統計家による多変量解析が行われたとしても，RCTの代用に

することは不可能である．稀少疾病で比較対照群を置いた臨床試験そのものが成立しない場合でもいわゆるヒストリカルコントロールとしてレジストリデータを用いることは誤った結論に結びついてしまうことがある．プロペンシティスコアマッチングや多変量解析のモデルを駆使しても，アウトカムの定義や測定（評価）方法，患者やほかの変数の定義，測定など臨床研究の基本が脆弱だと結局得られるものは砂上の楼閣であろう．ほかにデータベース間の再現性やその集団の妥当性など検討すべきことは多い．一般論として稀少疾病，難病の経過の把握，現在の診療における研究仮説に結びつく課題の抽出や米国のセンチネルプロジェクトのようにスピードが要求される市販後の安全性評価には一定の貢献ができると考えられるが，高血圧のような慢性疾患での活用には限界がある．高血圧研究は血圧という比較的得られやすい連続変数を軸として変数としての測定法からはじまって多くの介入の妥当性を問うことが目的であり，家庭医療から専門医診療までカバーする範囲は広い．個々の研究の目的によってもデザインは当然異なる．まず大きすぎない解決可能な問題を取り上げ少しずつ適切なデザインで解決していくことである．"大風呂敷"研究はたいていうまくいかない．その点で現在解析中のSPRINT-J研究のようなアウトカムを説明しようとする変数（血圧）の測定法について，欧米のRCTで用いられた方法の妥当性をプライマリケアの現場で検証することは重要なステップである．

〈植田真一郎〉

引用文献

1) Nakamura H, et al.：Primary prevention of cardiovascular disease with pravastatin in Japan（MEGA Study）：a prospective randomised controlled trial. Lancet 2006；368：1155-1163.
2) Hansson L, et al.：Prospective randomized open blinded end-point（PROBE）study. A novel design for intervention trials. Prospective randomized open blinded end-point. Blood Press 1992；1：113-119.
3) FDA：Highlights of prescribing information：INVOKA MET®. https://www.accessdata.fda.gov/drugsatfda_docs/label/2017/204353s023lbl.pdf（2018年10月1日閲覧）
4) White WB, et al.：CARES Investigators：Cardiovascular safety of febuxostat or allopurinol in patients with gout. N Engl J Med 2018；378：1200-1210.

おもな略語一覧

略　語	欧　文	日本語
AAFP	American Academy of Family Physicians	米国家庭医協会
ABPM	ambulatory blood pressure monitoring	自由行動下血圧測定
ACC	American College of Cardiology	米国心臓病学会
ACE	angiotensin converting enzyme	アンジオテンシン変換酵素
ACP	American College of Physicians	米国内科学会
ACSM	American College of Sports Medicine	米国スポーツ医学協会
ACTH	adrenocorticotropic hormone	副腎皮質刺激ホルモン
ADA	American Diabetes Association	米国糖尿病協会
AHA	American Heart Association	米国心臓協会
AOBP	automated office blood pressure	―
ARB	angiotensin II receptor blocker	アンジオテンシン II 受容体拮抗薬
ARF	acute renal failure	急性腎不全
ASO	arteriosclerosis obliterans	下肢閉塞性動脈硬化症
BMI	body mass index	―
BNP	brain natriuretic peptide	―
BPLTTU	Blood Pressure Lowering Treatment Tralisis' Collaboration	―
CAD	coronary artery disease	冠動脈疾患
CKD	chronic kidney disease	慢性腎臓病
COPD	chronic obstructive pulmonary disease	慢性閉塞性肺疾患
COX	cyclooxygenase	―
CRP	C-reactive protein	C 反応性蛋白
CV	coefficient of variation	変動係数
CVD	cerebro-cardiovascular disease	脳心血管病
CYP	cytochrome P450	
DBP	diastolic blood pressure	拡張期血圧
DOAC	direct oral anticoagulant	直接作用型経口抗凝固薬
DRI	direct renin inhibitor	直接的レニン阻害薬
EDRF	endothel-derived releasing factor	血管内皮由来放出因子
eGFR	estimated glomerular filtration rate	推算糸球体濾過量
ESC	European Society of Cardiology	欧州心臓病学会
ESH	European Society of Hypertension	欧州高血圧学会
ESKD	end-stage kidney disease	末期腎不全
ESRD	end-stage renal disease	末期腎不全
GFR	glomerular filtration rate	糸球体濾過量
IGF-1	insulin-like growth factor-1	―
JIS	Japanese Industrial Standards	日本工業規格
JSH	Japanese Society of Hypertension	日本高血圧学会
LVH	left ventricular hypertrophy	左室肥大
MAO	monoamine oxidase	―
MCI	mild cognitive impairment	軽度認知機能障害
MIBG	metaiodobenzylguanidine	
MR	mineralocorticoid receptor	ミネラルコルチコイド受容体

略語	欧文	日本語
MRI	magnetic resonance imaging	磁気共鳴画像診断法
NGSP	National Glycohemoglobin Standardization Program	―
NICE	National Institute for Health and Clinical Excellence	―
NO	nitric oxide	一酸化窒素
NSAIDs	non-steroidal anti-inflammatory drugs	非ステロイド性抗炎症薬
NT-proBNP	N-terminal prohormone of brain natriuretic peptide	―
OSAS	obstructive sleep apnea syndrome	閉塞性睡眠時無呼吸症候群
PET	positron emission tomography	ポジトロン断層撮影法
PPAR	peroxisome proliferator activated receptor	―
PRA	plasma renin activity	血漿レニン活性
PTH	parathyroid hormone	副甲状腺ホルモン
PWV	pulse wave velocity	脈波伝播速度
QOL	quality of life	生活の質
RA	renin-angiotensin	レニン・アンジオテンシン
RAA	renin-angiotensin-aldosterone	レニン・アンジオテンシン・アルドステロン
RCT	randomized controlled trial	ランダム化比較試験
RDN	renal sympathetic denervation	腎交感神経デナベーション
RVHT	renovascular hypertension	腎血管性高血圧
SAS	sleep apnea syndrome	睡眠時無呼吸症候群
SBP	systolic blood pressure	収縮期血圧
SD	standard deviation	標準偏差
SGLT2	sodium glucose cotransporter-2	―
TIA	transient cerebral ischemia	一過性脳虚血発作
TSH	thyroid stimulating hormone	甲状腺刺激ホルモン
VEGF	vascular endothelial growth factor	血管内皮増殖因子
WHO	World Health Organization	世界保健機関

索引

和文

あ

悪性高血圧　164
アセトアミノフェン　280
圧受容器反射　201
圧利尿曲線　12
アドヒアランス　95
アドヒアランス不良　239
アドレナリン　68
アネロイド血圧計　15
アムロジピン　120
アルツハイマー病　195
アルドステロン　10
アルドステロン拮抗薬　242
アルドステロン産生腺腫　258
アルドステロン受容体拮抗薬　126
アルドステロン/レニン比　64,259
アルブミン　45
アルブミン尿　55,159
アンジオテンシンⅡ　10
安静型狭心症　150

い

医原性クッシング症候群　67
異所性 ACTH 産生腫瘍　66
一過性の血圧上昇　233
遺伝性高血圧　275
遺伝的因子　8
イナーチア　239
イヌリンクリアランス　158
医用自動血圧計　25
医療経済　79
飲酒習慣　106
陰性的中率　36
インバースアゴニスト活性　123

う

運動強度　107
運動不足　10
運動療法　214

え

エサキセレノン　133,264
エストロゲン　223
エプレレノン　133,263
エリスロポエチン　281
エンドオブライフ　99,204,206

お

大迫研究　196

か

過換気　233
拡張期血圧　97
下限域　205
過降圧　205
下肢血圧測定　15
下肢閉塞性動脈硬化症　169
加速型-悪性高血圧　164,231
褐色細胞腫　131
褐色細胞腫クリーゼ　231
褐色細胞腫・パラガングリオーマ　266
家庭血圧　28,42,43
家庭血圧計　25
カフ　212
カプトプリル試験　65
仮面高血圧　19,26,31,187
カルベジロール　137
環境要因　9
慣性　239
カンゾウ(甘草)　280
眼底　38
眼底検査　227
感度　35
冠動脈疾患　148,172
寒冷　109
冠攣縮　131

き

気管支喘息　131,191
偽性アルドステロン症　280
偽性褐色細胞腫　234
喫煙　107
急性冠症候群　151
急性期脳出血　141
急性心筋梗塞　151
急性腎障害　163
急性心不全　153,230
急性腎不全　163
狭心症　150
起立性低血圧　23,29,131
禁煙指導　109

く

駆出率　131
クッシング徴候　66
クッシング反応　273
クッシング病　66
グルココルチコイド　281
グルココルチコイド反応性高アルドステロン症　258

け

経口食塩負荷試験　66

頸動脈圧受容器の刺激デバイス　243
頸動脈エコー　50
頸動脈狭窄　143
軽度認知機能障害　196,197
経皮的腎血管形成術　252
外科手術　235
血圧指標　3
血圧動揺性　202
血圧反応性指数　22
血圧変動　196
血圧変動性　31,185
血圧モーニングサージ　29
血液透析　163
血管雑音　38
血管性高血圧　246
血管性浮腫　124
血管増生因子　219
血管内皮機能　13
血漿遊離メタネフリン　69,266
結節性多発動脈炎　271
血栓性微小血管症　165
血栓溶解療法　139
血流依存性血管拡張反応　57
減塩　112
減塩指導　104
減塩食品　105
健診　216
原発性アルドステロン症　283

こ

抗 VEGF 抗体医薬　165,282
降圧強化療法　141
降圧不良時　209
降圧目標　116,204
降圧薬　113
降圧薬治療　240
抗うつ薬　234
交感神経系　10,11
交感神経刺激薬　281
高感度 CRP　56
高血圧合併妊娠　221
高血圧管理率　3
高血圧緊急症　151,226,229
高血圧緊急症・切迫症　164
高血圧性臓器障害　28
高血圧性脳出血　144
高血圧性脳症　230
高血圧性網膜症　227
高血圧治療率　3
高血圧有病率　3
抗血栓療法　96
公衆衛生　5
高値血圧　18
高尿酸血症　190

抗不安薬　234
高齢者高血圧　201
高齢者の特徴　202
コレステロール低下療法　180
コンコーダンス　95,239
コントロール不良仮面高血圧　27

さ

サイアザイド系利尿薬　126,128
サイトカイン　218
サイレントキラー　176
左室拡張機能　51
左室拡張障害　174
左室駆出率の保たれた心不全　152
左室駆出率の低下した心不全　151
左室収縮機能　53
左室肥大　51
左室流入血流速波形　52
サブクリニカルクッシング症候群　66
酸化ストレス　12
三叉神経痛　274

し

ジェネリック医薬品　117
歯科治療　236
子癇　230
磁気共鳴血管造影　254
糸球体血圧　249
シクロオキシゲナーゼ　279
システインC　46
システマティックレビュー　205
持続性高血圧　26
質調整生存年　99
自動調節　250
ジヒドロピリジン系Ca拮抗薬　119
脂肪組織　130
若年発症　275
収縮期血圧　97
収縮期高血圧　18
重症高血圧　221
重症高血圧合併妊娠　230
粥状動脈硬化症　256
受動喫煙　109
主要降圧薬　114,115
症候性頭蓋内動脈狭窄　143
脂溶性　130
小児の高血圧　212
上腕カフサイズ　15
初回投与現象　131
食塩　9,112,225
食塩感受性　104
食塩感受性高血圧　250
食塩感受性の増加　202
食事療法　213
徐脈性不整脈　156
自律神経　33

ジルチアゼム　121
シルニジピン　121
腎移植　163
腎エコー　54
心音　37
心筋梗塞　173
神経血管圧迫症候群　273
腎血管性高血圧　245,252
腎交感神経デナベーション　242
診察室血圧　16,42
心疾患　124
腎実質性高血圧　245
心室不整脈　156
腎シンチグラフィ　72
腎生検　76
心臓　130
腎臓　130
身体活動度　107
腎代替療法　162
腎動脈血流速度　54
腎動脈造影　75,254
腎動脈超音波　253
心拍出量　8
心肥大　148
心肥大退縮　148
心不全　131,173
心房細動　79,154

す

水銀血圧計　15
推算GFR　158
睡眠時無呼吸症候群　35,247,259
睡眠障害　109
水溶性　130
ストレス　109
スピロノラクトン　133,136,263

せ

生活習慣　9
生活習慣の改善　180
生活習慣の修正　79,206,213,240
生活の質　96
正常血圧　18
正常高値血圧　18
生理食塩水負荷試験　66
絶対リスク　78
切迫症　226
線維筋異形成　255,256
全身性強皮症　271
先天性副腎皮質過形成　264
前立腺肥大　131

そ

相互作用　117
相対リスク　78
早朝高血圧　19,26,28,185,187
増分費用効果比　99
僧帽弁輪運動速波形　53
足関節上腕血圧比　57
足趾上腕血圧比　170

た

第一選択薬　114,207
大動脈解離　167
大動脈縮窄症　271
大動脈弁逆流症　272
大動脈瘤　168
高安動脈炎　270
多剤併用　241
脱水　209
多発性嚢胞腎　251
短指症　278
蛋白尿　55

ち

注射薬　229
中心血圧　60
中枢性交感神経抑制薬　131
直接的レニン阻害薬　125
治療抵抗性　275
治療抵抗性高血圧　136,187,238,245
陳旧性心筋梗塞　150

つ

痛風　190

て

低出生体重児　213
デオキシコルチコステロン（DOC）産生腫瘍　264
デキサメタゾン1mg抑制試験　265
デキサメタゾン抑制試験　67
データヘルス計画　6
電解質異常　275
電子圧力柱（擬似水銀）血圧計　15
電子血圧計　212

と

動静脈瘻　272
透析　163
頭側延髄外側野　12
糖尿病　125,176,193
糖尿病合併高血圧　193,194
糖尿病性腎症　161,250
糖尿病性腎臓病　161
糖尿病非合併CKD　175
頭部CT　55
動脈-静脈瘻形成　243
動脈圧受容器　12
動脈管開存症　272
特異度　35
特定健診・特定保健指導　176
特定保健用食品　110
特発性アルドステロン症　258

な

内皮機能障害　57
内分泌性高血圧　246

に

内膜中膜(複合体)厚　50
難治性高血圧　238

に

二次性アルドステロン症　252
二次性高血圧　185,203,213,217
ニフェジピン　120
乳頭浮腫　164,231
尿酸合成阻害薬　190
尿酸トランスポータ阻害薬　190
尿蛋白　44,45,249
尿中アルブミンの測定　45
尿中メタネフリン　266
尿中遊離コルチゾール　264
尿沈渣　45
尿濃縮力　249
妊娠高血圧　225
妊娠高血圧症候群　218
認知機能　195
認知症　195,211
認知症合併高血圧　198

ね

ネフロン数の減少　13

の

脳血管障害　124,138
脳梗塞急性期　139
脳梗塞超急性期　139
脳梗塞慢性期　142
脳心血管病　2,237
脳卒中　138
ノルアドレナリン　68,131
ノルメタネフリン　68,266

は

肺水腫　153
白衣現象　239,240
白衣高血圧　26,43,202,239
破砕赤血球　228
長谷川式簡易認知機能検査　39
パニック発作(パニック障害)　233

ひ

久山町研究　80,196
微小脳出血　145
非ステロイド性抗炎症薬　279
ビソプロロール　137
非対応　239
肥満　10,106,185,213,219
非薬物療法　79
費用対効果　98

ふ

不安定狭心症　151
フォン・ヒッペル・リンドウ病　268
副腎静脈サンプリング　76,261
副腎シンチグラフィ　73

複数のキナーゼに対する阻害薬　282
腹部肥満　181
腹膜透析　163
服薬アドヒアランス　208,240
プラーク　50
フレイル　206
プロゲステロン　223
フロセミド立位試験　66
分腎静脈サンプリング　75

へ

閉経後　223
閉塞性睡眠時無呼吸症候群　185,214
併用療法　116,117,125,207
片側顔面けいれん　274
ベンゾジアゼピン系 Ca 拮抗薬　119

ほ

ポピュレーション戦略　79
ホルモン補充療法　223

ま

末期腎不全　160
末梢血管抵抗　8
末梢動脈疾患　57,169
マルファン症候群　167
慢性炎症　12
慢性期脳血管障害　145
慢性期ラクナ梗塞　143
慢性糸球体腎炎　250
慢性腎盂腎炎　251
慢性腎臓病　2,124,158,175
慢性閉塞性肺疾患　191

み

ミネラルコルチコイド拮抗薬　132,136
ミネラルコルチコイド受容体　11
脈拍数　33
脈拍変動　33
脈波伝播速度　58

む

無症候性頸動脈狭窄　145
無症候性脳梗塞　145
無症候性脳出血　145

め

メタネフリン　68
メタボリックシンドローム　3,10,125,176
メチロシン　267
メッツ(METs)　108
免疫抑制薬　281

や

夜間家庭血圧モニタリング　24

夜間血圧サージ　187
夜間降圧　31
夜間高血圧　19,26,29,187
薬剤誘発性高血圧　246

ゆ

有酸素運動　106
尤度比　35
遊離ノルメタネフリン濃度　68

よ

要介護　204
陽性的中率　36

り

利益相反　285
リスク層別化表　81
リドル症候群　264
利尿薬　241
臨床研究　284
臨床検査　44

る

ループ利尿薬　126

れ

レニン　10
レニン・アンジオテンシン　121
レニン・アンジオテンシン・アルドステロン　10
レノグラム　72

ろ

労作性狭心症　150
ロサルタン　191

欧文

A

A II(angiotensin II)　10
ABI(ankle brachial pressure index)　57
ABPM(ambulatory blood pressure monitoring)　19,28,31,215
ACCORD　88,90,178
ACE(angiotensin converting enzyme)阻害薬　121,173
AKI(acute kidney injury)　163
ALTITUDE　126,179
ANP(atrial natriuretic peptide)　14
APA(aldosterone-producing adenoma)　258
ARB(angiotensin II receptor blocker)　121,173
ARF(acute renal failure)　163
ARIC　90
ARR(aldosterone-to-renin ratio)　64,259

A

ASCVD（atherosclerotic cardiovascular disease） 80
ASO（arteriosclerosis obliterans） 169
ASTRONAUT 研究 126
AVOID 研究 126
AVS（adrenal venos sampling） 76, 261

B

Beck depression inventory 39
BENEDICT 研究 162
BNP（brain natriuretic peptide） 14
Bruneck Study 181

C

CASE-J 87, 182
CKD（chronic kidney disease） 2, 124, 158, 175
COPD（chronic obstructive pulmonary disease） 191
Cornell product 48
COX 279
CR（contralateral ratio） 70, 262
CRH 試験 67
CTA（CT angiography） 254
CT 血管造影 254
CVLM（caudal ventrolateral medulla） 273
Cys C 46

D

DANT 試験 198
DASH（dietary approaches to stop hypertension）食 105
DASH-Sodium 試験 103
DBP（diastolic blood pressure） 97
DeBakey 分類 168
diabetic nephropathy 161
dipper 21, 30
DKD（diabetec kidney disease） 161
double product 34
DRI（direct renin inhibitor） 125

E

eGFR（estimated glomerular filtration rate） 46, 158
EPL 133
ESRD（end-stage renal disease） 160
extreme-dipper 21

F

FMD（flow-mediated vasodilatation） 57
FMD（fibromuscular dysplasia） 75
FMD-J 研究 62
Fontaine 分類 169
FRS（Framingham risk score） 62

G

geriatric depression scale 39

H

HDP（hypertensive disorders of pregnancy） 218
HFpEF（heart failure with preserved ejection fraction） 152
HFrEF（heart failure with reduced ejection fraction） 151
HOMA-R 48
HOT 研究 177
HRT（hormone replacement therapy） 223
HYVET 85

I

ICER（incremental cost-effectiveness ratio） 99
IDNT 研究 162
IHA（idiopathic hyperaldosteronism） 258
IMT（intima-media thickness） 50
Inertia 239
INNOVATION 研究 162
INTERSALT 103
INVEST 91, 178
IRMA-2 研究 162

J

J-DOIT3 研究 178
JALS 研究 80
J 型カーブ現象 150
J 型現象 206

K

KDIGO 164
Keith-Wagener 分類 48
Kuopio Study 181

L

LR（lateralized ratio） 35, 70, 262

M

MCI（mild cognitive impairment） 196, 197
MDRD 91
MEN2 268
MICRO-HOPE 88
MMSE（mini-mental state examination） 39, 195
MR（mineralocorticoid receptor） 11
MRA（magnetic resonance angiography） 254
MRI（magnetic resonance imaging） 55
MR（mineralocorticoid receptor）拮抗薬 132, 136, 152, 263, 283

N

Na/K 摂取比 105
NIPPON DATA 80 87
NO 10
non-dipper 21, 30
NPV（negative predictive value） 36
NSAIDs（non-steroidal anti-inflammatory drugs） 279

O

ONTARGET 178, 179
OSAS（obstructive sleep apnea syndrome） 185, 214

P

PAD（peripheral artery disease） 54, 57, 169
PATROL 試験 180
PN（periarteritis nodusa） 271
PPGL 266
PPV（positive predictive value） 36
PROGRESS 90
PSS（progressive systemic sclerosis） 271
PTRA（percutaneous transluminal renal angioplasty） 252
PWV（pulse wave velocity） 58

Q

QALY（quality-adjusted life year） 99
QOL（quality of life） 96

R

RAA（renin-angiotensin-aldosterone） 10
RA（renin-angiotensin）系阻害薬 155, 165
REIN-2 91
REM（rapid eye movement）睡眠 187
RENAAL 研究 162
RET 遺伝子 268
riser 21, 29
RVHT（renovascular hypertension） 252
RVLM（rostral ventrolateral medulla） 12

S

SAS（sleep apnea syndrome） 35
SBP（systolic blood pressure） 97
Scheie の分類 48
SCORE 80
SCS（subclinical Cushing's syndrome） 66
Shellong テスト 202
SI（selectivity index） 70, 261
SPL 133

SPRINT MIND　199, 203
SPRINT 研究　87
SR（systematic review）　203
Stanford 分類　168

T

TBI（toe-brachial-index）　170
TMA（thrombotic microangiopathy）　165
triamterene　264

U

UKPDS　177

V

VALISH　88
VALUE　182
VHL 遺伝子　268

ギリシャ文字

$α_1$ 受容体　131
$αβ$ 遮断薬　130
$α$ 遮断薬　131
$β$ 遮断薬　130, 137, 237

数字

24 時間自由行動下血圧測定　19
24 時間連続血圧測定　215
^{123}I-MIBG　74
^{131}I-アドステロール　74
2017 ACC/AHA ガイドライン　199
2018 ESC/ESH ガイドライン　199

- **JCOPY** 〈㈳出版者著作権管理機構 委託出版物〉
  本書の無断複写は著作権法上での例外を除き禁じられています．
  複写される場合は，そのつど事前に，㈳出版者著作権管理機構
  （電話 03-5244-5088，FAX03-5244-5089，e-mail：info@jcopy.or.jp）
  の許諾を得てください．

- 本書を無断で複製（複写・スキャン・デジタルデータ化を含みます）する行為は，著作権法上での限られた例外（「私的使用のための複製」など）を除き禁じられています．大学・病院・企業などにおいて内部的に業務上使用する目的で上記行為を行うことも，私的使用には該当せず違法です．また，私的使用のためであっても，代行業者等の第三者に依頼して上記行為を行うことは違法です．

高血圧診療ステップアップ
― 高血圧治療ガイドラインを極める ―

ISBN978-4-7878-2402-8

2019年5月18日　初版第1刷発行
2020年4月13日　初版第2刷発行

※前書
「高血圧専門医ガイドブック」
2009年4月10日　　初版第1刷発行
2011年2月10日　　改訂第2版第1刷発行
2014年7月10日　　改訂第3版第1刷発行

編　　集	特定非営利活動法人 日本高血圧学会
発 行 者	藤実彰一
発 行 所	株式会社　診断と治療社
	〒100-0014　東京都千代田区永田町2-14-2　山王グランドビル4階
	TEL：03-3580-2750（編集）　03-3580-2770（営業）
	FAX：03-3580-2776
	E-mail：hen@shindan.co.jp（編集）
	eigyobu@shindan.co.jp（営業）
	URL：http://www.shindan.co.jp/
印刷・製本	三報社印刷　株式会社

© 特定非営利活動法人 日本高血圧学会，2019．Printed in Japan.　　　　［検印省略］
乱丁・落丁の場合はお取り替えいたします．